JN422533

카판지 기능해부학

Anatomie fonctionnelle

제7판

출판사나 저자는 이 책에 담긴 내용의 활용으로 인하여 발생하거나 이와 관련된 어떠한 손실이나 부상 또는 손상에 대해서 어떠한 책임도 지지 않는다. 이에 대한 책임은 각자의 전문지식과 환자에 대한 정보에 바탕을 두고 환자에게 최선의 치료법 및 적용 방법을 결정하는 실제 시술자에게 있다.

Volume 3: Anatomie fonctionelle : Tête et rachis 7th edition
by A.I. Kapandji
Copyright © Éditions Maloine 2018

Korean edition copyright © Daesung Publishing Company 2023
All rights reserved.
This Korean edition is published by arrangement with Éditions Maloine through Shinwon Agency Co., Seoul.

이 책의 한국어판 저작권은 신원에이전시를 통해 저작권자와 독점 계약한 대성의학사에 있습니다.
저작권법에 의해 한국 내에서 보호를 받는 저작물이므로 무단 전재 및 무단 복제를 금합니다.

아달베르 카판지Adalbert I. Kapandji

프랑스 정형외과학회 및 외상학회 명예 회원
프랑스 수부외과학회 명예 회원 및 회장(1987~1988)
미국 수부외과학회 및 이탈리아 수부외과학회 회원
아르헨티나 정형외과학회 및 외상학회 해외 교신 회원
수부외과 개척자(2007년 국제수부외과학회연맹 시드니 학술 대회)

카판지 기능해부학
Anatomie fonctionnelle

아달베르 카판지 지음
김남석, 주동우, 류상욱, 최우석 옮김

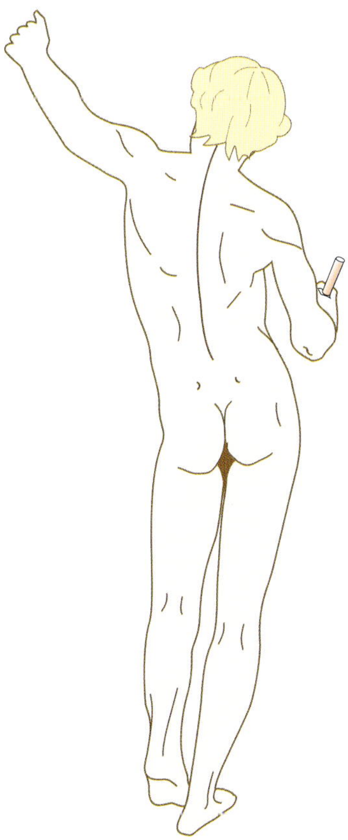

3

제7판

1. 척주
2. 다리이음뼈
3. 허리척주
4. 등척주와 가슴
5. 목척주
6. 머리

저자가 직접 그린 삽화 539매

대성의학사

일러두기

- 해부학용어를 비롯한 의학용어는 『국소해부학』(넷째판)과 『의학용어집』(제6판), 『지제근 의학용어사전』(제2판)을 기준으로 삼는다.
- '띠(band)'는 대부분 '섬유다발(fiber bundle)' 혹은 '인대(ligament)'를 의미한다.
- 'cervical spine' 등은 '목척주' 등으로 옮긴다.
- '위부분'과 '윗부분', '아래부분'과 '아랫부분', '뒤면'과 '뒷면' 등은 모두 사용한다.
- 명사 복합체 등은 상황에 따라 붙여서 쓰기도 띄어서 쓰기도 한다.

아내와

화가셨던 어머니와

외과의사셨던 아버지와

정비공이셨던 외할아버지에게

이 책을 바칩니다.

제5판 서문

척주의 생리학은 근육뼈대계통 질환을 전문으로 하는 외과의사조차도 이해하는 것이 쉽다고는 할 수 없다. 역학의 감각, 정밀한 감식안, 3차원 공간의 시각, 그리고 간략화의 정신을 가지고, 교육적 감각과 관련된 모든 것을 갖추고 있는 인간이 이 일에 몸을 바쳐야 했다. 이러한 것은 카판지의 자질이고, 그는 자기의 정확성과 심미안에 더하여 위대한 예술적 재능을 이 작품에 쏟아 넣었다. 우리는 해부학을 도해로 배웠다. 이것들은 평평하고 고정되어 있지, 카판지는 책에서 절단하여 제작함으로써 3차원으로 움직이는 도해를 창조하였다.

척주 교육이라는 과제는 더욱 어려웠다. 복잡한 운동을 이해하거나 설명하는 것은 더욱 어렵기 때문이다. 이미 앞서 두 권에서 두드러졌던 그의 능력은 내가 소개하는 영예를 갖게 된 이 책에서 더욱 분명하다.

내 사견으로는 완벽한 성공이다. 나는 젊은 외과의사들이 이러한 책을 마음대로 사용할 수 있는 있다는 것이 부럽다. 척주의 역학에 대한 이해를 돕고 변형을 일으키는 제약 조건을 설명함으로써 이 책은 척추 질환 치료의 매우 중요한 발전에 크게 이바지할 것이라고 믿어 의심치 않는다.

교수 **로베르 메를르 도비녜**

제6판 서문

척추는 이 책에서처럼 잘 설명된다면 더 이상 생리학적으로 이해할 수 없는 신비한 해부학적 구조가 아니다. 목뼈, 등뼈, 허리뼈, 엉치뼈와 같은 각 부분에 따라 특정한 변이가 있지만, 구조적, 기능적 원리는 각 부분과 관계없이 동일하다. 척주의 생리학은 사실 간단하고 논리적이다. 그런데도 척주에 관해 얼마나 많은 허튼소리가 있었고, 기술되었고, 얼마나 많은 허튼짓이 행해졌던가!

모든 것은 주요 기능이 안정성과 가동성의 두 가지라는 것을 이해하는 순간 명백해진다. 모든 것이 중추신경 보호를 목적으로 하고, 그 균형은 이 두 기능 사이에 존재해야 한다. 한쪽이 과도하게 되면 다른 쪽에 나쁜 영향을 초래한다. 척주의 꼭대기에 머리가 있다. 머리는 오감(그중 4개는 뇌와 직접 연결된다)의 자리이기 때문에 사회적, 관계적 역할을 한다.

아달베르 카판지가 놀랄만한 단순한 색상의 도해와 그림으로 매우 이해하기 쉬운 교재를 세상에 내고 모든 것을 단순 명확하게 보여준 것은 큰 업적이다. 이 책에 의해 모든 것이 마치 콜럼버스 달걀처럼 명백해진 것 같다. 그리고 '복잡한 척추'라는 신화는 자연히 사라졌다.

제6판에서 더욱 풍부해진 이 참고서 혹은 숙고의 책은 집어삼킬 수는 없다 하더라도 열성적으로 읽게 될 것이다. 그만큼 주제는 매력적이며 표현은 두드러지며 교훈적이고 매혹적이다. 따라서 이 책은 의학부 학생에게, 또한 근육뼈대계통과 관련된 모든 치료종사자, 즉 정형외과의사, 류마티스전문의, 물리의학의사, 신경외과의사, 물리치료사, 정골의학의사, 그리고 심지어 자기 몸의 작동방식을 이해하고자 음악가와 최고 수준의 운동선수에게도 유익하고 필수적이.

진실을 이렇게 처음으로 재현할 수 있었던 아달베르 카판지에게 감사한다.

교수 **제라르 사이양**
외과학회 회원
전(前) 피티에 살페트리에 의과대학 학장
전(前) 피티에 살페트리에 정형외과 과장

제6판 머리말

『카판지 기능해부학』 제3권의 새 판은 제1권의 편집 이념을 따른다. 모든 도해가 컬러로 다시 작성되었을 뿐 아니라 새 면과 함께 새 도해가 추가되어 책이 전면적으로 개정되었다. 해부학용어는 표준 용어를 사용하였다. 기존 단원도 보완했다. 예컨대 '목뼈' 단원은 척추동맥에 대한 면을 추가했다. 척추동맥은 척추와 밀접한 관계가 있고, 서툰 수기로 인해 심각한 위험에 노출될 수 있다. 척추뼈고리의 고리뿌리에 나사를 도입한 탓에 고리뿌리의 지식에 관한 관심이 높아졌으며 척추 수술에 큰 진보를 가져왔다. '허리뼈' 단원에서는 일상생활에서의 자세와 전문직 특유의 자세와의 차이를 검토했다. 배뇨, 배변, 발기, 분만 등의 생리적 활동에서는 샅 기능과 골반에 연관성이 있으므로 단원을 추가하였다. 또한 이전 판에는 없었던 머리에 대한 단원을 마련했다. 여기서는 영양 섭취에 필수적인 턱관절의 기능해부학을 기술했다. 또한 여기서는 눈 운동이 완전한 절구관절의 운동과 같다는 것을 알게 될 것이다. 엉덩관절이나 어깨관절에 맞먹는 이상적인 절구관절은 동일한 역학적 요구에 따르고 있고, 애처로운 시선과 관련된 빗근의 역할이 밝혀진다. 이 모두가 새로운 원본 그림으로 설명된다.

전체적으로 이번 제3권 제6판은 제1권, 제2권과 마찬가지로 그 표현과 내용 면에서 참으로 새로운 책이므로 인체의 생체역학에 관심이 있는 독자들의 새로운 관심을 받을 만하다.

제7판 머리말

이 책의 초판은 1960년대에 출판되었고, 그 이후로 프랑스뿐만 아니라 해외에서도 14개 언어로 번역되어 판매되었다. 이번 제7판은 인체의 기능해부학과 일반적인 생체역학을 가르치는 데 있어 새 접근방식을 기념하는 것이다.

우리는 질량과 무게 및 무게중심의 개념, 관절의 과도이완, 보편적 경제 법칙을 다루는 부록을 사용하여 이를 개선하고 새 개념을 제공하기 위해 최선을 다했다.

이 책 끝부분에는 이 책에 고유한 전통적인 역학적 모형이 있다. 특정 관절의 균형을 이루는 것이 얼마나 어려운지를 자기 손으로 입증하고자 하는 용기와 인내심을 가진 학생들은 이를 실현해 볼 수 있는 생체역학의 실제 모형으로 활용할 수 있을 것이다.

CONTENTS

Chapter 1

척주

인간은 척추동물이다

인간은 종(種)으로서는 척추동물vertebrate이며, 육지로 침입하기 위해 바다로부터 떠난 후에 어류로서 출발하여 오랫동안에 걸친 진화의 마지막 단계를 상징한다.

척주vertebral column, spine를 축으로 하는 이 근육뼈대계통musculoskeletal system은 네발과 꼬리를 가진 어류와 파충류와의 중간의 동물인 총기류crossopterygian에서 이미 볼 수 있는 원형에 변화를 가져온다. 이 초기 모형의 모든 요소는 인간에서 볼 수 있으나 변화하여 다음의 두 가지 중요한 특징을 수반한다.

- 꼬리의 소실
- 직립보행

이는 인간 몸의 축, 즉 척주에 큰 변화를 가져왔다. 그러나 이 척주는 항상 서로 겹치고 각각에 대해 움직이는 짧은뼈short bone인 척추뼈(척추vertebra)로 구성된다.

이 뼈관절 복합체osteoarticular complex는 몸을 지지할 뿐 아니라 또한 척수spinal cord를 보호한다. 척수는 정보를 뇌로 전달하는 이른바 케이블이다. 뇌brain는 척주 꼭대기의 머리뼈cranium에 의해 보호되며 인체의 모든 근육muscle에 지시를 내린다.

우리는 이 척주를 사촌인 유인원과 공유한다. 유인원도 두발보행bipedalism이 가능하지만, 지속할 수는 없다. 그 결과 인간의 척추는 사촌인 유인원의 척추와 다르다.

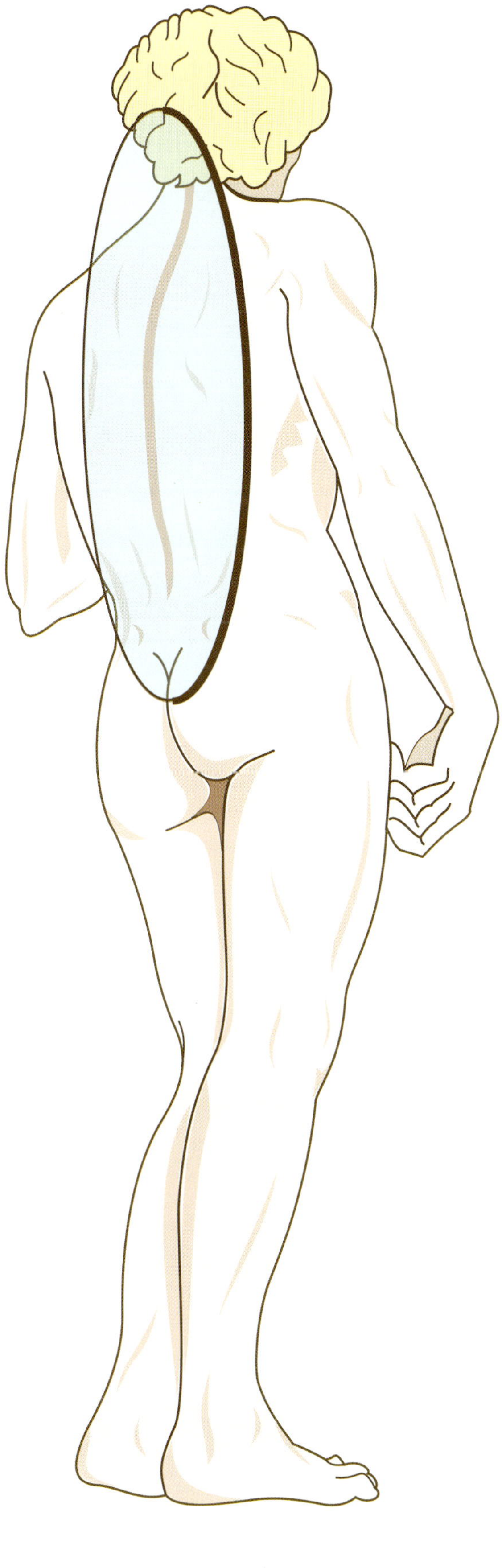

척주: 버팀줄로 지지하는 축

몸의 축인 척주는 강성과 유연성이라는 두 가지 상반되는 역할을 양립시켜야 한다. 척주는 불안정한 척추뼈가 포개어 쌓였음에도 불구하고, **버팀줄 구조** 덕분에 이것이 가능하다.

사실, 몸이 **대칭 자세**(그림 1)이면 척주 전체는 골반을 토대로 머리까지 뻗어 있는 배의 돛대처럼 보일 수 있다.

- 어깨 수준에서 이것은 큰 가로막대와 같은 팔이음뼈$_{\text{shoulder girdle}}$를 지지한다.
- 모든 수준에서, 인대와 근육의 조임장치$_{\text{tightener}}$가 돛대를 그 바닥인 배의 선체(이 경우에는 골반에 해당한다)에 연결하는 당김줄처럼 배치되어 있다.

버팀줄의 두 번째 시스템은 팔이음뼈에 배치되어 있고, 긴 수직축과 짧은 가로축의 마름모꼴을 형성한다. 따라서 대칭 자세에서 긴장$_{\text{tension}}$은 각각 평형을 이루고, 돛대는 수직으로 똑바로 서 있다.

한쪽 다리로 선 자세$_{\text{one-legged standing}}$(그림 2), 즉 몸이 체중 전체를 한쪽 다리에 싣고 있을 때 골반은 반대쪽으로 기울고 척주는 구불구불 구부러진다.

- 우선 허리척주$_{\text{lumbar spine}}$는 반대쪽으로 볼록하다.
- 이어서 등척주$_{\text{thoracic spine}}$는 오목하다.
- 마지막으로 목척주$_{\text{cervical spine}}$는 볼록하다.

근육의 버팀줄 지지구조가 평형을 복원하기 위해 그 긴장을 자동으로 조정한다. 이는 척수반사$_{\text{spinal reflex}}$와 중추신경계통$_{\text{central nervous system}}$에 달려 있다. 따라서 이는 능동 적응$_{\text{active adaptation}}$이며 다양한 자세 근육의 긴장도$_{\text{tonus}}$를 계속 조정하는 추체바깥길$_{\text{extrapyramidal tract}}$의 통제하에 있다.

척주의 유연성은 인대와 근육 요소에 의해 서로 연결된 여러 개의 겹친 부분으로 구성되어 있기 때문이다. 따라서 이 구조는 강성이 유지되는 동안 근육 조임 장치에 의해 모양이 변형될 수 있다. 이것은 텐세그리티$_{\text{tensegrity}}$의 예이다.

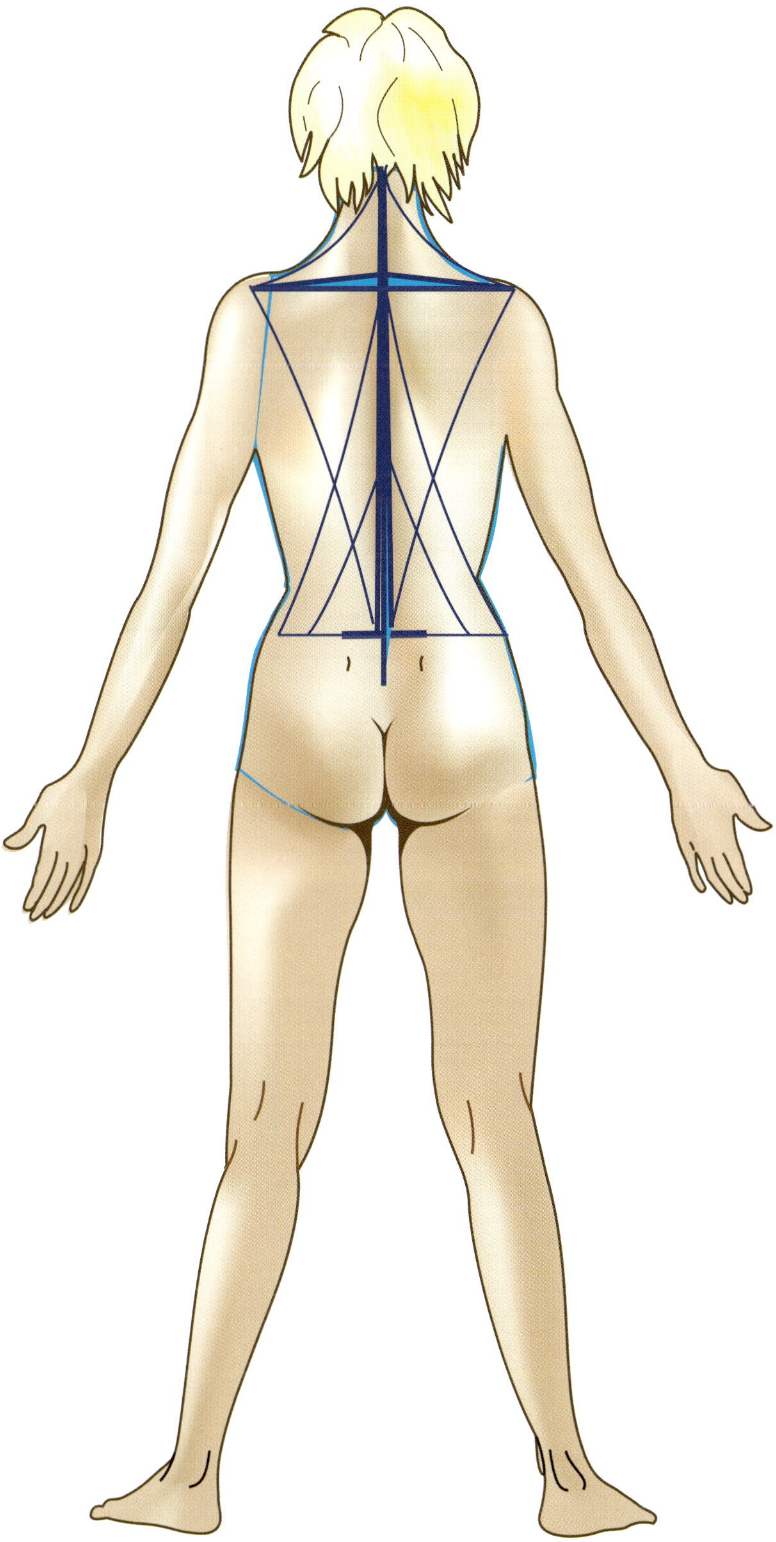

그림 1

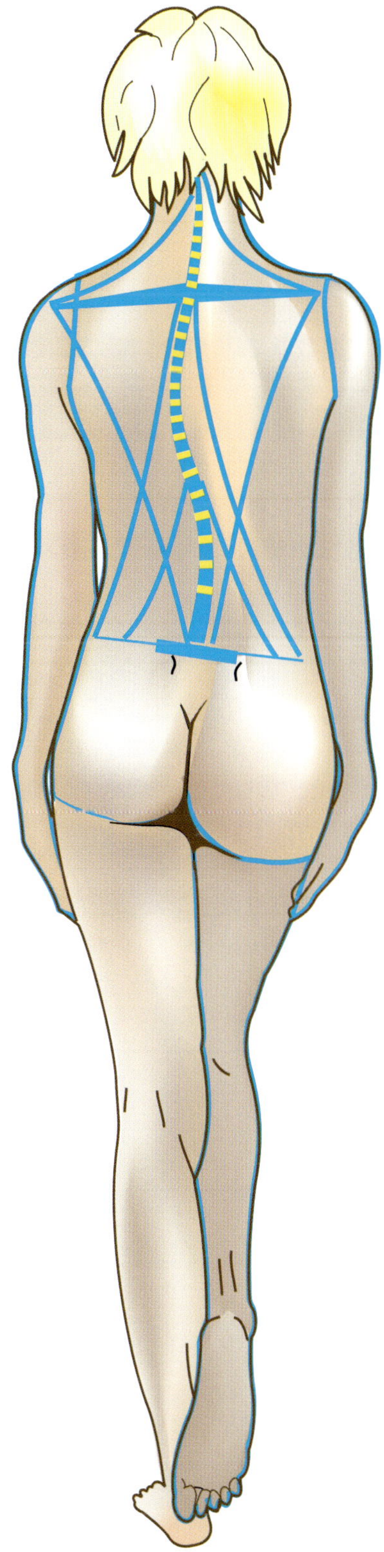

그림 2

척주: 신체의 축 및 신경축의 보호자

척주는 바로 **몸통**trunk**의 중심기둥**을 형성한다(그림 3). 실제로 등뼈thoracic vertebrae 부분(단면 b)에서 척주는 보다 뒤쪽으로 접근하여 가슴thorax 두께의 1/4 위치에 있으며, 목뼈cervical vertebrae 부분(단면 a)에서 척주는 이미 중앙에 위치하여 목neck 두께의 1/3 위치에 있다. 허리뼈lumbar vertebrae 부분(단면 c)에서 척주는 실제로 중앙에 있어 몸통 두께의 1/2 위치에 있다.

이 위치의 차이는 수준에 따라 다음과 같이 여러 이유로 설명된다.

- 목뼈 수준에서 척주는 머리를 지지하고 있으므로 머리의 무게중심에 가능한 한 가까이 위치해야 한다.
- 등뼈 수준에서 세로칸mediastinum의 기관organ, 특히 심장에 의해 척주는 뒤로 밀려나 있다.
- 한편, 허리뼈 수준에서 몸통 윗부분의 모든 체중을 지지해야 하므로 척주는 중심부로 되돌아와 배안abdominal cavity으로 돌출하여 있다.

이와 같은 몸통 지지기능 이외에 척주는 **신경축**neuraxis**을 보호**하는(그림 4) 역할을 한다. 큰구멍foramen magnum의 수준에서 시작하는 척주관vertebral canal은 숨뇌medulla oblongata와 척수를 수용하고, 또한 이 신경계통의 유연하고 효과적인 보호 장치로 기능한다. 그러나 이 보호 장치가 단점이 없는 것은 아니다. 나중에 살펴보겠지만 특정 상황과 특정 위치에서 신경축 및 척수신경spinal nerve과 충돌할 수 있기 때문이다.

그림 4는 또한 척주가 4개 부분으로 되어 있음을 보여준다.

- 척추뼈 L이 중앙에 있는 **허리뼈 부분**(1)
- 척추뼈 T가 뒤쪽을 향해서 이동해 있는 **등뼈 부분**(2)
- 척추뼈 C가 거의 중앙으로 되돌아온 **목뼈 부분**(3)
- 2개의 단일체 S로 이루어진 **엉치뼈-꼬리뼈 부분**(4)

5개의 낱개 엉치척추뼈sacral vertebrae가 융합하여 이루어진 **엉치뼈**sacrum는 다리이음뼈pelvic girdle에 통합되어 있다.

엉치뼈와 연결된 **꼬리뼈**coccyx는 대부분 포유동물의 꼬리의 흔적이며, 3~5개의 작은 꼬리척추뼈coccygeal vertebrae가 융합되어 형성된다.

둘째허리뼈(L2)의 아래에는 **척수원뿔**conus medullaris이 있고, 척주관은 이미 **종말끈**filum terminale만 포함되어 있으며, 이것은 신경학적 기능을 하지 않는다.

척주의 역학적 약점은 이른바 허리엉치 척추사이원반lumbosacral intervertebral disc으로 알려진 L5/S1 척추사이원반 수준에 있다. 이는 허리뼈를 엉치뼈와 연결하며, 윗몸 전체 무게는 물론이고, 팔이나 머리, 어깨로 운반하는 무게도 지지한다.

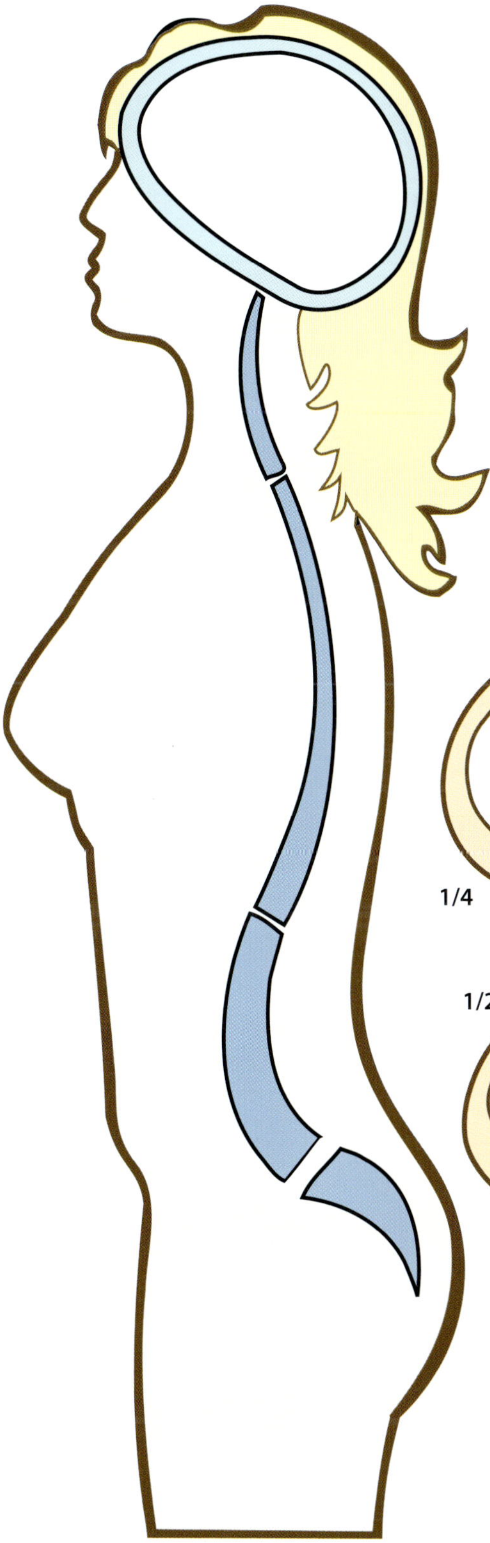

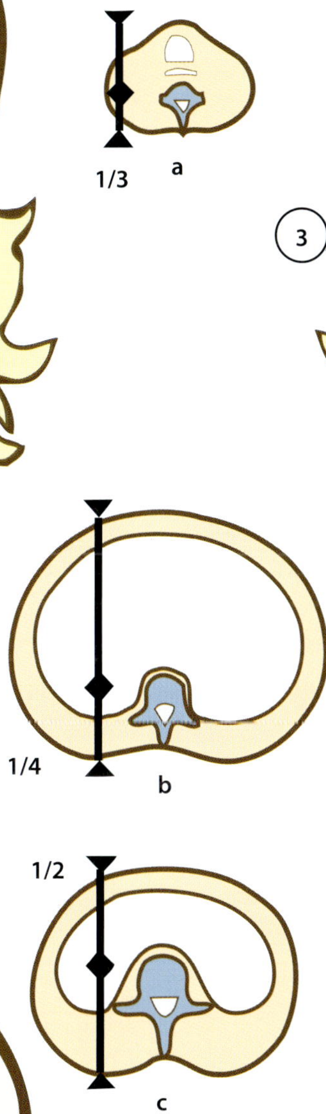

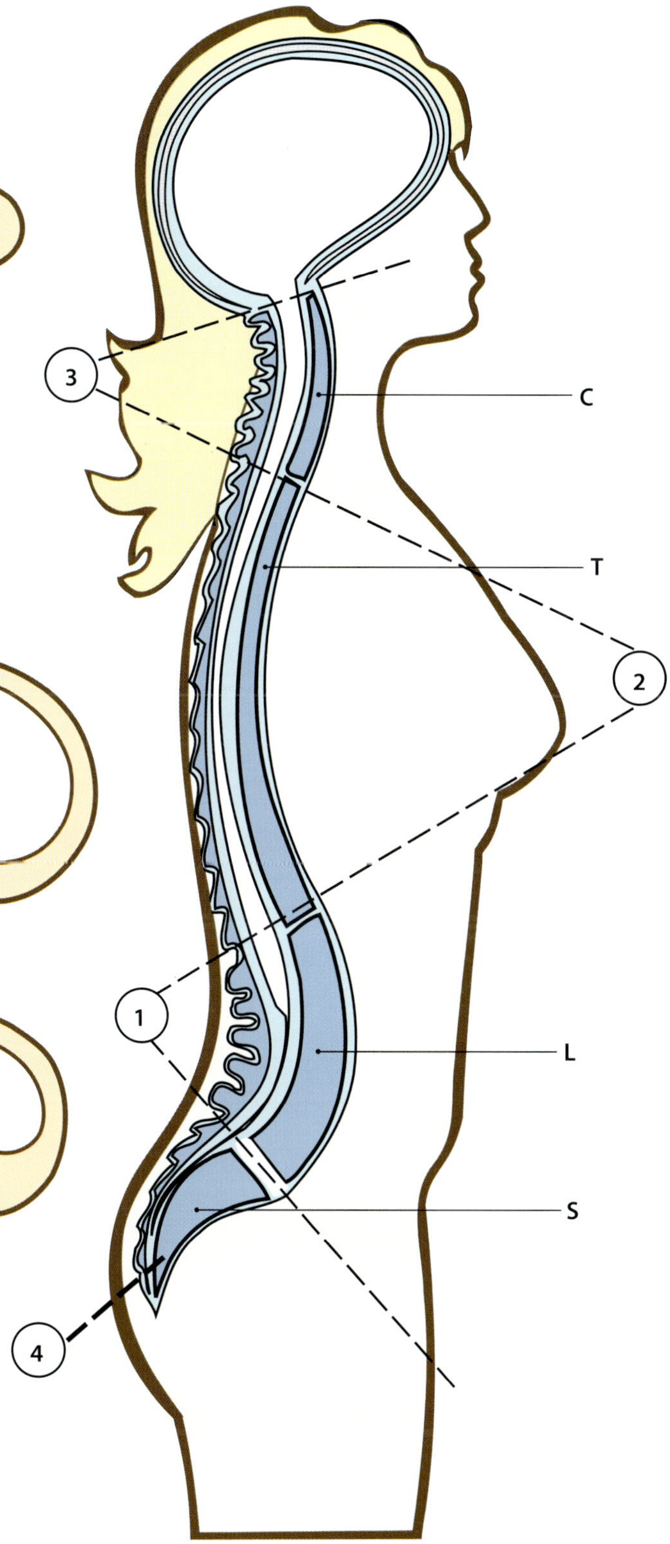

그림 3

그림 4

척주굽이

척주를 **앞에서든 뒤에서든**(그림 5) 전체적으로 보면 똑바르다. 일부의 사람은 병적 굽이curvature라고는 할 수 없는, 정상범위 안에서의 약간의 가쪽 굽이가 있을 수 있다.

이 자세에서 **어깨의 선** s와 Michaelis의 마름모rhombus of Michaelis(빨간색 점선, 82쪽 참조)의 짧은 대각선인 **엉치엉덩오목**sacroiliac dimple**의 선** p는 평행이고 수평이다.

한편 **옆에서 보면**, 즉 시상면sagittal plane을 보면(그림 6) 척주는 아래에서 위로 4개의 척주굽이vertebral curvature를 가진다.

- **엉치굽이**sacral curvature(1): 엉치척추뼈의 최종적인 융합 때문에 고정된다. 앞으로 오목하다.
- **허리굽이**lumbar curvature(2): 허리척주앞굽음(lumbar lordosis)[1] 이라고도 한다. 뒤로 오목하다. 허리굽이가 심하면 **허리척주 과다앞굽음**lumbar hyperlordosis이라고 한다.
- **등굽이**thoracic curvature(3): 뒤로 볼록하다. 등굽이가 심하면 등척주뒤굽음증thoracic kyphosis이라고 한다.
- **목굽이**cervical curvature(4): 뒤로 오목하다. 일반적으로 등굽이가 증가할수록 목굽이도 증가한다.

사람이 잘 균형 잡힌 상태로 서 있다면 머리뼈의 뒷부분과 등과 볼기buttock는 예를 들어 벽과 같은 수직면에 접한다. 굽이의 정도는 이 수직면과 굽이의 정점 사이의 **거리**로 정의다. 이 거리는 후술하는 것처럼 척주의 각 부분에 대해 정의된다(118쪽 참조).

이들 굽이는 서로 상쇄되기 때문에 사람이 판지를 이tooth로 맞물었을 때 드러나는 맞물림면bite plane b가 수평이 되고, 시선 h가 자연히 수평선을 향하게 된다.

이러한 시상면에서의 굽이는 이마면frontal plane에서의 굽이를 수반할 수 있다. 이를 **척주옆굽음증**scoliosis이라고 한다.

1) lordosis, kyphosis: 우리말로는 정상적이면 '척주앞굽음, 척주뒤굽음'이라고 하고, 병적이면 '척주앞굽음증, 척주뒤굽음증'이라고 한다. — 옮긴이 주

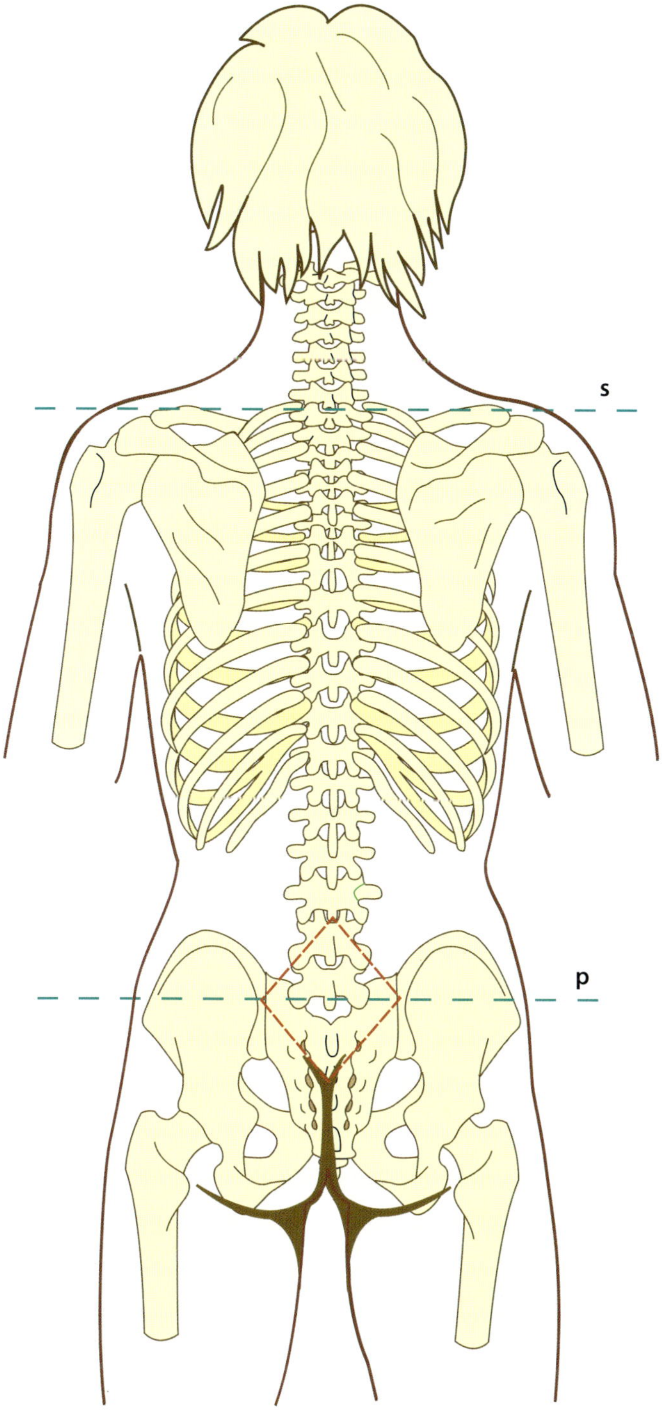

그림 5

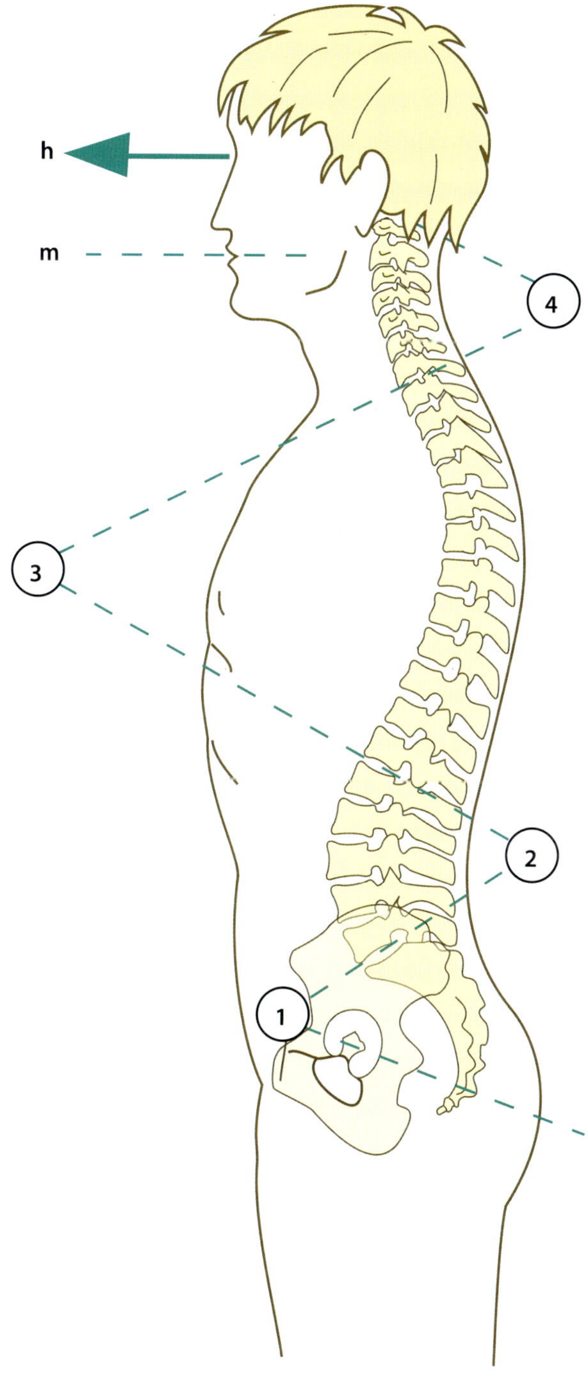

그림 6

척주굽이의 출현

계통발생phylogeny, 즉 선행인류prehominid에서 인류(호모사피엔스Homo sapiens)로 진화하는 동안, 네발보행 자세에서 두발보행 자세로 전환(그림 7)은 처음에는 뒤쪽으로 볼록하였던 허리굽이(검은색 화살표)를 곧게 편 다음, 이어서 역전시켰다. 따라서 뒤쪽으로 오목한 허리척주앞굽음이 나타난다.

실제로 몸통을 곧게 함으로써 형성된 각도는 골반의 뒤기울임posterior tilt에 의해 완벽히 흡수되지 않고 허리굽이에 의해 상쇄되어야 하는 각도가 남아 있다. 마찬가지로 이 **허리척주앞굽음**은 개인에 따라 골반의 앞기울임anterior tilt이나 뒤기울임의 정도에 따라 다르다는 것을 이해할 수 있다. 동시에 머리뼈의 뒤쪽에서 연결되어 있던 목뼈는 점진적으로 머리뼈 아래의 앞쪽으로 이동했다. 따라서 **큰구멍은 머리뼈바닥**basicranium**으로 이동했다**(화살표).

네발보행 자세에서는 4개의 팔다리 모두가 체중을 지지하지만(파란색 화살표), 두발보행 자세에서는 두 다리만이 체중을 지지한다. 따라서 이제 다리는 압박 상태에서 움직이지만, 팔은 매달린 상태가 되고(빨간색 화살표) 늘임elongation 위치에서 작용한다.

개체발생ontogeny, 즉 개인의 발달 과정(그림 8: T. A. Willis에 의함)에서 우리는 허리뼈 수준에서 동일한 진화가 이루어지는 것을 관찰한다. 출생 첫날(a) 허리척주는 앞으로 오목하다. 생후 5개월에서도(b) 여전히 앞이 약간 오목하다. 13개월이 되면(c) 곧게 펴진다. 3세부터(d) 허리척주앞굽음이 관찰된다. 그 후 8세에서(e) 명확해지고, 10세에서(f) 최종 굽이가 확립된다.

따라서 개체의 발달은 **종의 진화와 일치**한다.

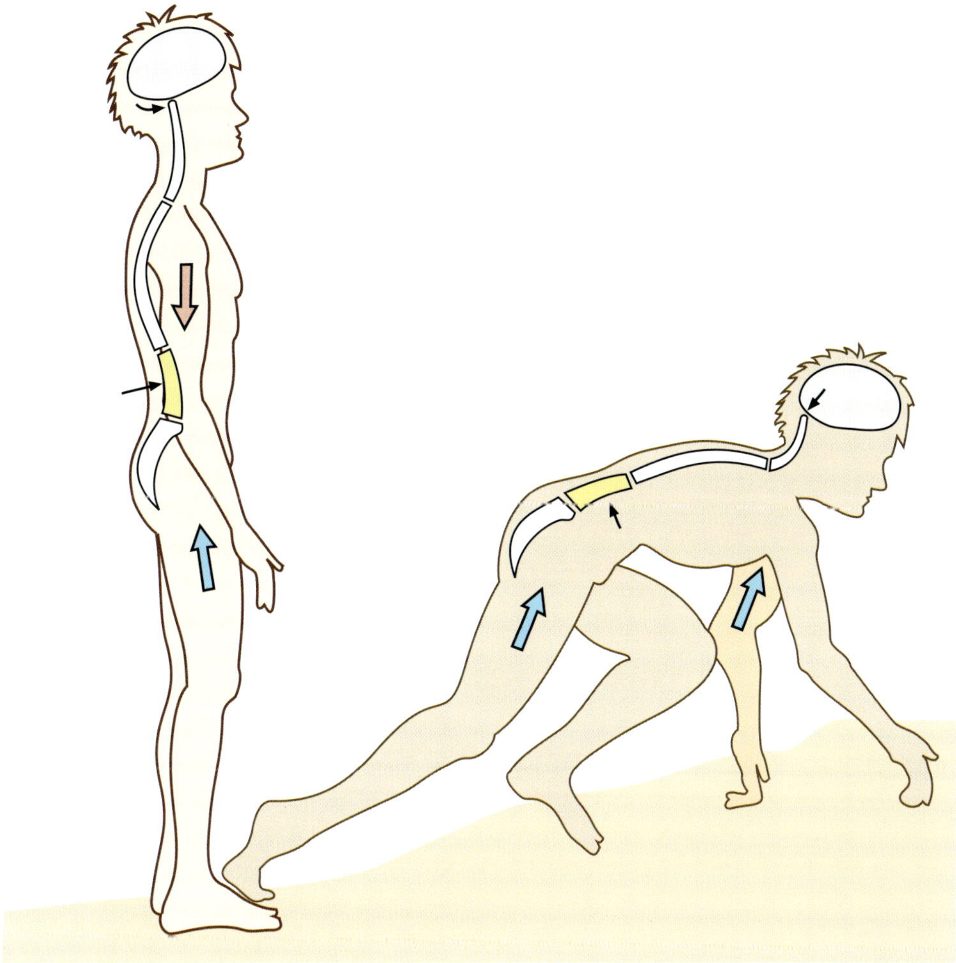

그림 7

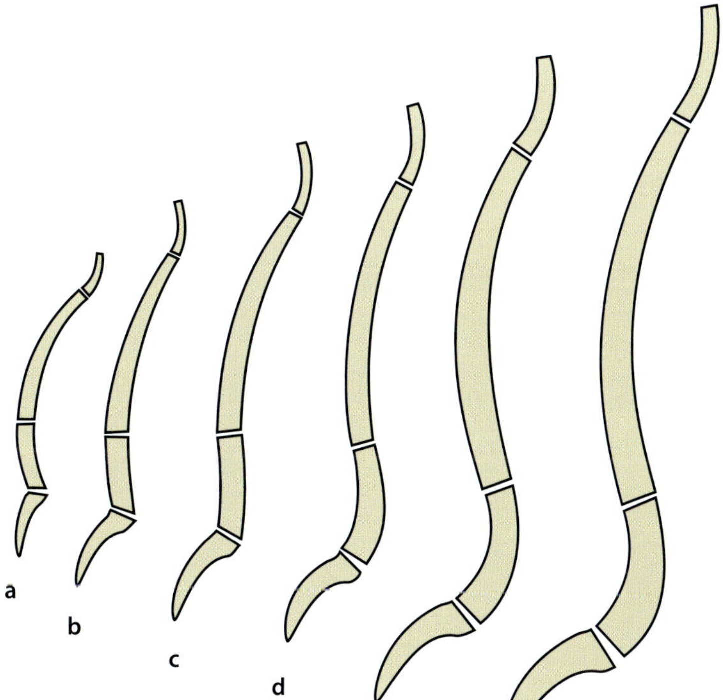

그림 8

전형적인 척추뼈의 구성

전형적인 척추뼈를 다양한 구성 부분으로 분해하면 다음의 두 가지 주요 부분으로 구성되어 있다는 것을 알 수 있다.

- 앞쪽의 **척추뼈몸통**vertebral body
- 뒤쪽의 **척추뼈고리**vertebral arch

분해한 그림(그림 9)에서 **척추뼈몸통**(1)은 척추뼈에서 가장 큰 부분이다. 일반적으로 폭이 높이보다 크고 뒤쪽이 움푹 팬 원통형을 하고 있다.

척추뼈고리(2)는 말굽 모양이다. 이 척추뼈고리에 **관절돌기**articular process(3, 4)가 양쪽에 고정되어 있다(그림 10). 척추뼈고리는 두 부분으로 분리된다(그림 11).

- 관절돌기의 앞쪽에는 **고리뿌리**pedicle(8, 9)가 있다.
- 관절돌기의 뒤쪽에는 **고리판**lamina(10, 11)이 있다.

뒤정중선posterior median line에는 **가시돌기**spinous process(7)가 있다.

이렇게 형성된 척추뼈고리는 고리뿌리를 통해 척추뼈몸통 뒷면에 연결된다(그림 12). 또한 완전한 척추뼈(그림 13)에는 **가로돌기**transverse process(5, 6)가 있다. 이 가로돌기는 대략 거의 관절돌기 덩어리의 높이에서 척추뼈고리에 연결된다.

이 전형적인 척추뼈 모형은 척주의 모든 수준에서 관찰된다. 물론 척추뼈몸통이든 척추뼈고리든 큰 변화는 보이지만, 일반적으로 두 부분 모두에서 변화가 관찰된다.

그러나 이러한 구성 요소의 차이가 수직 방향으로 대응한다는 점에 주목하는 것이 중요하다. 척추 전체 길이를 따라 3개의 기둥 A, B, C가 있다(그림 14).

- **주된 기둥** A는 앞쪽에서 척추뼈몸통이 겹쳐서 형성된다.
- **2개의 작은 기둥** B와 C는 척추뼈몸통의 뒤쪽에서 관절돌기가 겹쳐서 형성된다.

척추뼈몸통은 척추사이원반에 의해 결합된다. 관절돌기는 평면 윤활관절plane synovial joint에 의해 결합한다. 각각의 수준에서 앞쪽은 척추뼈몸통에 의해, 뒤쪽은 척추뼈고리에 의해 경계 지어진 구멍이 있다. 이 구멍들의 연속은 다음이 교대하는 척주의 축을 따라 **척주관**(12)을 형성한다.

- 각각의 척추뼈몸통 수준에서는 뼈 부분
- 척추사이원반과 척추뼈고리 사이의 수준에서는 인대 부분

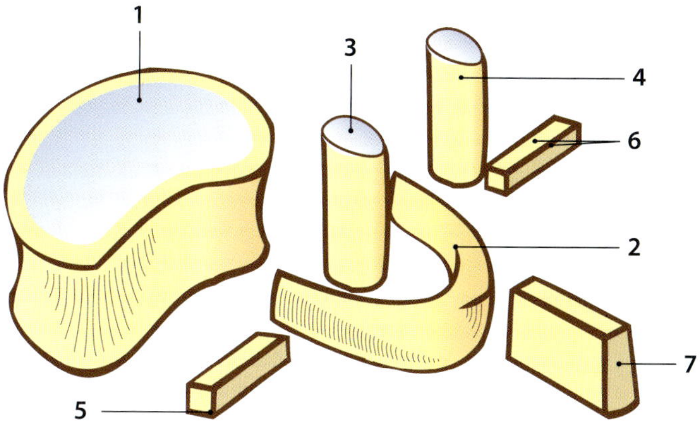

그림 9

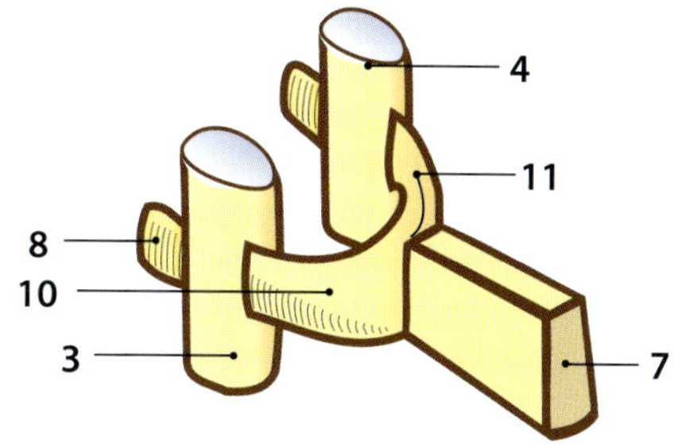

그림 11

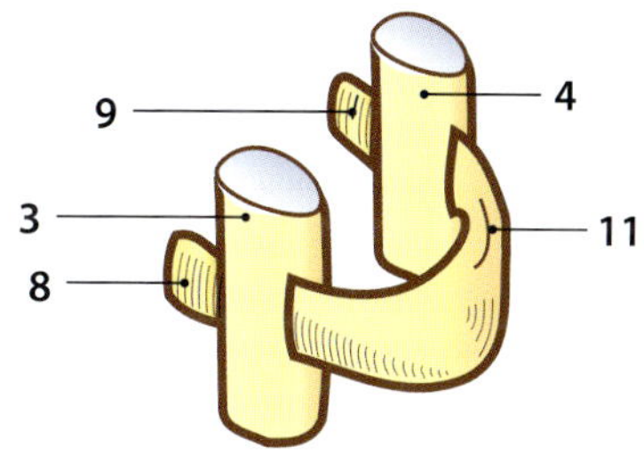

그림 10

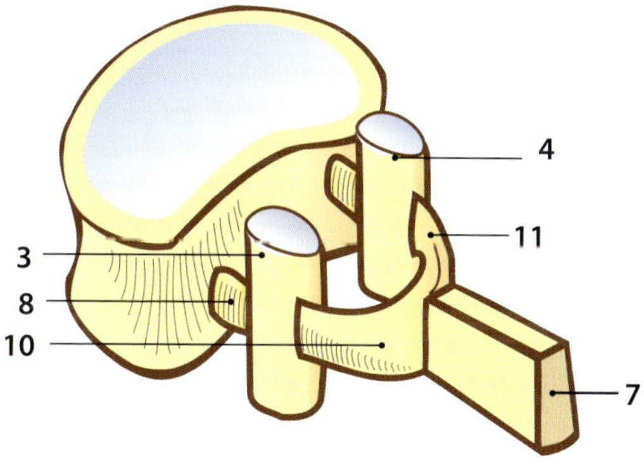

그림 12

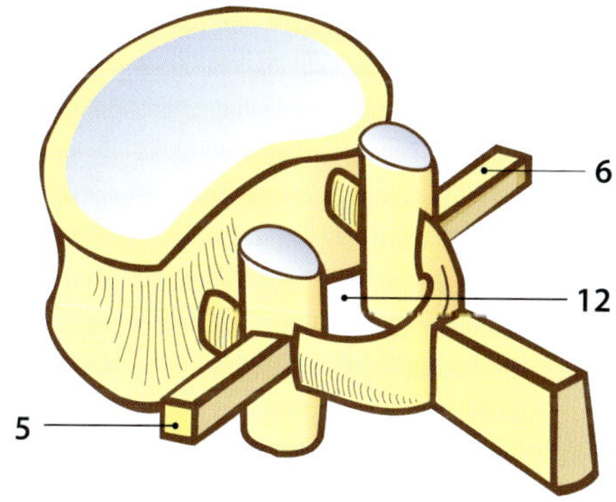

그림 13

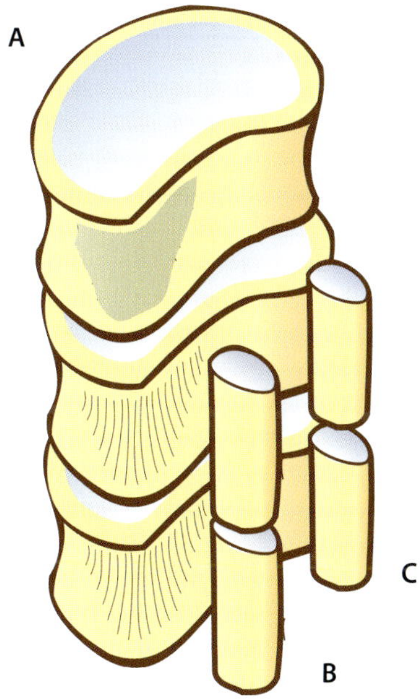

그림 14

번호는 모든 그림에서 공통이다.

척주굽이

척주굽이는 축성압박axial compression에 대한 **척주의 저항력을 증가시킨다.**

공학자들은 굽이를 가진 기둥의 저항 R은 굽이의 수 N의 제곱 더하기 1에 비례한다(k = 비례상수)는 것을 밝혔다(그림 15). 굽이의 수가 0인 똑바른 기둥(a)을 기준으로 삼으면 그 저항은 1로 간주된다. 다음으로 굽이가 1개인 기둥(b)의 저항은 똑바른 기둥의 2배가 된다. 굽이가 2개인 기둥(c)의 저항은 똑바른 기둥의 5배가 된다. 다음으로 척주처럼 허리굽이, 등굽이, 목굽이라는 3개의 가동성이 있는 굽이를 가진 기둥(d)의 저항은 똑바른 기둥의 **10배**가 된다.

척주굽이의 정도는 **Delmas 지수**Delmas Index로 측정할 수 있다(그림 16). 이 지수는 해부학적 부분(뼈대)으로만 측정할 수 있다. 다음을 이용한다.

- 엉치뼈바닥base of sacrum에서 고리뼈atlas(C1) 사이를 곧게 펼쳤을 때의 길이 L
- 엉치뼈바닥과 고리뼈 사이의 높이 H

굽이가 정상인 척주(a)의 Delmas 지수는 **95%**이다. 정상범위는 **94~96%**이다. 굽이가 심한 척주(b)의 Delmas 지수는 **94% 미만**이다. 이는 곧게 펼쳤을 때의 길이와 높이의 차이가 더 크다는 것을 의미한다. 한편 굽이가 덜한, 즉 거의 똑바른 척주(c)의 Delmas 지수는 **96% 초과**가 된다.

이 해부학적 분류는 매우 중요하다. 그 이유는 기능과 관련이 있기 때문이다. A. Delmas는 실제로 심한 굽이의 척주는 엉치뼈가 수평경향이 되는(허리척주앞굽음이 뚜렷하다) 동적인 기능 유형이지만, 굽이가 덜한 척주는 엉치뼈가 수직 경향이 되는(편평등flat back) 정적인 기능 유형이라는 것을 보여주었다.

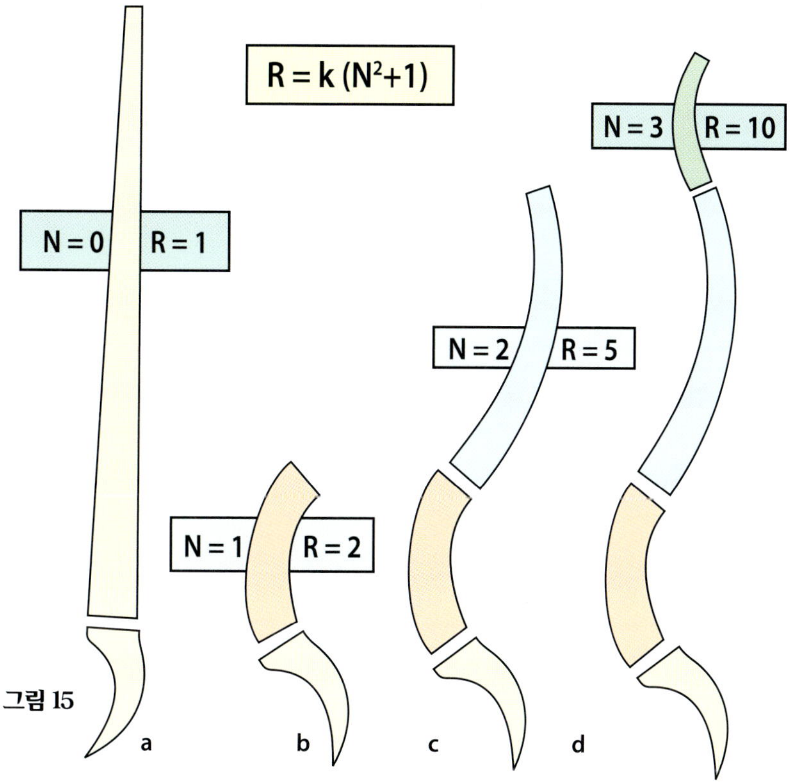

그림 15

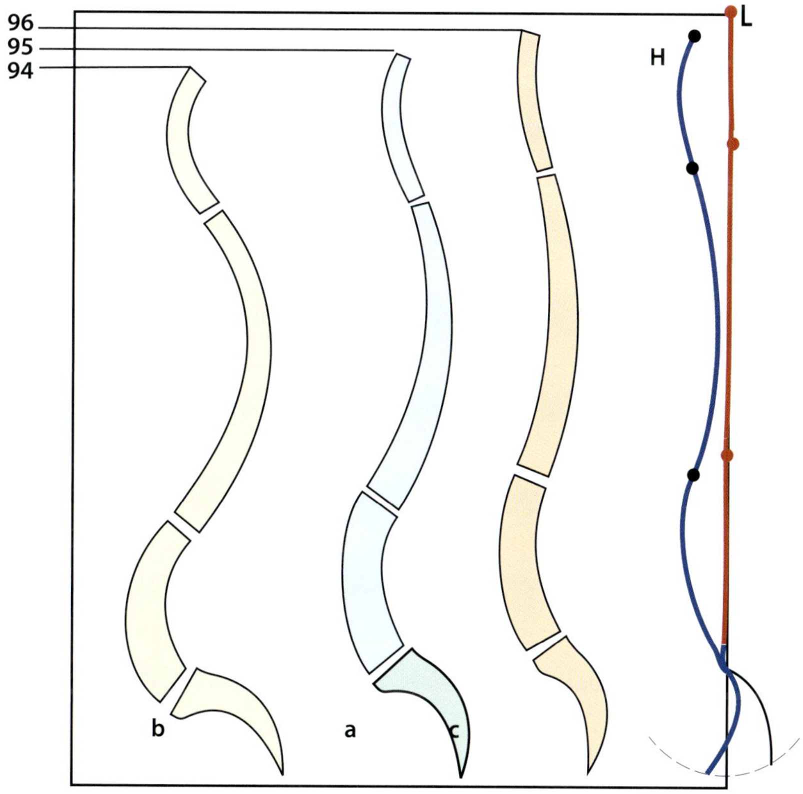

지수	낮음(94% 미만)	중간(94~96%)	높음(96% 초과)
굽이 정도	심함	중간	덜함
유형	동적dynamic	중간	정적static
Delmas 지수 ➡ $\frac{\text{H(높이)}}{\text{L(곧게 펼쳤을 때의 길이)}} \times 100\%$			

그림 16

척추뼈몸통의 구조

척추뼈몸통은 **짧은뼈의 구조**(그림 17), 즉 치밀뼈compact bone인 겉질cortex이 해면뼈spongy bone인 속질medulla을 둘러싸는 껍질 모양 구조를 하고 있다.

척추뼈몸통의 윗면과 아랫면의 겉질은 **몸통사이면**intervertebral surface(예전 용어로는 '**척추종판**vertebral endplates')이라 불리며 연골cartilage이 있는 중앙이 더 두껍다. 가장자리는 **몸통둘레뼈끝**anular epiphysis인 **테두리**labrum(L)를 형성한다(그림 17). 이 테두리는 고리 모양의 뼈끝의 뼈형성중심ossification center에서 파생된다. 14~15세에 척추뼈몸통의 나머지 부분인 몸통사이면(S)에 융합한다. 이 뼈끝판epiphyseal plate의 비정상적 뼈형성ossification이 척추뼈끝염vertebral epiphysitis, 즉 Scheuermann병(소아척주뒤굽음증juvenile kyphosis)이다.

척추뼈몸통의 **수직 관상 단면**verticofrontal section(그림 18)에서 위아래 양쪽의 두꺼운 겉질뼈cortical bone, 두 개의 연골층으로 된 몸통사이면, 척추뼈몸통 속을 통과하면서 힘선line of force을 따라 분기하는 해면뼈 뼈잔기둥bony trabecula을 분명하게 볼 수 있다. 이 힘선은 다음과 같다.

- 위와 아래의 몸통사이면을 연결하는 세로선
- 2개의 가쪽 겉질을 연결하는 가로선
- 아래쪽 몸통사이면과 가쪽 겉질을 연결하는 사선

시상 단면sagittal section에서는 세로 뼈잔기둥(19)이 보인다. 또한 **부채꼴 배열**의 두 개의 비스듬한 뼈잔기둥이 있다.

- 하나는 위쪽 몸통사이면에서 양쪽 척추뼈 고리뿌리를 지나 각각의 위관절돌기superior articular process와 가시돌기에 퍼지는 부채꼴의 뼈잔기둥이고(그림 20),
- 다른 하나는 아래쪽 몸통사이면에서 양쪽 척추뼈 고리뿌리를 지나 각각의 아래관절돌기inferior articular process와 가시돌기로 퍼지는 부채꼴의 뼈잔기둥이다(그림 21).

이 3개의 뼈잔기둥 구조의 교차점은 강한 저항 지점을 형성하지만, **저항**이 **약한 점**도 존재한다. 이것은 척추뼈몸통 앞쪽 가장자리의 앞쪽을 밑변으로 하는 삼각형 부분이며, 이곳에는 세로 뼈잔기둥만 있다(그림 22).

이 사실로 **척추뼈몸통의 쐐기 모양 압박골절**compression fracture이 일어나는 것에 대한 설명이 된다(그림 23). 실제로 600kg의 축성압박력axial compressive force으로 척추뼈몸통의 앞부분이 부서진다. 이는 압박골절이다. 그러나 척추뼈몸통 전체를 눌러서 부수고 뒷부분을 파괴하려면 800kg의 축성압박력이 필요하다(그림 24). 이러한 유형의 골절은 유일하게 척주관을 손상시켜 척수에 장애를 일으킬 수 있다.

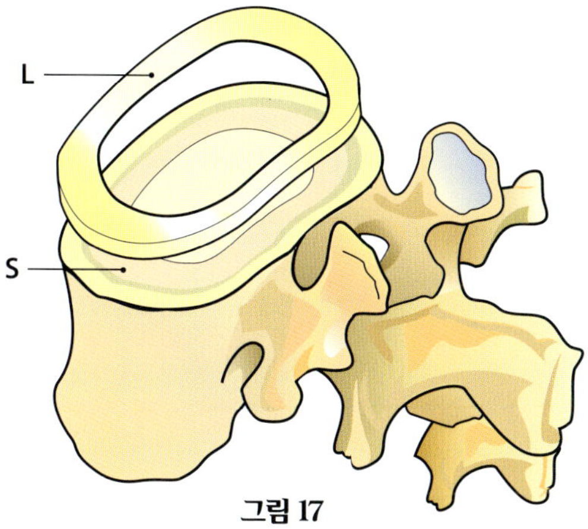

그림 17

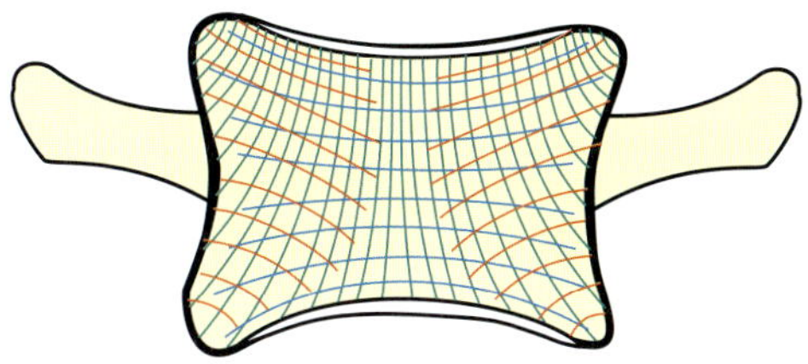
그림 18

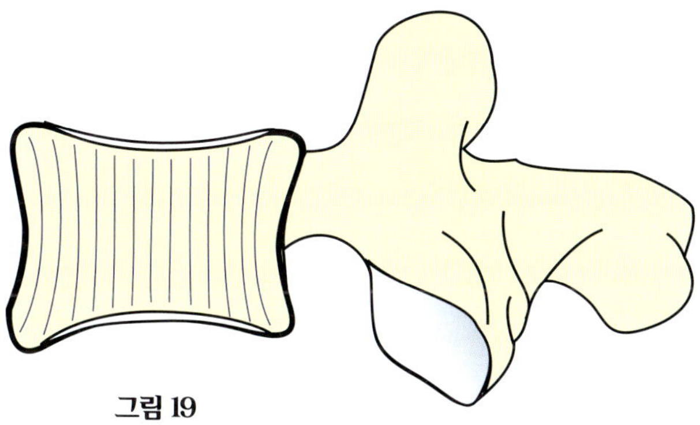
그림 19

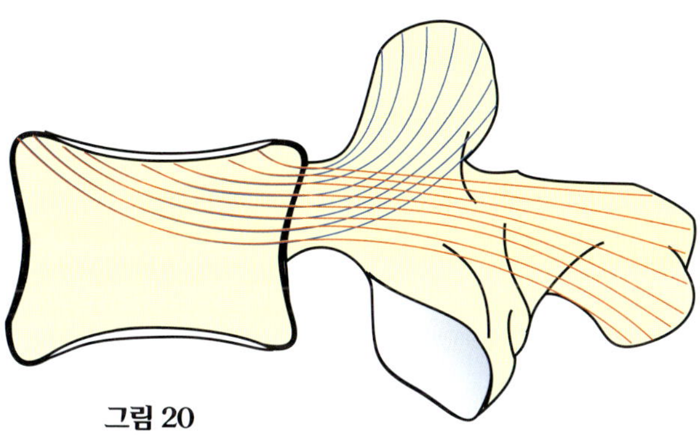
그림 20

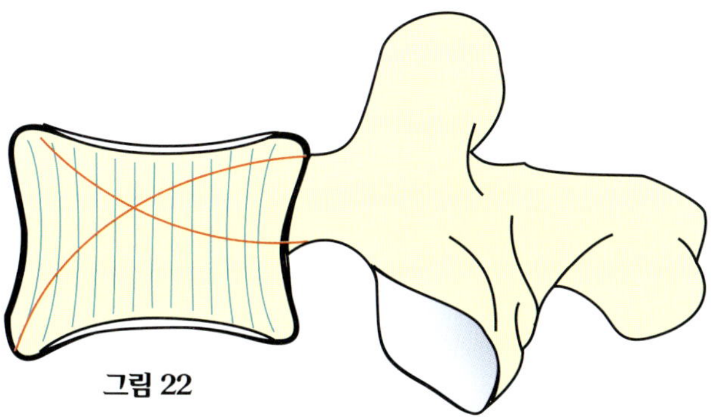
그림 22

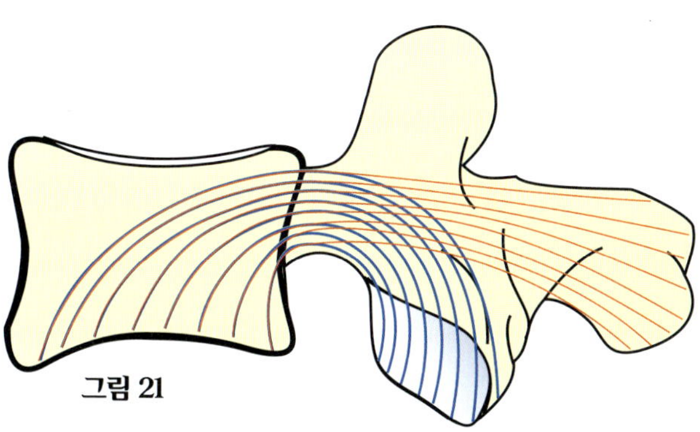
그림 21

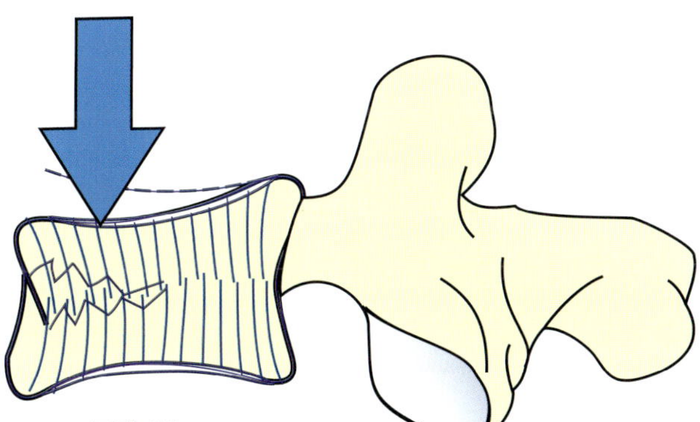
그림 23

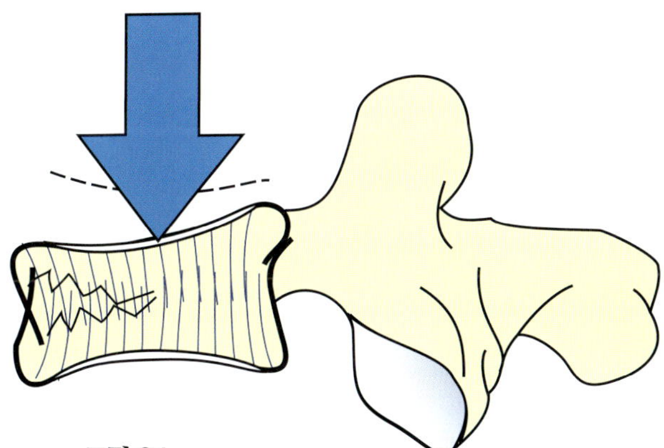
그림 24

척추뼈의 기능적 요소

척추뼈의 **측면도**(그림 25: Brueger에 의함)에서 척추의 기능적 요소functional component를 쉽게 알 수 있다.

- 앞쪽에는(A) 앞쪽 기둥에 포함되는 척추뼈몸통이 있다. 앞쪽 기둥은 기본적으로 지지 역할을 한다.
- 뒤쪽에는(B) 척추뼈고리가 관절돌기를 지지하고, 관절돌기가 겹쳐 쌓여 관절돌기 기둥을 형성한다.

앞기둥anterior pillar이 정적 역할을 하는 것에 반해, 뒤기둥posterior pillar은 동적 역할을 한다.

수직 방향에서 뼈와 인대 구조가 교대로 나타나며, 이는 척추뼈몸통 자체에 의해 형성된 **수동 분절**passive segment(I)과 그림에 파란색으로 나타낸 **가동 분절**mobile segment(II)과의 구별을 가능케 한다. 앞쪽에서 뒤쪽으로 다음이 포함된다.

- 척추사이원반(척추원반intervertebral disc)
- 척추사이구멍intervertebral foramen
- 돌기사이관절zygapophysial joint(관절면사이관절facet joint)
- 황색인대ligamentum flavum와 가시사이인대interspinous ligament

이 부분의 가동성mobility은 척주의 운동에 관여한다.

앞기둥과 뒤기둥 사이에는 기능적으로 연관성이 있다(그림 26). 이 연관성은 **고리뿌리**에 의해 확보된다. 척추뼈몸통과 척추뼈고리의 뼈잔기둥 구조를 참조하면, 각각의 척추뼈몸통을 돌기사이관절(1)이 지렛점fulcrum 역할을 하는 제1형 지레(lever)로 간주할 수 있다. 이 지레 시스템은 척주에 가해지는 축성압박을 줄일 수 있다. 척추사이원반 수준(2)에서의 직접 및 수동적 완화, 척추곁근육paravertebral muscle 수준(3)에서의 간접 및 능동적 완화. 이러한 것은 각각의 척추뼈고리를 형성하는 지레를 통해 이루어진다. 따라서 압박력의 완화는 **수동적이면서도 능동적**이다.

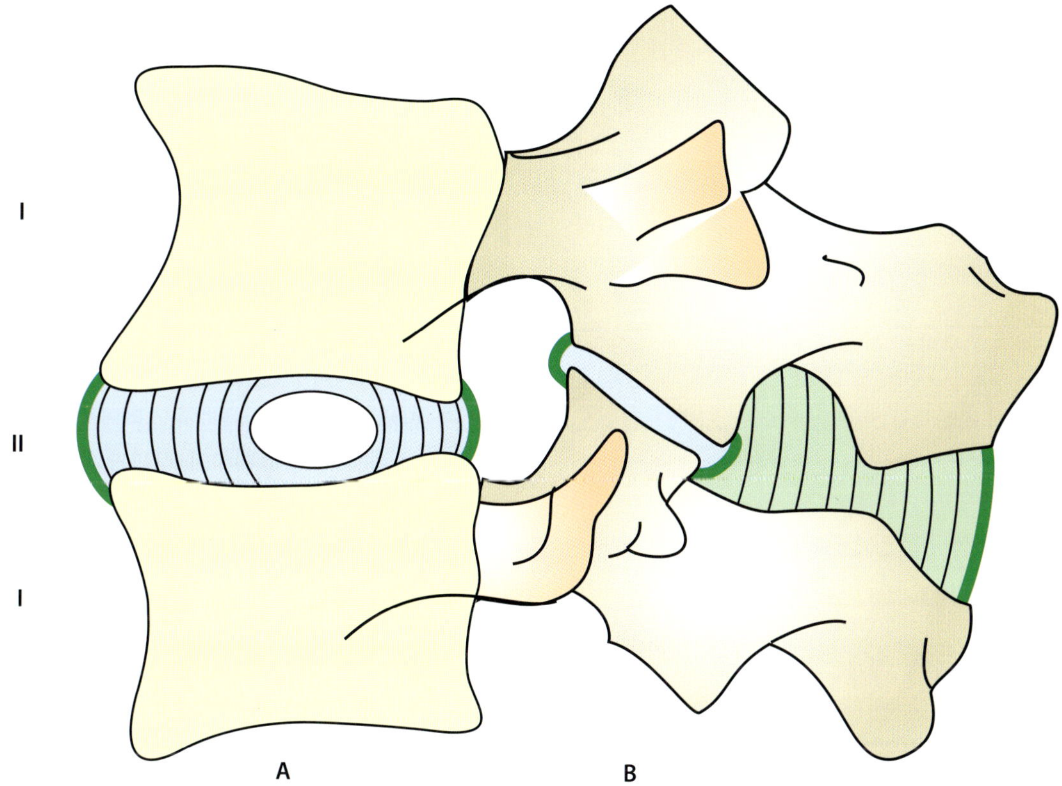

그림 25

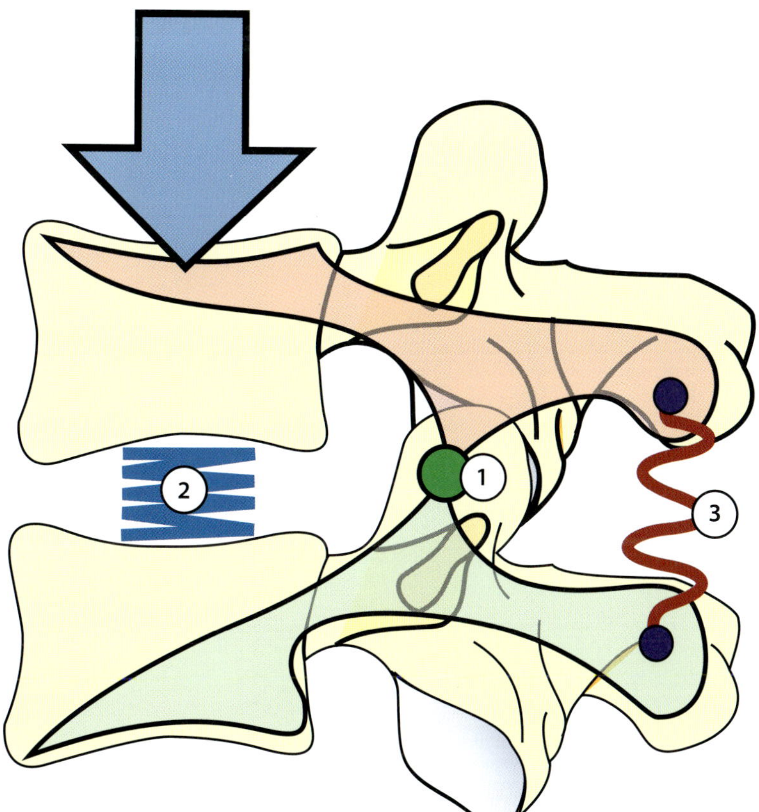

그림26

척추뼈 사이 결합 요소

척주는 엉치뼈와 머리뼈바닥 사이에 **24개의 가동성이 있는 부분(척추뼈)**이 있다. 많은 섬유성 요소와 인대성 요소가 이러한 여러 부분의 결합을 확보한다.

수평 단면horizontal section(그림 27)과 측면도(그림 28)에서 이러한 섬유성 요소와 인대성 요소를 구별할 수 있다.

- 우선 **앞기둥**에 붙는 것
  - 척추뼈몸통의 앞면을 뒤통수뼈 바닥부분basilar part of occipital bone에서 엉치뼈까지 뻗어 있는 **앞세로인대**anterior longitudinal ligament(1)
  - 둘째목뼈에서 엉치뼈관sacral canal까지 척추뼈몸통의 뒷면을 덮고 있는 **뒤세로인대**posterior longitudinal ligament(2)

이 긴 두 인대 사이는 각 척추사이원반에 의해 서로 결합되어 있다. 척추사이원반은 주변부인 동심원 형태를 한 **섬유테**anulus fibrosus(6, 7)와 중심부인 **속질핵**nucleus pulposus(8)의 두 부분으로 구성된다.

- **척추뼈고리에 붙는** 많은 인대는 인접한 척추뼈고리 사이의 결합을 확보한다.
  - 매우 두껍고 강한 **황색인대**(3)는 정중선상에서 서로 결합되어 있으며 위쪽에서는 인접한 위 척추뼈고리의 깊은 층에 붙고, 아래쪽에서는 인접한 아래 척추뼈고리의 위모서리superior margin에 붙는다.
  - **가시사이인대**(4)는 뒤쪽으로 뻗어 **가시끝인대**supraspinous ligament(5)가 된다. 이 가시끝인대는 허리뼈 수준에서는 거의 분명하지 않지만, 목뼈 수준에서는 뚜렷하다.
  - 각 가로돌기의 정점에 **가로사이인대**intertransverse ligaments(10)가 붙는다.
  - 마지막으로 **돌기사이관절** 수준에서는 강인한 **주머니인대**capsular ligaments(9)가 관절주머니articular capsule를 보강하고 있다.

이 모든 인대는 척추뼈 사이의 매우 견고한 결합을 확보하고, 척주에 큰 역학적 저항성을 제공한다. 이러한 척추뼈 사이의 결합은 높은 곳에서 떨어지거나 교통사고와 같은 심각한 외상에 의해서만 파열될 수 있다.

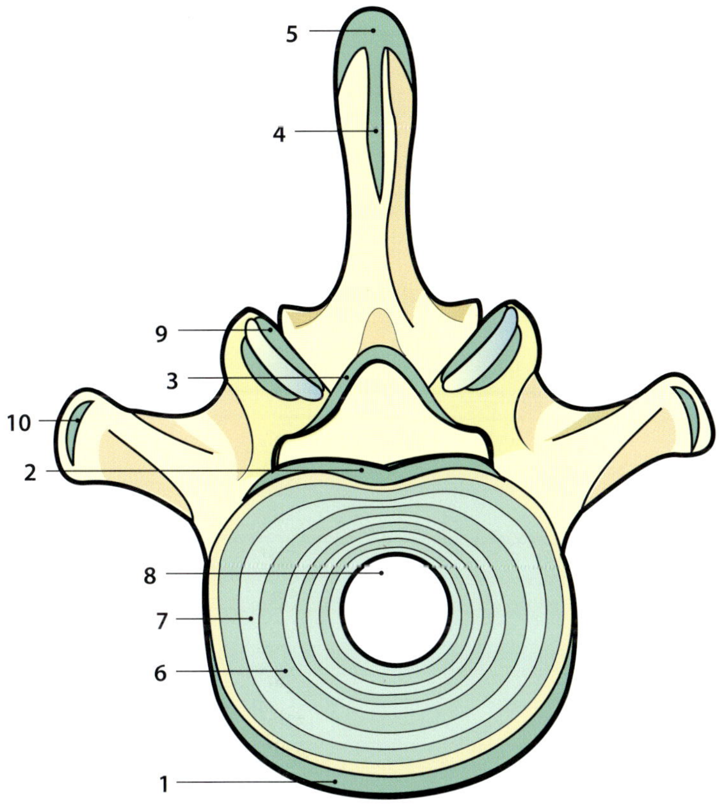

그림 27

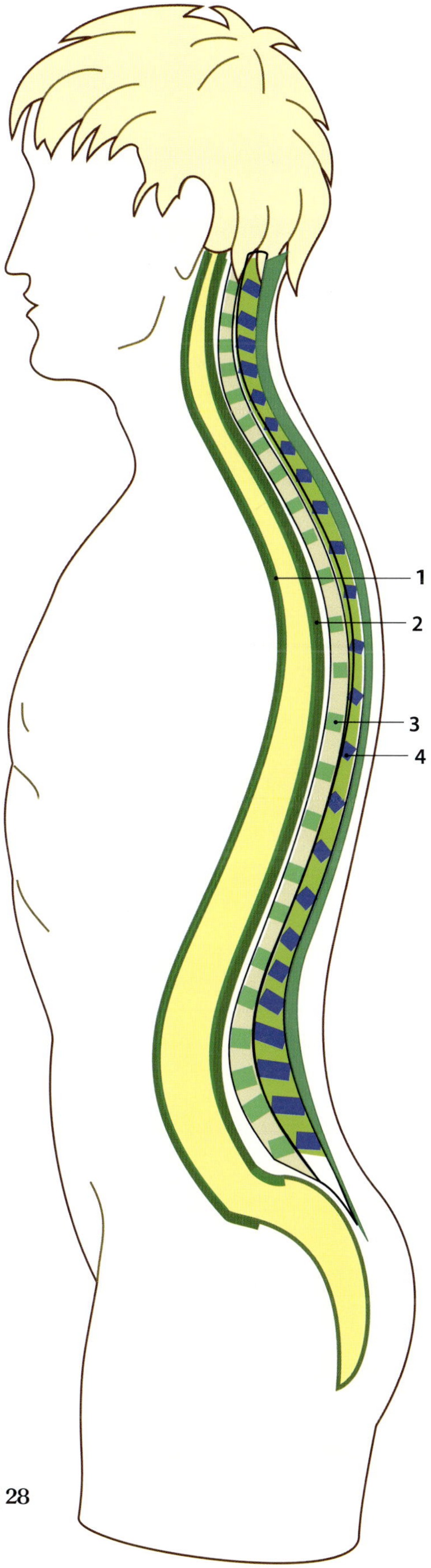

그림 28

척추사이원반의 구조

인접하는 두 개의 척추뼈몸통 사이의 관절은 **좀움직관절**amphiarthrosis이다. 이것은 **척추사이원반**에 의해 결합된 두 개의 인접한 **몸통사이면**으로 구성된다. 이 척추사이원반의 구조는 매우 특징적이다. 사실, 이것은 두 부분으로 구성된다(그림 29).

- 중심부에는 **속질핵**(N)이 있고, 이는 발생학적으로 태아의 척삭notochord에서 유래한 젤라틴물질gelatinous substance이다. 수분을 88% 함유한 투명한 젤리와 같은 물질로 친수성이 매우 강하며 화학적으로는 점액다당류mucopolysaccharide를 주성분으로 하는 기질matrix로 구성되어 있다. 단백질 결합 황산콘드로이틴protein-bound chondroitin sulfate, 일종의 하이알유론산hyaluronic acid, 황산케라탄keratan sulfate 등이 확인되었다.

조직학적으로는 속질핵은 아교질섬유collagenous fiber, 연골세포 유사세포chondrocyte-like cell, 결합조직세포connective tissue cell, 연골세포의 성긴 무리로 구성되어 있다. 속질핵의 내부에는 **혈관이나 신경이 없다.** 혈관이 없으므로 자연치유의 가능성이 없다. 속질핵은 주변부에서 시작하는 섬유에 의해 분리된다.

- 주변부에는 **섬유테**(A)가 있다. 이것은 동심원 모양의 섬유층이 연속하여 있고, 그림 30에 나타낸 것처럼 인접한 층의 섬유는 서로 비스듬하게 교차한다.

그림 31에 나타낸 것처럼 섬유는 주변부에서는 수직이고, 중심에 가까울수록 더 비스듬하다는 것을 알 수 있다. 중심의 속질핵에 접촉하는 섬유는 거의 수평으로 되어 있고, 하나의 몸통사이면에서 다른 몸통사이면으로 연결되는 나선 모양의 방식으로 이어진다. 이처럼 속질핵은 아래위의 몸통사이면과 섬유테에 둘러싸인 확장할 수 없는 공간에 갇혀 있다.

이 섬유테는 섬유에 의한 진정한 직조를 형성하여 젊은이에게서는 속질핵의 탈출을 방지한다. 속질핵은 밀폐된 구획에서 **압력을 받으므로**, 척추사이원반을 수평으로 절단하면 절단면 위로 속질핵의 젤라틴물질이 돌출하는 것이 보인다. 이는 척주를 시상 단면으로 절단해도 볼 수 있다. 이러한 속질핵의 돌출은 젤라틴물질이 압력을 받고 있음을 나타낸다.

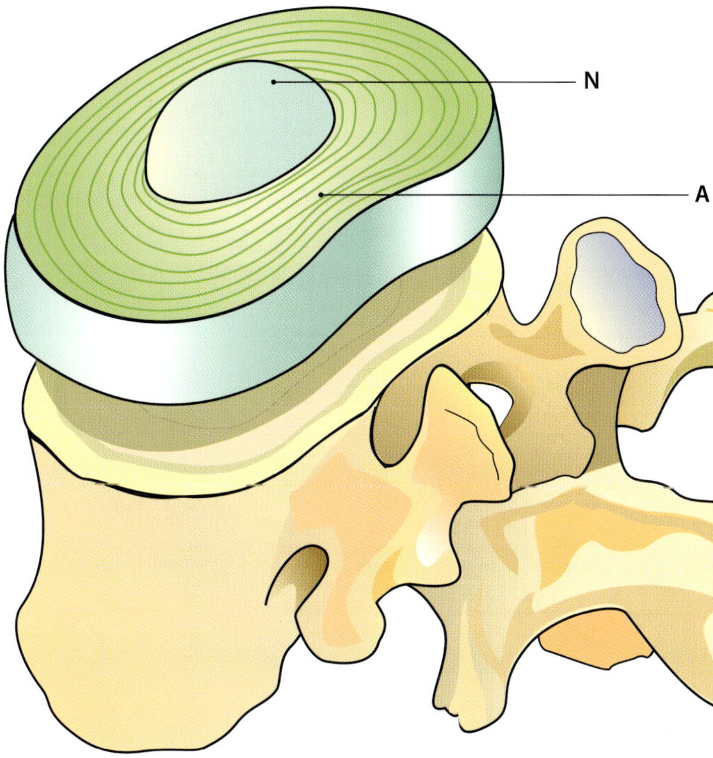

그림 29

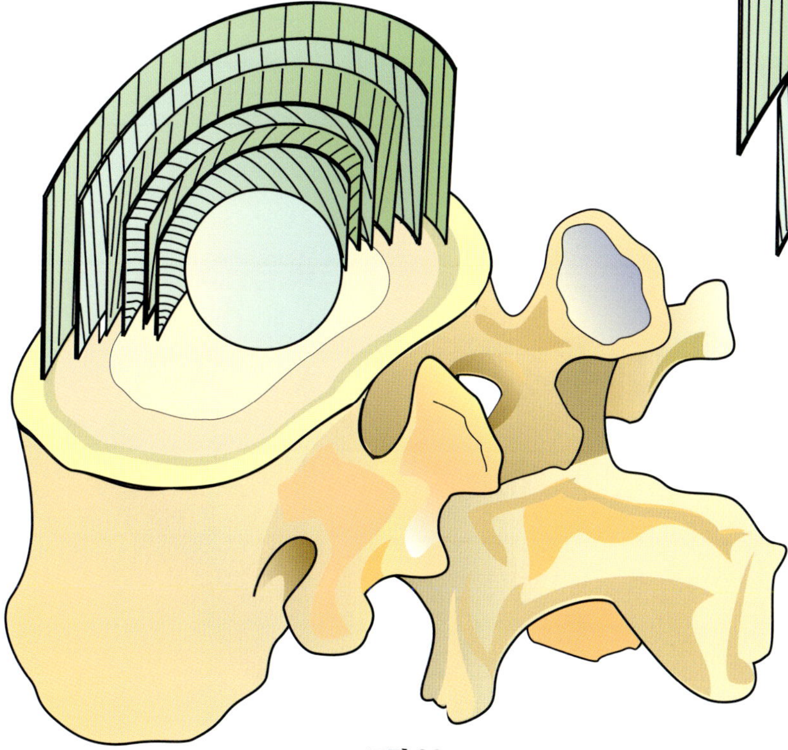

그림 30

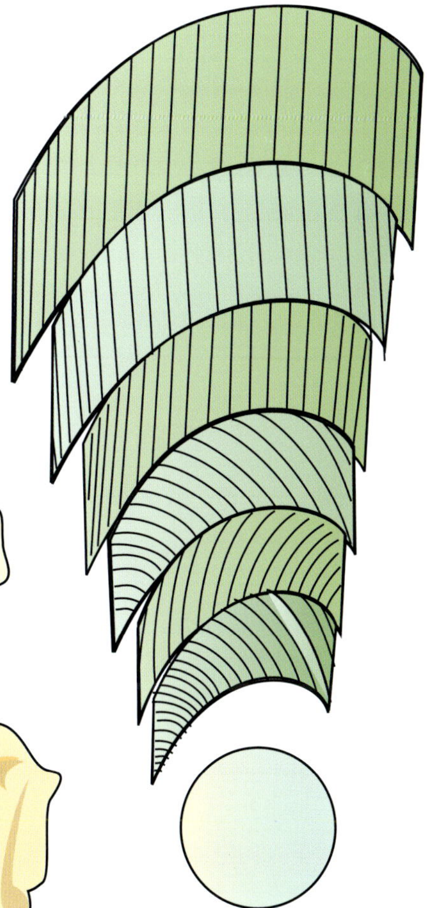

그림 31

부드러운 공 같은 속질핵

위아래의 몸통사이면 사이의 구획에 압력을 받는 속질핵은 **대략 공 모양**을 하고 있다. 따라서 속질핵은 대략 두 평면 사이에 끼워진 **공**처럼 움직인다고 생각할 수 있다(그림 32). 역학mechanics에서 '볼 조인트ball joint'라고 하는 이러한 유형의 조인트는 세 가지 운동이 가능하다.

- 기울임tilt 운동
  - 하나는 시상면에서의 기울임이고, **굽힘**flexion(그림 33) 또는 **폄**extension(그림 34)에서 관찰된다.
  - 또 하나는 관상면coronal plane[2]에서의 기울임으로 **가쪽굽힘**lateral flexion이다.
- 몸통사이면 사이에서의 **돌림**rotation 운동도 있다(그림 35).

실제의 운동은 더 복잡하다. 공 주위의 이러한 운동에는 공을 통해 몸통사이면 사이에 미끄럼gliding, 심지어 전단shearing 운동이 더해지고, 동시에 속질핵은 운동 방향으로 약간 굴러 몸통사이면이 접근하는 쪽에서 납작해지기 때문이다.

그 결과 **굽힘** 시 위 몸통사이면은 약간 앞으로 전위displacement하고(그림 36), **폄**에서는 뒤로 전위한다(그림 37). 마찬가지로 **가쪽굽힘** 시 미끄럼 운동은 가쪽굽힘 방향으로 일어난다. 돌림 시 위 몸통사이면의 미끄럼 운동은 **돌림** 방향으로 일어난다(그림 38).

따라서 전체적으로 이 유형의 관절은 큰 가동성, 정확하게 말하면 **자유도 3**을 가진다.

- 굽힘과 폄
- 왼쪽 또는 오른쪽 가쪽굽힘
- 왼쪽 또는 오른쪽 축돌림axial rotation

시상면과 수평면horizontal plane[3]에서의 미끄럼은 자유도에 포함되지 않는다.

각각의 운동은 미미하지만, 이 유형의 관절이 많이 모였기 때문에 큰 운동이 가능하다.

이러한 복잡한 운동은 뒤쪽의 돌기사이관절이나 인대의 구성 때문에 제한된다. 현재 개발 중인 인공 척추사이원반의 개념에 이러한 사실을 반드시 고려해야 한다.

2) 관상면(coronal plane): '이마면(frontal plane)'이라고도 한다. — 옮긴이 주

3) 수평면(horizontal plane): '가로면(transverse plane)'이라고도 한다. — 옮긴이 주

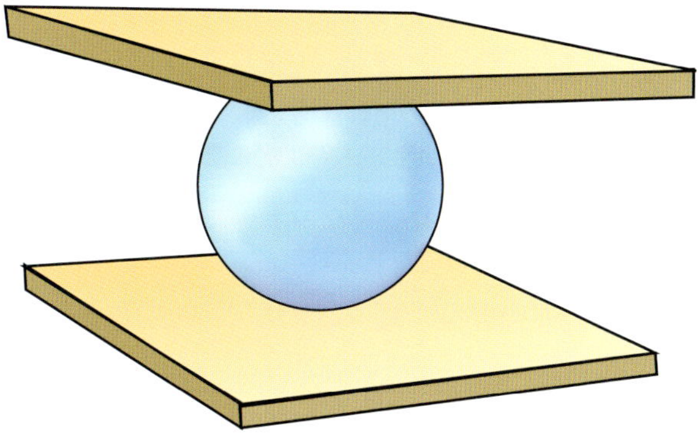

그림 32

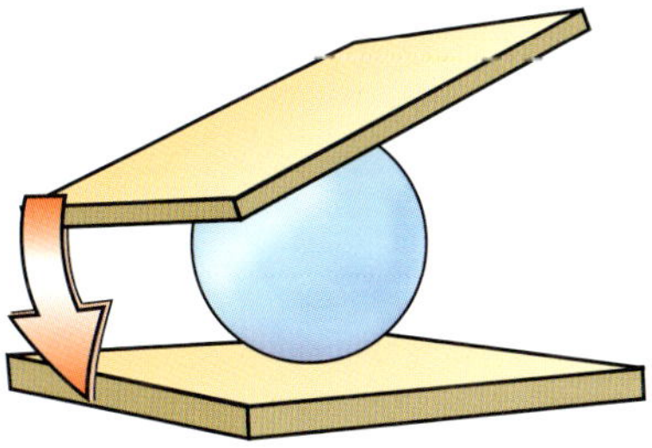

그림 33

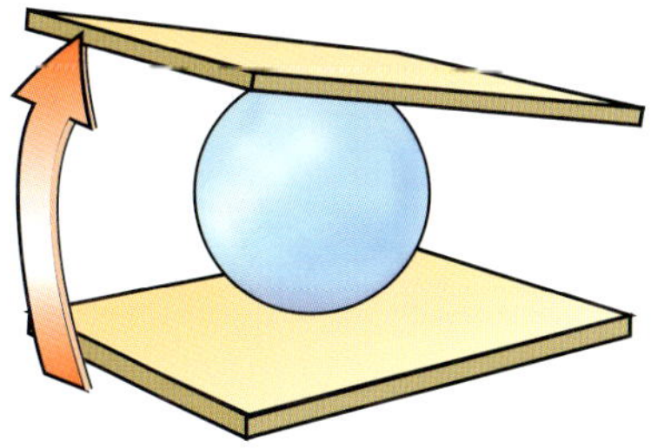

그림 34

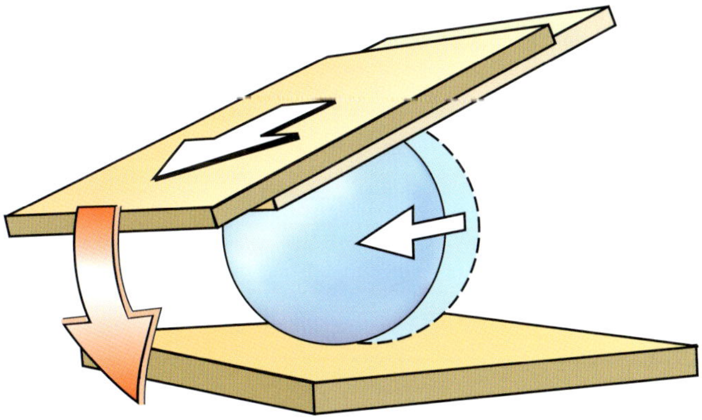

그림 36

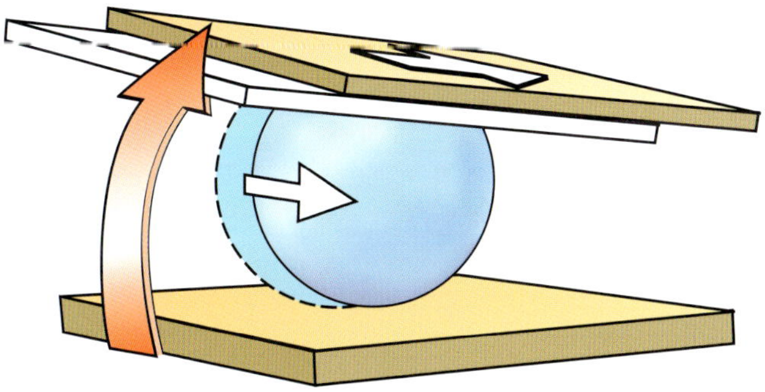

그림 37

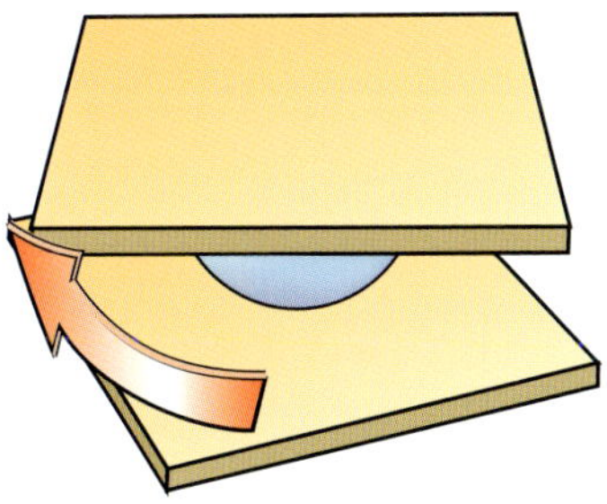

그림 35

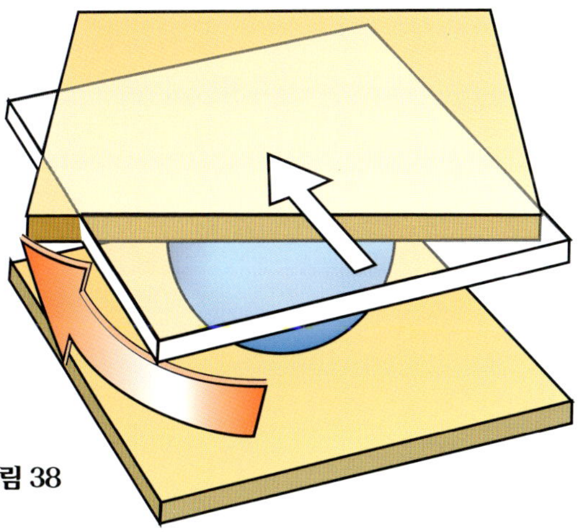

그림 38

척추사이원반의 예비하중 상태와 척추사이결합의 자가안정화

척추사이결합intervertebral joint에서 척추사이원반에 걸리는 힘은 상당하며 엉치뼈에 접근할수록 더욱 커진다.

우선 축성압박만 고려한다면, 힘이 몸통사이면을 통해 척추사이원반에 가해질 때 속질핵에 걸리는 압력은 하중의 절반에 50% 증가한 것과 같고, 섬유테에 걸리는 압력은 하중의 절반에서 50% 감소한 것과 같다. 즉, **속질핵은 하중의 75%를 지지하고 섬유테는 25%를 지지한다.** 따라서 압력이 20kg이라면 속질핵에 15kg이 걸리고, 섬유테에는 5kg이 걸리게 된다.

그러나 속질핵은 수평 방향에서 압력 일부를 섬유테로 전달하는 **압력 분배기**처럼 작용한다(그림 39). 선 자세에서 L5/S1 척추사이원반 수준에서는 속질핵에 수직으로 가해지는 압력이 주변부에 있는 섬유테로 28kg/cm 또는 16kg/cm^{2}로 전달된다. 이 압력은 척추에 추가적인 하중이 가해지는 순간 매우 증가한다. 몸통이 앞으로 굽어지면 압력은 선형적으는 87kg/cm 또는 58kg/cm^{2}로 증가한다. 몸통을 다시 바로 세우면 이러한 압력은 174kg/cm 또는 107kg/cm^{2}로 증가한다. 자세를 바로잡을 때 짐을 들어 올리면 압력은 훨씬 더 상승할 수 있으며, 한계점breaking point 값에 가까워진다.

속질핵 중심부의 압력은 척추사이원반에 하중이 걸리지 않아도 0이 아니다. 이는 확장될 수 없는 구획에서 팽창하게 하는 척추사이원반의 친수성hydrophilia 상태 때문이다. 따라서 이른바 **예비하중** preload 상태가 달성된다. 콘크리트 공학에서는 예비하중 상태를 하중을 받을 빔에 미리 만들어진 장력 상태라고 부른다. 균질한 빔에 하중이 걸리면, f1만큼 빔의 휨deflection이 나타난다(그림 40). 이러한 예비하중 현상은 과학의 새 분야인 텐세그리티에 통합된다.

이제 빔의 아래쪽 부분에 양쪽 끝 T와 T′ 사이에 매우 팽팽하게 잡아당긴 강철선을 넣었다고 해 보자. 그러면 동일한 하중에서 휨 f2는 f1보다 훨씬 줄어드는 **예비하중의 빔**[4)]이 만들어질 것이다(그림 41).

척추사이원반 수준에서의 예비하중은 유사한 방식으로 축성압박이나 가쪽굽힘 힘에 더 잘 대항한다. 나이가 들어감에 따라 친수성을 잃기 때문에 내압(內壓)은 감소하고, **예비하중 상태는 사라지는 경향**이 있다. 이것으로 고령자의 척주가 유연성을 상실하는 것을 설명할 수 있다.

비대칭의 축성 압력axial pressure(F)이 척추사이원반에 가해지며 위 척추뼈의 아래 몸통사이면은 하중이 더 많이 걸리는 쪽으로 각도 a 만큼 경사진다(그림 42). 따라서 섬유 AB′은 위치 AB에서 긴장하게 되지만, 동시에 화살표(f) 방향으로 최대인 속질핵의 내압은 섬유 AB에 작용하여 위치 AB′으로 되돌란다. 따라서 위 몸통사이면을 바로잡아 원래 위치로 되돌린다. 이 **자가안정화**self-stabilization **기전**mechanism이 예비하중 상태와 관련이 있다. 마찬가지로 속질핵과 섬유테는 함께 기능적 짝functional couple을 형성하고, 그 효과는 상호간의 요소의 통합에 의존한다. 속질핵의 내압이 감소하거나 섬유테의 밀폐성이 없어지면, 이 **기능적 짝**은 즉시 그 효력을 잃는다.

예비하중 상태는 또한 Hirsch의 실험으로 밝혀진 것처럼 **척추사이원반의 탄성 반응**을 설명해준다(그림 43). 이미 하중(P)을 받고 있는 척추사이원반에 **갑작스러운 과하중**(S)을 가하면 척추사이원반의 두께는 최솟값과 최댓값을 나타내며 충격 흡수 곡선shock-absorption curve에 따라 1초 동안 감쇠 진동damped oscillation이 나타난다. 과하중이 너무 과하면 이 진동 반응의 강도는 섬유테를 파괴할 수 있다. 마찬가지로 반복되는 과격한 힘에 의해 척추사이원반이 파열되는 것이 설명된다.

4) 프랑스 엔지니어 Eugène Freyssinet가 발명한 프리스트레스트 콘크리트(prestressed concrete) 기술은 매우 대담한 건설을 가능하게 했다.

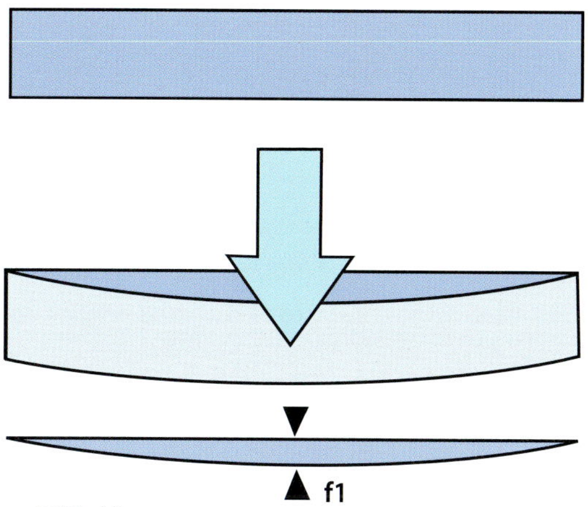

그림 40

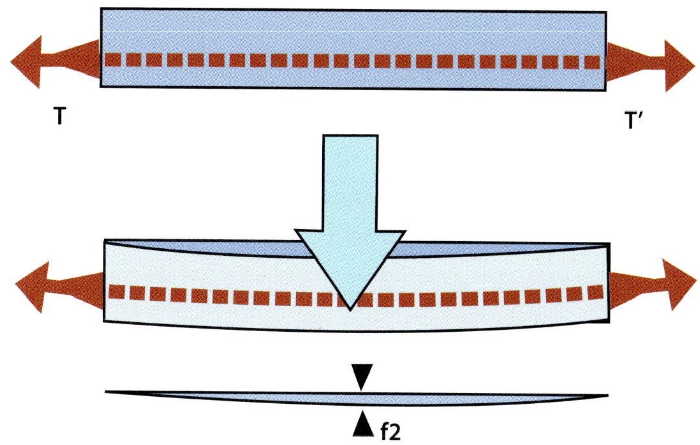

그림 41

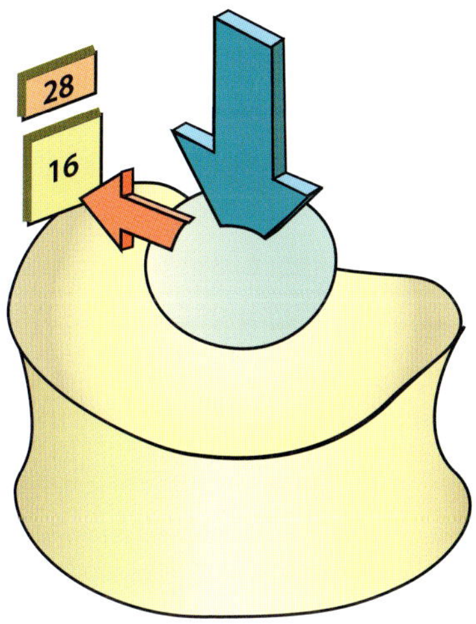

그림 39

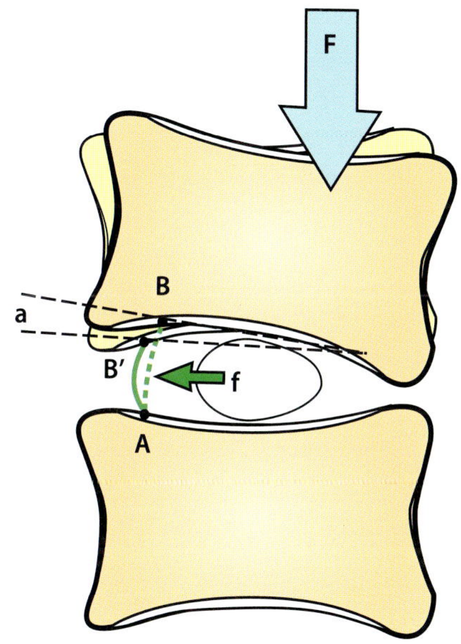

그림 42

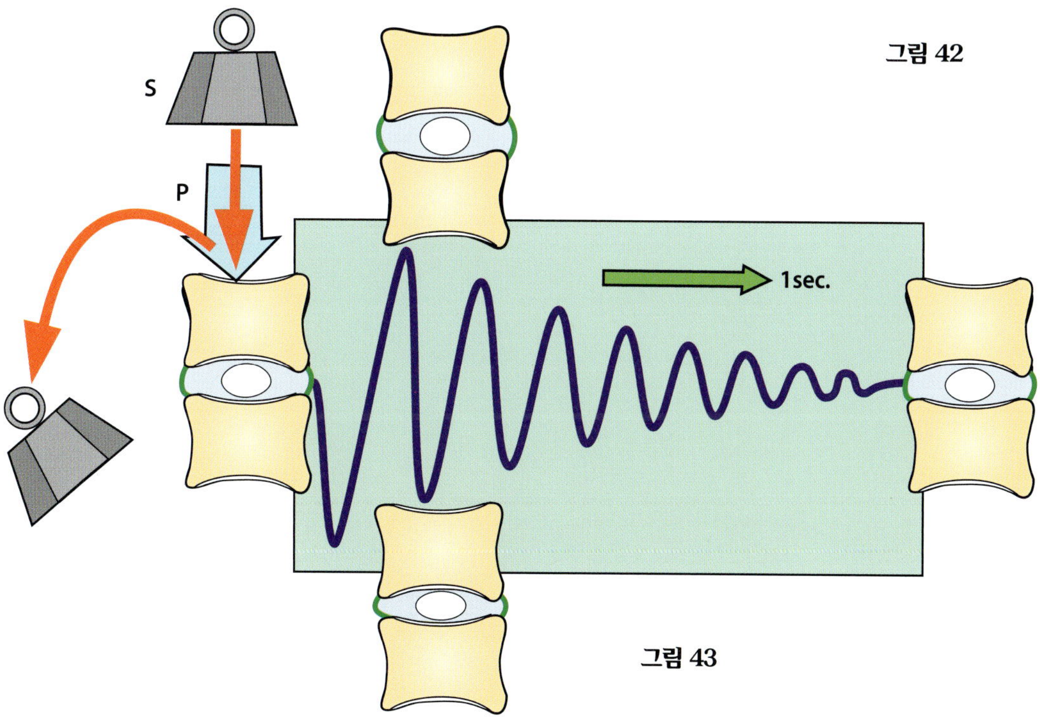

그림 43

속질핵 수분의 이동

속질핵은 연골 부분인 몸통사이면 중앙에 위치한다. 몸통사이면에는 수많은 미세한 구멍이 있어 속질핵과 몸통사이면 아래의 해면뼈 조직과 교통한다. 예를 들어, 선 자세에서 체중의 영향으로 **상당한 압력이 척주의 축**에 가해지면 속질핵의 젤라틴물질에 함유된 수분은 몸통사이면의 구멍을 통해 척추뼈몸통 중앙으로 새어 나간다. 이것이 **속질핵 밖으로의 수분 누출**이다(그림 44). 이 정압static pressure은 온종일 유지되기 때문에 밤에는 속질핵에 포함된 수분이 아침보다 적어 척추사이원반은 눈에 띄게 두께가 줄어든다(d). 건강한 사람이라면 낮 동안 척주 전체에 걸쳐 이 두께의 상실은 2cm에 이를 수 있다.

반대로, 밤에 반드시 누운 자세에서는 척추뼈몸통에는 더 이상 체중에 의한 축성 압력은 걸리지 않고, 수면에 의해 이완된 근긴장도muscle tone만이 걸린다(그림 45). 이렇게 **하중을 제거한 동안** 속질핵의 친수성은 척추뼈몸통에서 속질핵으로 수분을 끌어당긴다. 그러면 척추사이원반은 감소된 두께(d)를 회복한다. 따라서 인간은 밤보다 아침에 키가 크다. 예비하중 상태도 밤보다 아침에 현저하므로 척주의 유연성도 아침에 더 크다.

속질핵의 내압은 Charnley에 따르면 250mmHg에 도달할 만큼 강력하다. **나이에 따라** 친수성과 함께 **내압은 감소하며**, 따라서 예비하중 상태도 감소한다. 이러한 것은 고령자의 키와 척주의 유연성 저하를 설명해준다.

Hirsch는 척추사이원반에 일정한 하중을 가하면서 척추사이원반 두께의 감소가 일차함수적이 아니라 지수함수적(곡선의 앞부분)이라는 것을 제시하였고(그림 46), 이는 탈수 과정이 속질핵의 용적에 비례한다는 것을 시사한다. 하중이 제거되면 척추사이원반은 초기 두께를 회복하지만, 여기에서도 곡선은 역시 일차함수적이 아니라, 역지수함수적(곡선의 뒷부분)이고, 척추사이원반의 초기 두께의 완전한 회복에는 어느 정도의 시간(T)이 걸린다. 이러한 척추사이원반에 하중을 가하거나 제거하는 것이 매우 짧은 시간 안에 반복된다고 하면 척추사이원반은 초기 두께를 회복할 수 없다. 마찬가지로 하중을 가하거나 제거하는 것이 매우 오래 반복되고 회복에 필요한 시간이 충분하지 않으면 **척추사이원반은 초기 두께를 회복할 수 없다.** 여기서 우리는 **척추사이원반의 노화**aging 현상을 관찰할 수 있다.

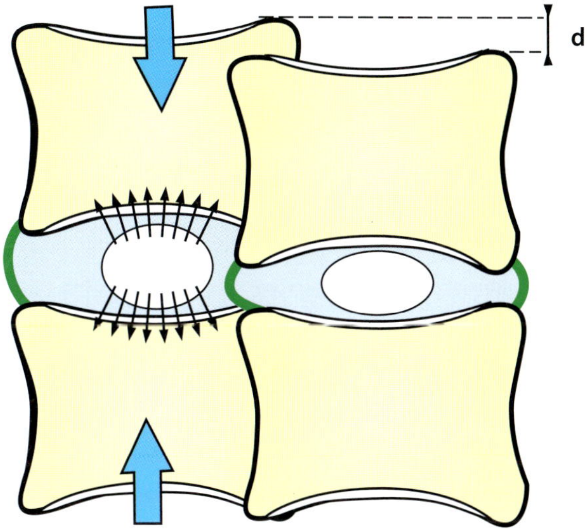

그림 44

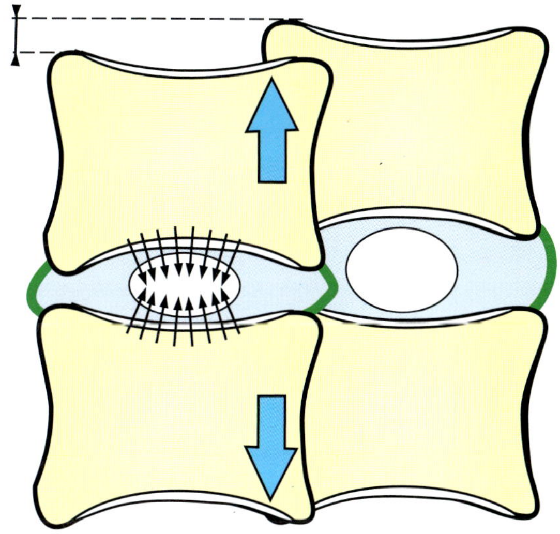

그림 45

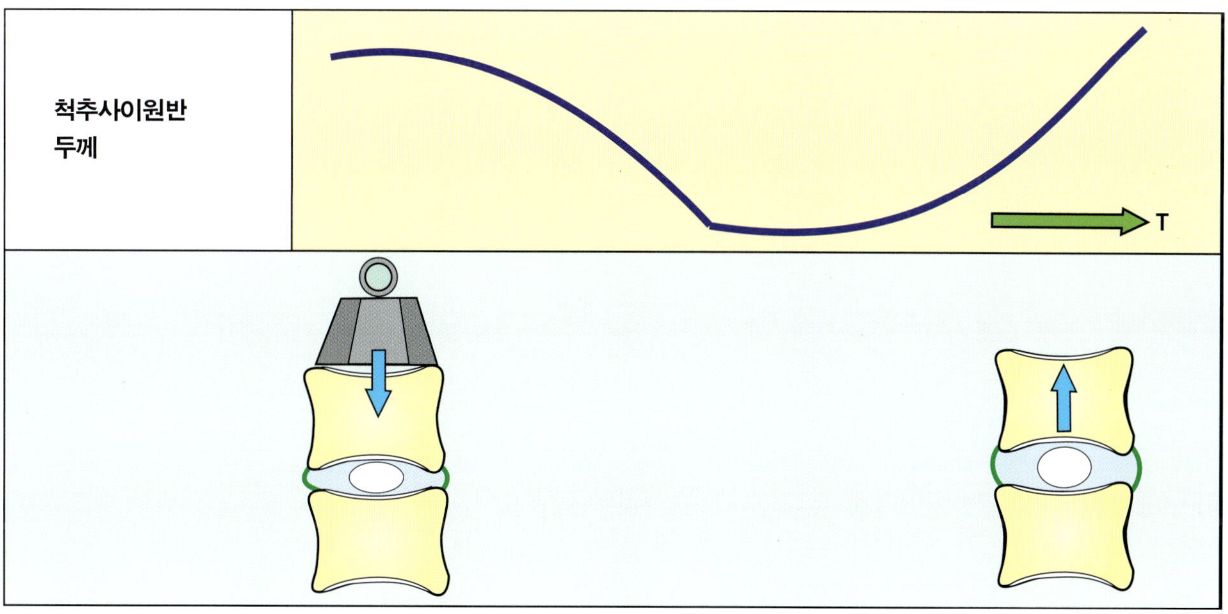

그림 46

척추사이원반에 대한 압박력

척추사이원반에 대한 압박력compressive force은 엉치뼈에 가까워질수록 커진다. 그 이유는 척주에 의해 **지지되는 체중**은 그 위에 있는 척주의 길이와 함께 증가하기 때문이다(그림 47).

체중이 80kg인 남성은 머리가 3kg, 팔이 14kg, 몸통이 30kg이다. L5/S1 척추사이원반 수준에서 척주가 몸통 무게의 2/3만 지지한다고 가정하면, 하중은 37kg, 즉 체중 P의 거의 절반에 이른다. 여기에 몸통을 바로 세우는 데 필요한 척추곁근육의 근긴장도(M1, M2)가 가해진다. 또한 하중 E나 갑작스러운 과하중 F가 추가되면, 허리척주의 가장 아래 척추사이원반에는, 특히 고령자에서, 때로는 저항 한계를 넘어선 힘이 작용한다는 것을 알 수 있다.

척추사이원반 두께의 감소는 항상 일정한 것은 아니며 척추사이원반이 건강한지 손상되었는지에 따라 다르다. 휴식 시 건전한 척추사이원반(그림 48)에 100kg의 하중을 가하면 척추사이원반은 두께가 1.4mm 감소하면서 동시에 옆으로 부푼다(그림 49). 이미 손상된 척추사이원반에 동일한 100kg의 하중을 가하면 척추사이원반은 두께가 2mm 감소한다(그림 50). 또한 하중을 제거해도 초기 두께가 완벽히 회복되지 않는다는 것을 알 수 있다.

손상된 척추사이원반의 진행성 으깸crush 및 얇아짐은 돌기사이관절에 영향을 미친다.

- 척추사이원반의 두께가 정상일 때, 돌기사이관절 수준에서 연골면의 정렬은 정상이며, 관절 틈은 평행하고 규칙적이다(그림 51).
- 척추사이원반의 두께가 감소해 있을 때, 돌기사이관절의 정렬은 깨지고, 관절 틈은 일반적으로 뒤쪽이 벌어진다(그림 52).

이러한 관절의 왜곡은 장기적으로는 **척추뼈관절염**vertebral osteoarthritis 발생의 주요 원인이 된다.

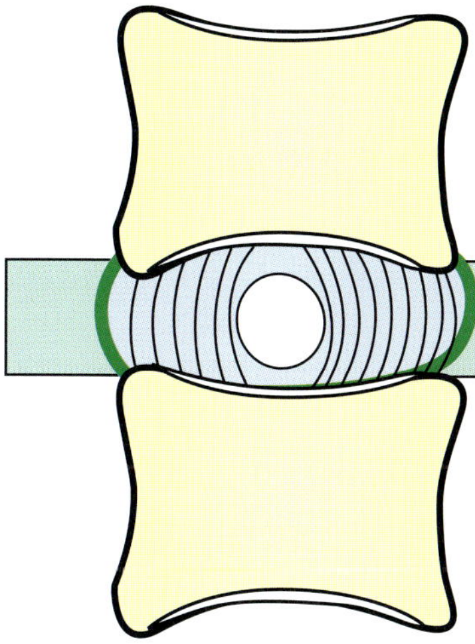

그림 48

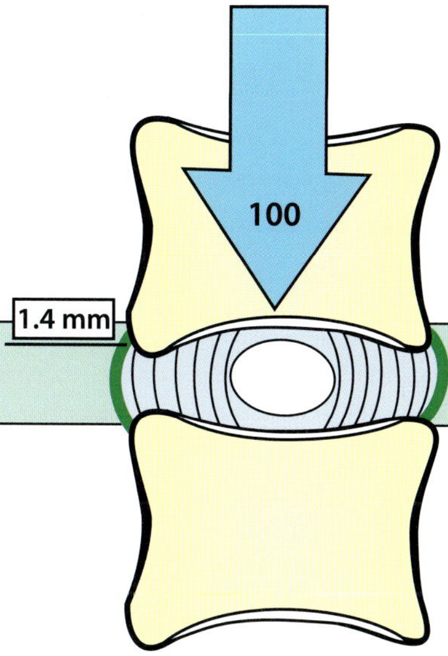

그림 49

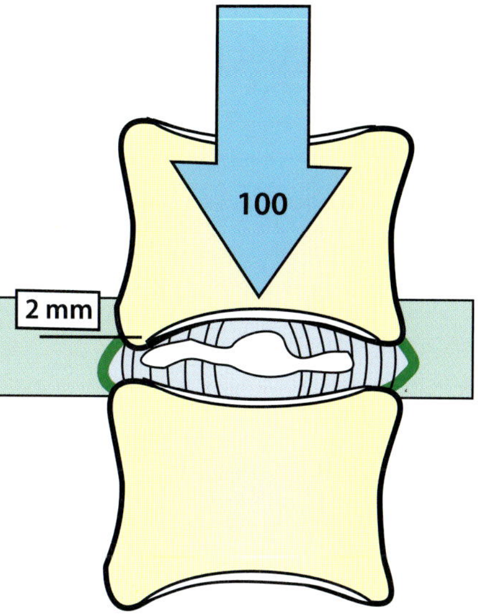

그림 50

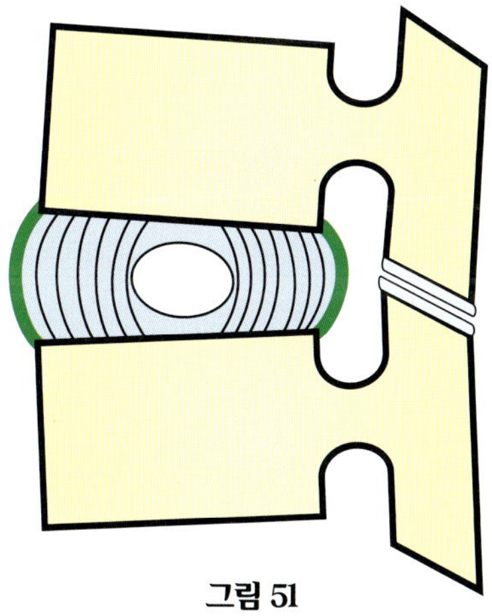

그림 51

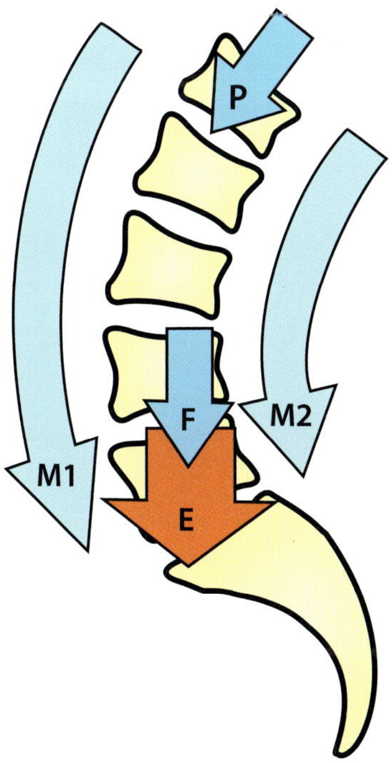

그림 47

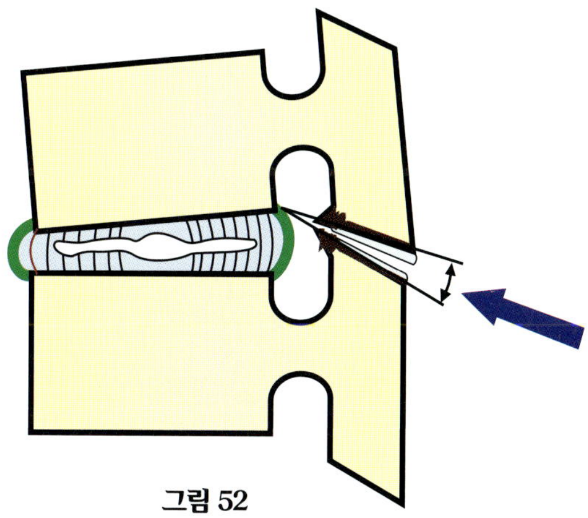

그림 52

수준에 따른 척추사이원반의 변화

척추사이원반의 두께는 척주의 모든 수준에서 같지는 않다.

- 척추사이원반은 허리척주 수준에서 가장 두껍고, 두께는 9mm이다(그림 55).
- 등척주 수준에서는 5mm이다(그림 54).
- 목척주 수준에서는 3mm로 가장 얇다(그림 53).

그러나 두께의 절댓값보다 중요한 것은 척추뼈몸통 높이에 대한 **척추사이원반 두께의 비율**이다. 사실, 이 비율은 척주 분절의 가동성을 잘 반영한다. 이 비율이 높을수록 가동성이 큰 것으로 밝혀졌기 때문이다. 내림차순으로 다음과 같다.

- 목척주의 척추사이원반-척추뼈몸통 비는 2/5이고, 가동성이 가장 크다(그림 53).
- 허리척주의 척추사이원반-척추뼈몸통 비는 1/3이고, 목척주보다 가동성이 조금 낮다(그림 55).
- 마지막으로 척주에서 가동성이 가장 낮은 부분은 등척주이며, 그 비율은 1/5이다(그림 54).

척주의 여러 부분의 **시상 단면**에서 속질핵은 정확하게는 척추사이원반의 중앙에 위치하지 않는 것으로 보인다. 척추사이원반을 앞뒤로 10등분을 하면 속질핵의 위치는 다음과 같다.

- **목척주**에서는 앞모서리anterior border에서 4/10, 뒤모서리posterior border에서 3/10에 있으며, 속질핵 자체는 3/10을 차지한다(그림 56). 그 위치는 가동축axis of mobility과 정확히 일치한다(파란색 화살표).
- **등척주**에서는 속질핵은 척추사이원반의 앞모서리보다 약간 뒤모서리 쪽으로 치우쳐 있다(그림 57). 속질핵 자체는 3/10을 차지하지만, 가동축과의 위치 관계는 뒤쪽으로 위치한다. 이 가동축을 나타내는 파란색 화살표는 분명히 속질핵의 앞을 통과하고 있다.
- **허리척주**에서는 속질핵은 분명히 척추사이원반의 앞모서리(4/10)보다 뒤모서리(2/10)에 가까이 위치하지만(그림 58), 속질핵 자체는 4/10, 즉 보다 큰 면적을 차치하고 있어 더욱 큰 축 방향 힘에 대응한다. 목뼈와 마찬가지로 위치는 가동축(파란색 화살표)과 매우 정확하게 일치한다.

Léonardi에 따르면, 속질핵의 중심은 **척추뼈몸통의 앞모서리와 황색인대에서 같은 거리**에 위치한다. 이는 명백히 평형점point of equilibrium에 해당한다. 마치 뒤쪽의 인대의 힘이 속질핵을 뒤쪽으로 끌어당기고 있는 것 같다.

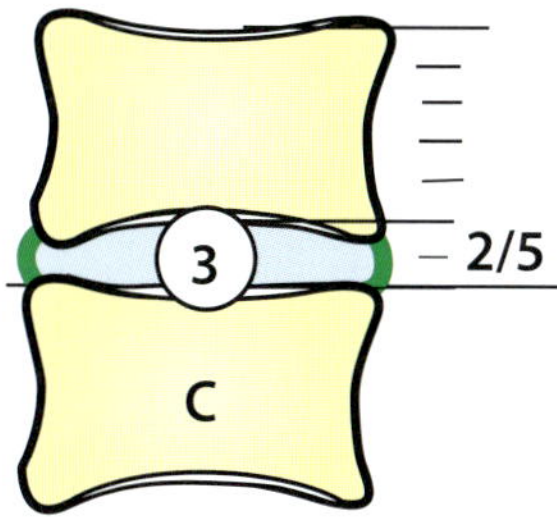

그림 53

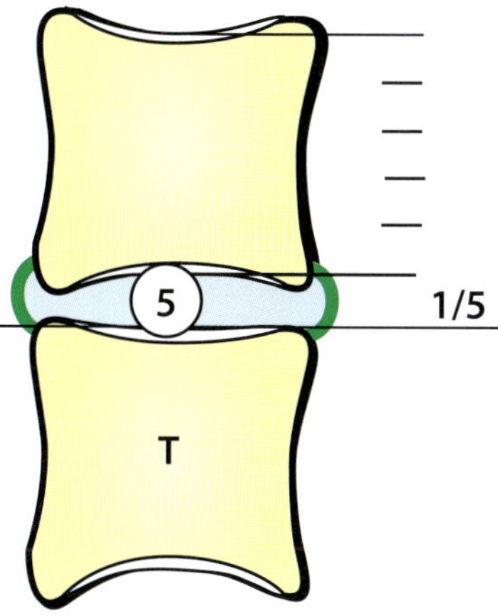

그림 54

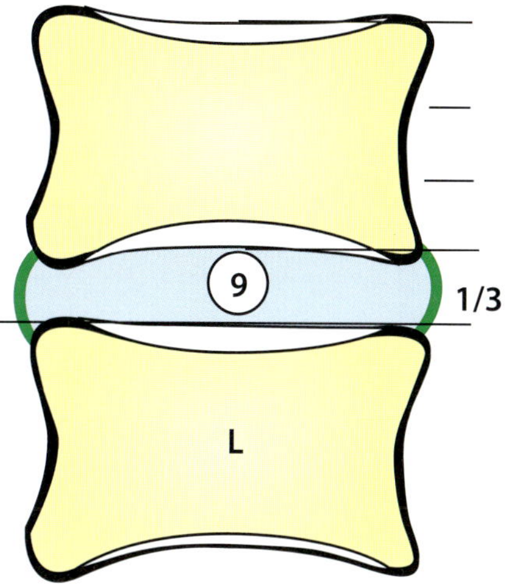

그림 55

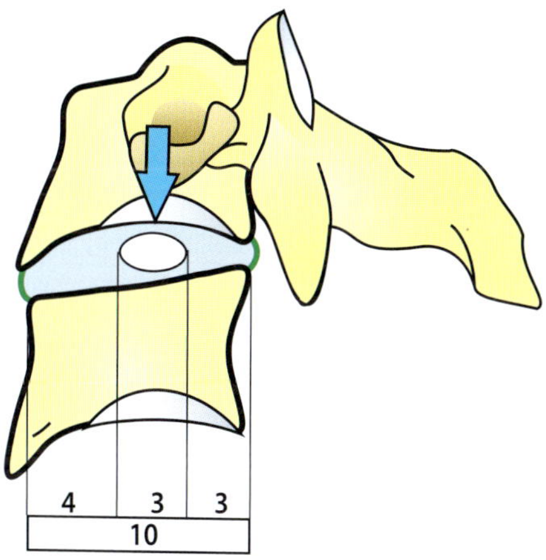

그림 56

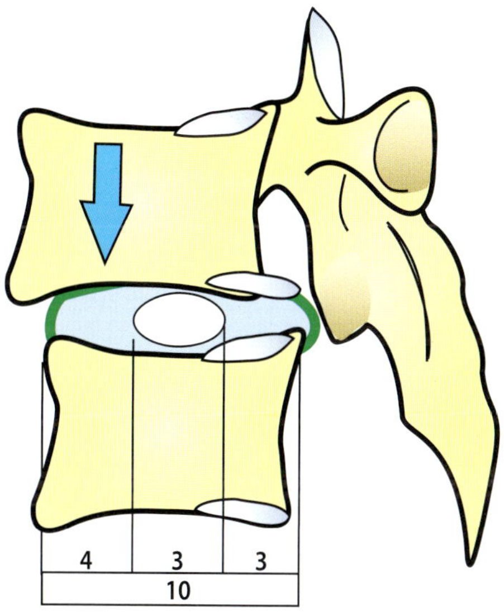

그림 57

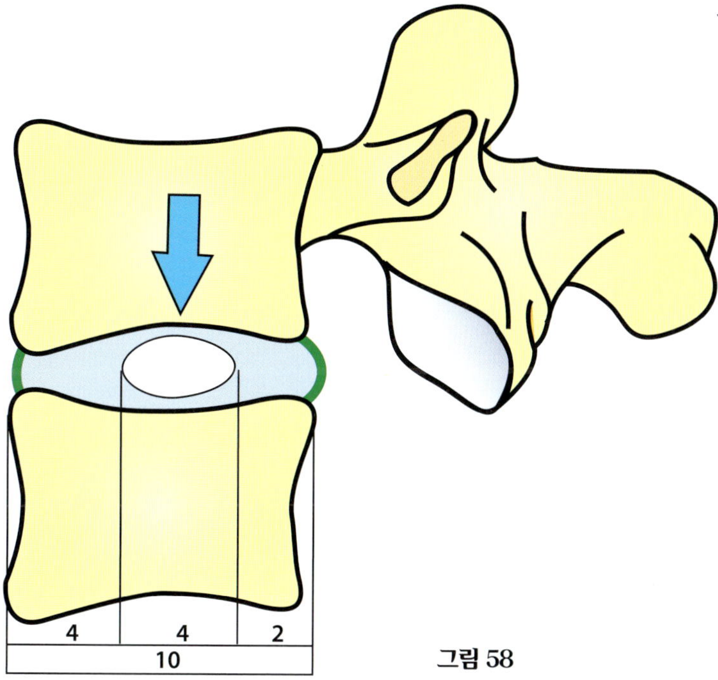

그림 58

척추사이원반의 기본 움직임

우선 척주 축에서의 움직임을 생각해보자. 하중을 가하기 전 **안정** rest 상태에서 속질핵(2)에 의해 이미 늘어난 섬유테(3)의 섬유는 **예비하중 상태**에 있다(그림 59).

- 척추사이원반에 축 **방향으로 견인력**을 가하면(그림 60: 빨간색 화살표) 몸통사이면(1)은 멀어지는 경향을 나타내고, 척추사이원반은 두께(d)가 증가한다. 동시에 폭은 감소하고 섬유테의 긴장은 증가한다. 안정 상태에서 약간 납작했던 속질핵은 이제보다 구형에 가까워진다. 척추사이원반의 높이가 증가하면 속질핵의 내압이 감소한다. 이는 척주 견인spinal traction에 의한 척추사이원반 탈출disc prolapse 치료의 근거가 된다. 척주가 축 방향으로 늘어나면 탈출추간판의 젤라틴물질이 속질핵 안으로 되돌아간다. 그러나 이러한 일이 항상 일어나는 것은 아니다. 그 이유는 섬유테의 중앙부 섬유가 팽팽해지면 속질핵의 내압이 증가할 수도 있기 때문이다.
- 척추사이원반에 **축성압박**을 가하면(그림 61: 파란색 화살표) 척추사이원반은 눌리어 옆으로 퍼진다. 그리고 속질핵은 평평해지고, 내압은 현저하게 증가하여 가쪽으로 섬유테의 가장 안쪽 섬유에 전달된다. 이러한 방식으로 수직 압력vertical pressure은 가쪽 힘lateral force으로 바뀌고 섬유테의 긴장이 증가한다.
- **폄 시**(그림 62: 빨간색 화살표) 위 척추뼈는 뒤로 이동하여(p) 척추 사이 공간은 뒤쪽에서 감소하고, 속질핵은 앞으로 이동한다(녹색 화살표). 이러한 방식으로 속질핵은 섬유테의 앞쪽 섬유에 기대어 긴장을 높여서 위 척추뼈를 원래 위치로 되돌리려 한다. 한편 돌기사이관절은 아래 돌기사이관절에 끼워진다(검은색 화살표).
- **굽힘 시**(그림 63: 파란색 화살표) 위 척추뼈는 앞으로 이동하여(a) 척추 사이 공간은 앞쪽에서 감소하고, 속질핵은 뒤로 이동한다(녹색 화살표), 이러한 방식으로 속질핵은 섬유테의 뒤쪽 섬유에 기대어 긴장을 높인다.

여기서 다시 텐세그리티에 의해 설명되는 속질핵-섬유테 짝의 결합된 작용으로 인한 **자가안정화** 기전을 볼 수 있다. 동시에 돌기사이관절은 아래 돌기사이관절에서 멀어진다(검은색 화살표).

- **가쪽굽힘 시**(그림 64) 위 척추뼈는 가쪽으로 기울고(파란색 화살표) 속질핵은 볼록한 쪽으로 이동한다(녹색 화살표). 이는 다시 자가안정화로 이어진다.
- **축돌림 시**(그림 65: 파란색 화살표) 섬유테는 긴장하지만, 섬유의 기울기는 돌림 운동 방향과는 반대이다. 한편 기울기가 반대인 중간층의 섬유는 이완된다. 섬유가 가장 기울어져 있는 중심층의 수준에서 긴장이 최대가 된다. 따라서 속질핵은 강하게 압박되고, 내압은 돌림 정도에 비례하여 증가한다. 이처럼 굽힘과 축돌림의 결합 운동은 섬유테를 찢고, 압력을 높여 섬유테의 균열을 통해 속질핵을 뒤쪽으로 이동시키기 쉽다는 것을 알 수 있다.
- **약간 기울어진 척추뼈에 정적 힘**이 가해지면(그림 66) 수직 힘(흰색 화살표)은 다음과 같이 나뉜다.
  - 아래 척추뼈의 위 몸통사이면에 수직인 힘(파란색 화살표)
  - 이 몸통사이면과 평행한 힘(빨간색 화살표)

수직 힘은 위 척추뼈를 아래 척추뼈로 밀어붙이지만, 접선 방향의 힘은 위 척추뼈를 앞쪽으로 미끄러지게 하여 각 섬유층의 빗섬유 oblique fiber를 번갈아 긴장시킨다.

전체적으로, 우리는 척추사이원반에 걸리는 힘이 어떠하든지 간에 항상 **속질핵의 내압의 증가와 섬유테의 긴장 증가**로 이어진다는 것에 주목한다. 그러나 속질핵의 상대적 이동 덕분에 섬유테의 긴장이 달라져서 시스템을 초기 위치로 되돌리는 경향이 있다.

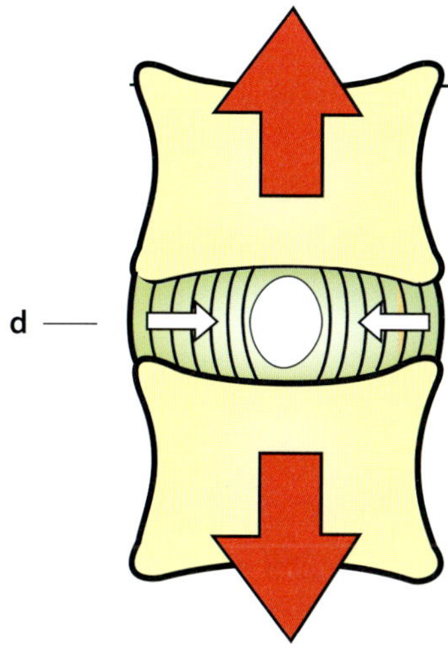

그림 60

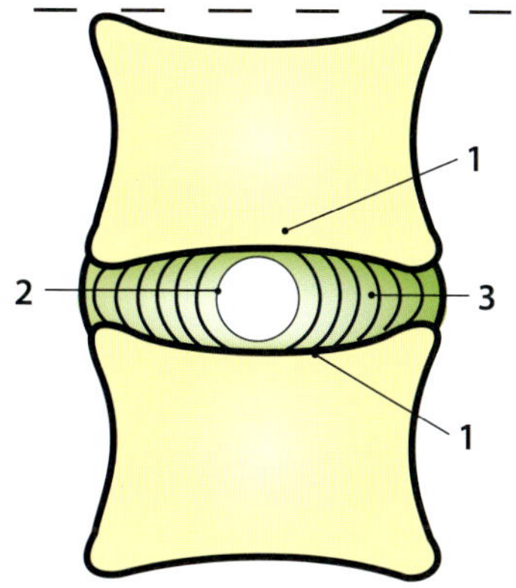

그림 59

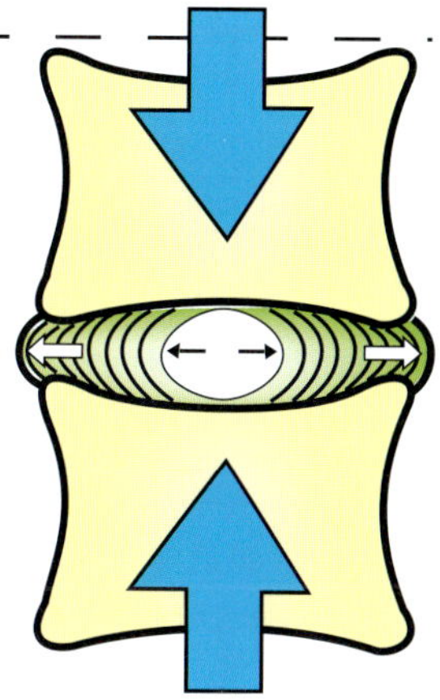

그림 61

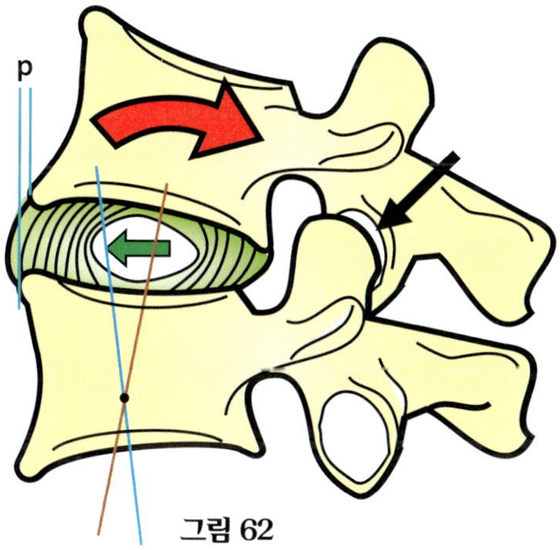

그림 62

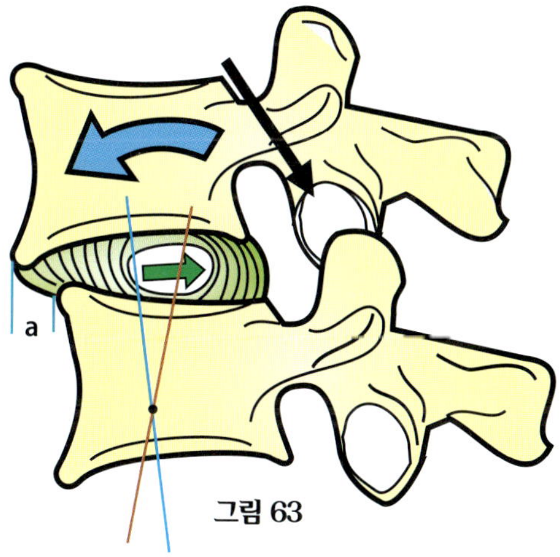

그림 63

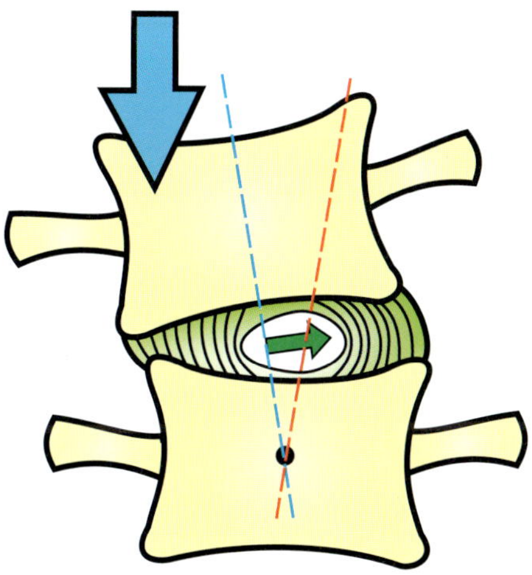

그림 64

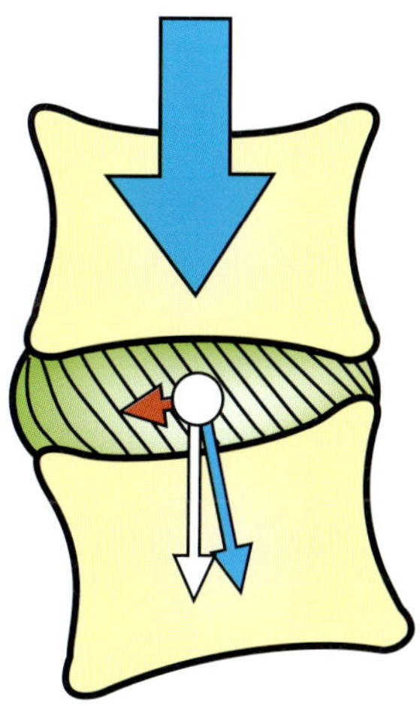

그림 66

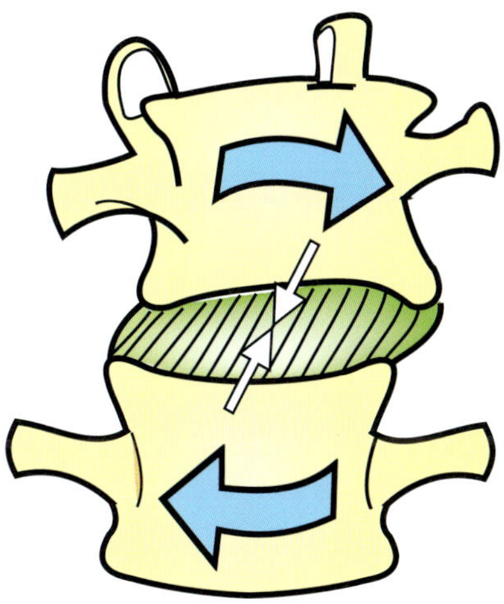

그림 65

가쪽굽힘 시 척주의 자동돌림

척주의 가쪽굽힘 시 척추뼈몸통은 앞정중선anterior median line이 볼록한 쪽을 향하도록 도는 것이 보인다. 이것은 **가쪽굽힘 시 정면 방사선영상**AP radiograph에서 명확하게 볼 수 있다(그림 67). 척추뼈몸통의 영상은 대칭을 상실하고, 가시돌기선spinous line(굵은 파란색 선)은 오목한 쪽으로 이동한다.

그림에서는 방향을 명확히 하고 방사선영상 해석이 가능하도록 척추뼈 하나를 그려놓았다. **위에서 보면**(그림 68A) 이 돌림 위치에서는 오목한 쪽의 가로돌기는 확대되어 투영되고, 볼록한 쪽의 가로돌기는 축소되어 투영되는 것을 알 수 있다. 또한 방사선은 볼록한 쪽의 돌기사이관절을 통해 연속적으로 비쳐 보이지만(그림 68B) 오목한 쪽의 돌기사이관절은 척추뼈 고리뿌리와 함께 정면 영상에서 투영된다.

이러한 척추뼈몸통의 자동돌림automatic rotation은 어떻게 설명할 수 있을까? 기본적으로 다음 두 가지 기전이 있다.

- 척추사이원반의 압박
- 인대의 팽팽해짐tightening

척추사이원반의 압박 효과는 쉽게 만들 수 있는 **역학적 모형**mechanical model으로 잘 설명된다(그림 69).

- 코르크와 거품고무foam rubber를 쐐기 모양으로 자른다(각각 척추뼈와 척추사이원반을 나타낸다).
- 이것들을 함께 붙인다.
- 앞면 대칭 위치에 정중선을 긋는다.

그런 다음 이 모형을 한쪽으로 기울이면 척추뼈를 통과하는 중심선의 다양한 부분의 변위로 표시되는 척추뼈몸통의 반대쪽 돌림을 관찰할 수 있다. 가쪽굽힘은 오목한 쪽의 척추사이원반의 내압을 높인다. 척추사이원반 자체는 쐐기 모양이므로 그 내용물은 더 열린 쪽, 즉 볼록한 쪽으로 빠져나가는 경향이 있다. 이는 돌림으로 이어진다.

이 과도한 압력은 그림 68A에서 ⊕ 기호로 표시되고, 화살표는 돌림의 방향을 나타낸다.

역으로 가쪽굽힘에 의해 장력을 받는 볼록한 쪽의 인대는 최단 거리를 가지도록 정중선 쪽으로 이동하는 경향이 있다. 이는 가로사이인대 수준에서 ⊖ 기호로 그림 68에 보인다. 화살표는 이동 방향을 나타낸다.

이 두 기전이 상승효과를 발휘하고 각각 고유한 방식으로 척추뼈몸통의 동일한 방향으로의 돌림에 이바지한다는 점은 주목할 만하다.

이 돌림은 생리적이지만, 어떤 경우에는 인대의 불균형 또는 발달의 비정상 때문에 **척추뼈몸통은 돌림의 자세로 고정**된다. 따라서 척주옆굽음증은 척주의 영구적 가쪽굽힘에 척추뼈몸통의 돌림을 수반한다.

임상검사로 이 비정상적 돌림을 밝힐 수 있다.

- 건강한 사람에서 몸통을 앞으로 굽히면 척주에 대해서 대칭적인 등 형태가 관찰된다(그림 70).
- 척주옆굽음증 환자에게서는 몸통을 앞으로 굽히면 척주 옆굽음의 볼록한 쪽으로 돌출된 갈비뼈 융기를 수반하는 비대칭적인 등의 형태가 관찰된다(그림 71). (척주옆굽음증 진단은 처음에는 임상적으로 이루어진다.)

이는 척추뼈몸통의 영구적 돌림 상태의 결과이다. 따라서 척추뼈몸통의 일시적이고 생리적인 자동돌림은 척주의 영구적 가쪽굽힘을 수반함으로써 병적으로 된다. 이것은 **척주옆굽음증**에서 특징적이다. 젊었을 때 발생하면 이 변형은 척추뼈몸통의 불균일한 성장에 의해 고정된다.

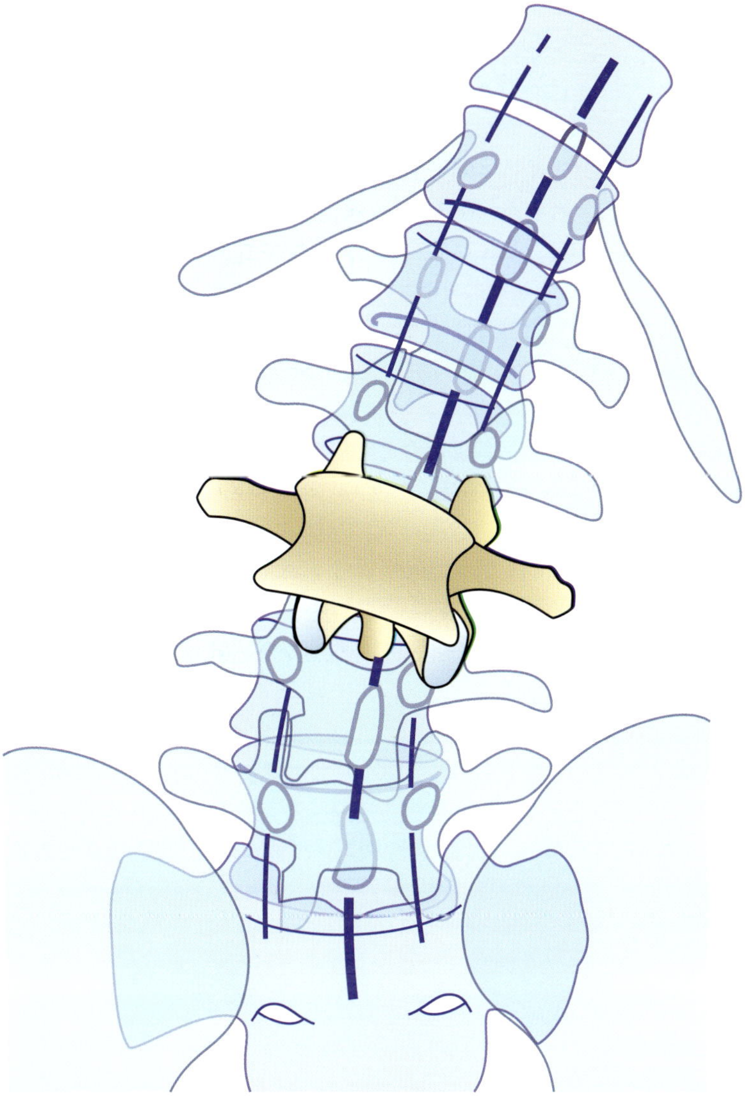

그림 67

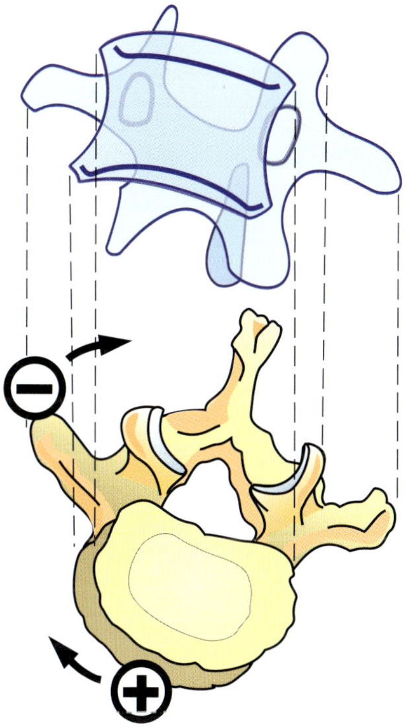

그림 68

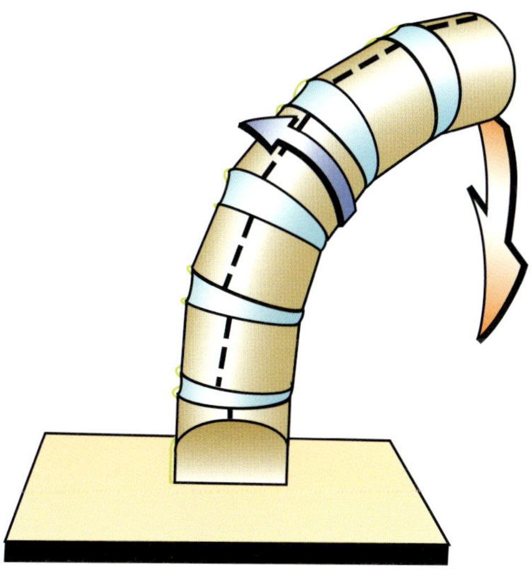

그림 69

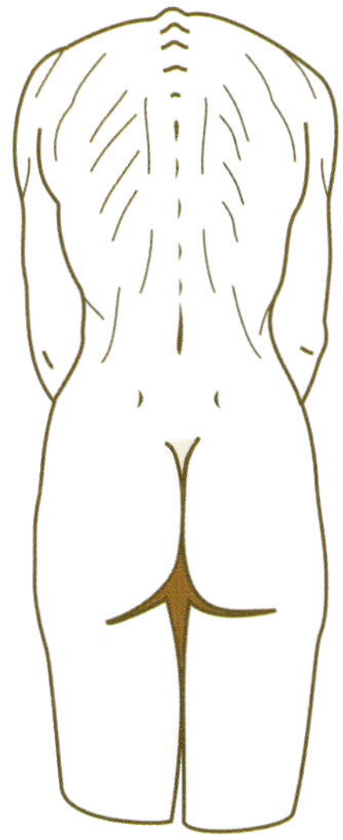

그림 70

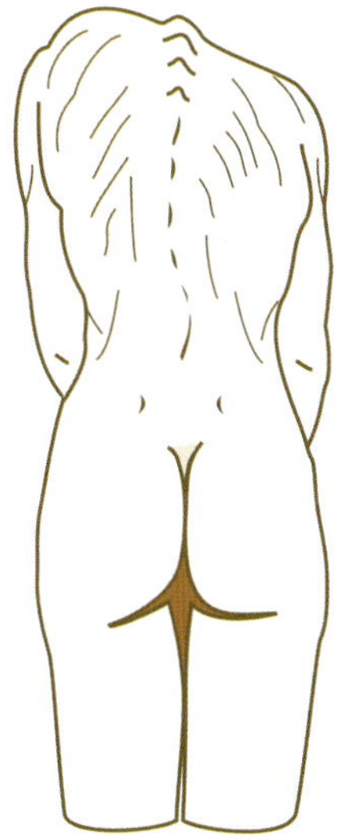

그림 71

척주의 굽힘-폄 시 전체 운동범위

엉치뼈에서 머리뼈까지 전체적으로 보면 척주는 **자유도 3을 가진 관절**을 구성하며 다음의 운동이 가능하다.

- 굽힘-폄
- 오른쪽과 왼쪽으로의 가쪽굽힘
- 축돌림

따라서 이 관절은 **엉치뼈와 머리뼈 사이**에 삽입된 **절구관절**ball and socket joint**과 동등하다**고 할 수 있다.

척주의 각 수준에서 이러한 여러 가지 기본적 운동의 범위는 매우 작지만, 척추관절의 수가 **도합 25개**(엉치뼈, 꼬리뼈의 관절은 포함하지 않음)로 많으므로 전체로서는 매우 커진다.

굽힘-폄 운동은 시상면에서 이루어진다(그림 72). 머리뼈 수준에서의 기준면reference plane은 맞물림면이다. 이것은 아래윗니로 꽉 문 판지로 상상할 수 있다. 이 맞물림면에 의해 형성되는 두 극단 사이의 각도 Tr은 건강한 사람에서 250° 이다. 이 각도를 측정하려면 맞물림면을 구체화하는 화살표의 방향을 고려해야 한다. 인체의 다른 모든 관절이 최대 180° 라는 것을 고려한다면 이는 상당한 것이다. 물론 이 각도는 일반적으로 유연한 사람에게만 해당한다. 젊은 사람은 브리지 자세를 취할 수 있다(그림 73). 모든 나이에서 굽힘 자세로 몸을 웅크리는 것은 더 쉽다(그림 74). 한편 머리를 넓적다리 사이에 넣을 수 있는 곡예사의 경우 이러한 각도는 더 클 수 있다(323쪽 그림 19 참조).

각 부분의 운동범위는 측면 방사선영상으로만 측정할 수 있다.

- **허리척주** 수준에서는 **굽힘**(파란색 화살표)은 60°, **폄**(빨간색 화살표)은 20° 이다.
- **등허리척주**thoracolumbar spine 전체에서는 **굽힘**은 105°, **폄**은 60° 이다.
- **등척주**에서는 정확한 운동범위는 뺄셈으로 얻을 수 있고 굽힘은 Fts = 45°, 폄은 Ets = 40° 이다.
- **목척주** 수준에서는 운동범위는 첫째등뼈의 윗면과 맞물림면 사이에서 측정된다(그림 75). **폄**은 60°, **굽힘**은 40° 이고, 전체 운동범위는 대략 100° 이다.

척주의 전체 운동범위에 대해 검은색 양쪽 화살표는 기준선 사이의 대응을 설정한다.

따라서 **척주의 전체 굽힘** Ft는 110°, **전체 폄** Et는 140° 이다. 이것들의 합계 Tr은 250° 가 되고, 다른 모든 관절의 한계인 180° 를 훨씬 초과한다.

그러나 이러한 숫자는 참고용일 뿐이다. 실제로 척주의 여러 부분에서의 운동범위에 관해서는 연구자 사이에서 의견의 일치를 보지 못하고 있다. 한편 이러나 운동범위는 개인이나 나이에 따라 현저하게 다르다. 따라서 여기서는 최대 운동범위를 제시하였다.

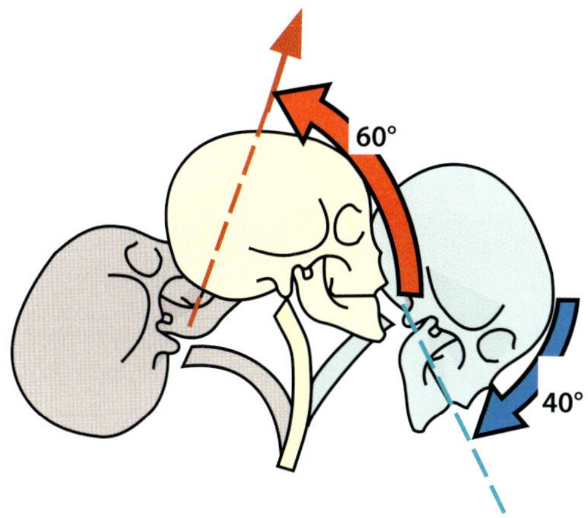

그림 75

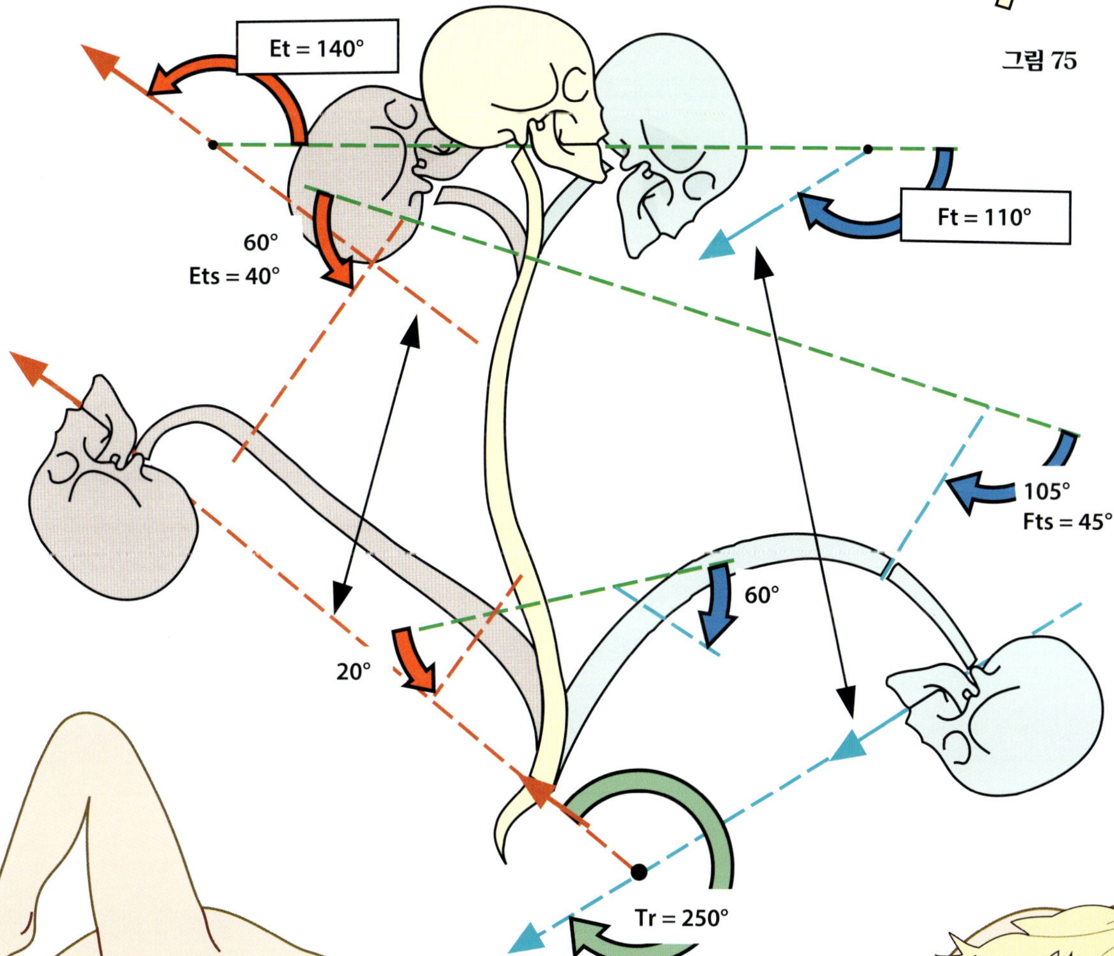

그림 72

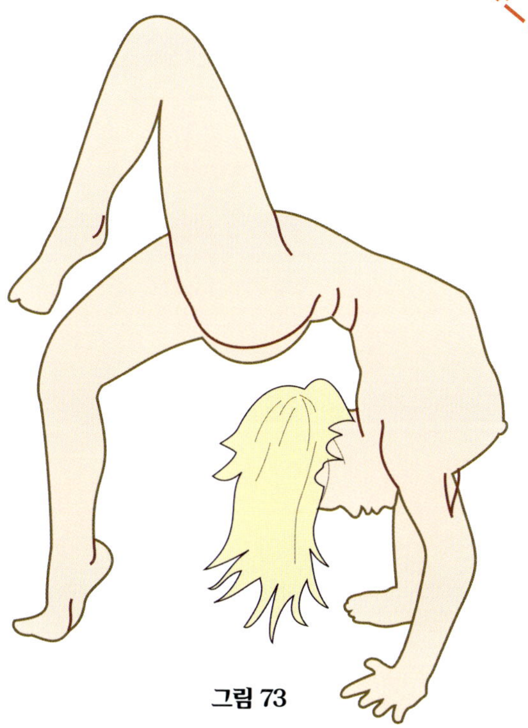

그림 73

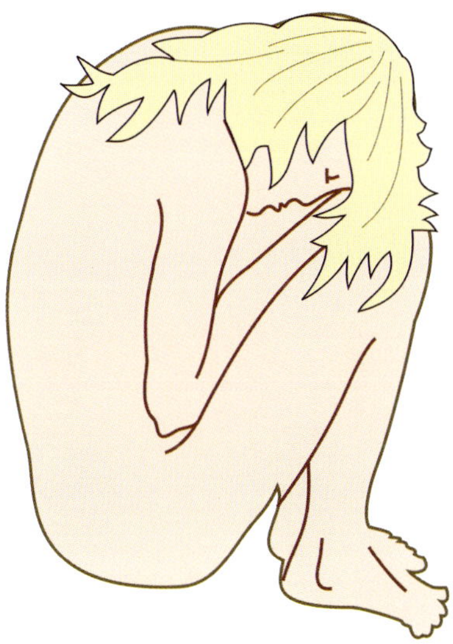

그림 74

척주 가쪽굽힘의 전체 운동범위

척주의 가쪽굽힘은 관상면에서 일어난다(그림 76).

운동범위의 임상적 측정은 부정확하지만, **정면 방사선영상**으로 쉽게 정확하게 측정할 수 있다(그림 77). 척주의 축이나 해당 척추뼈 윗면의 방향을 기준으로 할 수 있다. 아래의 기준선은 **엉치뼈 위의 편평한 부분**, 즉 첫째엉치척추뼈(S1)의 윗면이다. 머리뼈 수준에서는 양쪽 꼭지돌기mastoid process를 지나는 **꼭지돌기사이 선**intermastoid line을 기준으로 할 수 있다.

- **허리척주**의 가쪽굽힘(L)은 20° 이다.
- **등척주**의 가쪽굽힘(TH)은 20° 이다.
- **목척주**의 가쪽굽힘(C)은 35~45° 이다.
- 따라서 엉치뼈와 머리뼈 사이에서의 **척주 가쪽굽힘의 전체 운동범위**(T)는 각각의 쪽에서 75~85° 이다.

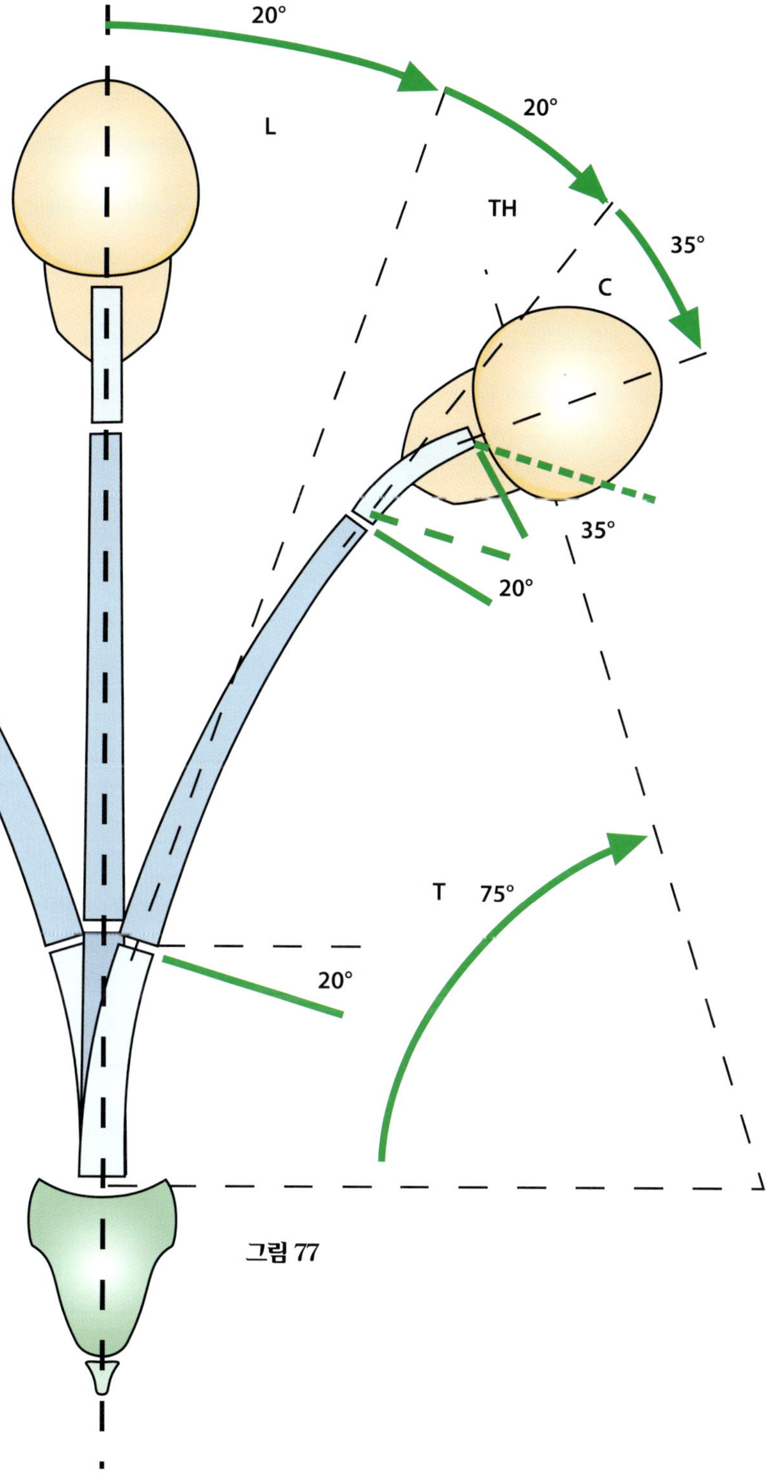

그림 77

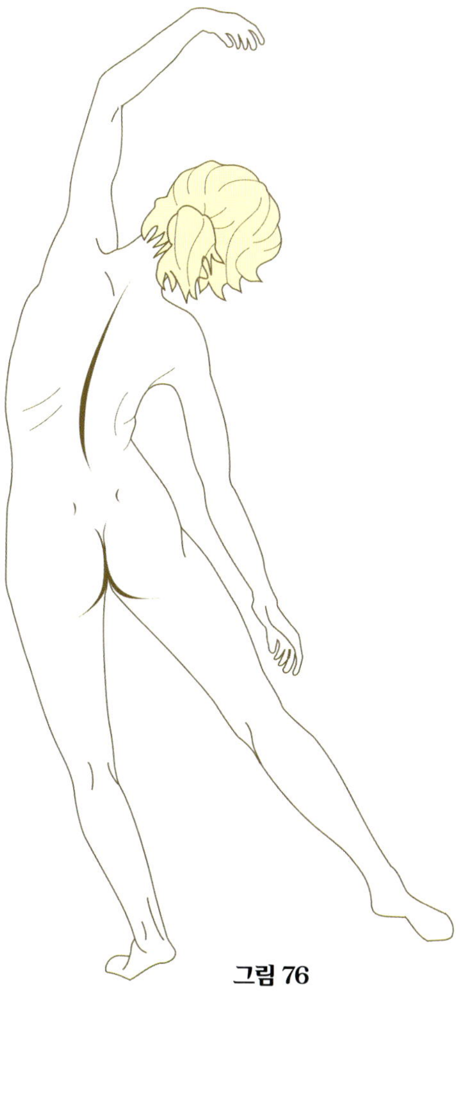

그림 76

척주 축돌림 시 전체 운동범위

축돌림 운동범위의 임상적 평가는 어렵다. 게다가 수평면의 방사선 촬영은 불가능하며 척주의 돌림을 정확하게 평가하려면 축돌림 CT 스캔에 의존해야야 한다. 임상적으로는 골반을 고정하고 머리뼈의 돌림 각도를 계산함으로써 척주의 전체 돌림을 간단히 측정할 수 있다.

미국의 연구자 Greggersen과 Lucas는 국소마취 하에 가시돌기에 금속 핀을 삽입하여 부위마다의 돌림을 정확하게 측정할 수 있었다. 이에 관해서는 등허리척주를 다룰 때 다시 다룰 것이다.

- **허리척주**의 축돌림은 매우 작고 5°이다(그림 78). 이 축돌림 운동 제한의 이유에 대해서는 후술한다.
- **등척주**의 축돌림은 훨씬 더 크고 35°이다(그림 79). 이것은 실제로는 관절돌기의 배열 때문이다.
- **목척주**의 축돌림은 매우 크고 45~50°에 이른다(그림 80). 전체적으로 고리뼈가 엉치뼈에 대해 거의 90° 돌림을 한다는 것을 알 수 있다.
- **골반과 머리뼈 사이**의 축돌림은 90°에 이르거나 이를를 약간 초과한다(그림 81). 고리뒤통수관절atlantooccipital joint은 실제로 몇 도의 축돌림이 있다. 그러나 등허리 부위의 축돌림은 예상보다 작은 경우가 많기 때문에 전체 축돌림은 90°보다 작을 수 있다.

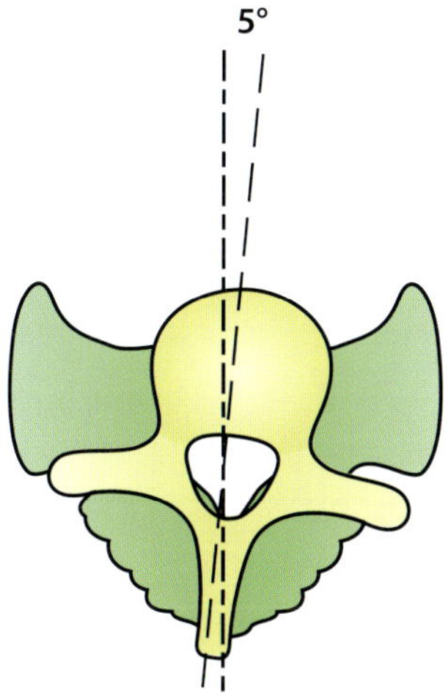

그림 78

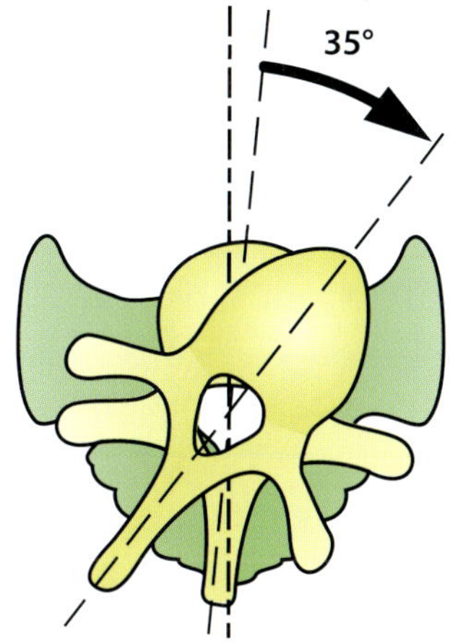

그림 79

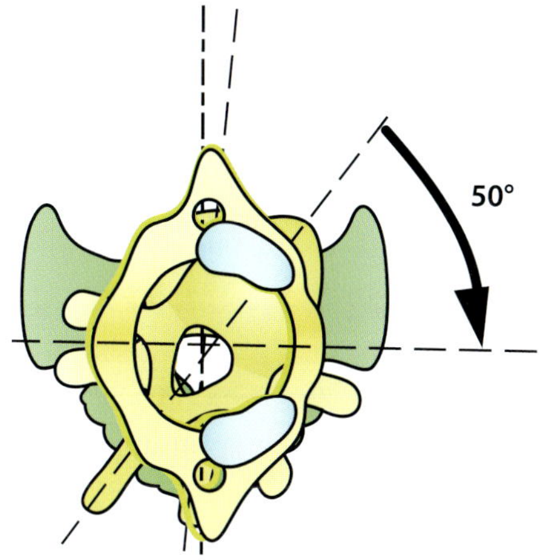

그림 80

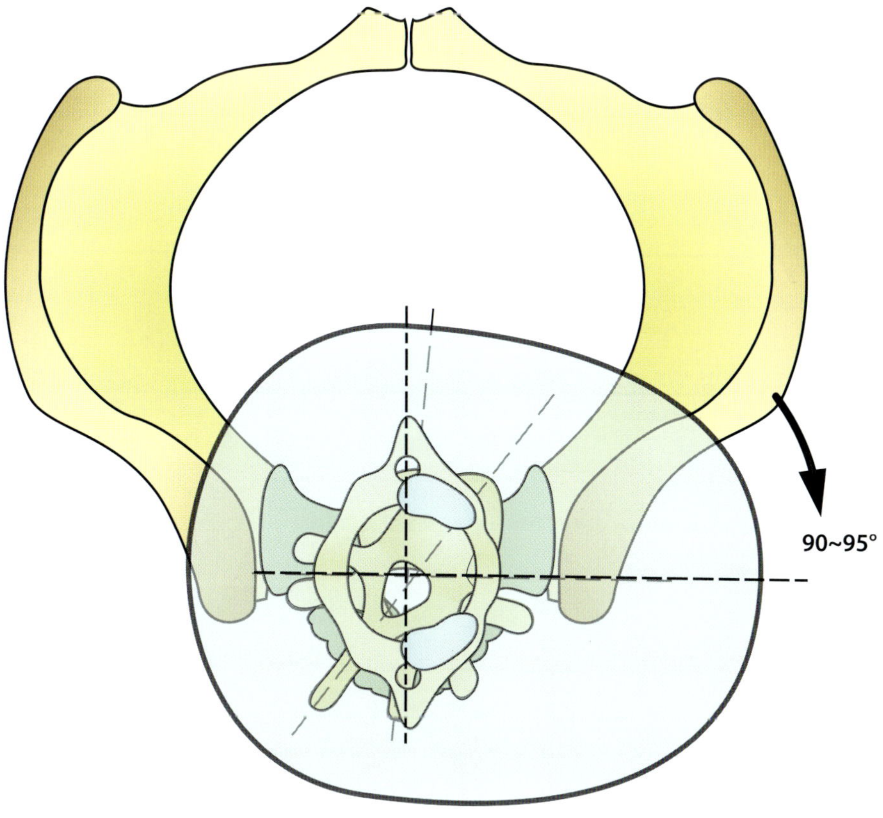

그림 81

척주의 전체 운동범위의 임상적 평가

척주의 전체 운동범위의 정확한 측정은 굽힘-폄과 가쪽굽힘에 관해서는 척주 전체의 방사선으로만 측정할 수 있고, 돌림에 관해서는 CT로만 측정할 수 있다. 그러나 척주 운동의 전체 운동범위는 '검사(test)' 운동으로 임상적으로 평가할 수 있다.

- **등허리척주 굽힘** 평가에는 다음의 방법이 있다(그림 82).
  - 큰돌기greater trochanter의 앞위 모서리anterosuperior border와 봉우리acromion의 가쪽끝lateral end을 연결하는 선과 수직선 V가 이루는 **각도** a를 측정한다. 이 각도는 엉덩관절hip joint의 굽힘도 포함한다.
  - 무릎을 편 선 자세에서 몸통 굽힘flexion of trunk 시 **손가락끝fingertip의 도달 수준** f를 측정한다. 그러나 이 각도도 역시 엉덩관절의 굽힘을 포함한다. 이 평가는 지면에서 손가락끝까지의 거리(f)를 센티미터(cm)로 측정하거나 손가락끝이 다리의 어느 수준(n)에 있는지를 정함으로써(예를 들어, 무릎뼈, 종아리 중앙, 발등, 발가락) 수행할 수 있다.
  - 줄자를 사용해서 C7 가시돌기에서 S1 가시돌기까지의 거리를 폄 위치와 굽힘 위치에서 측정한다. C7~S1 길이는 폄 위치보다 굽힘 위치에서 5cm 더 길다.
- **등허리척주 폄** 평가에는 최대 폄 위치에서 큰돌기의 앞위 모서리와 봉우리의 가쪽끝을 연결하는 선과 수직선 V가 이루는 각도 a를 측정한다(그림 83). 그러나 이 측정에도 역시 어느 정도의 엉덩관절의 폄이 포함된다. 더 정확하게는 척추 전체의 폄 각도(b)에서 목척주만의 폄 각도를 뺌으로써 얻을 수 있다(목척주의 폄 각도는 수직의 몸통과 머리를 뒤로 젖힌 상태에서 측정한다). 척주의 폄과 유연성에 대한 좋은 검사의 하나는 이른바 '브리지' 운동이다(39쪽 그림 73). 그러나 이는 분명히 모든 경우에 사용할 수 있는 검사 운동은 아니다.
- **등허리척주 가쪽굽힘** 평가에는 볼기사이틈새intergluteal cleft의 꼭짓점과 C7의 가시돌기를 연결하는 선과 수직선 V가 이루는 각도 a를 측정한다(그림 84). 그러나 더 정확하게는 수직선과 C7 수준에서의 척주굽이의 접선이 이루는 각도 b를 측정한다. 더 간략하고 시간이 걸리지 않는 실제적인 방법은 손가락이 가쪽 굽힘 쪽의 무릎의 어떤 수준 n에 있는가? 즉, 무릎인가? 무릎 위인가? 무릎 아래인가를 보는 것이다.
- **척주의 축돌림** 운동을 충분히 이해하려면 대상자subject를 위에서 관찰해야 한다(그림 85). 골반을 고정하기 위해 대상자는 등받이가 낮은 의자에 앉아 골반과 무릎을 고정해야 한다. 기준면은 머리뼈의 꼭짓점을 지나는 관상면 C이다. 등허리척주의 돌림은 어깨사이 선intershoulder line Sh-Sh′과 관상면이 이루는 각도 a로 평가한다.
- **척주의 전체 돌림** 운동범위는 양 귓바퀴 면bi-auricular plane과 관상면이 이루는 돌림 각도 b로 측정한다. 또한 머리의 대칭면 S′과 시상면 S가 이루는 돌림 각도 b′도 측정할 수 있다.

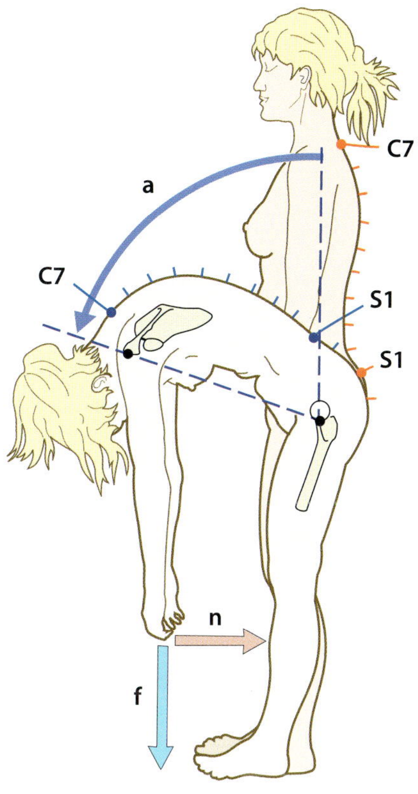

그림 82

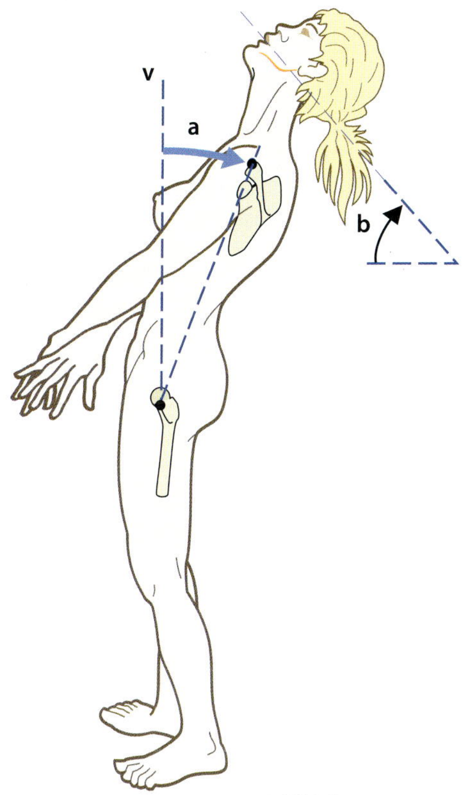

그림 83

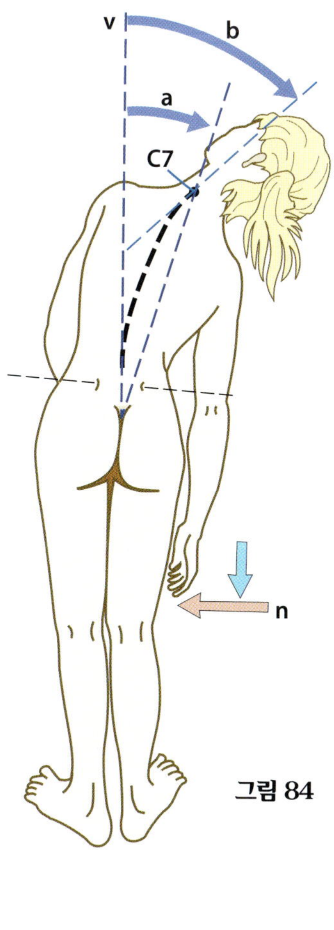

그림 84

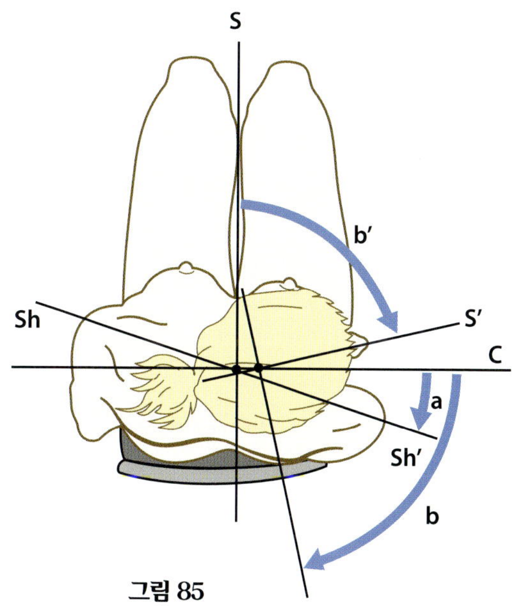

그림 85

Chapter 2

다리이음뼈

다리이음뼈는 **골반**이라고도 불린다. 이것은 몸통의 밑부분을 이루고, 또한 **배**abdomen**의 토대**를 구성한다. 다리와 척주를 **연결**하고, 실제로 **몸 전체를 지지하고 있다.**

다리이음뼈는 척추동물의 원형과 비교하여 특히 포유동물, 유인원, 인류 순으로 큰 변화를 일으킨 해부학적 구조이다. 사실, 이것은 배의 기관뿐 아니라, 여성에서는 **임신**의 기관인 자궁uterus을 포함하는 공간이며, 여기서 태아의 현저한 발달이 일어난다. 아래쪽 가로막(골반가로막pelvic diaphragm)인 **샅(회음**perineum**)**은 **분만**labor 기전으로 태아를 통과할 수 있게 한다.

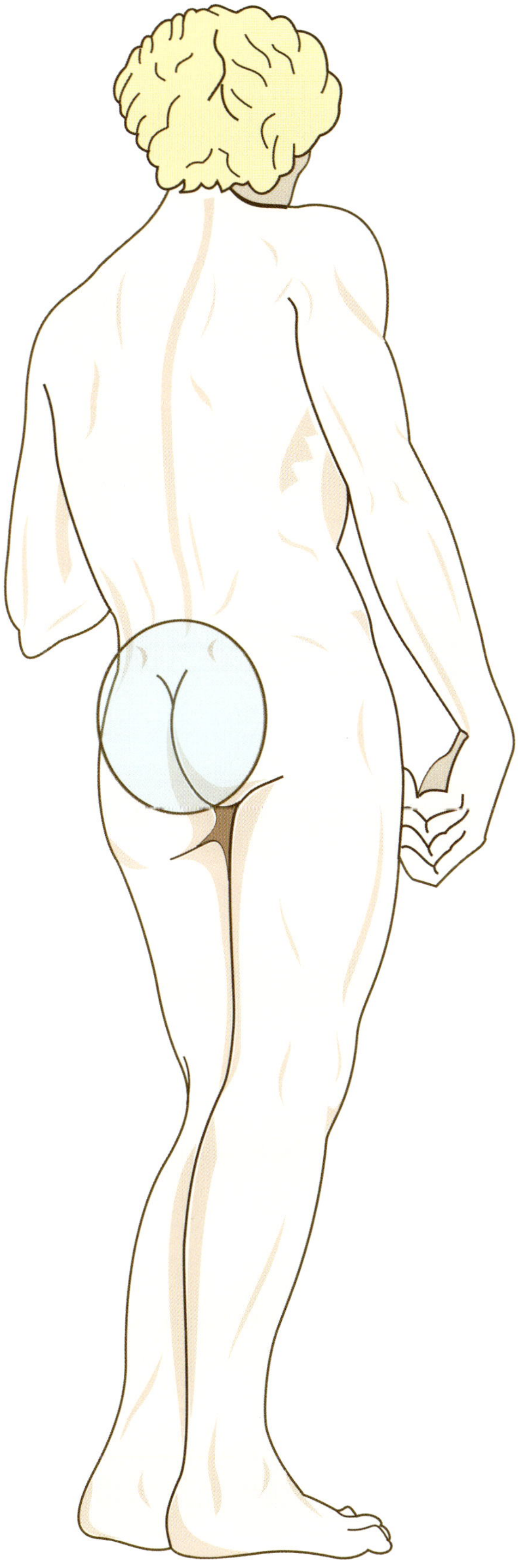

남성과 여성에서의 다리이음뼈

다리이음뼈는 다음 3개의 뼈 부분으로 구성된다.

- 고르고 대칭인 2개의 볼기뼈hip bone
- 5개의 엉치척추뼈가 융합하여 하나의 뼈로 된 엉치뼈. 대칭이지만 고르지는 않다.

그 결과 3개의 거의 움직이지 않는 관절이 형성된다.

- 엉치뼈와 각각의 엉덩뼈를 결합하는 2개의 엉치엉덩관절 sacroiliac joint
- 2개의 볼기뼈를 앞쪽에서 결합하는 두덩결합pubic symphysis

전체적으로 볼 때 다리이음뼈는 깔때기 모양으로 위골반문superior pelvic aperture, pelvic inlet을 통해 큰 배안과 골반을 연결한다.

골반은 **성적 두형태성**sexual dimorphism, 즉 성에 따라 형태가 다르다는 것은 분명하다.

- 실제로 남성의 골반(그림 1)과 여성의 골반(그림 2)을 비교하면 후자가 폭이 훨씬 넓고 벌어져 있음을 알 수 있다. 삼각형의 밑변은 여성에서 남성보다 길다.
- 한편 골반의 높이는 여성이 남성보다 낮고, 외접하는 사다리꼴의 높이는 낮다.
- 마지막으로, 사다리꼴의 형태에 비례하여 위골반문(둥근 검은색 실선)은 남성보다 여성에서 더 넓고 열려 있다.

이러한 다리이음뼈의 형태의 차이는 **임신**gestation, 특히 **출산** 기능과 연관성이 있다. 왜냐하면 분만 시 태아는 특히 가장 큰 부분인 머리가 우선 위골반문의 위에 위치하여 골반에 들어가고, 이어서 아래골반문inferior pelvic aperture, pelvic outlet을 통과해야 하기 때문이다.

따라서 다리이음뼈의 관절은 엉치엉덩관절과 두덩결합에 관해서 후술하는 것처럼 **선 자세에서의 몸통의 정역학**statics**에서의 역할**뿐 아니라, **출산 기전에서도 중요한 역할**을 한다.

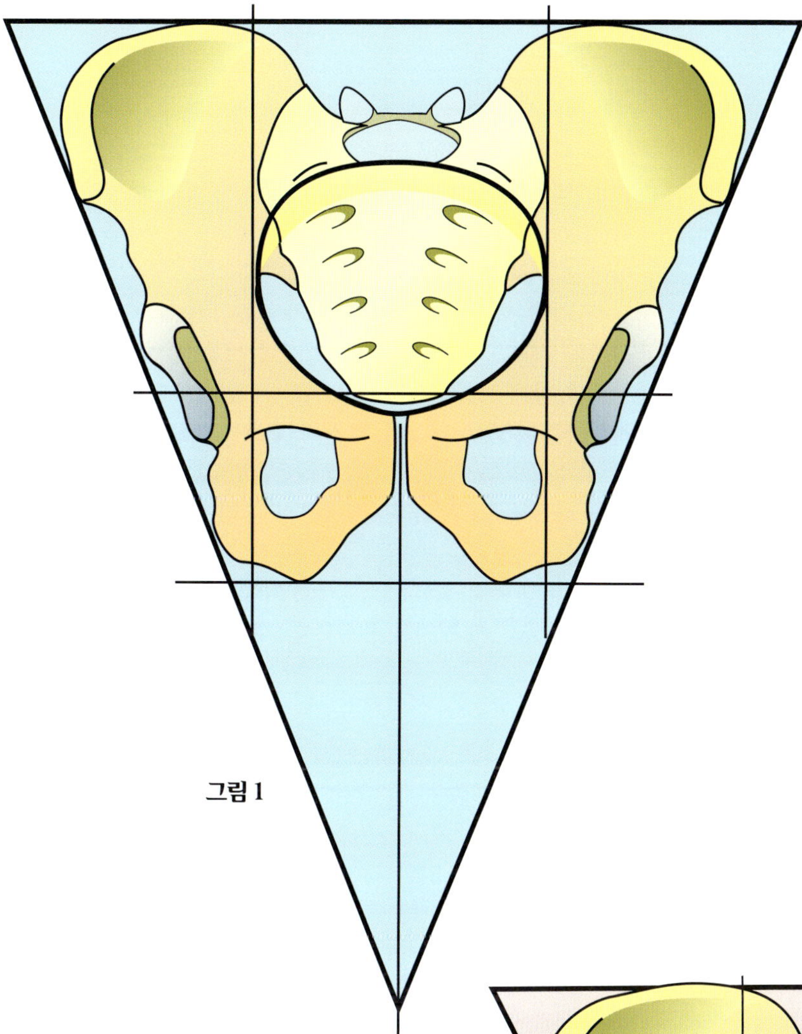

그림 1

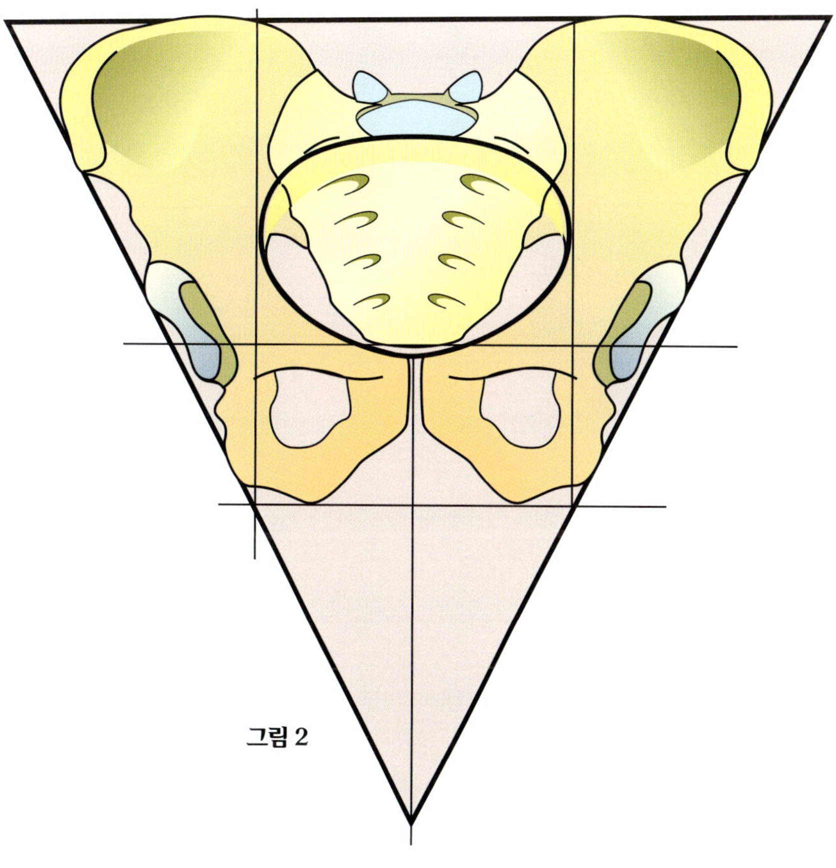

그림 2

다리이음뼈의 역학적 모형

다리이음뼈의 역학적 구조는 3개의 뼈 부분으로 구성된다(그림 3).

- 엉치뼈 1개
- 볼기뼈 2개

엉치뼈는 중앙에 있고 대칭적인 쐐기 모양을 하고 있으며 척주의 밑부분을 이루고, 그 앞쪽에서 두덩결합의 수준에서 결합하는 좌우 **볼기뼈**의 종석으로 존재하며 돔을 형성한다.

좌우의 볼기뼈는 뒤쪽에서 엉치뼈와 연결되어 있고, **2개의 대략 평평한 부분**으로 구성되어 있다. 즉, 이것은 위쪽의 **엉덩뼈날개**ala of ilium를 만드는 평면과 아래쪽의 **폐쇄구멍**obturator foramen을 만드는 평면이며 뼈 전체가 프로펠러를 연상시키는 것 같은 각을 형성한다(그림 4).

이들 2개의 평면은 **절구**acetabulum 수준에서 융합하고, 프로펠러의 축을 형성하며 넙다리뼈머리head of femur와 함께 **엉덩관절**을 구성한다(그림 5).

이러한 2개의 대략 평평한 부분은 안쪽으로 열린 각을 형성하고(그림 6), 다리이음뼈의 강력한 근육의 붙는곳 역할을 한다.

위쪽의 2개의 면은 앞쪽으로 열린 **둔각**을 형성하고, 뒤쪽 중앙의 척주와 함께 **큰골반**greater pelvis이라 불리는 배의 밑부분 뒷벽을 구성한다(그림 3). 아래쪽의 2개의 면은 뒤쪽으로 열린 **둔각**을 형성하고 뒤쪽 중앙의 엉치뼈와 함께 **작은골반**lesser pelvis이라 불리는 골반 안의 아랫부분을 구성한다. 따라서 다리이음뼈는 두 가지 기능을 수행한다.

- 몸통의 뼈대 구성 요소로서의 **역학적 기능**
- 내장viscera의 지지와 용기로서 **보호 기능**

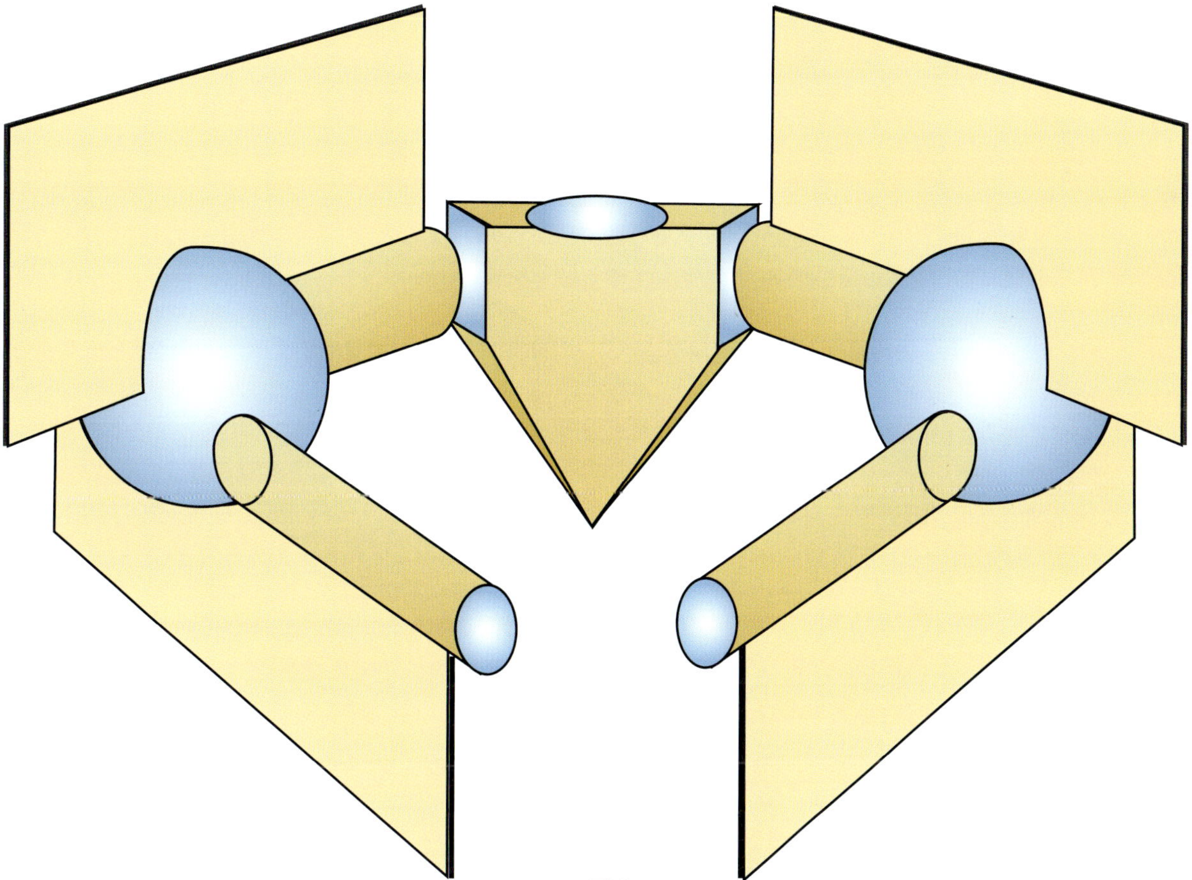

그림 3

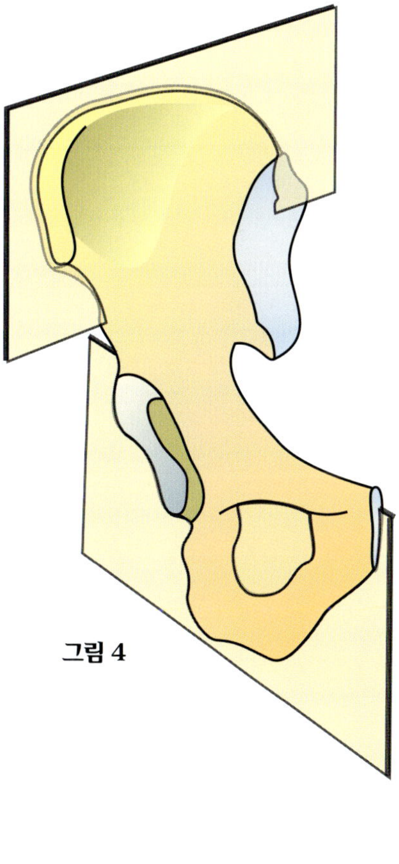

그림 4

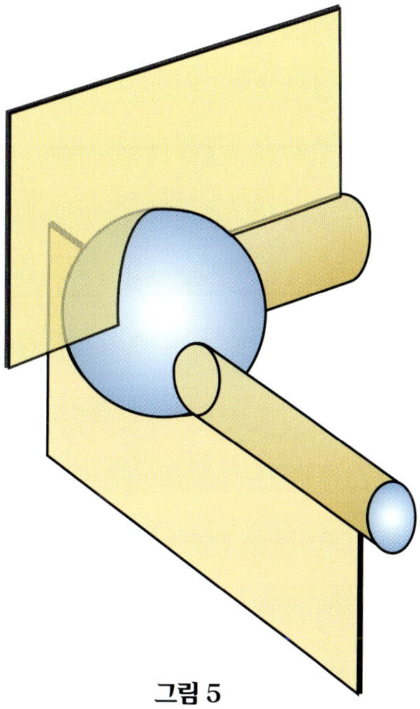

그림 5

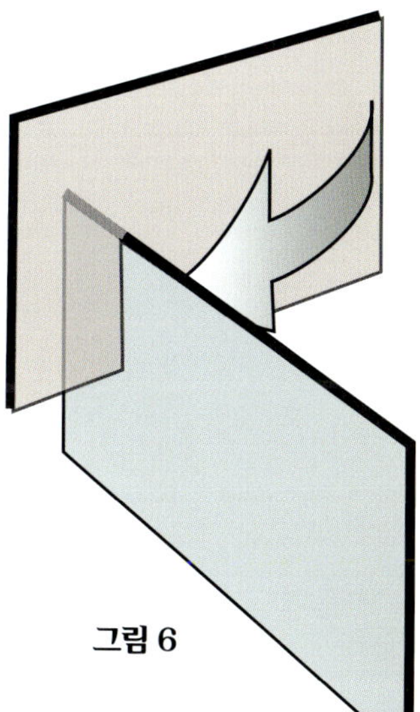

그림 6

다리이음뼈의 구조

다리이음뼈는 척주와 다리 사이에서 힘을 전달한다(그림 7). 다섯째 허리뼈(L5)에 의해 지지되는 하중(P)은 **엉치뼈에서 엉덩뼈날개**로 향해서 이등분되고, 이어서 궁둥뼈결절ischial tuberosity을 통해 **절구**에 전달된다.

이 수준에서 체중에 대한 지면의 저항력(R)이 넙다리뼈목neck of femur과 넙다리뼈머리에 의해 전달된다. 이 저항력의 일부는 **두덩뼈위가지**superior pubic ramus를 지나서 **두덩결합**의 수준에서 반대쪽의 저항력에 의해 상쇄된다.

이러한 힘의 방향은 전반적으로 **위골반문**에 의해 구현되는 완전한 고리를 형성한다. 골반 고리pelvic ring를 통해 이러한 힘을 전달하기 위해 수많은 뼈잔기둥 구조가 존재한다(제2권 참조).

관절 부분의 폭이 아래쪽보다 위쪽에서 넓다는 것으로부터 엉치뼈는 좌우 엉덩뼈날개 사이에 수직으로 깊숙이 박힌 쐐기라 생각할 수 있다. 엉치뼈는 **인대에 의해 엉덩뼈에 매달려 있으므로** 가해지는 하중이 크면 클수록 엉덩뼈날개 사이에 견고하게 유지된다. 이것이 이른바 **자동 잠금 시스템**self-locking system이다.

엉치뼈는 가로면에서도 역시 엉덩뼈날개 사이에 깊숙이 박혀 있다(그림 8, 9). 실제로 좌우의 엉덩뼈날개는 **지레팔**lever arm이라 생각할 수 있으며 지렛점(O1, O2)은 **엉치엉덩관절** 수준에 있고, 저항력과 작용력은 앞쪽과 뒤쪽의 끝에 있다. 뒤쪽에서는 **엉치엉덩인대**sacroiliac ligament의 힘(L1, L2)은 저항을 나타내고, 앞쪽에서 좌우의 각 지레팔의 힘은 두덩결합에서 접근의 힘(S1, S2)이 된다.

두덩결합의 탈구가 일어나면(그림 9), 좌우 두덩뼈pubis의 **분리**diastasis로 인해 엉치엉덩관절의 벌어짐을 가능케 하고, 엉치뼈는 앞으로 이동할 수 있다(d1, d2).

지면에 대한 다리의 각 하중에서 탈구된 골반 고리는 두덩결합의 전단에서 전위의 위치가 된다(그림 10). 한 지점에서 연속성이 끊어지면 골반 고리 전체에 영향을 미치고, 그 역학적 강도가 저하된다.

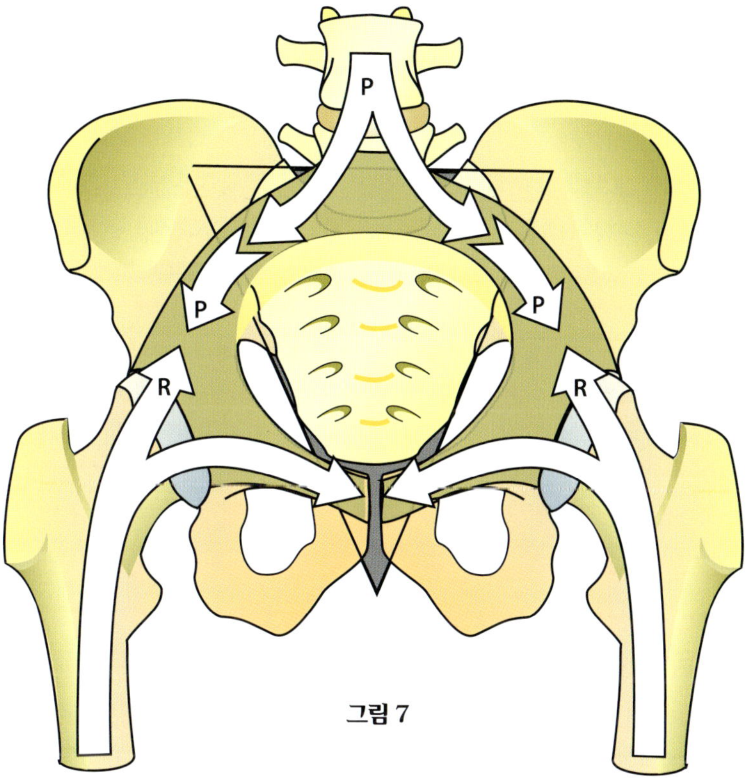

그림 7

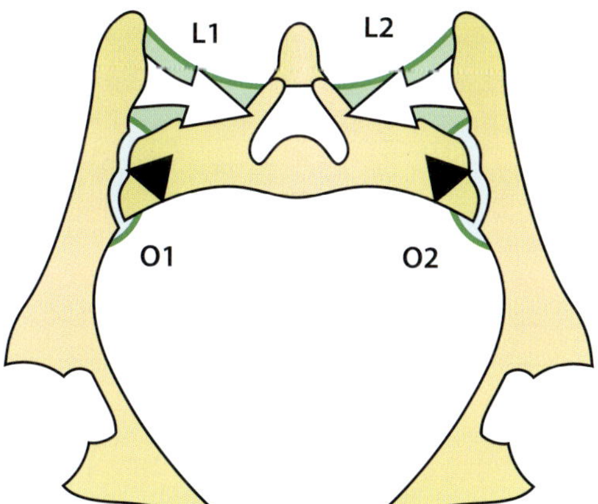

그림 8

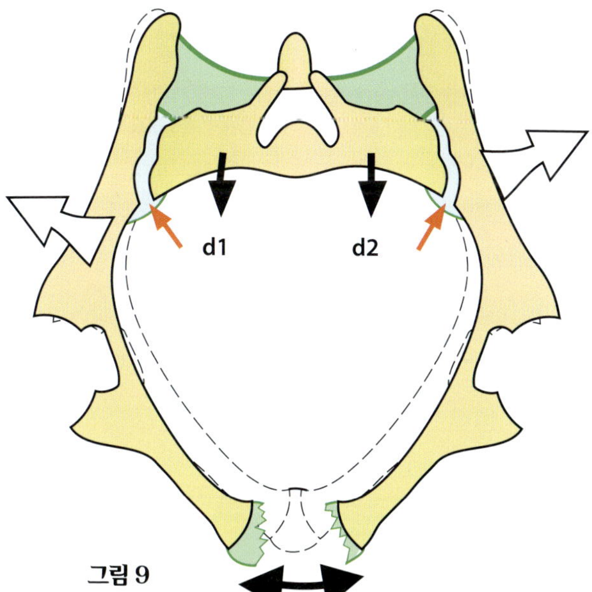

그림 9

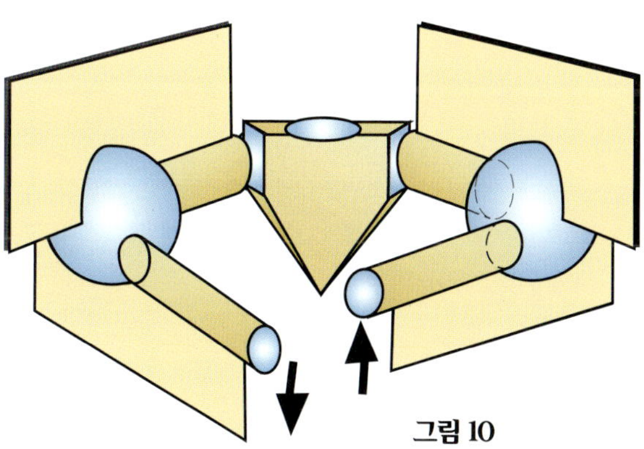

그림 10

엉치엉덩관절의 관절면

엉치엉덩관절을 책처럼 수직축(일점쇄선)을 중심으로 뼈 부분을 돌림시켜 열면 두 귓바퀴면auricular surface이 어떻게 대응하고 있는지를 분명히 알 수 있다(그림 11).

- **엉덩뼈 귓바퀴면**auricular surface(A)은 분계선linea terminalis의 바로 뒤쪽의 엉덩뼈 속면의 뒤위posterosuperior 부분에 있으며 위골반문 일부를 구성한다. 이 면은 뒤위쪽으로 오목한 초승달 모양을 하고 있다 연골로 덮이고, 전체적으로 상당히 불규칙하지만, Farabeuf는 평평한 레일의 형태를 하고 있다고 언급하였다. 실제로 이 관절면의 긴축long axis에는 2개의 고랑 사이에 뻗어 있는 돌출부가 있다. 이 돌출부는 대충 원호를 따라 휘어 있고, 원호의 중심은 대략 **엉덩뼈거친면**iliac tuberosity의 수준[십자 표시(+)]에 있고, 여기에는 후술하는 것처럼 **엉치엉덩관절의 강력한 인대**가 붙는다.
- **엉치뼈 귓바퀴면**(B)은 엉덩뼈 귓바퀴면과 서로 겹치는 윤곽을 하고 있으며, 그 관절면은 반대의 형상을 하고 있다. 이 관절면의 축 방향에는 2개의 돌출부로 경계를 이룬 **고랑**이 있다. 전체적으로 원호를 따라서 휘어 있고, 원호의 중심은 첫째엉치척추뼈 가로결절transverse tubercle 수준(십자 표시)에 있으며, 이곳에 관절의 강력한 인대가 붙는다. Farabeuf는 엉치뼈 귓바퀴면은 엉덩뼈의 평평한 레일의 표면에 정확히 일치하는 도려내어진 형태를 하고 있다고 언급하였다.

그러나 이 2개의 관절면은 언급된 것과는 달리 전혀 규칙적이지 않다. 그림 11과 같이 엉치엉덩관절을 다른 3개의 수준에서 수평 절단을 하면, 엉치뼈 귓바퀴면의 중앙에 고랑이 있는 것은 윗부분(그림 12)과 중간부분(그림 13)만이라는 것을 알 수 있다. 한편 아랫부분(그림 14)에서는 엉치뼈 귓바퀴면의 중앙은 오히려 돌출하여 있다. 이러한 것으로부터 엉치엉덩관절을 따라 방사선을 통과시키는 것은 매우 어려우며, 탐색하려는 부분에 따라 방사선을 가쪽에서 안쪽, 또는 안쪽에서 가쪽으로 비스듬히 투사시켜야 한다는 것을 알 수 있다.

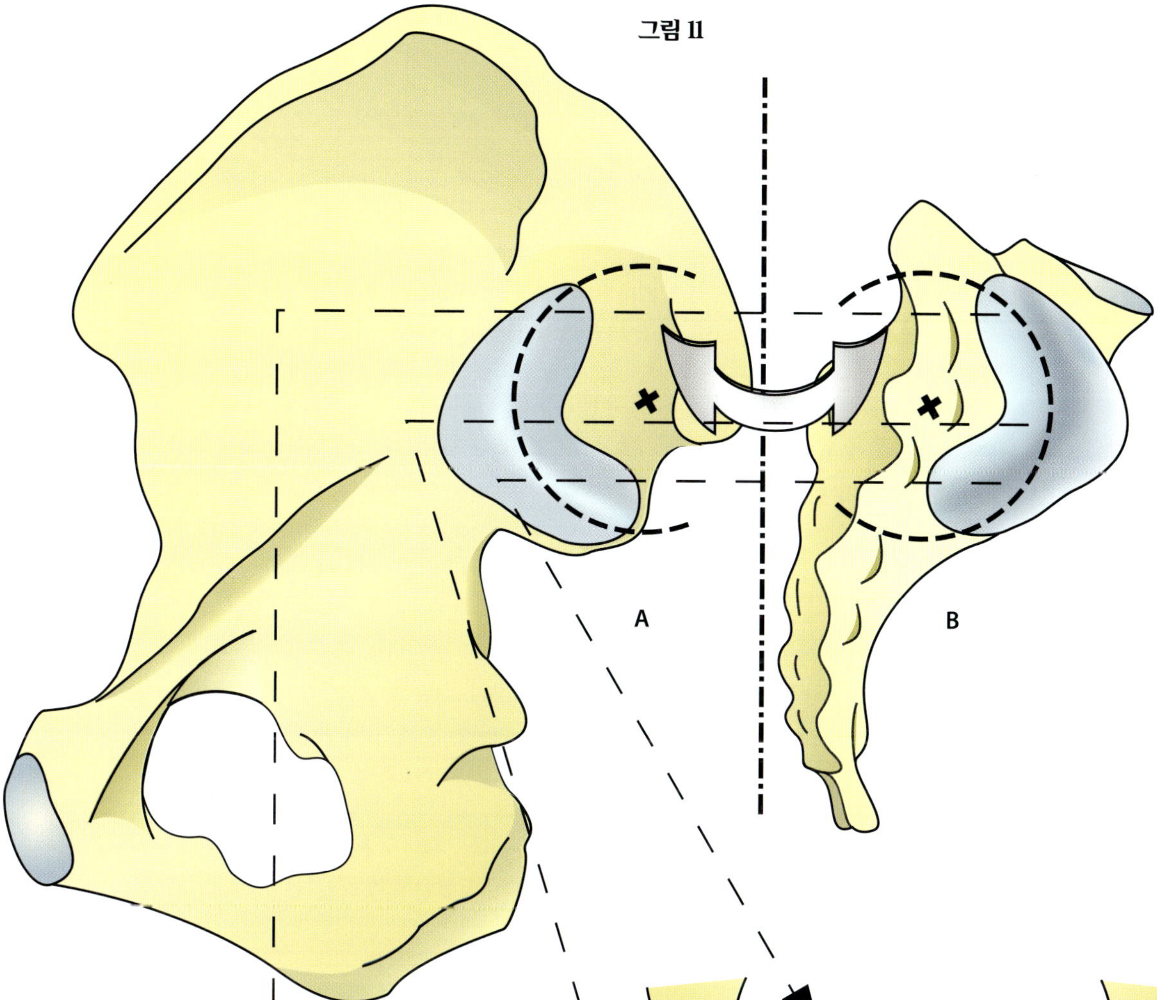

그림 11

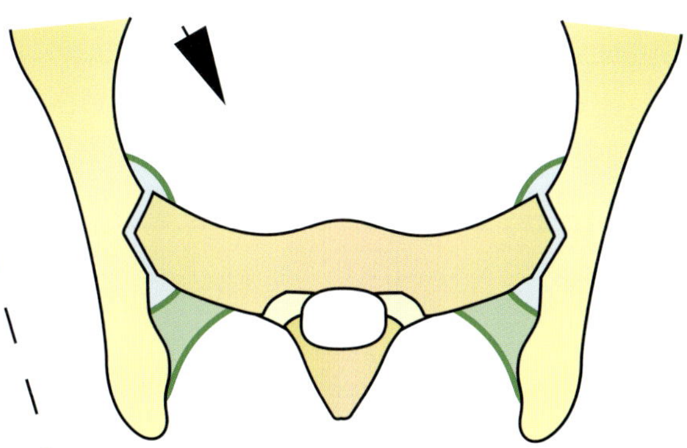

그림 14

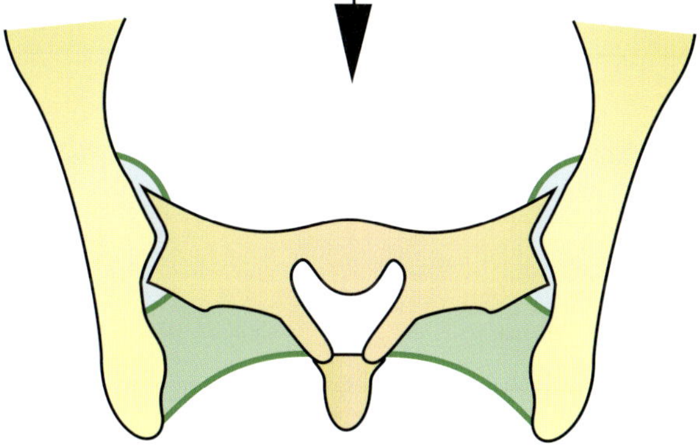

그림 12

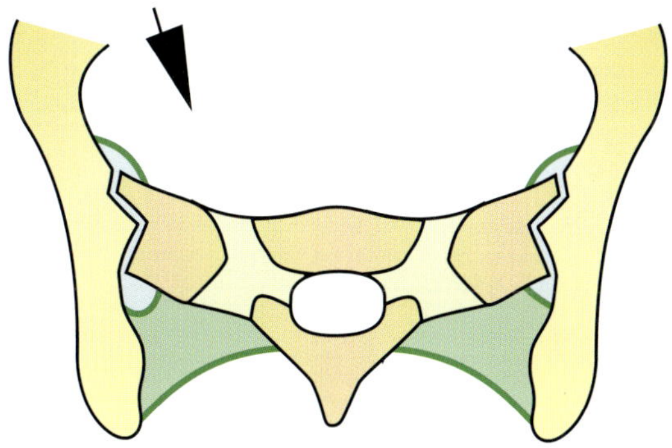

그림 13

엉치뼈 귓바퀴면과 다양한 척주의 유형

엉치뼈 귓바퀴면은 개인에 따라서 크게 변화할 수 있다. A. Delmas는 척주의 유형과 엉치뼈나 그 관절면의 모양이 연관성이 있다는 것을 제시하였다(그림 15).

- **척주굽이가 매우 두드러지면 동적 유형에 해당한다**(A). 엉치뼈는 매우 수평 위치가 되며 귓바퀴면은 매우 굽고 동시에 매우 오목하다. 이 때문에 엉치엉덩관절은 움직관절diarthrosis이라 불리는 것처럼 큰 가동성을 가진다. 이는 특히 진화된 유형으로 두발보행에 과잉 적응된 것이라고도 할 수 있다.
- **척주굽이가 거의 없으면 정적 유형에 해당한다**(C). 따라서 그러한 정적 유형에 해당하는 엉치뼈는 거의 수직이 되고, 귓바퀴면은 수직으로 매우 길며 거의 굽어 있지 않으며, 관절면은 거의 평평하다. 이 귓바퀴면의 형태는 Farabeuf가 기술한 것과는 매우 다르며 좀움직관절이라 불리는 것 같은 **거의 가동성이 없는 관절**이다. 흔히 소아에서 관찰되는 이 유형은 영장류에서 발견되는 것과 유사하다.
- 물론 이 두 유형 사이에 중간 유형이 있다(B).

아무튼 A. Delmas는 **영장류에서 인류로의 진화**가 귓바퀴면의 꼬리쪽 부분caudal segment이 길어지고 넓어지는 것을 동반했으며, 인간의 겨우 그 중요성은 귓바퀴면의 머리쪽 부분cranial segment을 능가한다는 것을 보여주었다. 꼬리쪽 부분과 머리쪽 부분의 각도는 인간에게서는 직각이 될 수 있으나, 영장류에서는 이 관절면은 조금밖에는 구부러져 있지 않다.

엉치뼈 귓바퀴면의 요철은 등고선 지도 작성 방법으로 Weisel에 의해 연구되었다. 귓바퀴면은 보통 엉덩뼈보다도 엉치뼈에서 더 가늘고 길다. 엉치뼈에서 항상 다음을 관찰하게 된다(그림 16).

- 두 부분의 접합부에 있는 중앙 함몰(- 표시)
- 각 부분의 끝 부근에 있는 2개의 융기(+ 표시)

엉덩뼈에서는 이 배치가 반대인데 정확히 대칭은 아니다. 마찬가지로 두 부분의 접합부에서는 Bonnaire 결절Bonnaire's tubercle에 해당하는 융기가 있다. Weisel은 가해지는 힘에 대한 엉치엉덩관절 인대의 배열에 관한 개인적인 학설을 개발하였다. 그는 이 인대들을 **두 그룹**으로 나눈다(그림 17).

- **머리쪽 그룹**(화살표 Cr)은 뒤가쪽으로posterolateral 뻗고 첫째엉치척추뼈의 윗면에 가해지는 체중(P)의 성분 F1에 대항한다. 이 인대들은 엉치뼈의 누테이션nutation 운동에 포함된 엉치뼈곶sacral promontory의 앞쪽 전위 시 작용한다.
- **꼬리쪽 그룹**(화살표 Ca)은 머리쪽 방향으로 뻗고, 첫째엉치척추뼈의 윗면에 수직인 성분 F2에 대항한다.

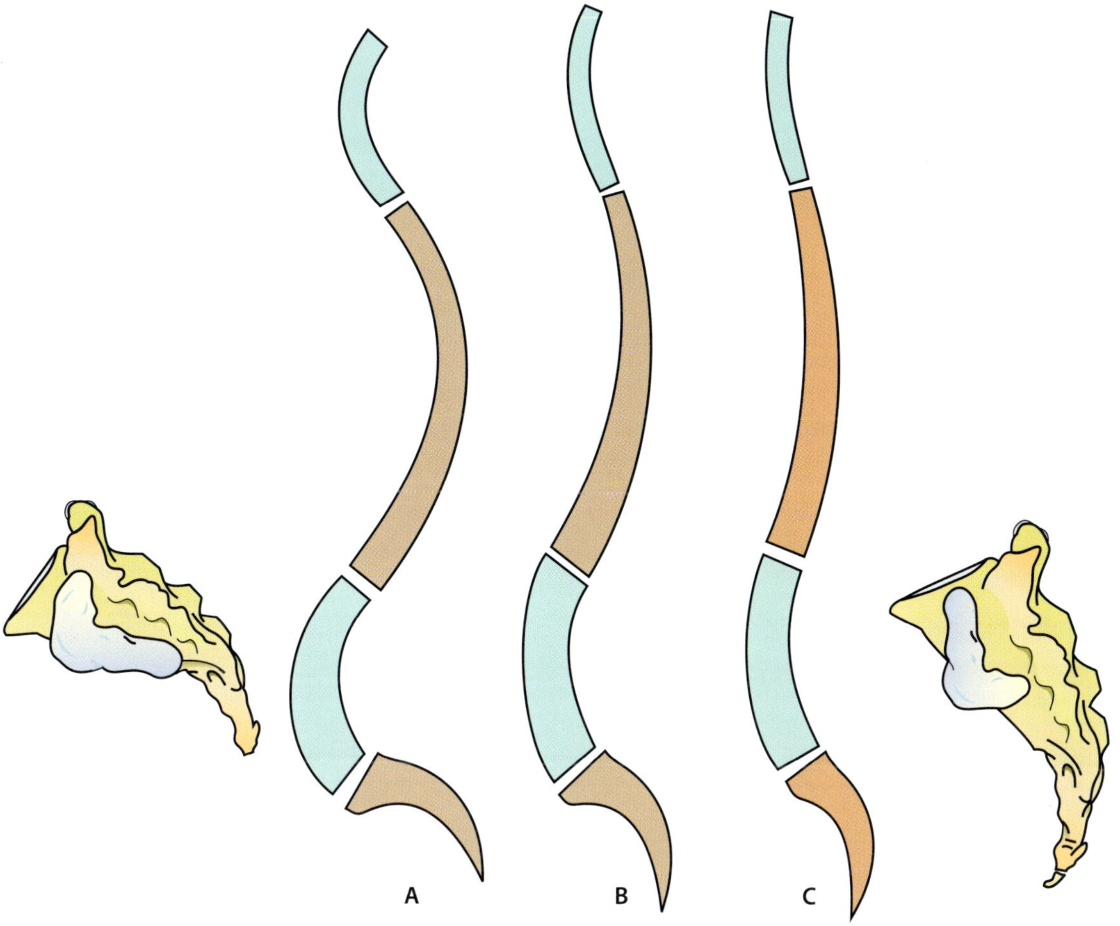

그림 15

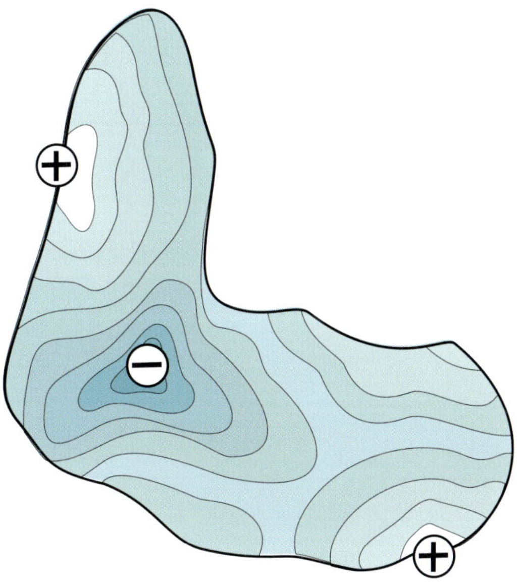

그림 16

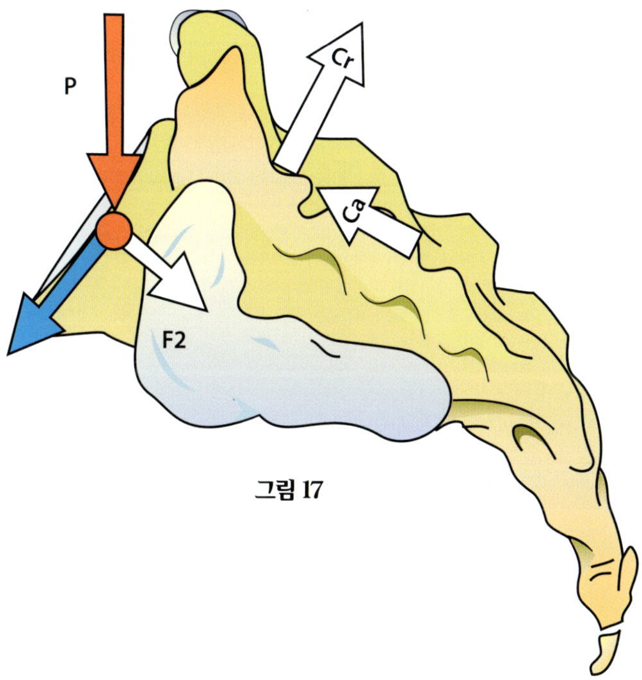

그림 17

엉치엉덩인대

골반의 뒷면(그림 18)에서는 엉덩허리인대iliolumbar ligament의 일부를 볼 수 있다.

- **엉덩허리인대의 위쪽 섬유다발**(1)
- **엉덩허리인대의 아래쪽 섬유다발**(2)

그림의 오른쪽에서는 뒤엉치엉덩인대posterior sacroiliac ligament의 중간층을 나타낸다. 위에서 아래로 다음의 인대가 있다.

- **엉덩뼈능선iliac crest에서 첫째엉치척추뼈 가로결절로 뻗는 인대**(3)
- **뒤엉치엉덩인대**(4): 이것은 Farabeuf가 기술한 것으로 다음과 같이 엉덩뼈능선의 뒤쪽 끝에서 가쪽엉치뼈능선lateral sacral crest으로 뻗는다.
  - 첫째 뒤엉치엉덩인대는 엉덩뼈거친면에서 뻗어 첫째엉치척추뼈 가로결절에 붙는다.
  - 둘째 뒤엉엉덩인대는 이른바 Zaglas 인대Zaglas' ligament로 둘째엉치척추뼈(S2) 가로결절에 붙는다.
  - 셋째 · 넷째 뒤엉치엉덩인대는 위뒤엉덩뼈가시posterior superior iliac spine에서 뻗어 셋째 · 넷째엉치척추뼈(S3, S4) 가로결절에 붙는다.

그림의 왼쪽에는 엉덩뼈의 뒤모서리에서 중간엉치뼈능선intermediate sacral crest까지 부채꼴로 펼쳐진 **얇은 층의 인대**(5)를 보여준다.

엉치뼈의 가쪽모서리lateral border 밑부분과 큰궁둥파임greater sciatic notch 사이에는 2개의 중요한 인대가 뻗어 있다.

- 엉치가시인대sacrospinous ligament(6)는 궁둥뼈가시ischial spine에서 엉치뼈와 꼬리뼈의 가쪽모서리로, 몸쪽, 안쪽, 뒤쪽으로 뻗어 있다.
- 엉치결절인대sacrotuberous ligament(7)는 전자의 뒷면을 비스듬히 교차한다. 이것은 궁둥뼈결절에서 엉치뼈로 뻗는다. 큰궁둥파임과 작은궁둥파임은 이러한 방식으로 이 두 인대에 의해 **2개의 구멍**으로 나뉜다.
  - 위쪽의 **큰궁둥구멍**greater sciatic foramen: 궁둥구멍근piriformis이 이를 통해 골반에서 나온다.
  - 아래쪽의 **작은궁둥구멍**lesser sciatic foramen: 속폐쇄근obturator internus의 출구이다.

골반의 앞면(그림 19)에서는 또한 **엉덩허리인대**(1, 2), **엉치가시인대**(6), **엉치결절인대**(7) 등을 볼 수 있으며, **누테이션 운동의 몸쪽과 먼쪽의 브레이크**brake라고도 불리는 2개의 섬유다발로 구성되는 **앞엉치엉덩인대**anterior sacroiliac ligament도 볼 수 있다.

- **앞위쪽**anterosuperior **섬유다발**(8)
- **앞아래쪽**anteroinferior **섬유다발**(9)

그림 20은 **오른쪽 엉치엉덩관절을 인대를 붙인 채**로 수직축을 중심으로 돌림시켜 **벌린** 것이다. 이처럼 볼기뼈(A)는 안쪽면, 엉치뼈(B)는 가쪽면이 보인다. 다음의 것을 볼 수 있다.

- 엉치엉덩관절 주위의 **인대의 에워쌈**과 누테이션 운동, 카운터 누테이션counternutation 운동 시 인대가 긴장하는 상황.
- **누테이션 운동의 브레이크**(8, 9)는 볼기뼈(A)에서는 **아래, 앞, 안쪽으로 비스듬히** 뻗는다. 엉치뼈(B)에서는 위, 앞, 가쪽으로 비스듬히 뻗는다.
- 마찬가지로 **뒤엉치엉덩인대**(5)가 보인다.
- **엉치가시인대**(6)와 **엉치결절인대**(7)
- **뼈사이엉치엉덩인대**interosseous sacroiliac ligament(관절면의 오목한 부분에 있는 그림의 두 절반에 흰색으로 표시)는 엉치엉덩관절 인대의 깊은 층을 형성한다. 가쪽에서는 엉덩뼈거친면에 붙고, 안쪽에서는 위쪽 2개의 뒤엉치뼈구멍posterior sacral foramen 가까이에 붙는다. **축인대**axial ligament 또는 **미주인대**vague ligament라고도 불린다. 이 인대가 고전적 연구자들에게 천골의 움직임이 일어나는 축을 나타내므로 그 이름이 붙여졌다.

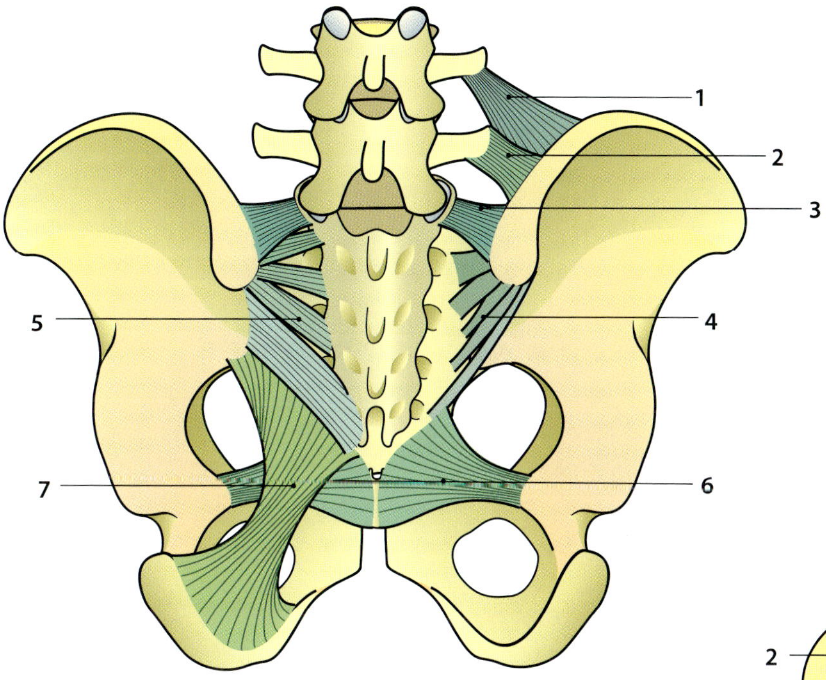

그림 18

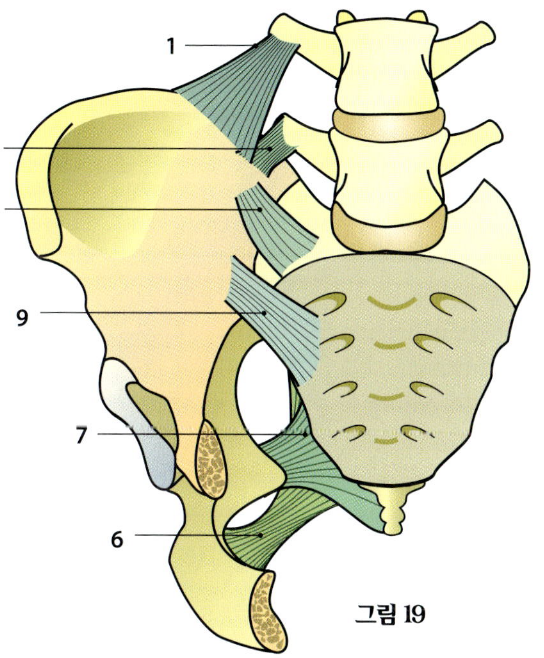

그림 19

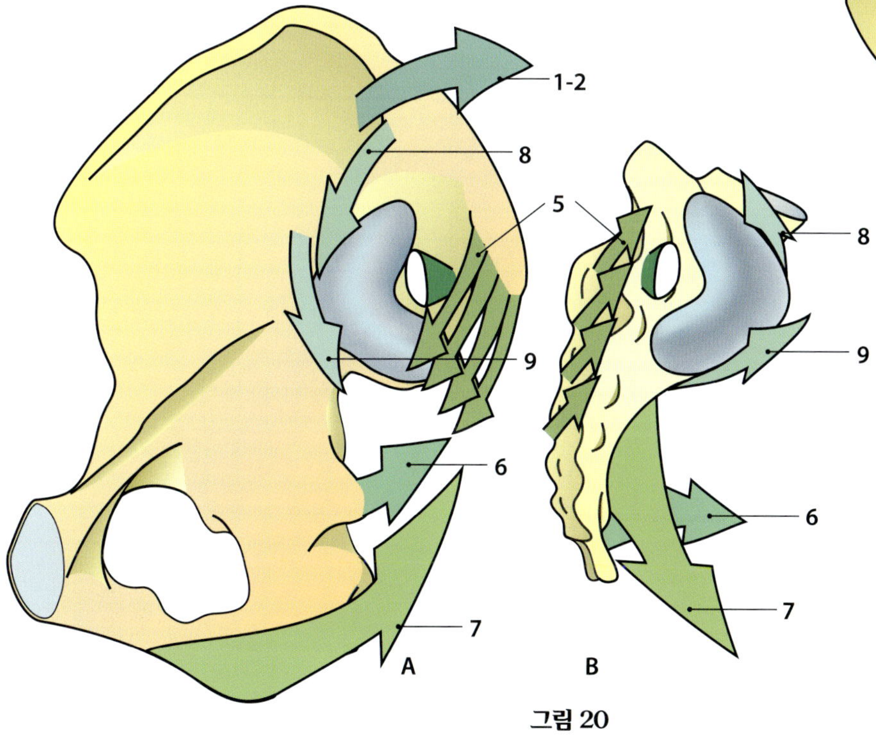

그림 20

번호는 모든 그림에서 공통이다.

누테이션과 카운터누테이션

엉치엉덩관절의 운동을 연구하기 전에 그 운동범위가 작고, 또한 조건이나 개인에 따라 달라진다는 것에 주의를 기울이는 것이 좋다. 이러한 것이 이 관절 기능의 이론이나 이러한 운동이 분만의 생리에서 가질 수 있는 중요성에 관해서 연구자에 따라 견해가 갈린다는 것을 설명하고 있다. 엉치엉덩관절의 운동은 1851년 Zaglas, 1854년 Duncan에 의해 처음으로 기술되었다.

정의와 고전적 이론에 의한 기전

누테이션 운동 시(그림 22) 엉치뼈는 검은색 십자로 나타낸 **뼈사이 엉치엉덩인대**로 구성된 축의 주위를 돌림하고(빨간색 화살표), 엉치뼈곶은 **아래 앞쪽**으로 전위하고(S2), 엉치뼈끝apex of sacrum과 꼬리뼈끝tip of coccyx은 **뒤쪽**으로 전위한다(d2).

'인사' 모습으로 비유할 수 있는 **경사**tilting 운동에서는 위골반문의 앞뒤지름anteroposterior diameter(PI)은 거리 S2만큼 감소하지만, 아래골반문의 앞뒤지름(PO)은 거리 d2만큼 증가한다. 또한 좌우의 엉덩뼈날개는 가까워지지만, 궁둥뼈결절은 벌어진다(그림 21). 누테이션 운동은 엉치가시인대(6)와 엉치결절인대(7), 그리고 누테이션 운동의 브레이크, 즉 앞엉치엉덩인대의 앞위쪽 섬유다발(8)과 앞아래쪽 섬유다발(9)에 의해 제한된다(59쪽 그림 20 참조).

골반의 관상 단면(그림 23)에서는 누테이션 운동을 할 때, 위앞엉덩뼈가시anterior superior iliac spine(ASIS) 수준에서 엉덩뼈날개가 가까워짐과 동시에 **위골반문**(PI)과 **아래골반문**(PO)이 **벌어지는** 것을 쉽게 알 수 있다.

카운터누테이션 운동은 반대의 전위를 일으킨다. **뼈사이엉치엉덩인대**(검은색 십자 표시)의 주위에서 돌림하는 엉치뼈는 일어서고(파란색 화살표), 엉치뼈곶은 **위 뒤쪽**으로 전위하고 엉치뼈끝과 꼬리뼈끝은 **아래 앞쪽**으로 전위한다(그림 25).

이 **인사 후의 일어나기 운동**에서는 위골반문의 앞뒤지름(PI)은 거리 S1만큼 증가하는 반면 아래골반문의 앞뒤지름(PO)은 d1만큼 감소한다. 한편 좌우의 엉덩뼈날개는 벌어지고 궁둥뼈결절은 접근한다(그림 24).

카운터누테이션 운동은 얕은 층(5)과 깊은 층(4)의 엉치엉덩인대의 긴장에 의해 제한된다(59쪽 그림 18 참조). 참고로 위골반문의 앞뒤지름의 변화는 Bonnaire, Pinard, Pinzani 등에 의한 3mm부터 Walcher에 의한 8~13mm까지 다양하다. 아래골반문 앞뒤지름의 변화는 Borcel과 Fernstrom에 의한 15mm부터 Thomas에 의한 17.5mm까지 다양하다. 엉덩뼈날개와 궁둥뼈결절의 가로지름transverse diameter의 변위는 Weisel에 의해 확인되었다.

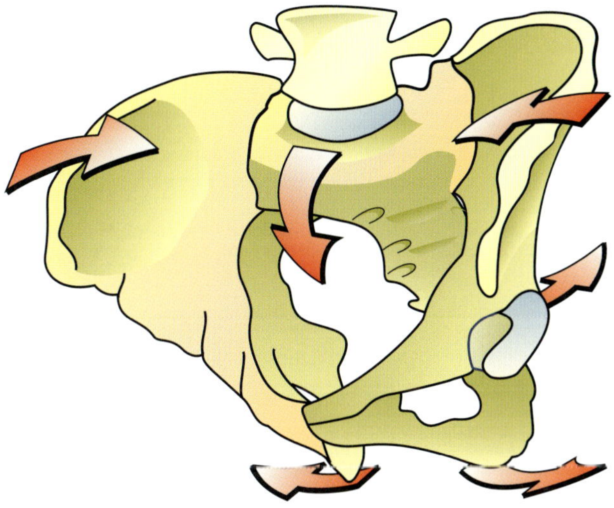

그림 21

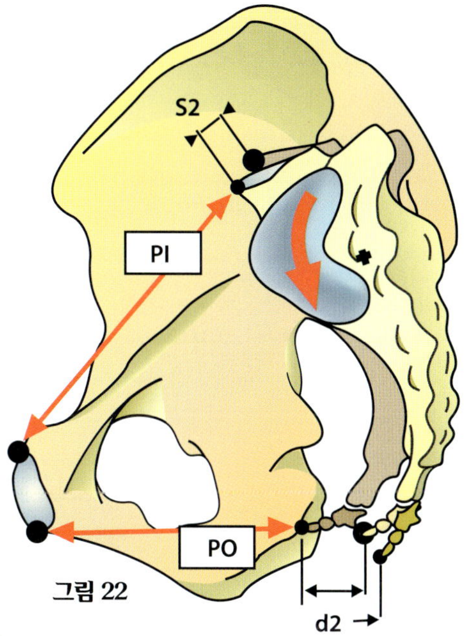

그림 22

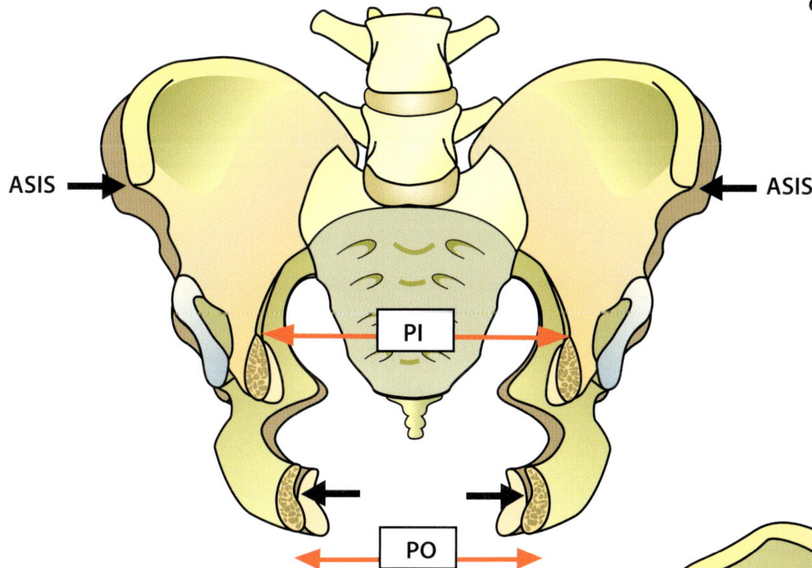

그림 23

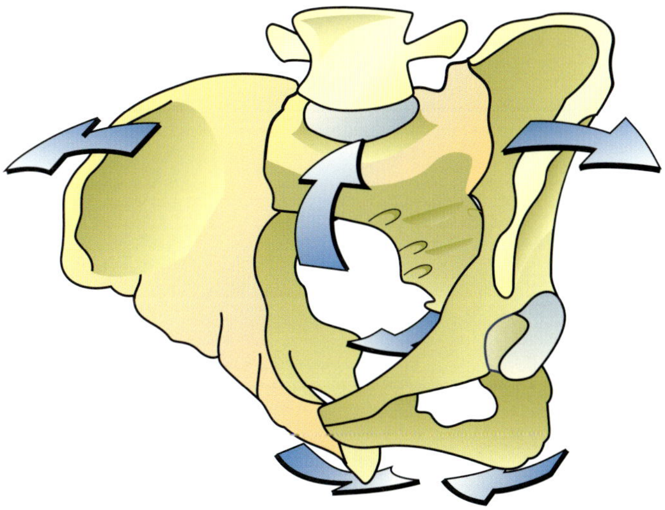

그림 24

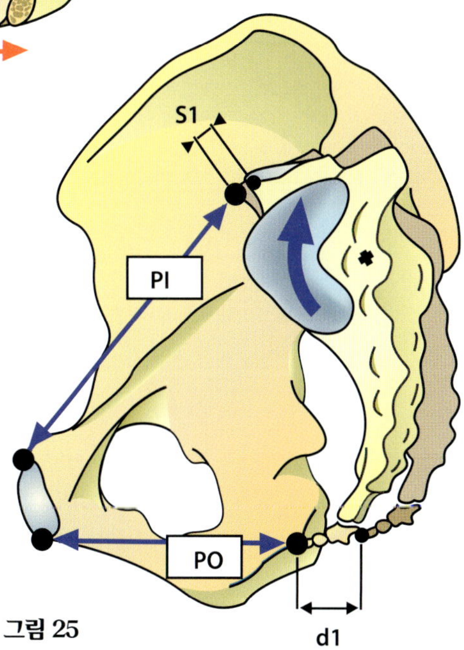

그림 25

누테이션에 관한 다양한 이론

앞에서 방금 언급한 Farabeuf의 **고전적 이론**에서는 엉치뼈의 경사 운동 R은 뼈사이엉치엉덩인대에 의해 구성된 축의 주위에서 일어나는 축의 전위이며 엉치뼈곶은 귓바퀴면 뒤쪽에 중심 (+)이 있는 원호의 주위를 아래 앞쪽으로 이동한다(그림 26).

Bonnaire의 이론에서는 엉치뼈의 경사 운동은 엉치뼈의 2개의 귓바퀴면의 접합부에 있는 Bonnaire 결절을 통과하는 축의 주위에서 일어난다(그림 27). 따라서 이 엉치뼈 경사의 돌림 운동의 중심(R)은 귓바퀴면 속에 있다.

그러나 Weisel의 연구로 다시 2개의 또 다른 이론이 제창되었다.

- **순수한 병진**$_{translation}$(T)의 이론에서는 엉치뼈는 귓바퀴면 부분의 아래쪽 부분의 축을 따라 미끄러진다(그림 28). 따라서 엉치뼈곶과 엉치뼈끝은 같은 방향으로 병진한다.
- 또 하나의 이론에서는 **돌림**(R)의 사고 방법을 다시 채택하나, 그 축은 엉치뼈의 아래 앞쪽으로, 귓바퀴면 앞쪽에 있다(그림 29). 이 돌림 중심의 위치는 개인마다 다르며 동일 인물이라도 운동의 유형에 따라 다르다.

이러한 이론의 차이는 작은 크기의 운동의 **분석이 어렵다는 것**이나 개인에 따라 운동 유형의 차이가 있을 가능성을 시사한다.

그러나 이러한 누테이션 운동은 추상적인 성질을 가지는 것은 아니다. 그 이유는 **이 운동이 실제로 분만의 생리에 관여하고 있기** 때문이다.

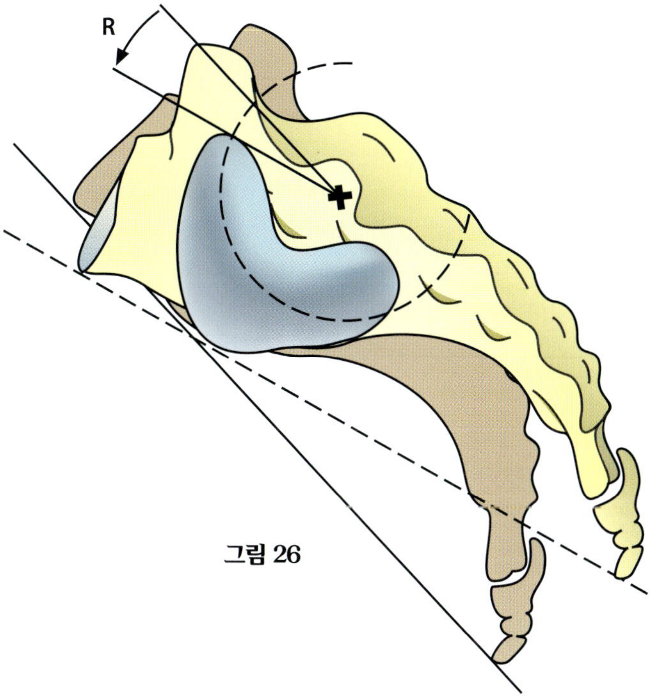

그림 26

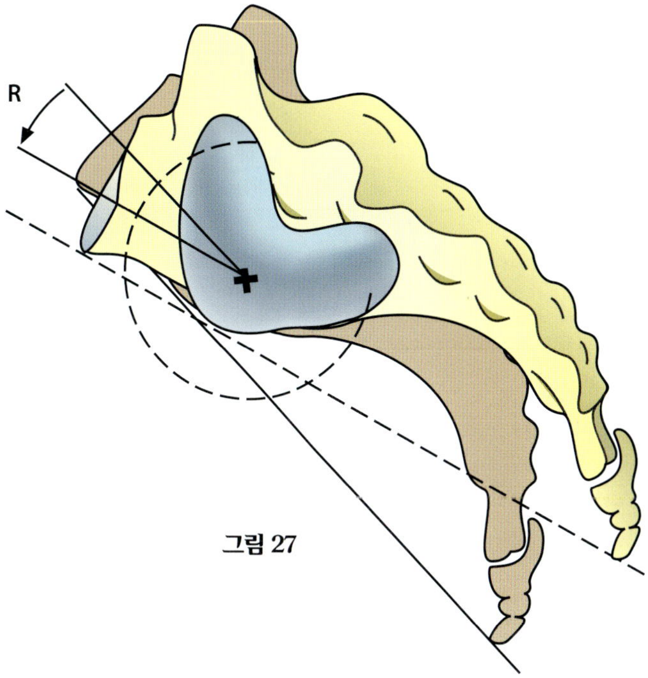

그림 27

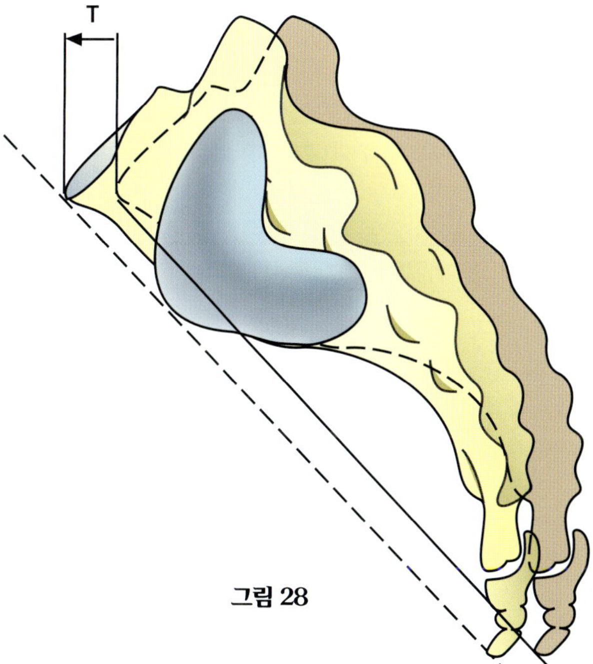

그림 28

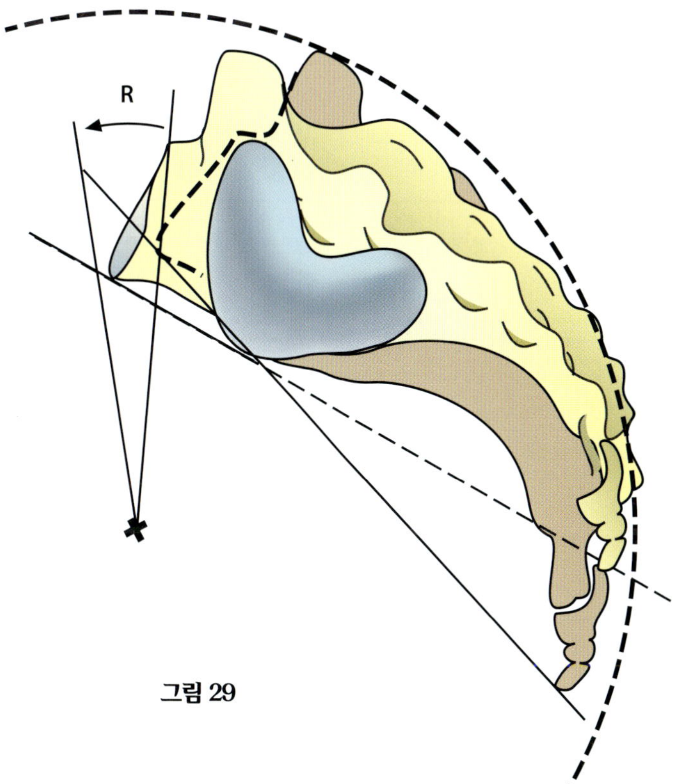

그림 29

두덩결합과 엉치꼬리관절

두덩결합은 **좀움직관절**이고 그 움직임은 매우 약간이다. 그러나 임신 후기나 분만 시에는 물렁조직soft tissue의 수분 침윤은 두덩뼈가 서로 미끄러지거나 벌어지거나 하는 약간의 운동을 가능케 한다. 설치류에서 이 운동은 크다.

수평 단면도(그림 30)에서는 정중선의 양쪽에 두덩뼈의 끝을 볼 수 있으며 뼈 축의 표면은 연골(10)로 덮여 있으며, **뼈사이인대** interosseous ligament라 불리는 섬유연골fibrous cartilage(11)에 의해 결합되고, 내부에는 흔히 가는 **틈새**(12)가 존재한다. 이 두덩결합의 앞면에는 섬유성이고, 특히 두꺼운 부분(7-8-9)이 있는데, 그 조성에 대해서는 후술한다. 뒷면에는 뒤두덩인대posterior pubic ligament(5)가 있다.

안쪽면(그림 31: 개방된 관절, 오른쪽)에서는 긴축이 위 앞쪽으로 비스듬한 타원형의 두덩관절면이 관찰되고 위쪽에는 **배곧은근**rectus abdominis(1)이 붙어 있다. 두덩관절 앞쪽은 매우 두꺼운 앞두덩인대 anterior pubic ligament(3)에 의해 빗장이 채워져 있다. 이 인대는 가로로 뻗는 섬유에 의해 형성되고, 비스듬히 뻗는 섬유에 의해서도 보강되어 있다는 것을 **앞면**(그림 34)에서 잘 알 수 있다.

- **배바깥빗근**external abdominal oblique의 붙는곳의 근막(8)
- **배곧은근**의 근막(7)과 **배세모근**pyramidalis의 근막(2)
- **두덩정강근**gracilis과 **긴모음근**adductor longus 붙는곳의 널힘줄 aponeurosis(9)

이 모든 교차한 섬유는 두덩뼈 앞쪽에서 특히 **두꺼운 섬유**를 형성한다.

뒷면(그림 33)에서는 뼈막periosteum과 연속인 섬유막fibrous membrane인 **뒤두덩인대**(5)를 보여준다. 또한 배곧은근의 뒤쪽에는 세모꼴의 강화된 **널힘줄**이 있고, 그 밑부분은 두덩결합과 두덩뼈의 위모서리에 붙으며 빗섬유는 백색선linea alba 가운데에서 약간 높게 끝난다. 이것이 **백색선지지띠**adminiculum lineae albae(6)이다.

관상 단면(그림 32)에서는 관절면의 구성을 나타내며 다음이 보인다.

- 두덩뼈 표면의 **유리연골**hyaline cartilage(10)
- **두덩사이원반**interpubic disc, interpubic fibrocartilage(11)
- 두덩사이원반의 **가는 틈새**(12)

두덩결합의 위모서리는 두껍고 조밀한 섬유다발인 **위두덩인대** superior pubic ligament(13)에 의해 보강되어 있으며 아래모서리inferior border는 뼈사이인대와 연속되어 있고, 두덩활pubic arch의 꼭대기를 모를 없애 가장자리가 고리 모양으로 도드라져 보이는 **아래두덩인대**inferior pubic ligament, 즉 **두덩활꼴인대**arcuate pubic ligament(4)로 보강되어 있다. **두덩활꼴인대**(4)의 두께와 강인성은 시상 단면에서도 잘 알 수 있다(그림 31). 이러한 매우 강력한 결합 수단은 두덩결합을 탈구하기 어려운 매우 견고한 관절로 만든다. 외상에 의한 탈구는 드물지만, 실제로 탈구가 발생하면 일반적으로 치료하기 어렵다. 탈구는 정상적인 상황에서는 겉보기에 가동성이 전혀 없는 관절에는 놀라운 일이다.

엉치뼈와 꼬리뼈를 연결하는 **엉치꼬리관절**sacrococcygeal joint은 좀움직관절이다. 그 관절면은 큰 가로축을 가진 타원형이다. **가쪽면**(그림 37)에서 엉치뼈 관절면은 볼록한 것에 반해 꼬리뼈 관절면은 오목하다는 것을 보여준다. 결합 수단은 척추사이원반과 비슷한 **뼈사이인대**와 **관절주위인대**periarticular ligament로 구성된다. 이 인대는 앞, 뒤, 가쪽의 세 그룹으로 나뉜다.

앞면(그림 35)에서는 **꼬리뼈**(1)(꼬리의 흔적으로 3~5개의 척추뼈가 융합한 것), **엉치뼈**(2), **앞쪽의 인대**가 보인다. 엉치뼈의 앞면에는 **앞세로인대**(3)의 흔적이 뻗어서 **앞엉치꼬리인대**anterior sacrococcygeal ligament(4)로 된다. 또한 3개의 **가쪽엉치꼬리인대**lateral sacrococcygeal ligament(5, 6, 7)를 볼 수 있다.

뒷면(그림 36)에서는 **정중엉치뼈능선**median sacral crest(8)의 흔적 인대를 보여준다. 이는 **뒤엉치꼬리인대**posterior sacrococcygeal ligament(9)와 연속이다.

엉치꼬리관절은 본질적으로 수동적이고, 배변defecation과 분만에 관여하는 **굽힘-폄 운동**을 한다(그림 37). 실제로 엉치뼈의 누테이션 운동 시 엉치뼈끝의 뒤쪽 전위는 꼬리뼈의 폄(아래 뒤쪽으로의 전위)에 의해 강화되고 연장될 수 있다. 이는 태아의 머리를 배출할 때 **아래골반문의 앞뒤지름을 증가**시킨다.

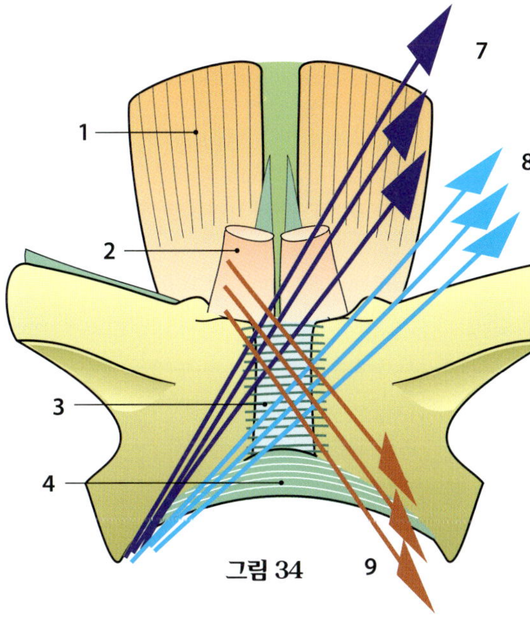

그림 34

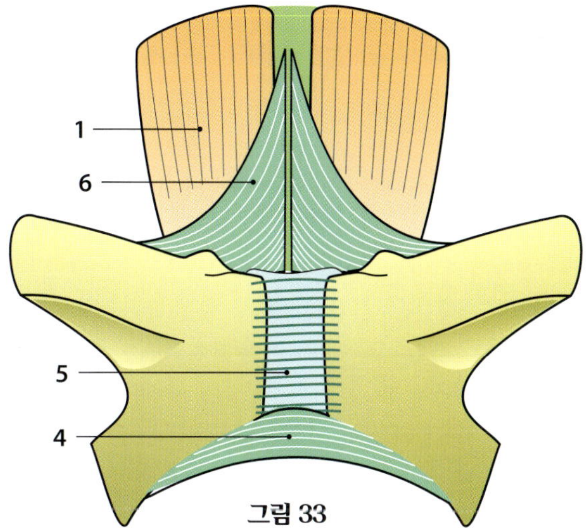

그림 33

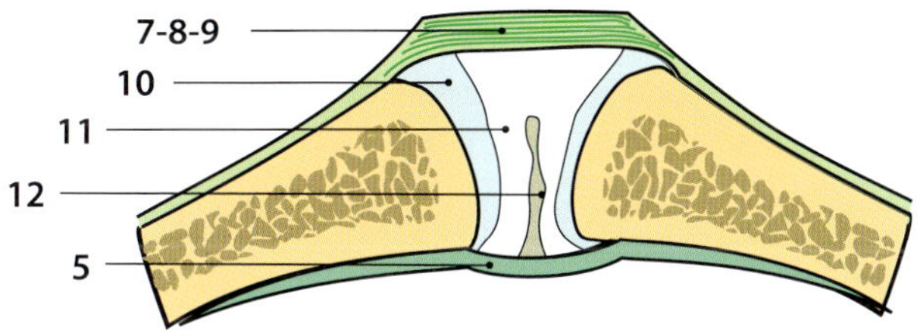

그림 30

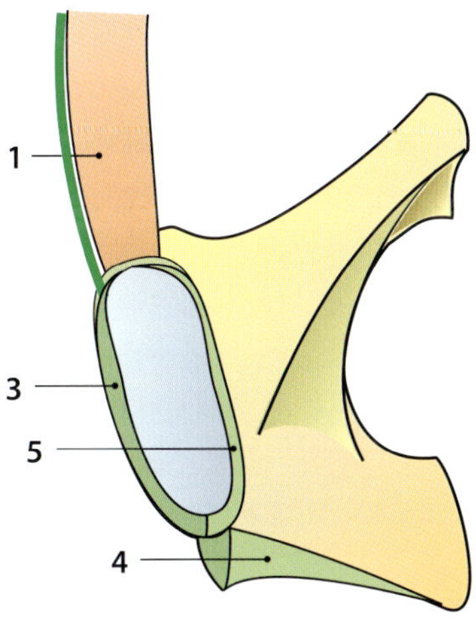

그림 31

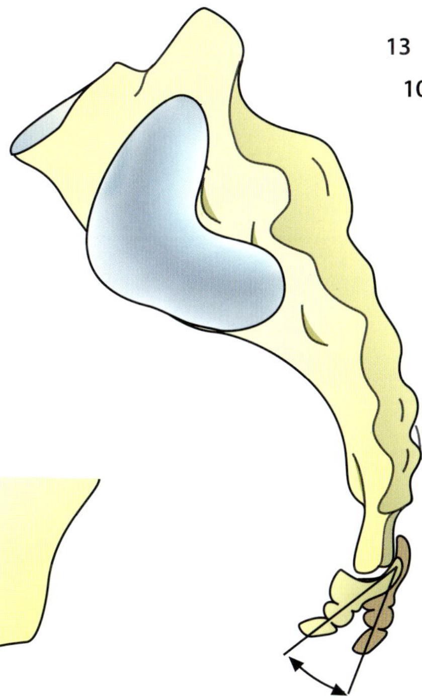

그림 37

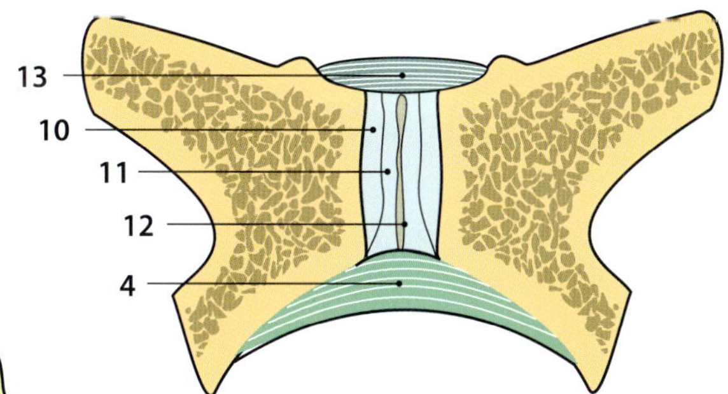

그림 32

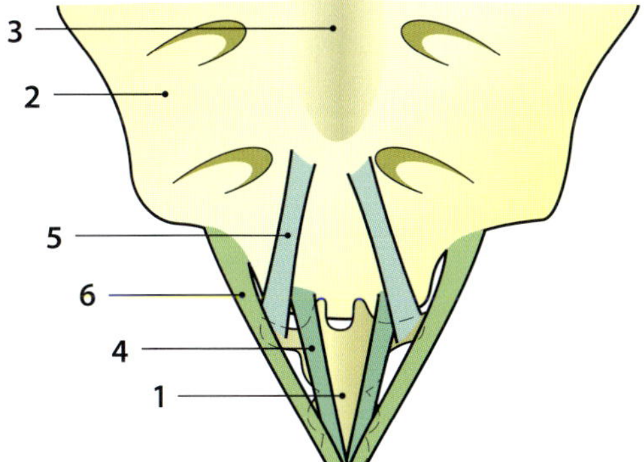

그림 35

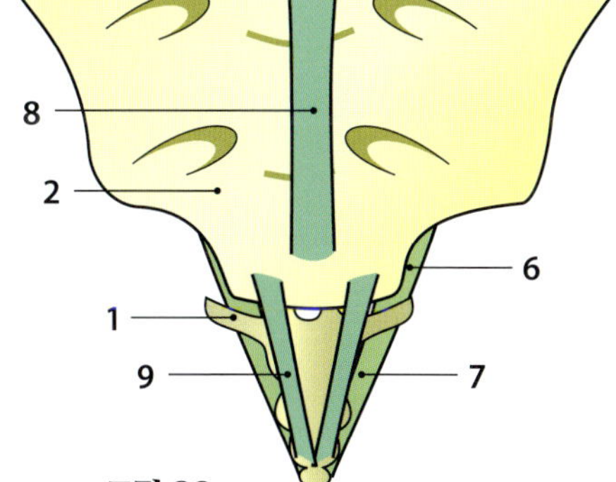

그림 36

번호는 그림 30~34에서 공통이고, 또한 그림 35와 36에서 공통이다.

다리이음뼈의 관절에 미치는 자세의 영향

좌우 대칭의 선 자세에서 다리이음뼈의 관절은 체중에 의해 가까이 끌어당겨져 있다. 이 구속 기전은 엉덩허리근$_{\text{iliopsoas}}$이 투명하여 넙다리뼈가 비쳐 보이는 가쪽 그림로 분석할 수 있다(그림 38).

척주, 엉치뼈, 엉덩뼈, 다리가 일체가 되어 한편으로는 엉덩관절의 수준에서, 다른 한편으로는 엉치엉덩관절의 수준에서 연계 시스템을 형성한다. 엉치뼈에 가해지는 몸통의 무게(P)는 엉치뼈곶을 끌어 내리는 경향을 보인다. 따라서 엉치뼈는 **누테이션 운동의 방향**(N2)으로 유도된다. 이 운동은 앞엉치엉덩인대 또는 **누테이션 운동의 브레이크**, 특히 **엉치가시인대**와 **엉치결절인대**에 의해 제한받으며 엉치뼈끝이 궁둥뼈결절에 대해 벌어지는 것이 저지된다.

동시에 엉덩관절 수준에서 넙다리뼈로부터 가해지는 **지면의 반동력**(R)은 엉치뼈에 가해지는 체중과 함께 토크$_{\text{torque}}$를 형성하여 **엉덩뼈를 뒤쪽으로 기울게 하는**(N1) 경향이 있다. 이 골반의 뒤기울임은 엉치엉덩관절 수준의 누테이션 운동을 더욱 증가시킨다. 운동이 클수록 제한이 빨리 일어난다. **인대 시스템은 매우 강력하고** 모든 전위를 즉각 저지하기 때문이다.

골반 균형과 관련하여 두 다리로 선 자세에서의 **몸의 중력중심**$_{\text{center of gravity}}$(G)이 셋째엉치척추뼈(S3)와 두덩뼈(P)를 연결하는 선의 중앙에 위치하므로 대략 **엉덩관절 수준**에 위치하, 그 주위에서 균형을 이루고 있다는 사실은 흥미롭다(그림 40).

한쪽 다리로 선 자세(그림 39)와 보행 때의 걸음마다 지지하는 다리에 의해 전달되는 지면의 반동력(R)은 같은 쪽의 엉덩관절을 올라가게 한다. 한편 반대쪽에서는 매달려 있는 상태의 다리의 무게(D)는 반대쪽의 엉덩관절을 내려가게 하는 경향이 된다. 그 결과 두덩결합에서의 전단력$_{\text{shearing force}}$은 지지하는 쪽의 두덩뼈를 올라가게 하고(A), 매달려 있는 쪽의 두덩뼈를 내려가게 하는(B) 경향이 된다. 보통 두덩결합의 견고성이 이 관절에서의 모든 전위를 저지하지만, 탈구되면 보행 시 각 두덩뼈의 위모서리에 높이 차이(m)가 나타나는 것을 실제로 볼 수 있다. 마찬가지로 **엉치엉덩관절은 제한되어** 있고 걸음마다 대항하고 있다. 운동에 대한 이것들의 저항은 인대의 힘 때문이지만, 탈구로 인해 엉치엉덩관절의 하나가 손상되면 걸음마다 고통스러운 운동이 나타난다. 따라서 다리이음뼈의 역학적 안정성은 선 자세와 보행 모두를 조절한다.

바로 누운 자세$_{\text{supine position}}$에서 엉치엉덩관절은 엉덩관절의 굽힘이나 폄 자세에 따라 다르게 제한받는다.

- **엉덩관절이 폄 위치**일 때(그림 41) **굽힘근육**$_{\text{flexor}}$(엉덩허리근이 보인다)에 의한 당김은 골반을 앞쪽으로 기울게 하고 동시에 엉치뼈끝이 앞쪽으로 밀어 넣어지게 한다. 따라서 엉치뼈끝과 궁둥뼈결절의 거리는 감소하고, 동시에 카운터누테이션 운동의 방향으로 엉치엉덩관절에 돌림이 일어난다. 이 자세는 분만 초기의 체위에 상당하고, 카운터누테이션 운동이 위골반문을 증가시키고, 태아의 머리가 작은골반으로 내려가는 것을 촉진한다.
- **엉덩관절이 굽힘 위치**일 때(그림 2) 그림에 나타낸 넓적다리뒤근육$_{\text{hamstrings}}$의 당김은 골반을 엉치뼈에 대해 뒤쪽으로 기울게 하는 경향이 있다. 따라서 이것이 누테이션 운동을 구성한다. **누테이션 운동**은 위골반문의 앞뒤지름을 감소시키고, 아래골반문의 앞뒤지름과 가로지름을 증가시킨다. 따라서 분만의 **배출기**에 취해지는 이 자세는 태아의 머리가 아래골반문을 지나서 배출되는 것을 촉진한다.
- 엉덩관절의 폄과 굽힘이라는 자세의 변화에 수반하는 **엉치뼈곶의 전위는 평균 5~6mm**이다. 따라서 엉덩관절의 자세 변화는 골반안$_{\text{pelvic cavity}}$의 크기를 뚜렷하게 변화시키고, 분만 시 태아의 통과를 촉진하고 있다. 골반에 대한 넓적다리의 굽힘은 허리 아래에 손이 들어갈 수 있는(회색 화살표) 허리척주앞굽음을 교정한다(그림 41).

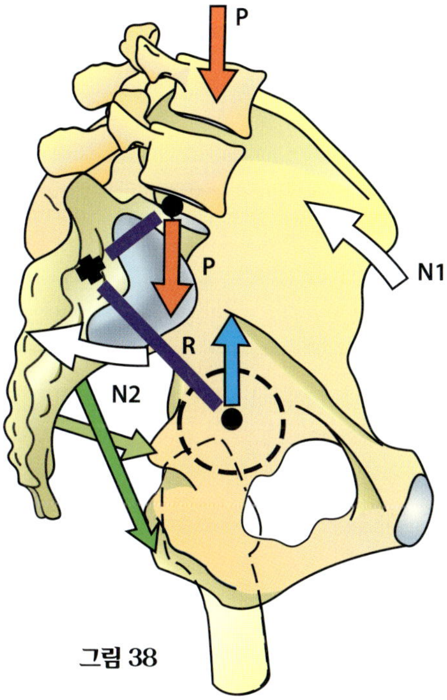

그림 38

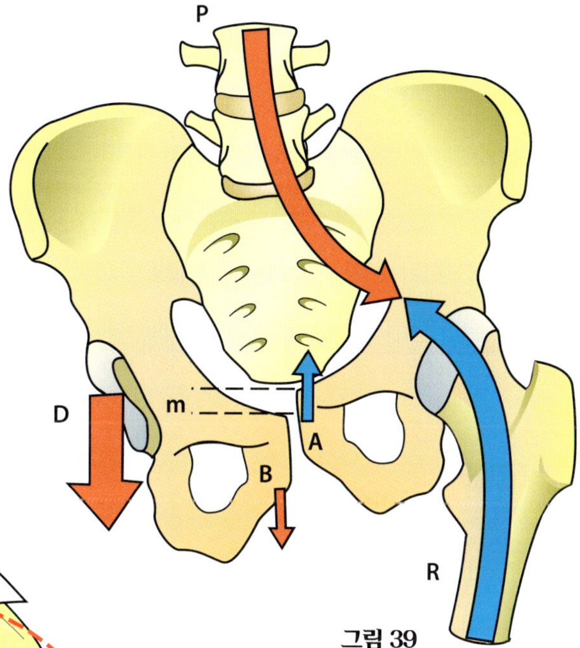

그림 39

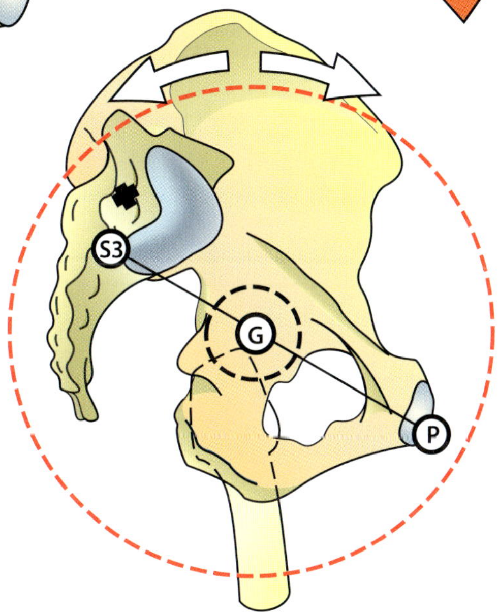

그림 40

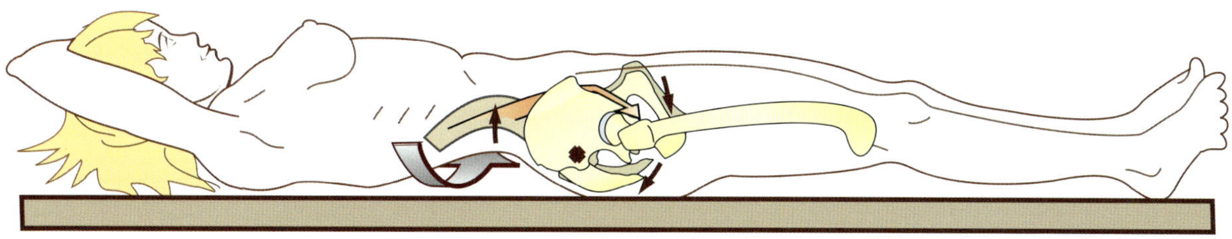
그림 41

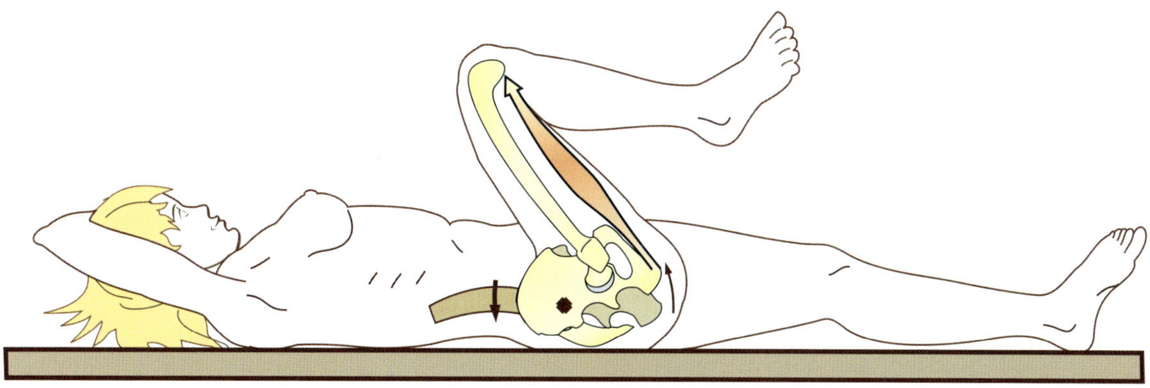
그림 42

골반벽pelvic wall

오른쪽 반골반hemipelvis의 안쪽 그림(그림 43: 왼쪽 엉덩뼈는 제거함)에서는 엉치뼈와 오른쪽 엉덩뼈 및 2개의 인대만 나타내었다.

- 엉치가시인대(1)는 엉치뼈 가쪽모서리에서 궁둥뼈가시로 뻗는다.
- 엉치결절인대(2)는 엉치뼈 가쪽모서리의 아랫부분과 꼬리뼈에서 궁둥뼈결절로 뻗는다. 그것이 연장된 낫 모양 부분(3)은 궁둥뼈가지ramus of ischium로 뻗는다.

이 2개의 인대는 2개의 뼈와 함께 2개의 구멍(큰궁둥구멍과 작은궁둥구멍)을 형성한다. 위쪽(s)은 큰궁둥파임의 수준에서, 아래쪽(i)은 작은궁둥파임의 수준에서 골반안과 척수신경뿌리spinal nerve root를 교통시키고 있다.

그림 44에는 같은 **오른쪽 반골반의 안쪽 그림**에 2개의 구멍 부분에서 골반을 나오는 2개의 근육을 추가하였다.

- **궁둥구멍근**(4)은 둘째 · 셋째 앞엉치뼈구멍anterior sacral foramina 옆 골반면pelvic surface에서 일고, 큰궁둥구멍을 통과한 후 큰돌기에 붙는다.

큰궁둥구멍에서 또한 다음도 나온다

- 위쪽으로 위볼기동맥superior gluteal artery(빨간색 화살표)
- 아래쪽으로 궁둥신경sciatic nerve(노란색 화살표)

- **속폐쇄근**(5)은 폐쇄구멍 모서리와 네모면quadrilateral surface(q)에서 일고, 작은궁둥파임의 뒤모서리를 예각으로 굽어 쌍동근gemellus(그림에는 표시되지 않음)을 동반해서 앞가쪽으로 향하여 큰돌기에 붙는다.

이 작은궁둥구멍에서 속음부동맥internal pudendal artery도 나온다(빨간색 화살표).

이 두 근육은 다리의 가쪽돌림근육이다(제2권 참조).

오른쪽 반골반의 안쪽 그림(그림 45)에 다른 2개의 다리의 굽힘근육을 추가하였다. 이것들은 고샅인대inguinal ligament(il)의 아래와 두덩뼈위가지의 위를 통과하면서 골반에서 나온다.

- **엉덩근**iliacus(6)은 엉덩뼈오목iliac fossa의 넓은 부분에서 인다.
- **큰허리근**psoas major(7)은 허리뼈 가로돌기에서 인다.

이 두 근육은 합쳐져서 **엉덩허리근**이 되고 온힘줄common tendon에 의해 작은돌기lesser trochanter에 붙는다.

그림 46은 이러한 방식으로 구성된 골반의 뼈-근육 벽에 광범위한 근육이 붙어 있음을 보여준다. 이것은 가로막diaphragm과 대칭적이고, **골반의 아래 벽**을 형성하고, **항문올림근**levator ani(8)이 골반벽을 둘러싸는 경계선에 붙어 있다. 이것들은 앞에서 뒤로 다음과 같은 것이 있다.

- 두덩뼈의 뒷면(보이지 않음)
- 폐쇄구멍의 섬유성 아치
- 이 섬유성 아치의 가쪽모서리를 궁둥뼈가시와 연결하는 힘줄아치
- 엉치가시인대의 안쪽면
- 엉치뼈 가쪽모서리의 아랫부분과 꼬리뼈의 가쪽모서리
- 항문꼬리인대anococcygeal ligament, 즉 꼬리뼈끝에서 항문anus(a)까지 뻗어 있는 섬유다발.

해부학자들이 잘 설명한 많은 섬유다발로 구성된 이 큰 근육의 판은 **골반가로막을 형성하여 배와 골반의 모든 기관을 포함하고, 또한 지지**한다. 그러나 이 격벽은 **중요한 관 구조**의 통과를 허용하기 위해서 반드시 정중선상에서 끊긴 곳이 있어야 한다. 이 중요한 관구조는 남성에서는 **항문**과 **요도**urethra, 여성에서는 항문, 요도, **질**vagina이다. 모든 삶의 문제가 바로 여기에 있다!

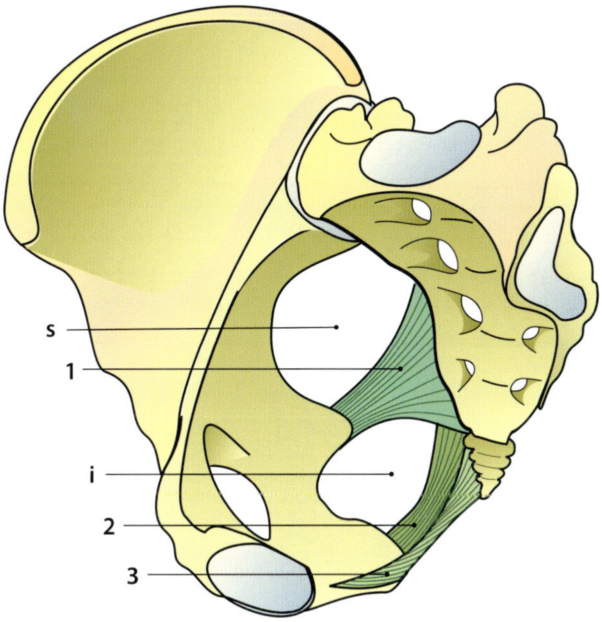

그림 43

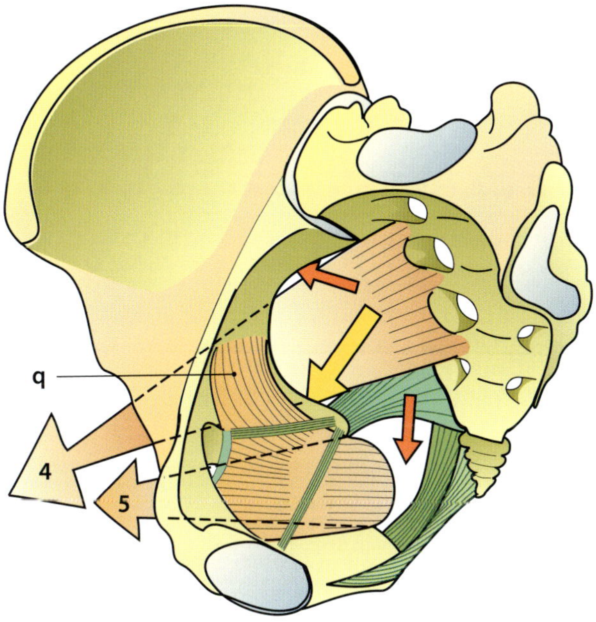

그림 44

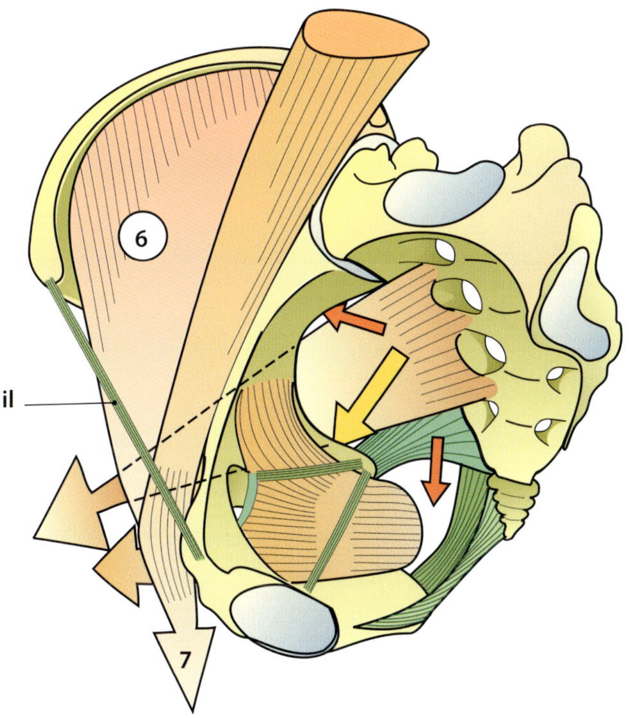

그림 45

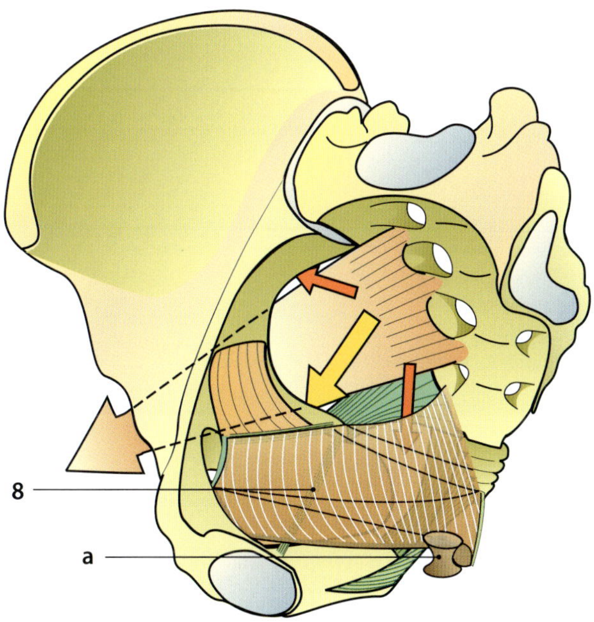

그림 46

골반가로막

골반의 뒤, 아래, 가쪽 그림(그림 47)에서는 항문(a)을 둘러싸는 다양한 섬유다발을 가진 항문올림근의 넓은 근육의 판을 완벽하게 보여준다.

이 근육 격벽은 가슴 가로막과 완벽한 짝을 이룬다다(그림 48). 이것은 **기관을 격리하여 보호하는**, 그 대응물(가슴 가로막)과 동일한 작용을 하지만, 또한 **중요한 관 구조를 통과시키기** 위한 **열린 구멍**이 있어야 한다.

이 격벽이 큰 틈새, 남녀에서 다른 구조의 **비뇨생식구명**urogenital hiatus(그림 49: c)을 포함하고 있는 것은 이 때문이다. 그럼에도 불구하고, 양 성별에 있어서 항문은 가장 뒤쪽에 위치하며 특수한 섬유다발인 **항문올림근**으로 둘러싸여 있다. 이 섬유에는 어느 정도 항문조임근anal sphincter이 섞여 있어서 배변 기전이나 배변 자제 기전에서 중요한 역할을 한다.

관상 단면(그림 50)에서는 이 격벽이 수평이 아니고, 비뇨생식구멍(c)에 의해 아래쪽으로 열린 **깔때기 모양**으로 비스듬히 되어 있는 것을 알 수 있다. 또한 이 격벽은 살(P)이라는 보다 표재성의 두 번째의 격벽에 의해 이중으로 되어 있으며 후자는 수평이고, 성별에 따라 구조가 매우 다르다.

뒷면(그림 51)에서는 이들 2개의 면을 잘 보여준다.

- 깊은 층deep layer: 뒤쪽 섬유다발(8)과 앞쪽 섬유다발(8′)이 있는 항문올림근
- 얕은 층superficial layer: 살(P)은 가쪽으로 궁둥두덩가지ischiopubic ramus에 붙고, 중앙에서 항문조임근(as)과 항문꼬리인대(ac)에 결합한다.

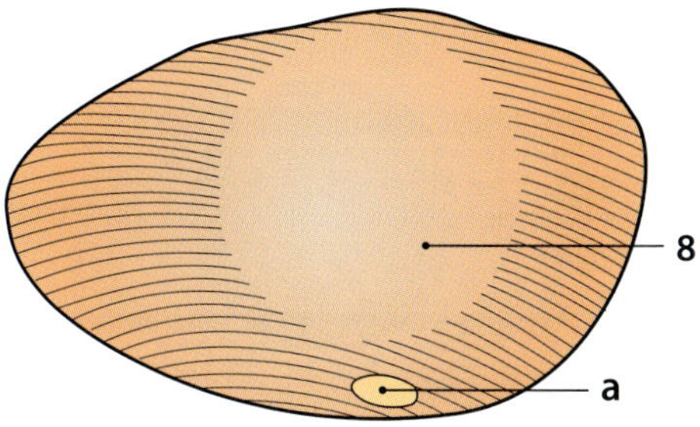

그림 48

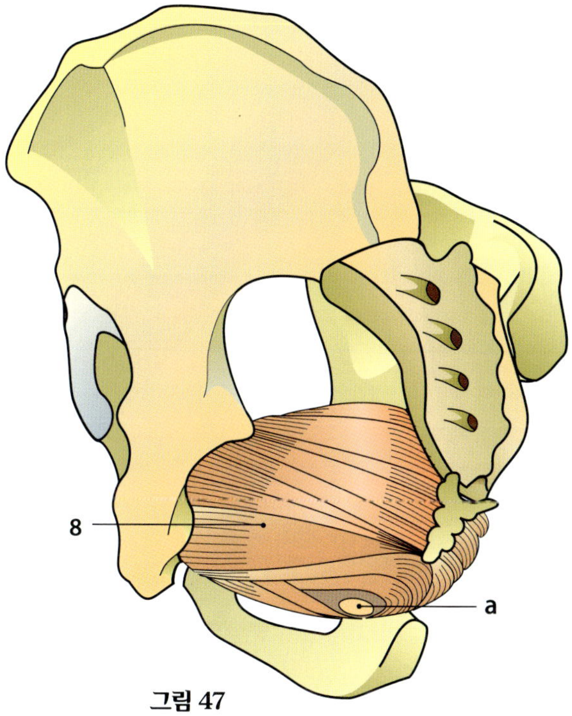

그림 47

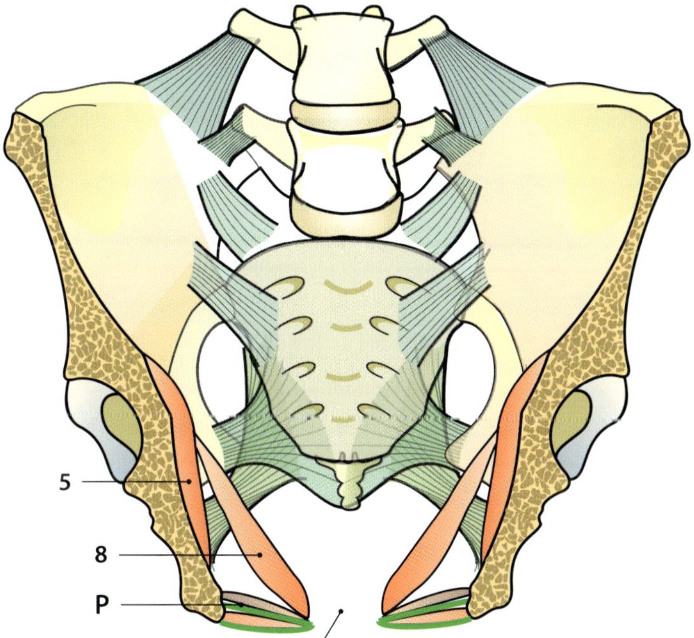

그림 50

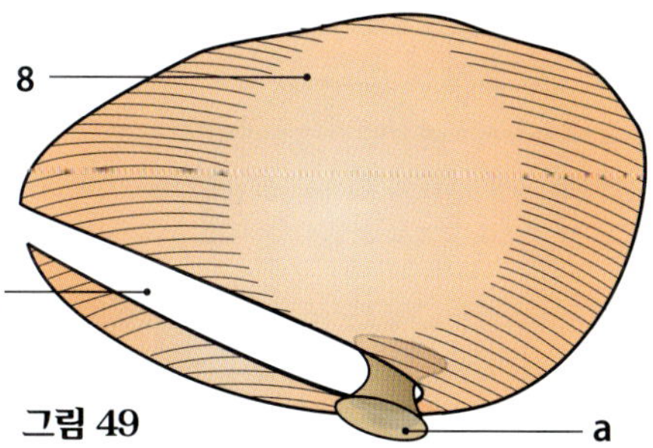

그림 49

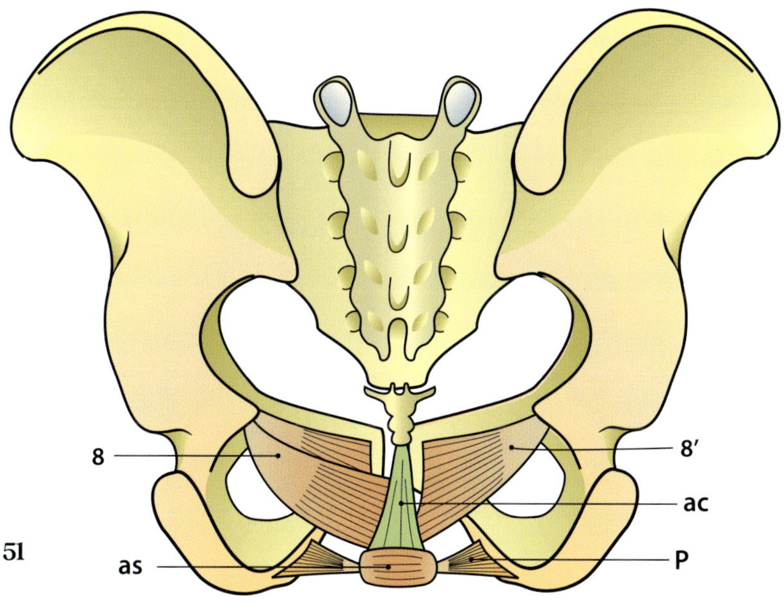

그림 51

여성의 샅

여성 골반의 앞, 아래, 가쪽 그림(그림 52)에서는 여성 샅의 2층 구조를 잘 알 수 있다.

- 얕은 층은 **얕은샅가로근**superior transverse perineal(1)으로 구성되고, 양 궁둥뼈가지를 가로로 연결한다.

여기에는 두 개의 조임근sphincter이 관련되어 있다. (조임근은 구멍의 지름을 조절할 수 있는 원둘레 모양이다. 이는 유압장치의 탭 또는 밸브와 비슷하다. 얼굴과 비교한다면 얼굴에는 입둘레근orbicularis oris이 있다.)

  - 앞쪽에는 질구멍vaginal orifice(v)을 둘러싸는 요도질조임근 sphincter urethrovaginalis(4)이 있다.
  - 뒤쪽에는 항문관anal canal(a)을 근육 고리로 둘러싸는 항문조임근(5)이 있다.

- 깊은 층은 2개의 근육층으로 구성되어 있다.
  - 깊은샅가로근deep transverse perineal(2)은 얕은샅가로근과 비교하여 깊은 층에 있는데 붙는곳과 뻗는 것은 얕은샅가로근과 같다.
  - 투명하게 보이는 **궁둥해면체근**ischiocavernosus(7)은 해면체를 싸고 있다. 이것이 궁둥뼈가지에 붙고, 두덩결합 아래에서 서로 합쳐져 음핵clitoris을 형성한다. 이 근육의 작용은 해면체를 압박하는 것이며 깊은샅가로근과 같은 성질을 갖고 있다.
- 이 두 층의 사이에 비뇨생식가로막urogenital diaphragm의 위쪽 및 아래쪽 근막(3)이 뻗어 있으며, 뒤쪽으로 깊은 · 얕은샅가로근을 약간 넘어선다(3′).
- 이 구조의 중앙에서는 모든 층이 융합하여 근섬유와 근막의 치밀한 교차, 즉 전체의 안정성에 있어서 절대적 요소인 샅중심체perineal body(6)를 구성한다.

이 모든 요소는 부인과gynecology 검사 자세에서 볼 수 있다(그림 53). 마찬가지로 **투시에 의한 특수 영상**으로 앞에서 언급한 모든 요소를 인식할 수 있다(그림 54).

샅의 얕은 층과 항문올림근을 포함한 투시도에서는 이것들의 관계를 잘 이해할 수 있다(그림 55).

남성의 샅과는 달리 여성의 샅은 큰 외상을 받기 쉽다. 특히, 출산 시 태아는 힘을 발휘하여 스스로 비뇨생식구멍을 지나서 길을 열어가야 한다. 이러한 것은 골반의 정역학에 영향을 주어 상이한 유형의 비뇨생식기관urogenital organ 탈출을 초래할 수 있다.

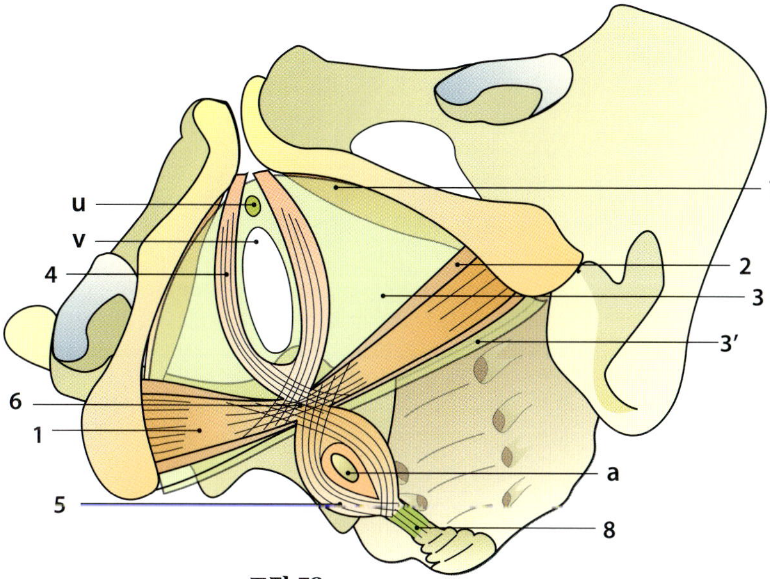

그림 52

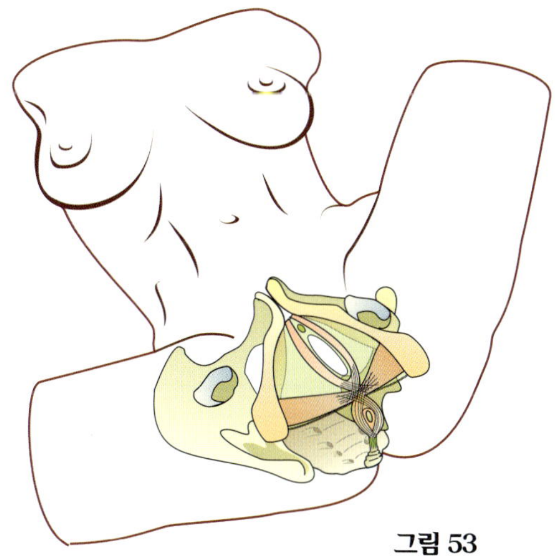

그림 53

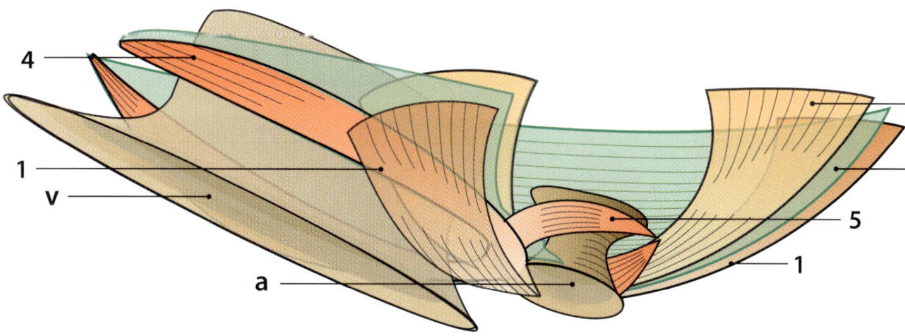

그림 54

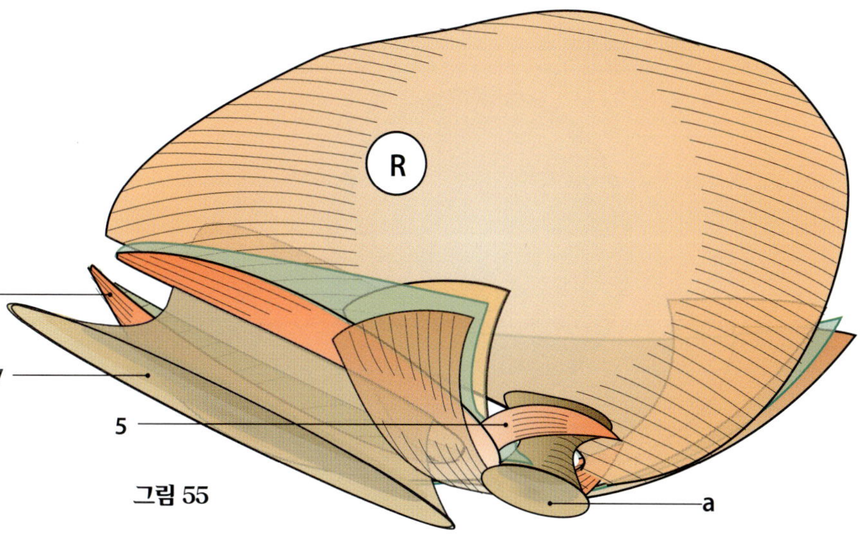

그림 55

배안과 골반안의 용적

앞, 위, 가쪽에서 본 투시도(그림 56)에는 배안과 골반안이 차지하는 가상의 용적을 강조해서 나타내었다. 이 용적 전체는 **3개의 구멍**opening**의 투시도**(그림 57)에 빨간색으로 나타낸 위골반문에 의해 2개로 나뉜다.

위골반문은 골반 고리 수준에 위치한다. 위골반문은 **엉치뼈곶**(첫째 엉치척추뼈 위모서리 앞쪽 돌출 부분)에서 좌우 엉덩뼈의 **활꼴선**arucate line을 지나 **두덩결합의 위모서리까지 연속하는 원형** 선이다.

이 구멍의 치수diemnsion는 잘 알려져 있으며 분만 시 매우 중요하다. 방사선검사 덕분에 비교적 쉽게 측정할 수 있다.

첫 번째 투시도로 되돌아가 보면 **배안의 용적**, 정확히는 위골반문보다 위에 있는 용적(맑고 투명한 부분)은 그 아래의 **골반안의 용적**(파란색 부분)보다 분명히 크다는 것을 알 수 있다.

그림 57(투시도)은 분만 시 태아 머리의 통과에 매우 중요한 별개의 2개의 구멍을 보여준다

- **중간 구멍**intermediate opening(녹색 선)은 4개의 점으로 경계가 되어 있다.
  - 두덩결합의 아래모서리
  - 좌우 궁둥뼈가시
  - 엉치뼈의 골반면
- **아래골반문**(파란색 선)도 역시 4개의 점으로 경계가 되어 있다.
  - 두덩결합의 아래모서리
  - 꼬리뼈끝
  - 좌우 궁둥뼈결절의 골반면

만삭full term이 된 태아는 배안에서 골반안으로 이동하여 배출될 때 **출산길(산도**birth canal**)**(그림 58)이라 불리는 통로로 들어간다. 이것은 3개의 구멍을 통과하는 구부러진 큰 튜브로 개념화된다.

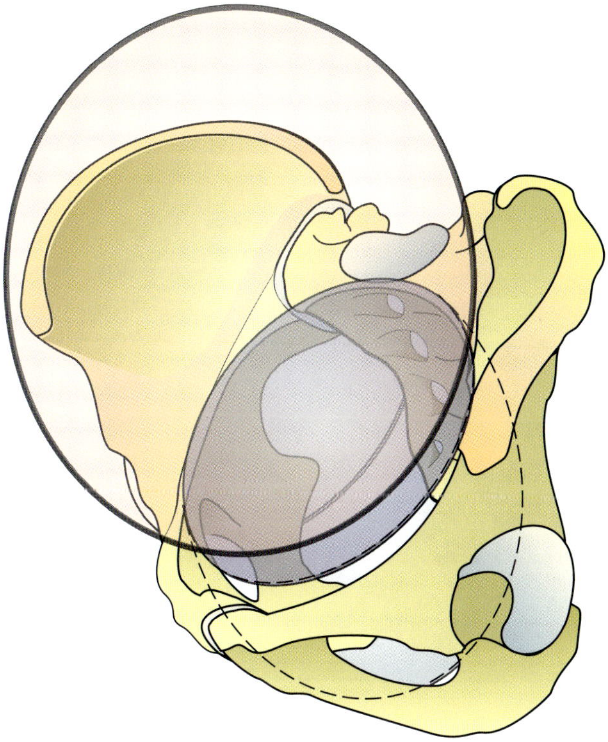

그림 56

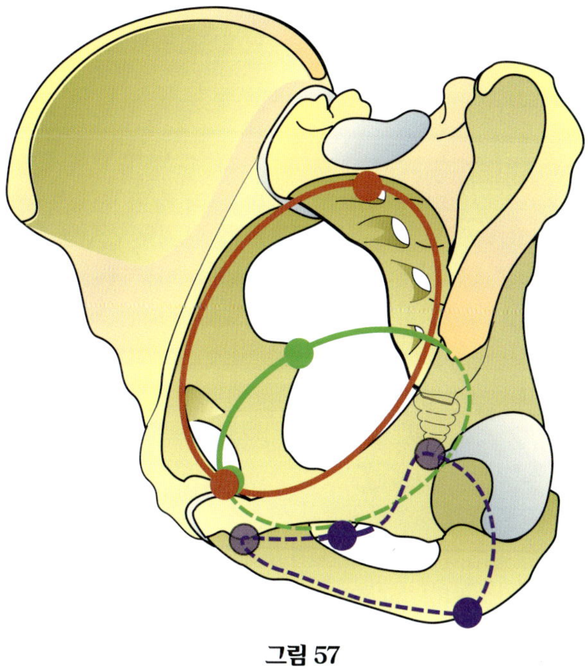

그림 57

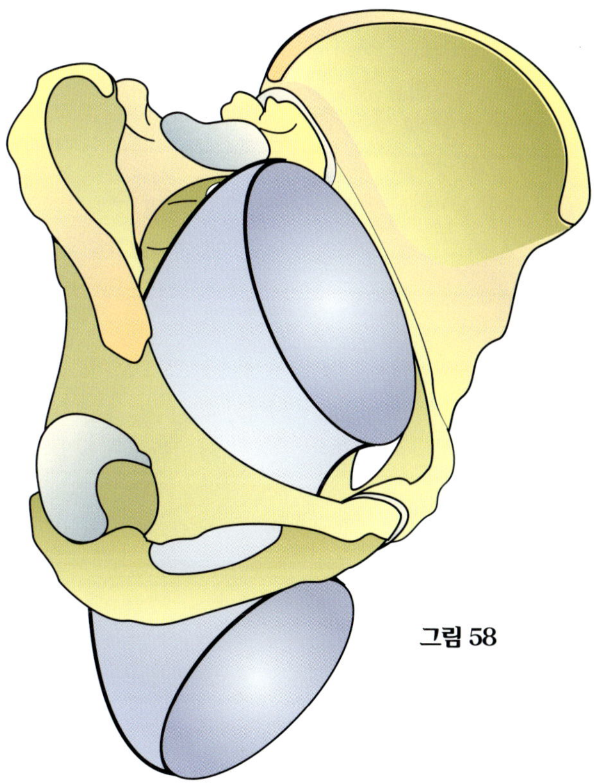

그림 58

분만

우리는 산과학obstetrics 개론을 논하고 있는 것은 아니다. 따라서 여기서 정상 분만의 기전, 더구나 이상분만의 기전에 대해서 상세히 기술할 의도는 없다. 그러나 이 생리적 행위는 뼈대, 관절, 근육 등 **큰 의미가 있는 근육뼈대계통을 작동시킨다는 점**에서 우리에게 흥미를 갖게 한다.

만삭에 도달하면 임신은 **출산**, 즉 자연적인 방법으로 태아를 배출하는 것으로 옮겨가야 한다. 여기서 강조되어야 할 것은 출산, 즉 신생아를 낳는다는 것은 **생리적 행위**여서 자연 현상이고, 태곳적부터 인류를 존속할 수 있게 해 온 행위라는 사실을 강조할 필요가 있다. 따라서 산과학은 행복한 사건이라 불리는 것을 성취하기 위해 정상 출산 기전과 출산 과정 중에 일어날 수 있는 장애 기전의 지식에 불과하다.

분만이 시작되면 그것은 바로 임신부의 온몸을 뒤흔들 진정한 격변이 된다. **출산길**을 통과하는 신생아의 이동은 일련의 잘 조정된 현상을 가정한다.

우선 **복압**abdominal pressure 하에 태아의 머리는 위골반문을 가로지른다(그림 59). 이것이 **진입**engagement이다. 이것보다 먼저 신생아의 머리는 작은골반에 들어간다. 카운터누테이션 운동 기전에 의해 위골반문이 확대되기 쉬운 자세는 다리를 뻗은 바로 누운 자세이다(67쪽 그림 41 참조).

돌림섬유circular fiber, 빗섬유, 세로섬유longitudinal fiber로 구성된 자궁의 강력한 근육조직이 **율동적으로** 수축하기 시작하는 한편, 자궁구멍external os of uterus목은 **넓어지기** 시작한다(그림 60). 이것이 수축기, 이른바 **분만통증**labor pain의 시기이다.

골반 지름의 증가는 두덩결합의 분리에 의해 촉진된다(그림 62). 임신 말기의 호르몬 상태는 두덩뼈의 좀움직관절에 유연성을 가져와 대략 1cm가 넓어져 위골반문에 의해 시작되는 모든 지름을 증가시킬 수 있다.

자궁구멍이 최대로 넓어질 때 아래골반문의 지름이 증가해야 하는 배출기가 시작된다. 이것은 앞에서 언급한 누테이션 운동 기전에 의존하한며 골반에 대한 다리의 굽힘에 의해 촉진된다(67쪽 그림 42 참조).

인류 대부분이 여전히 사용하는 전래의 분만 자세는 두 팔로 **매달리는 자세**이다(그림 63). 양 엉덩관절의 굽힘에 의해 **누테이션 운동**, 따라서 아래골반문의 확대가 촉진되고, 수직 자세에 의해 내장의 무게, **가슴 가로막의 작용, 배근육**muscles of abdomen**의 수축** 등으로 인해 **배의 추력**abdominal thrust을 높인다(그림 61). 가장 효과적인 근육은 배곧은근이 아니라 배바깥빗근이나 배속빗근internal abdominal oblique, 특히 **배가로근**transversus abdominis이며 자궁을 뒤쪽의 척주 쪽, 즉 **출산길의 축을 향해서 끌어 놓는다.** 이 자궁은 불균형해지고, 두덩결합의 위로 앞으로 기울어진다.

산과의사인 Bernadette de Gasquet의 최근 연구는 엉덩관절, 특히 넙다리뼈의 위치가 출산을 촉진하는 데 큰 역할을 한다는 것을 보여주었다. 그림 62bis, 63bis는 최신 출산에 채택된 부인과 자세에서는 분만 단계에 따라 다리의 위치에 유의해야 한다는 것을 이해할 수 있게 한다.

'진통기'로 알려진 제1단계 동안, 신생아의 머리는 위골반문을 넘어야 한다. 이는 위골반문을 넓히는 카운터누테이션 운동에 의해 촉진된다. 이 카운터누테이션 운동은 넙다리뼈 가쪽돌림(넙다리뼈 주위의 빨간색 화살표)에 의해 향상될 수 있다(그림 62bis). 즉, 엉덩관절의 인대와 근육을 긴장시켜 엉덩뼈를 가쪽으로 당기고(위가쪽 파란색 화살표), 엉치뼈곶의 뒤쪽 전위시켜(위 중앙의 파란색 화살표) 위골반문을 넓힐 수 있다.

제2단계인 '배출기'는 태아의 머리가 작은골반에 들어가자마자 시작된다. 이때 머리는 아래골반문을 넘어야 하며, 이는 누테이션 운동 기전에 의해 촉진된다. 다시 말하지만, 이 누테이션 운동은 넙다리뼈의 위치에 의해 강화될 수 있다(그림 63bis). 이번에는 넓다리뼈의 안쪽돌림(넙다리뼈 주위의 빨간색 화실표)에 의해 엉덩관절의 인대와 근육을 긴장시켜 엉덩뼈를 안쪽으로 기울이는 경향이 있다. 즉, 양 엉덩뼈날개의 접근(위가쪽 녹색 화살표), 특히 양 궁둥뼈결절의 벌어짐(작은 아래쪽 녹색 화살표)과 꼬리뼈의 뒤쪽 전위로 아래골반문을 넓힌다.

이러한 넙다리뼈 안쪽돌림은 고정된 것으로 간주되는 무릎에 대해 넙다리뼈를 가쪽으로 벌림으로써 쉽게 얻을 수 있다. 반대로, 다리를 정중선에 더 가깝게 가져옴으로써 넙다리뼈의 가쪽돌림을 일으킨다.

이 방법은 점점 더 많이 사용되고 있다. 출산 시간이 단축되고, 분만통증을 줄이기 때문이다.

여성 샅의 해부학적, 기능적 특성은 고령화와 일부 여성의 경우 다태임신multiple pregnancy으로 인한 기능장애functional disorder에 노출되어 있다. 비뇨생식구멍은 방광, 요관, 자궁 등의 골반기관pelvic organ이 **탈출**prolapse할 수 있는 틈이 될 수도 있다.

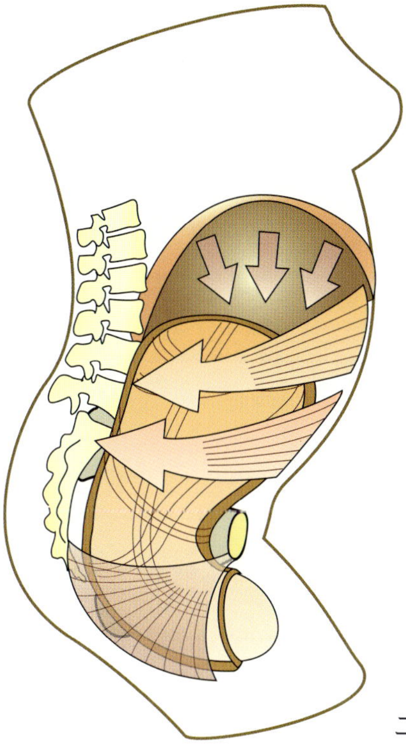
그림 59

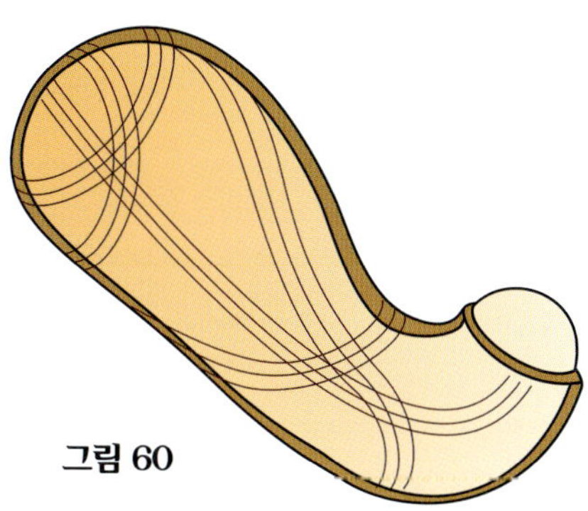
그림 60

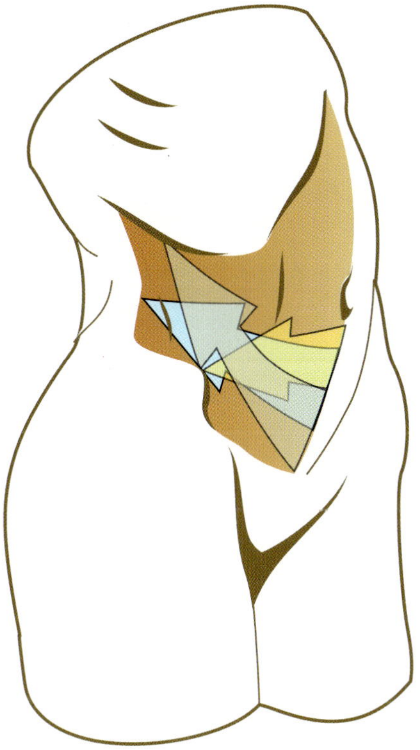
그림 61

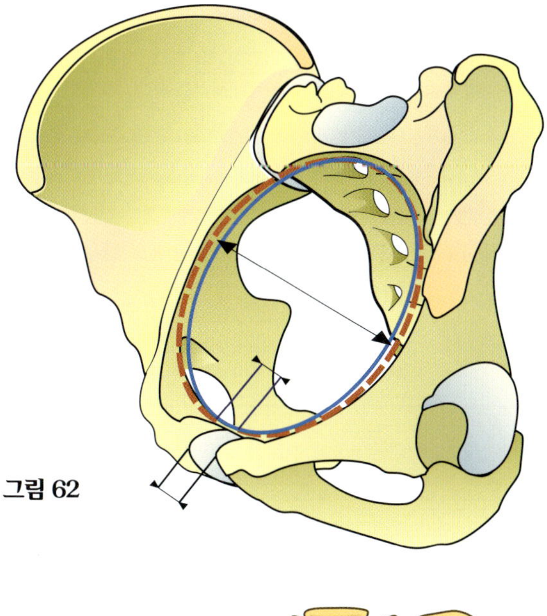
그림 62

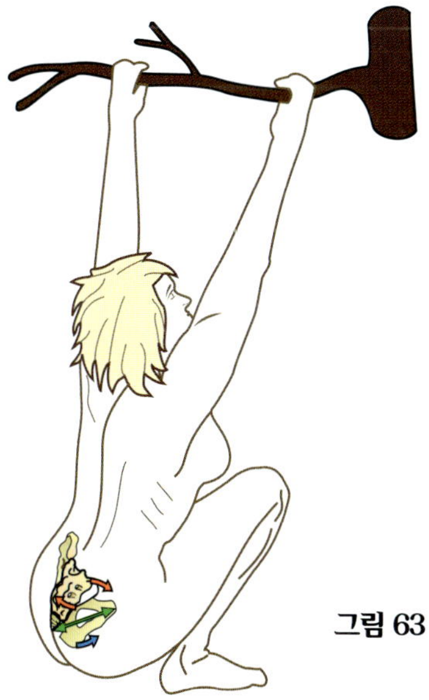
그림 63

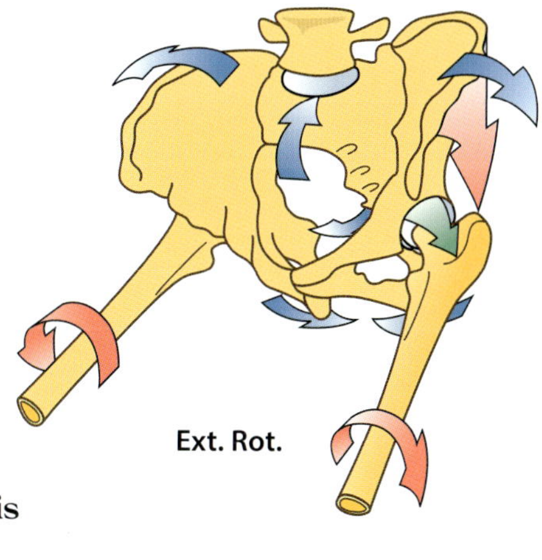

그림 62bis

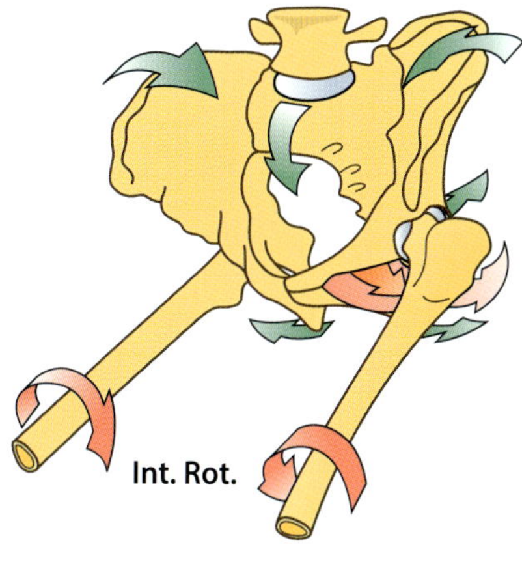

그림 63bis

여성의 배뇨와 배변

샅 근육은 **배뇨**micturition와 **배변**, **발기**erection 등 필수 기능을 조절한다.

양 성별에 공통인 배뇨와 배변에 대해서 여성의 샅을 예로 들면서 언급한다. 우선 배뇨자제urinary continence와 배뇨의 기전을 생각해보자.

소변 조절

방광은 콩팥kidney에 의한 영구적인 소변의 분비를 모아서 수의적으로 배출하는 **저장소**이다. 방광이 꽉 차면 요의를 느낀다. 따라서 **배뇨자제**와 **수의적 배뇨**는 각 개인의 자율성에서 매우 중요한 기능이다.

배뇨자제(그림 64: 여성)는 골반의 가장 앞쪽에 있는 기관인 방광(b)의 점진적인 채움을 가능케 한다. 민무늬근육섬유smooth muscle fiber로 이루어진 **속요도조임근**internal urethral sphincter(1)이 수축하여 있는 한 방광은 소변을 계속 저장할 수 있다. **바깥요도조임근**external urethral sphincter(2)은 샅의 얕은 층에 있고, 가로무늬근육striated muscle으로 이루어져 있다. 따라서 수의성이며 전자의 하류에 위치하고, 배뇨자제뿐 아니라 배뇨도 조절한다. 부적절한 순간에 매우 강력한 요의가 발생할 때 배뇨를 참을 수 있게 하는 것은 이 바깥요도조임근의 수의수축이다.

배뇨(그림 65)에는 다음의 4개의 인자가 관여한다.

- **속요도조임근** 이완
- 방광벽bladder wall의 민무늬근육smooth muscle인 **방광배뇨근**detrusor의 수축
- 바깥요도조임근의 이완
- **복압을 높이는 근육**, 즉 가로막(d), 특히 배속빗근(5)과 배가로근(6)의 수축

배변 조절

대변은 내림잘록창자descending colon에 이어지는 구불잘록창자sigmoid colon의 큰 종말부분인 곧창자rectum에 축적된다. 곧창자가 가득 차면, 빅우고 싶은 욕구가 일어난다.

대변자제fecal continence(그림 66)는 2가지 인자에 의해 조절된다.

- **항문올림근**(3)의 작용: 가장 안쪽의 섬유다발이 항문관의 뒤쪽에서 조여지며, 그 수축으로 항문관을 앞쪽으로 당기면서 예각으로 굽히게 한다.
- **바깥항문조임근**external anal sphincter(4)은 샅의 얕은 층 일부를 이루고 가로무늬근육섬유striated muscle fiber로 이루어져 있으며, 따라서 수의성이다. 전자의 하류에 위치하며, 수축과 이완으로 배변을 조절한다.

배변(그림 67)은 다음의 4가지 인자에 의존한다.

- 항문올림근(3)의 이완은 항문관을 다시 곧고 수직인 상태로 되돌린다.
- 곧창자(r) 민무늬근육의 수축, 특히 세로 섬유다발과 원형 섬유다발의 연동운동peristaltic movement(하류로 이동하는 반복 수축 파동)
- 바깥항문조임근(4)의 이완
- **복압을 높이는 근육**, 즉 가로막(d), 특히 배속빗근(5)과 배가로근(6)의 수축

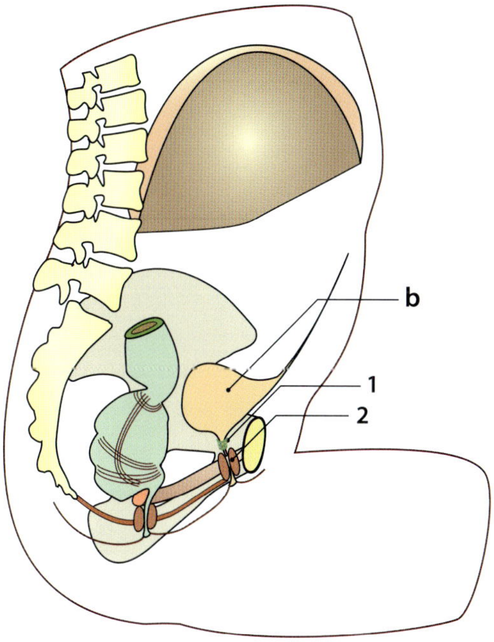

그림 64

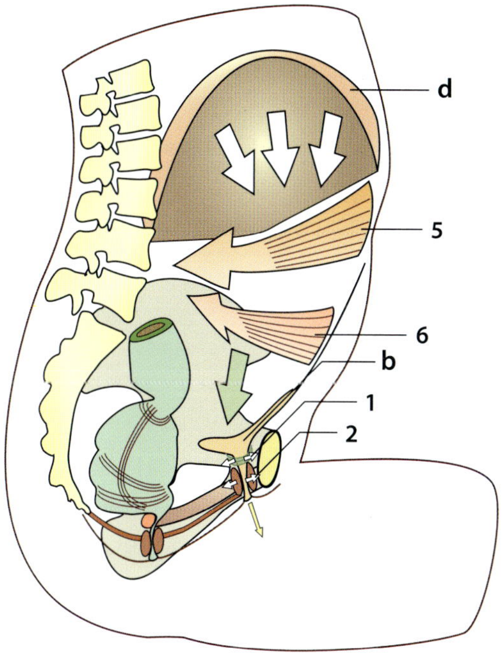

그림 65

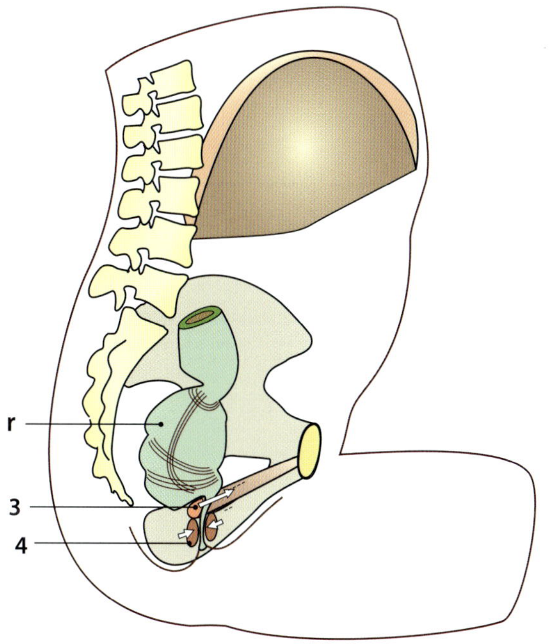

그림 66

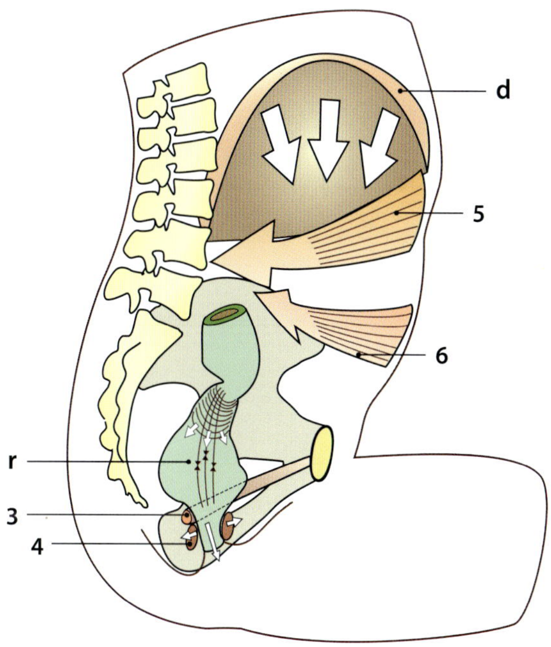

그림 67

번호는 모든 그림에서 공통이다.

남성의 샅

여성의 샅과는 달리 남성의 샅은 크게 문제가 되지 않는다! 출산도 없고, 탈출도 없다. 수술 후를 제외하고는 요실금도 없다. 한편 전립샘prostate의 질병으로 인해 요저류urinary retention가 일어날 수 있다.
해부학적으로는 **남성의 샅**(그림 68)은 여성의 샅과 동일한 구조로 되어 있으나 중대한 차이가 하나 있다. 비뇨생식구멍이 없다는 것이다!
2층 구조로 되어 있고 다음의 요소로 되어 있다.

- **깊은샅가로근**(1)
- **얕은샅가로근**(2)

이것들은 다음과 같이 구분된다.

- 샅의 앞쪽 삼각 모두를 차지하는 **중간샅근막**middle perineal fascia(3)
- 항문꼬리인대(5)에 의해 꼬리뼈와 연결되는 **항문조임근**(4)
- **바깥요도조임근**(6)
- 이 구조들은 모두 **샅중심체**(7)와 결합한다.

그러나 비뇨생식구멍은 **3개의 발기체**erectile body로 구성되는 발기장치erector apparatus로 치환되어 있다. 이것은 이른바 **음부동맥**pudendal artery 덕분에 혈액으로 채워지고 용적을 늘릴 수 있는 스펀지와 같은 것이다.
또한 좌우의 궁둥뼈가지를 따라 **궁둥해면체근**(9)으로 둘러싸인 **2개의 음경해면체**corpus cavernosum of penis(8)가 있다. 이것들은 두덩결합 아래의 정중선에서 융합하여 음경penis의 등 가쪽부분을 형성한다.
요도(u)를 둘러싸면서 샅을 횡단한 후, **망울해면체근**bulbospongiosus(11)에 둘러싸인 **요도해면체**(10)는 정중선상에서 샅널힘줄에 매달리면서 음경해면체와의 융합으로 향하고, 서로 **음경**(p)을 형성한다. 이 3개의 발기체는 **신장할 수 없는 음경근막**deep fascia of penis으로 둘러싸여 있으며, 이것이 발기 시에 음경을 단단하게 만드는 집sheath의 역할을 한다. 남성의 요도는 음경의 끝인 음경귀두glans penis에서 끝난다.
소변 조절(그림 69)은 여성과 동일한 요소를 기반으로 하지만 추가 요소인 전립샘(P)이 있다. 전립샘은 방광목neck of bladder에서 초기 요도 주위에 위치하는 샘gland으로, 정자를 부유 상태로 유지하는 정액을 분비한다.
일반적으로 **방광**(1)이 차면, 2개의 조임근이 배뇨자제를 확보한다.

- **속요도조임근**(2)은 전립샘요도prostatic urethra의 첫 부분을 둘러싼다.
- **바깥요도조임근**(3)은 수의성이고 전립샘 끝에 위치하며, 수의적 배뇨자제를 가능케 한다.

전립샘종prostatic adenoma이 있으면 전립샘의 비대가 초기 요도로 돌출되어 소변의 배출을 방해한다. 방광은 요저류 때문에 확장되어 두덩뼈 위로 튀어 나오게 된다(g: 점선).
배뇨(그림 70)는 방광의 민무늬근육인 방광배뇨근의 수축과 **속요도조임근**(2)과 **바깥요도조임근**(3)의 이완으로 이루어진다. 복압은 요저류 이외에는 필요하지 않다.
발기, 즉 음경의 단단해짐은 코끼리 피리를 사용함으로써 쉽게 이해할 수 있다. 이것은 종이로 만들어진 속이 빈 리본으로 한쪽이 막혀 있고 말려 있다(그림 71). 열린 쪽을 통해 바람을 불어넣으면 부풀어 오르고 팽창하여 단단해진다(그림 72). 발기 시 해면체는 코끼리 피리처럼 되어 출구가 막혀 있는 동안 음부동맥에 의한 혈액의 유입으로 부풀어 오르고 단단해진다.
이는 입구와 출구에 밸브가 있는 받침대에 부착한 콘돔으로 **실증**할 수 있다(그림 73). 출구 밸브의 폐쇄는 음부정맥pudendal vein의 폐쇄에 해당하고 입구 밸브를 통한 유입은 콘돔을 부풀게 한다(그림 74). 그리고 추가적으로 궁둥해면체근과 망울해면체근이 하는 것처럼 밑부분에서 꽉 조이면(검은색 화살표) 그 용적과 단단함이 증가한다(그림 75). 성극치감orgasm을 구성하는 요도에 포함된 정자를 격렬하게 몰아냄으로써 **사정**ejaculation을 결정하는 것은 궁둥해면체근과 망울해면체근의 **근육연축**muscle spasm이다. 성극치감은 출산 행위를 통해 자신의 지속을 보장할 기본 행위를 수행한 개인에게 주어지는 '보상'이다. 영구적이고 불수적인 발기인 **지속발기증**priapism은 매우 고통스러운 상황이다.

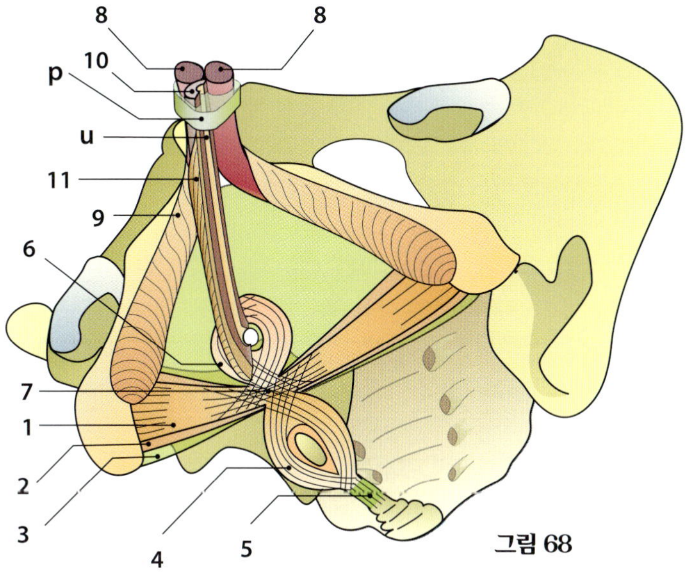

그림 68

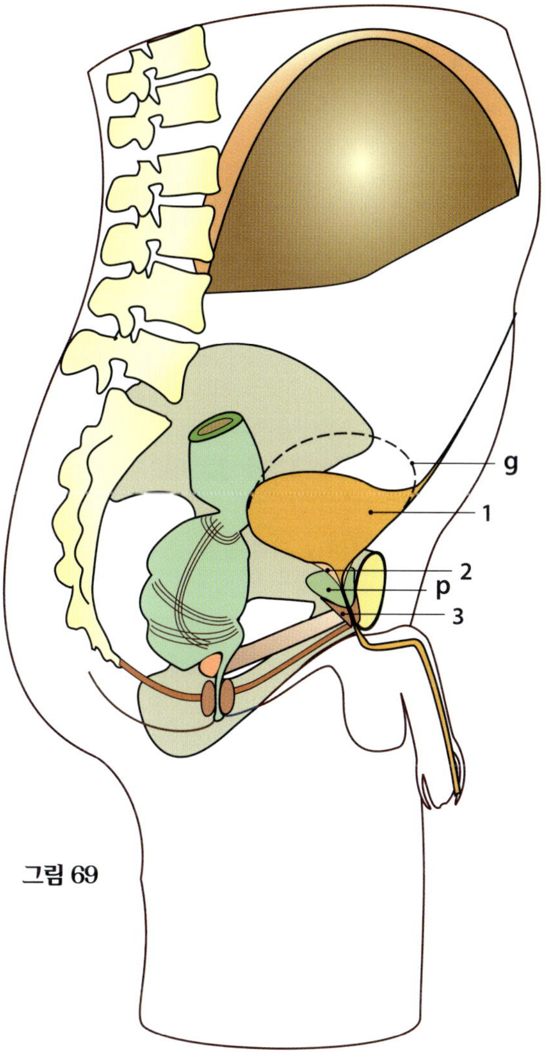

그림 69

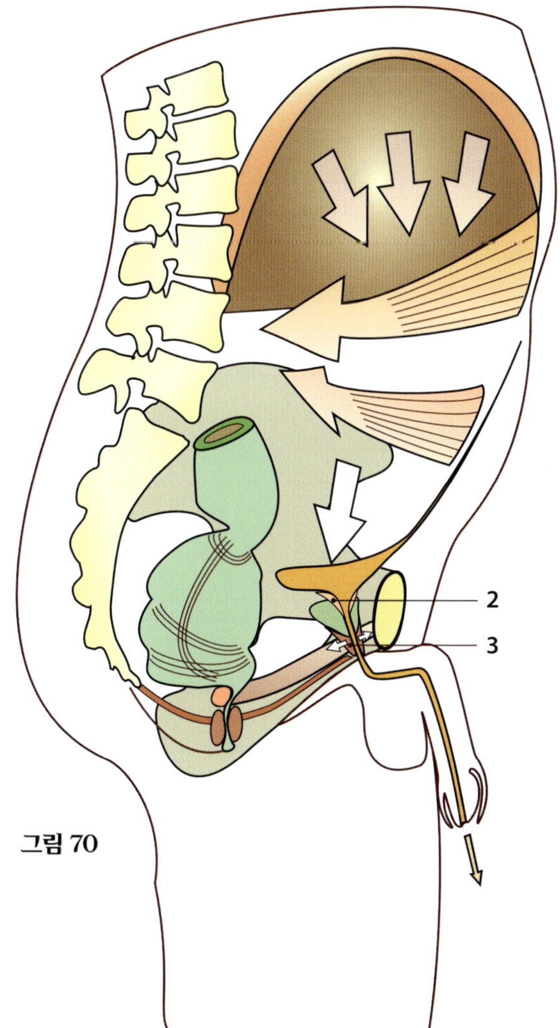

그림 70

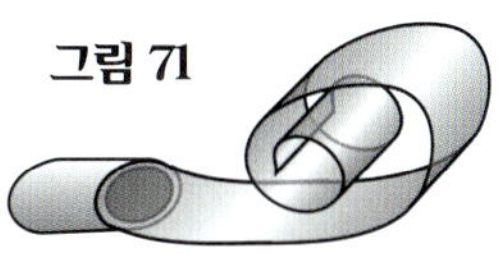
그림 71

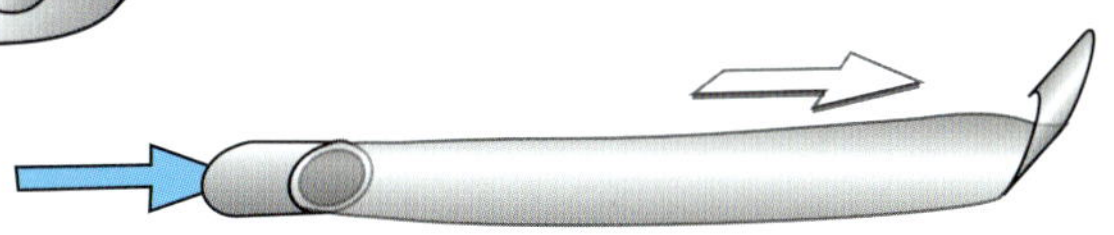
그림 72

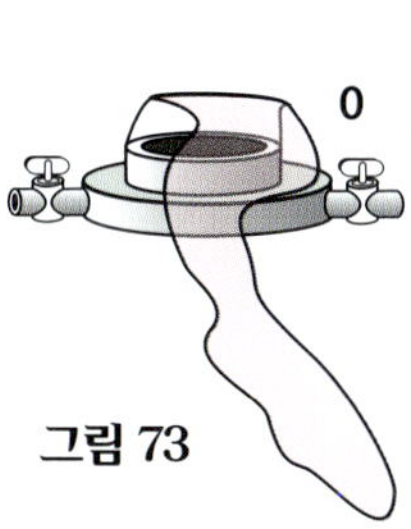

그림 73

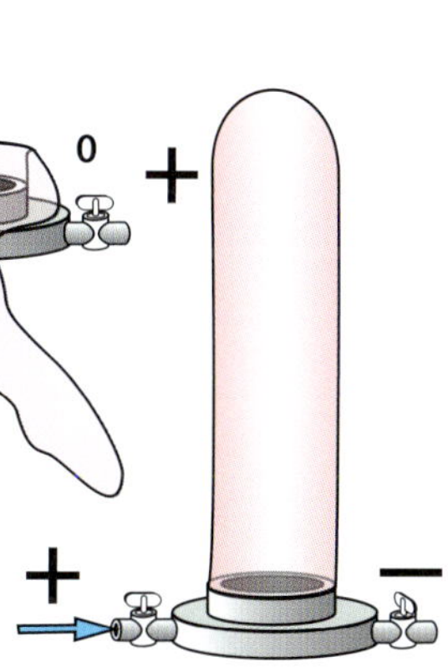

그림 74

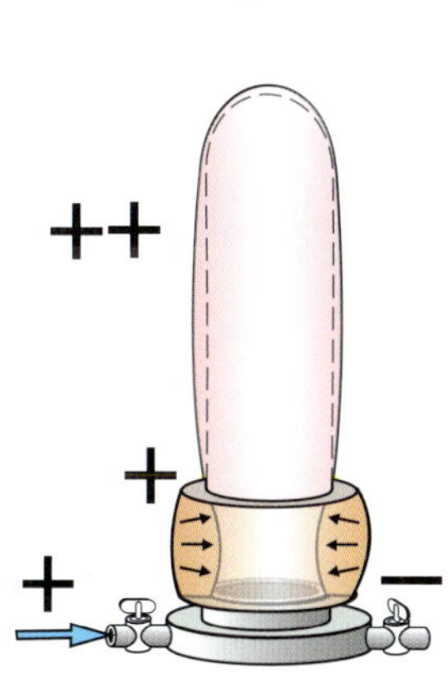

그림 75

골반의 바깥 경계표: Michaelis의 마름모와 Lewinneck면

다소 복잡한 방사선검사를 사용하지 않고, 뒤쪽과 앞쪽의 경계표landmark 덕분에 간단한 임상검사로 골반의 구조를 알 수 있다.

여성도 남성도 등 정중선에서 **척주고랑**spinal furrow(**뒤정중고랑**posterior median furrow)을 쉽게 분간할 수 있다(그림 76). 이것은 척추곁근육 사이의 함몰이며 **가시돌기선**에 해당한다. 척주고랑은 아래쪽에서는 엉치뼈 수준에서 끊어진다. **Michaelis의 마름**모가 분명히 도드라져 보이는 것은 이 부위이며 다음의 4개 점으로 경계를 이룬다.

- 정중선의 양쪽에 있는 **2개의 엉치엉덩오목**
- 위쪽으로 **척주고랑의 끝**
- 아래쪽으로 **볼기사이틈새의 정점**

이처럼 도드라져 보이는 이 마름모는 척주고랑의 연장인 정중선에 **수직의 긴 축**과 이것에 직각으로 교차하고, 양쪽 엉치엉덩오목 사이의 **짧은 가로축**을 포함한다. 짧은 축의 길이는 일정하다. 반면에 긴 축의 길이는 가변적이며 개인에 따라 마름모가 다소 길어진다.

고대 그리스 시대부터 조각가와 화가는 항상 이 마름모를 작품에 표시했으며, 그것을 모든 그림과 조각에서 볼 수 있다. 일부 현대 예술가는 이것을 알고 있으나 의학의 분야에서는 산과의사들만이 이것을 배웠다. 이는 우연이 아니다. 발견자인 Gustav Adolf Michaelis(1798~1848)는 Kiel에 살던 독일의 산과의사였고 아직 방사선검사가 존재하지 않던 시대에 출산 예정인 임신부 골반의 가능한 변형을 평가하여 난산을 예측하는 방법을 발견하였기 때문이다.

방사선영상 덕분에 현재는 어떤 구조물이 이 마름모에 해당하는지를 알 수 있다. 미리 4개의 점을 납 표지자로 표시하여 촬영한 정면 방사선영상에서 해당하는 구조물을 알 수 있다(그림 77).

- **2개의 엉치엉덩오목**은 항상 **엉치엉덩관절의 윗부분**에 투영된다.
- 위쪽의 꼭짓점은 위치에 변화가 있으며 L4 또는 L4/5에 투영된다.
- 아래쪽의 꼭짓점도 역시 S3 주위를 약간 이동할 수 있다.

이 마름모는 특히 심미적인 부위이며 어떤 사람은 '신성한 마름모divine lozenge'라고 이름 붙였다. 이것은 엉치뼈와 허리엉치관절에 해당하며, 외과의사나 류마티스전문의rheumatologist에게는 매우 흥미로운 것이다.

실제로 이 **허리엉치 부위**는 3개의 경계표로 표시할 수 있다(그림 78).

- **L4/L5 가시사이공간**interspinous space은 좌우 엉덩뼈능선의 정점을 연결하는 선(점선)과 정중선의 교차점에 있다.
- **2개의 엉치엉덩오목** 수준에서 엉치엉덩관절에 약을 주사할 수 있다.
- **첫째 뒤엉치뼈구멍**으로는, 예를 들어 궁둥신경통증sciatica의 경우 **아래 경막외주사**epidural injection를 할 수 있다. 그 찌르는 점(진한 파란색)은 L4/L5에서 두 손가락 폭 아래, 정중선에서 두 손가락 폭 가쪽에 있다. 얕은 층을 충분히 마취시킨 후 약간 긴 바늘을 사용해서 이 **엉치뼈구멍**을 찾아낼 수 있다. 엉치뼈 겉질과 접촉이 사라지고 저항감이 안 느껴질 때, 바늘을 1cm 더 넣은 후 약물을 주입할 수 있다.

골반의 앞면(그림 79)에는 좌우의 위앞엉덩뼈가시와 두덩뼈에 의한 3개의 뼈 돌출부가 **Lewinneck의 삼각**triangle of Lewinneck을 형성하며, **엎드린 자세**prone position에서는 이 위에 골반이 실린다(그림 80). 이 삼각은 컴퓨터 유도 수술에서 골반의 정위 결정의 경계표로 사용된다.

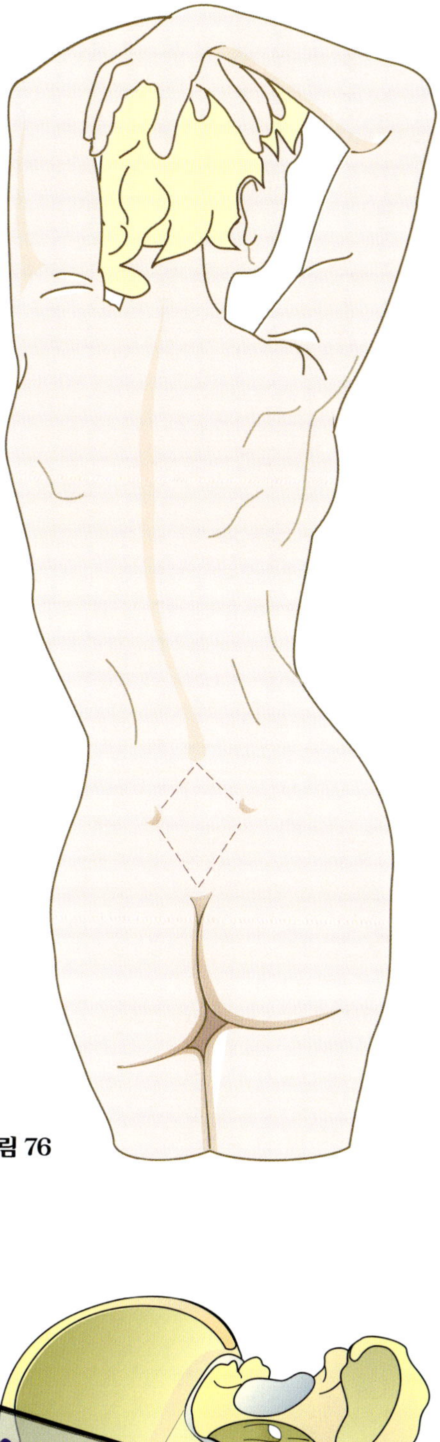

그림 76

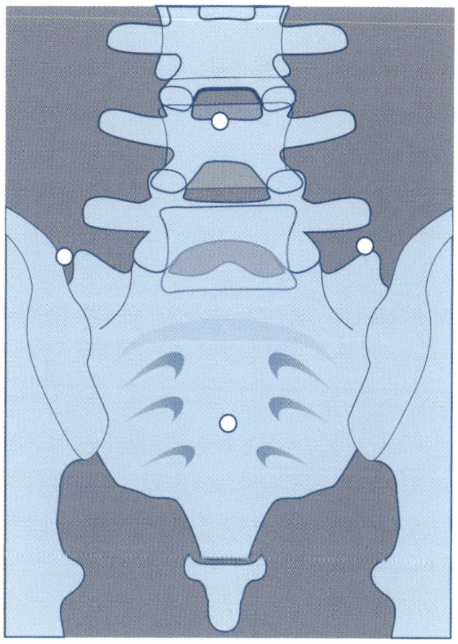

그림 77

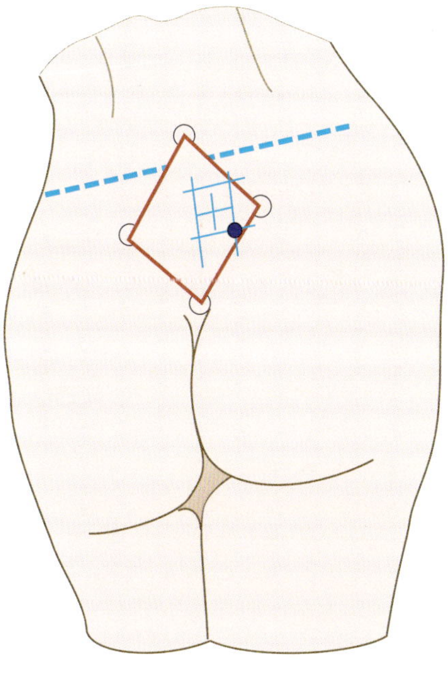

그림 78

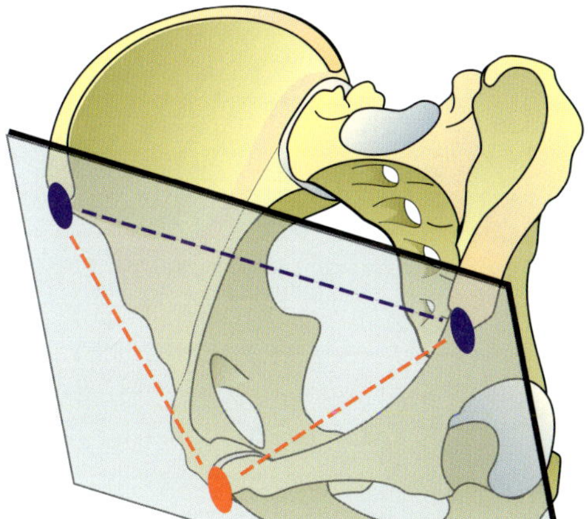

그림 79

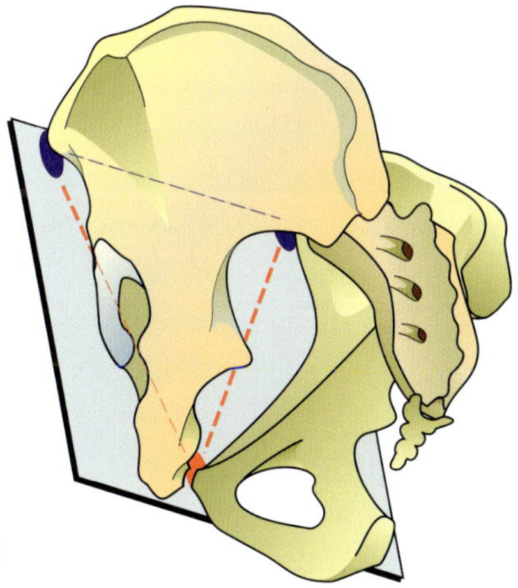

그림 80

Chapter 3

허리척주

허리척주는 골반이라는 토대 위에 올려져 있으며, 엉치뼈와 관절을 이룬다. 다음으로 허리척주는 등척주를 지지하며, 등척주는 가슴thorax과 팔이음뼈와 연결된다.

허리척주는 척주 중에서 목척주 다음으로 **가동성**이 크다. 체중에 의한 **부하가 가장 크므로** 결과적으로 질병과 관련된 문제가 많다. **허리통증**lumbago과 그 필연적 결과인 **척추사이원반 탈출**이 가장 많이 관찰되는 것은 이 수준에서이다.

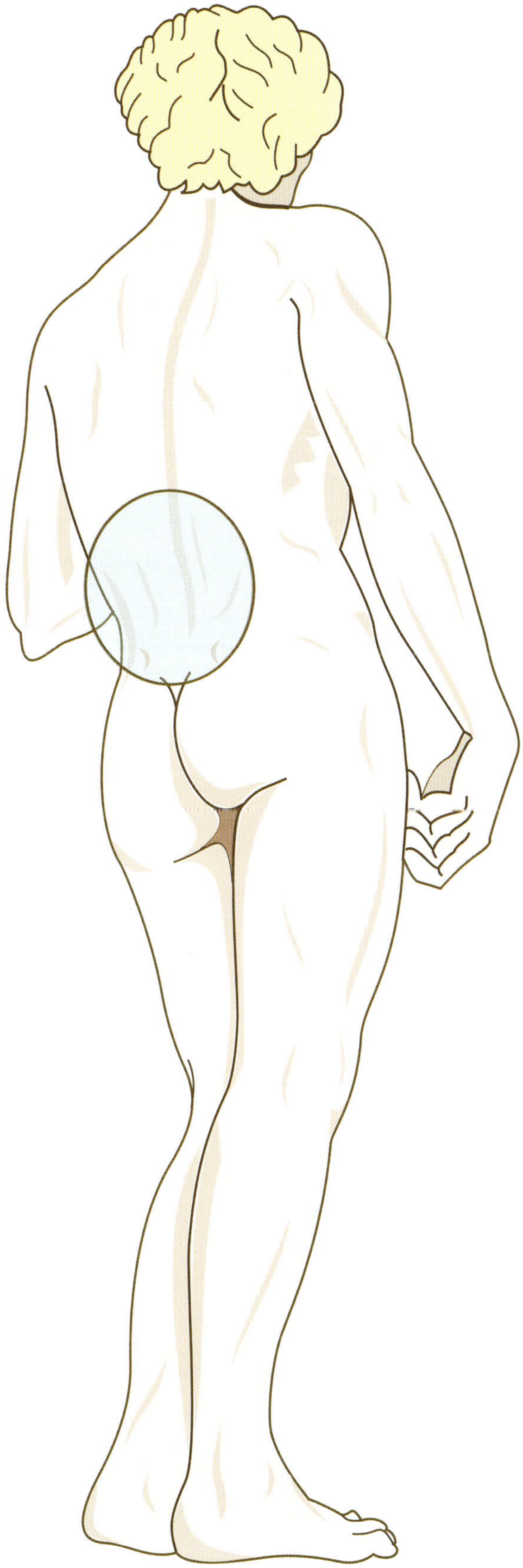

전체적으로 본 허리척주

방사선 **정면 영상**(그림 1)에서 허리척주는 곧고 **가시돌기선**(m)에 대해 **대칭**이다. 척추뼈몸통의 폭과 가로돌기의 폭은 모두 아래에서 위로 가면서 일정하게 감소한다. 좌우 엉덩뼈능선의 가장 높은 부분을 연결하는 **수평선**(h)은 L4와 L5 사이를 지난다. **엉치뼈날개**ala of sacrum**의 가쪽모서리**에서 내린 수직선(a, a′)은 대략 **볼기뼈 절구 바닥**을 지난다.

방사선 **옆면 영상**(그림 2)에서 **허리척주앞굽음**과 de Sèze에 의해 개발된 허리척주의 정역학적 특징을 인식할 수 있다.

- **엉치각**sacral angle(a)은 수평선에 대한 첫째엉치척추뼈 윗면의 경사각이며 평균 30° 이다.
- **허리엉치각**lumbosacral angle(b)은 다섯째허리뼈의 축과 엉치뼈의 축이 이루는 각도로 평균 140° 이다.
- **골반경사각**angle of inclination of pelvis(i)은 수평선에 대한 엉치뼈곶과 두덩결합을 연결하는 선의 경사각이며, 평균 60° 이다.
- 허리척주앞굽음의 수직높이는 첫째허리뼈(L1)의 뒤 위모서리를 다섯째허리뼈(L5)의 뒤 아래모서리에 연결함으로써 만들 수 있다. 이 선은 허리척주앞굽음의 현(인대, 힘줄)을 나타낸다. 대개 셋째허리뼈(L3) 수준에서 곡률의 수직높이가 최대가 된다. 허리척주앞굽음이 더 뚜렷할수록 수직높이는 더욱 증가하고, 허리척주가 곧게 펴지면 0이 되며, 심지어 드물게는 음의 값을 취할 수도 있다.
- **뒤굽이**posterior bend(pb)는 첫째허리뼈의 뒤 위모서리에서 내린 수선과 다섯째허리뼈의 뒤 아래모서리 사이의 거리를 나타낸다. 이 거리는 다음 값을 취한다.
  - 수선이 허리척주앞굽음의 활시위와 일치할 때는 0
  - 허리척주가 뒤쪽으로 기울면 **양**(+)
  - 허리척주가 앞쪽으로 기울면 **음**(-)

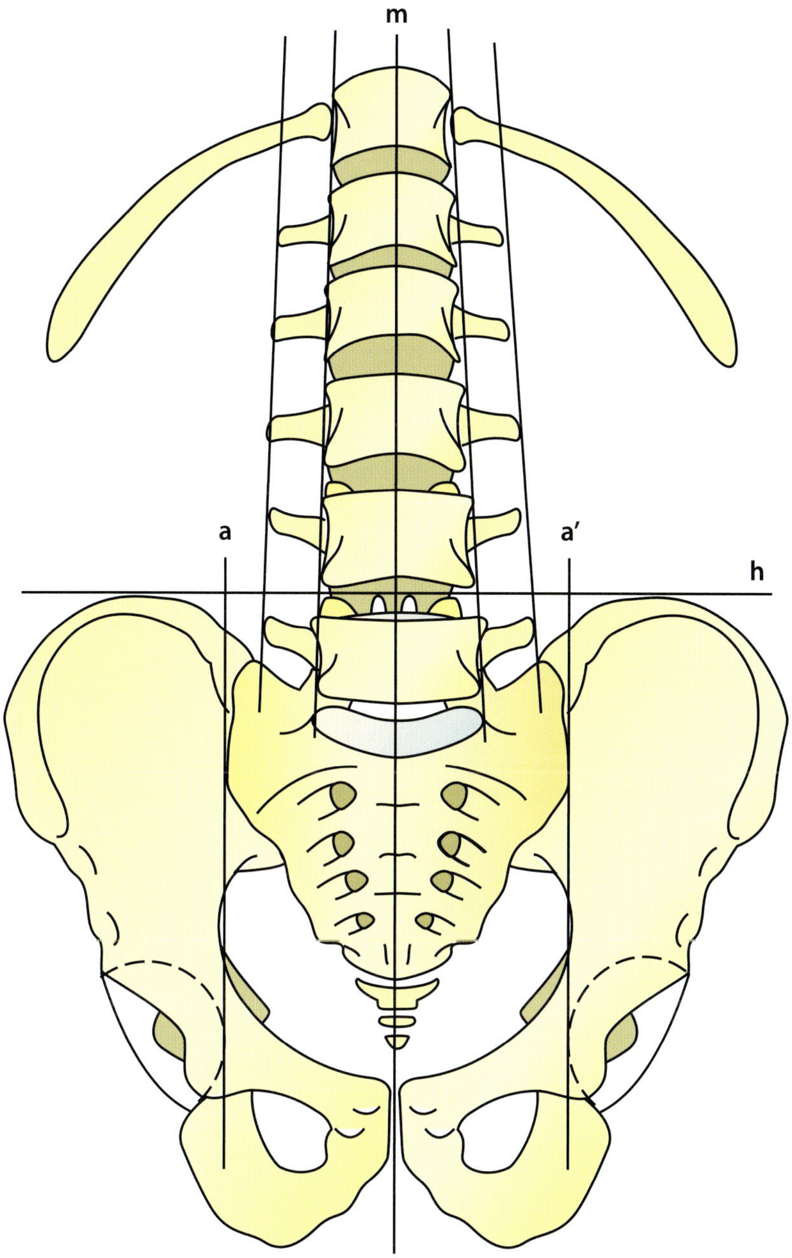

그림 1

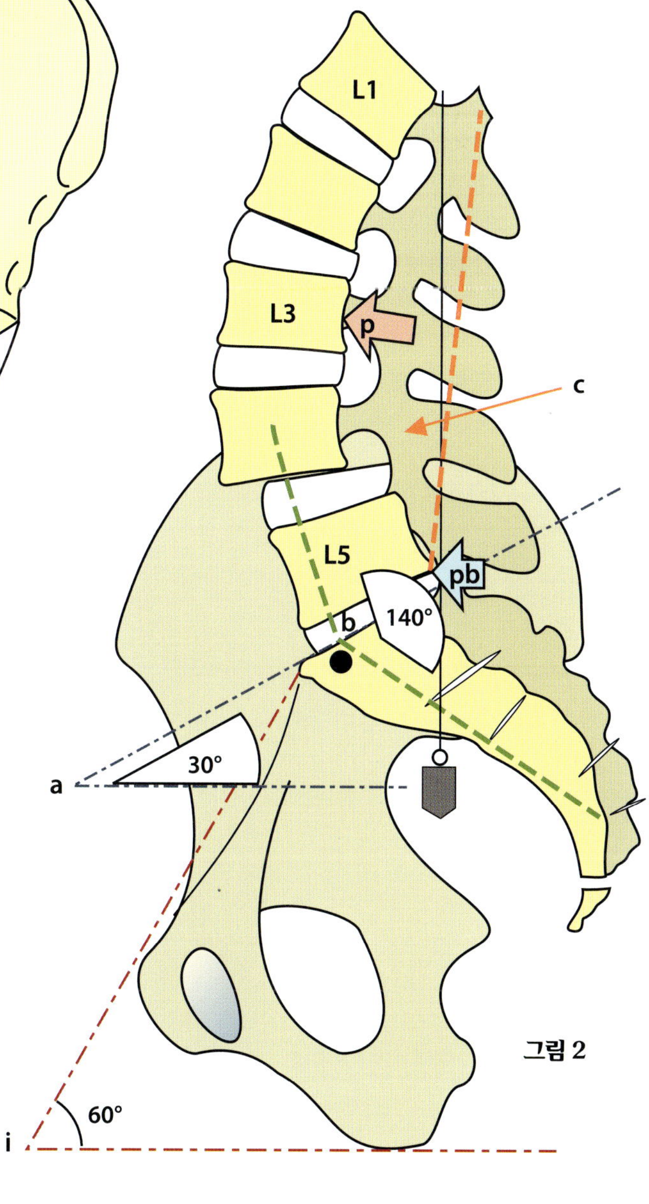

그림 2

허리뼈의 구조

허리뼈의 구성 요소는 '분해한' 그림(그림 3)에서 잘 알 수 있다.

- **척추뼈몸통**(1)은 콩팥 모양이며 앞뒤 방향보다 가로 폭이 넓다. 또한 높이보다도 가로 폭이 넓고 거의 평평한 뒤쪽을 제외하고 디아볼로diabolo처럼 둘레가 오목하게 들어가 있다.
- **고리판**(2)은 매우 높고 뒤 안쪽으로 향하고 있으나, 그 평면은 아래 가쪽으로 비스듬하다.
- 양쪽의 고리판은 뒤쪽에서 융합하여 매우 큰 사각형의 **가시돌기**(3)를 형성한다. 가시돌기는 뒤쪽을 향하며 끝부분이 부풀어 있다.
- **가로돌기**(4)는 **갈비뼈돌기**costoid process(4)로 부르는 것이 더 적절할지도 모르겠다. 실제로 가로돌기는 갈비뼈의 흔적이기 때문이다. 가로돌기는 관절의 높이에 부착하며 매우 두꺼운 사각형이고, 뒤가쪽으로 비스듬히 뻗는다. 가로돌기의 붙는곳의 뒷면에 덧돌기accessory process(그림에는 표시되지 않음)가 있는데, 어떤 연구자에 따르면 등뼈 가로돌기와 동등하다고 한다.
- **고리뿌리**(5)는 고리판을 척추뼈몸통에 연결하는 짧은 뼈 부분이며, 척추뼈몸통 뒷면의 위가쪽의 모서리에 붙어 있다. 인접한 척추사이구멍의 위모서리와 아래모서리를 이루며, 뒤쪽에는 **관절돌기**가 접합하여 있다.
- **위관절돌기**(6)는 고리뿌리와의 접합부이며 척추뼈고리의 위모서리에 서 있다. 그 평면은 뒤가쪽으로 비스듬히 뻗고, 뒤 안쪽이 연골로 덮인 **관절면**을 갖고 있다. **아래관절돌기**(7)는 고리판과 가시돌기와의 접합부 부근에서 척추뼈고리의 아래모서리에서 멀리 떨어져 있다. 이것은 아래 가쪽으로 향하고, 앞 가쪽이 연골로 덮인 **관절면**을 갖고 있다.
- 척추뼈몸통 뒷면과 척추뼈고리 사이에는 거의 정삼각형 모양의 **척주뼈구멍**vertebral foramen이 있다.

'재구성된' 전형적인 **허리뼈**는 그림 4에 나와 있다.

허리뼈에는 몇 가지 특징적인 성질이 있다. 첫째허리뼈의 가로돌기는 다른 허리뼈의 가로돌기보다 덜 발달해 있다. 다섯째허리뼈의 척추뼈몸통 높이는 뒤쪽보다도 앞쪽이 높아서 옆에서 보면 **쐐기 모양** 또는 앞쪽이 밑변인 사다리꼴 모양이다. 다섯째허리뼈의 아래관절돌기는 다른 허리뼈의 아래관절돌기보다 서로 더 멀리 떨어져 있다.

2개의 허리뼈를 수직으로 분리하면(그림 5) 위 허리뼈의 아래관절돌기가 어떻게 하여 아래 허리뼈의 위관절돌기의 뒤 안쪽에 **잘 들어맞는지를** 이해할 수 있다(그림 6). 따라서 각 허리뼈는 **관절돌기가 형성하는 브레이크에 의해** 상위 허리뼈를 가쪽에서 안정화시킨다.

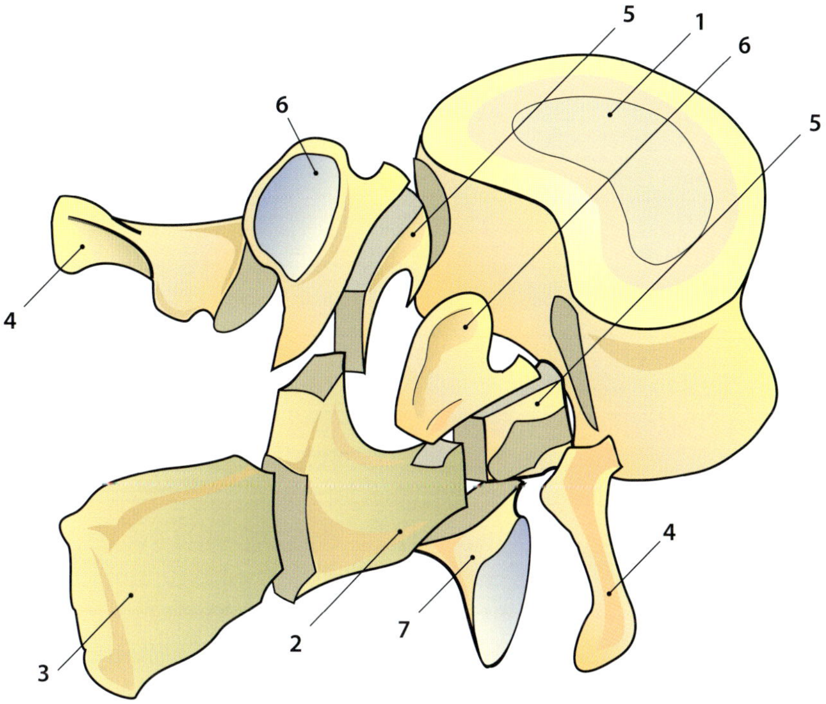

그림 3

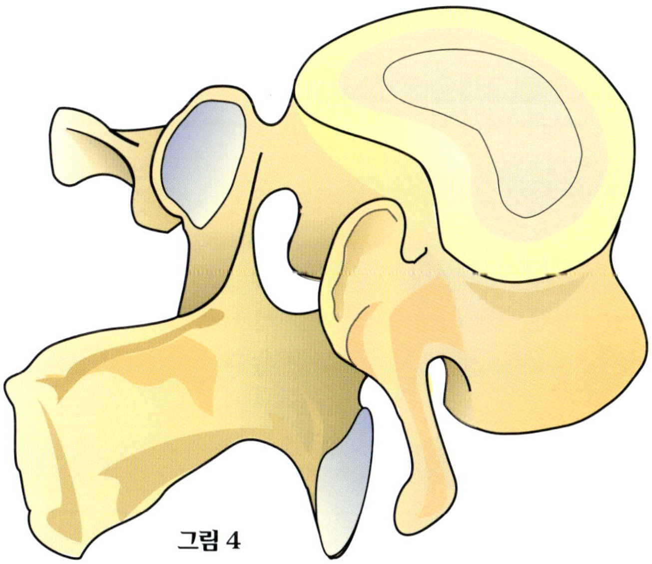
그림 4

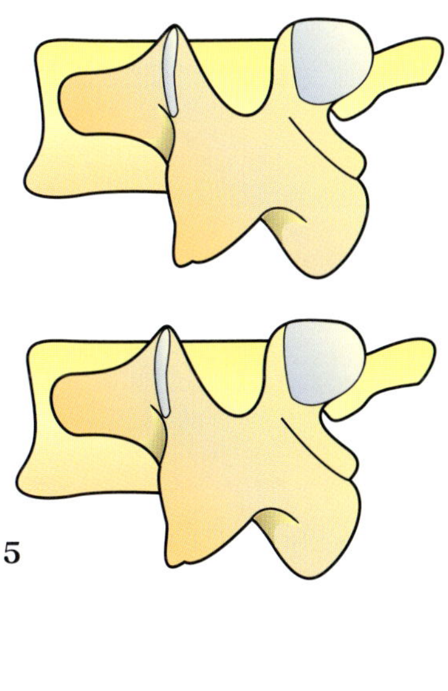
그림 5

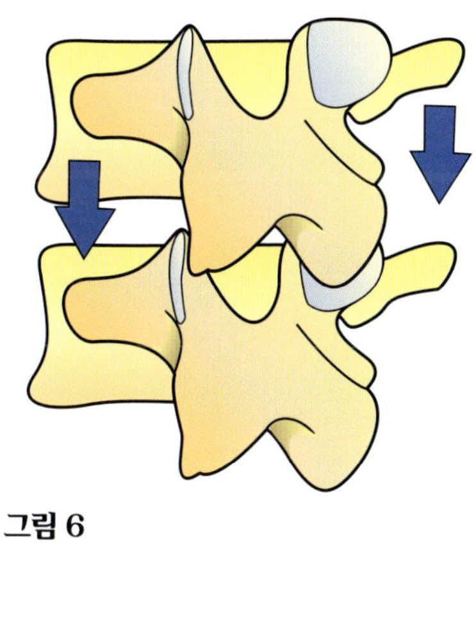
그림 6

허리척주의 인대 시스템

인대 연결 시스템은 한편으로는 **시상 단면**(그림 7: 왼쪽의 척추뼈고리는 제거), 다른 한편으로는 **관상 단면**(그림 8: 척추뼈 고리뿌리 수준의 관상 단면이며 척추뼈몸통을 포함한 **앞쪽 절반의 뒷면**이 보인다)으로 연구할 수 있다. 180° 돌림시킨 단면의 뒤쪽 절반(그림 9)에서는 앞에서 본 척추뼈고리가 보인다. 위쪽 허리뼈 하나가 분리되어 있다. 양쪽 고리뿌리 단면을 볼 수 있다(그림 8, 9).

시상 단면(그림 7)에서 2개의 인대 시스템을 매우 명확하게 구별할 수 있다.

- 한편으로는 척주 전체를 따라서 **앞세로인대**(1)와 **뒤세로인대**(5)
- 다른 한편으로는 **척추뼈고리 사이의 분절 인대 시스템**

앞세로인대(1)는 진주색의 두껍고 긴 띠로, 큰구멍 앞쪽의 뒤통수뼈 바닥부분에서 엉치뼈까지 척주의 앞면을 덮는다. 이것은 인대의 끝에서 끝까지 뻗는 긴 섬유와 척추뼈몸통 사이에 뻗는 활 모양의 짧은 섬유로 구성된다. 실제로 이것은 **척추사이원반의 앞면**(3)과 **척추뼈몸통의 앞면**(2)에 붙는다. 각 척추뼈몸통의 앞 위모서이와 앞 아래모서리에는 **박리될 수 있는 공간**(4)이 존재하고, 이곳에 척추뼈관절염이 발생하면 뼈곁돌기osteophyte가 형성된다.

뒤세로인대(5)는 둘째목뼈에서 엉치뼈관까지 뻗는 띠를 형성한다. 그 양쪽 끝은 꽃 모양이다. 그 이유는 각 척추사이원반 뒷면 수준에서는 **활꼴섬유**arcuate fiber(6)가 매우 가쪽에 부착하여 있기 때문이다. 한편 인대는 척추뼈몸통의 뒷면에는 전혀 부착하여 있지 않고 척추 곁 정맥얼기venous plexus가 뻗는 공간(7)으로 분리되어 있다. 각 꽃 모양의 오목한 부분은 고리뿌리(10)에 해당한다.

척추뼈몸통 단면 중 시상 단면(그림 7)은 척추사이원반의 **섬유테**(8)와 **속질핵**(9)을 보여준다.

척추뼈고리 수준에서 결합은 분절 인대에 의해 확보된다. 각 고리판은 두껍고 매우 강인하며 노란색을 띤 **황색인대**(11)(그림 7에 단면을 볼 수 있다)에 의해 결합된다. 아래쪽에서는 아래 고리판의 위모서리에 붙고, 위쪽에서는 위 고리판의 안쪽면에 붙는다. 황색인대의 안쪽 경계는 반대쪽 황색인대의 안쪽 경계와 정중선에서 서로 결합하여(그림 9) **척주관**을 뒤쪽에서 완전히 폐쇄한다. 황색인대의 앞가쪽에서는 관절주머니와 돌기사이관절의 **앞안쪽 인대**anteromedial ligament(14)를 덮는다. 황색인대의 앞가쪽 모서리는 이처럼 척추사이구멍의 뒤쪽 주위를 평평하게 한다.

각 가시돌기(12) 사이에는 강인한 **가시사이인대**(15)가 있고, 뒤쪽은 가시돌기의 정점에 붙는 **가시끝인대**(16)로 되어 있다. 가시끝인대는 허리 수준에서는 등허리 근육의 부착 섬유의 교차와 분명하게 구별할 수 없다.

가로돌기의 덧돌기 사이에는 **가로사이인대**(17)가 좌우에 있고, 허리 수준에서 잘 발달해 있다.

척주뼈고리의 앞면(그림 9)에서는 가장 위의 척추뼈가 황색인대(13)의 절단 때문에 분리되어 있다. 한편 두 번째와 세 번째의 척추뼈 사이에서는 황색인대가 완전히 제거되어 관절주머니, **돌기사이관절의 앞안쪽 인대**anteromedial ligament(14), 척추뼈고리 사이의 가시돌기 등을 볼 수 있다.

이 2개의 인대 시스템은 전반적으로 2개의 척추뼈만이 아니라. 척주 전체의 **매우 견고한 연결**을 형성한다. 이것은 중증의 외상에 의해서만 파괴된다.

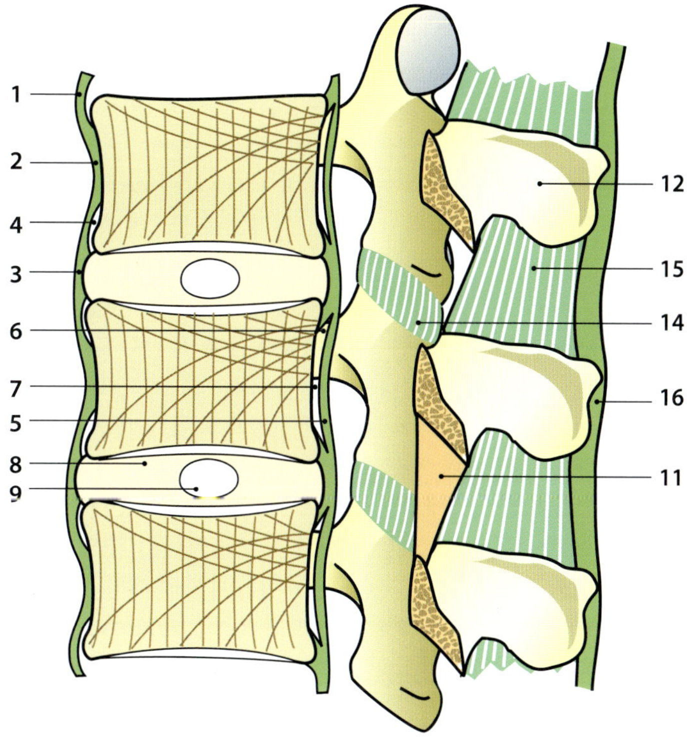

그림 7

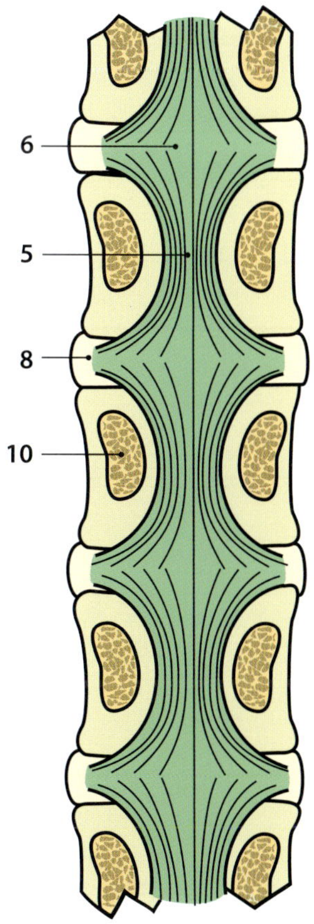

그림8

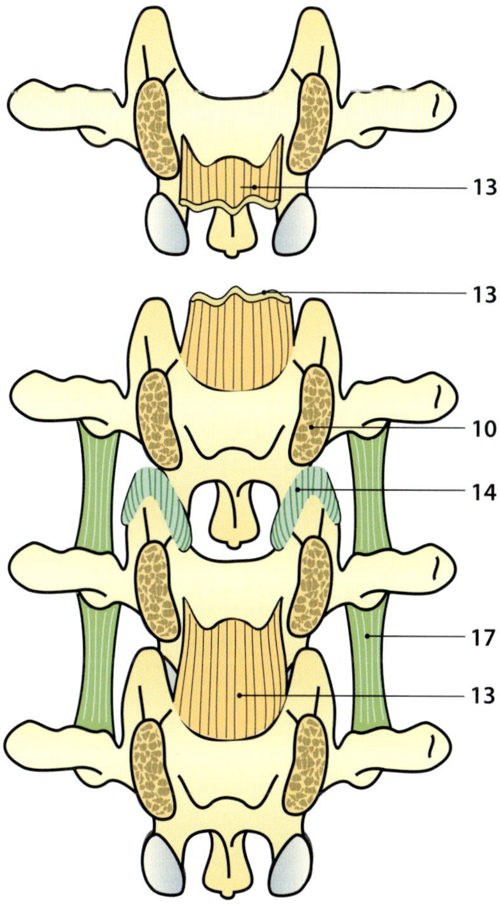

그림 9

번호는 모든 그림에서 공통이다.

허리척주의 굽힘-폄과 가쪽굽힘

굽힘 운동 시(그림 10) 인접한 위 척추뼈몸통은 화살표 F 방향, 즉 앞을 향해 기울고 약간 미끄러진다. 이것이 척추사이원반의 앞쪽 두께를 감소시키고 뒤쪽 두께를 증가시킨다. 따라서 척추사이원반은 뒤쪽을 밑부분으로 하는 쐐기 모양이 되고, 속질핵은 뒤쪽으로 밀려난다. 따라서 그 압력은 섬유테의 뒤쪽섬유를 긴장시킨다. 동시에 위 척추뼈의 아래관절돌기는 위쪽으로 미끄러지고, 아래 척추뼈의 위관절돌기에서 분리되는 경향이 있다(검은색 화살표). 따라서 관절주머니와 돌기사이관절의 인대는 모든 척추뼈고리의 인대, 즉 황색인대, 가시사이인대(2), 가시끝인대, 뒤세로인대와 함께 최대로 긴장한다. 이 장력이 궁극적으로 굽힘을 제한한다.

폄 운동 시(그림 11) 인접한 위 척추뼈몸통은 화살표 E 방향, 즉 뒤를 향해 기울고 약간 미끄러진다. 동시에 척추사이원반은 뒤쪽에서 납작해지고, 앞쪽에서 두꺼워져 앞쪽을 밑부분으로 하는 쐐기 모양이 된다. 속질핵은 앞쪽으로 밀리고, 섬유테의 앞쪽 섬유를 긴장시킨다. 동시에 앞세로인대가 긴장한다. 한편 뒤세로인대는 이완하고 위 척추뼈의 아래관절돌기가 아래 척추뼈의 위관절돌기에 더 깊이 꼭 들어맞음과 동시에 가시돌기는 접촉하게 되는 것을 볼 수 있다. 따라서 폄 운동은 척추뼈고리 수준에서의 골성 브레이크와 앞세로인대의 긴장 때문에 제한된다.

가쪽굽힘 운동 시(그림 12) 인접한 위 척추뼈몸통은 가쪽굽힘의 오목한 쪽으로 기울고(화살표 1) 척추사이원반은 볼록한 쪽이 두꺼운 쐐기 모양으로 된다. 속질핵은 볼록한 쪽으로 약간 이동한다. 또한 볼록한 쪽의 가로사이인대(6)가 긴장하고, 오목한 쪽의 가로사이인대(7)가 이완되는 것을 볼 수 있다(그림 13).

뒷면(그림 13)에서는 양쪽 돌기사이관절의 상이한 미끄러짐을 볼 수 있다. 볼록한 쪽에서는 위 척추뼈의 아래관절돌기는 올라가는(8) 반면 오목한 쪽에서는 내려간다(9). 따라서 오목한 쪽에서는 황색인대와 돌기사이관절의 관절주머니가 이완하는 한편 볼록한 쪽에서는 반대로 이러한 요소가 긴장한다.

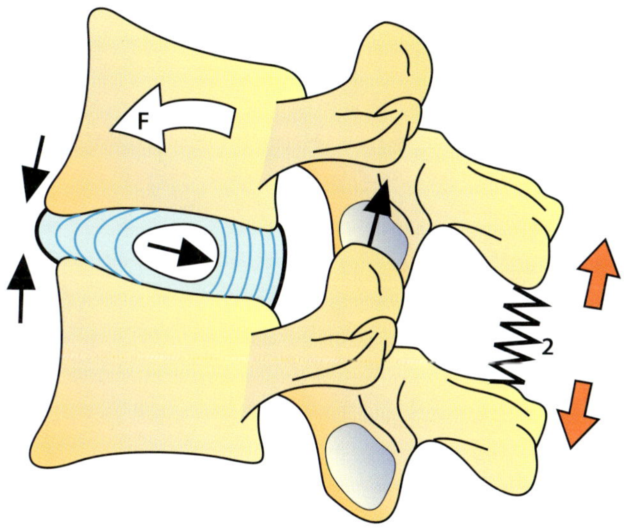

그림 10

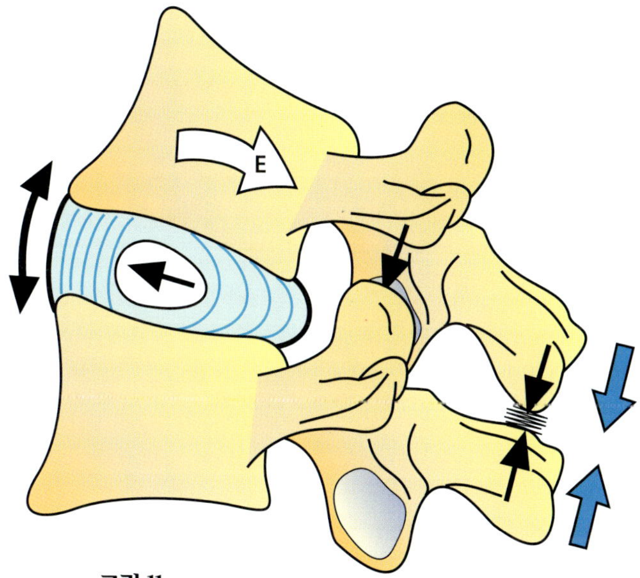

그림 11

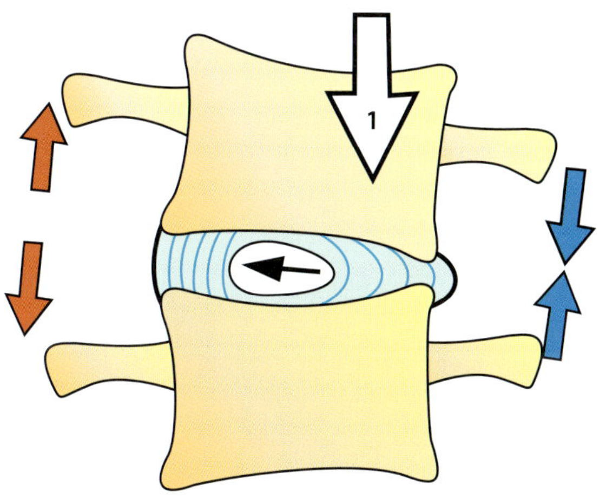

그림 12

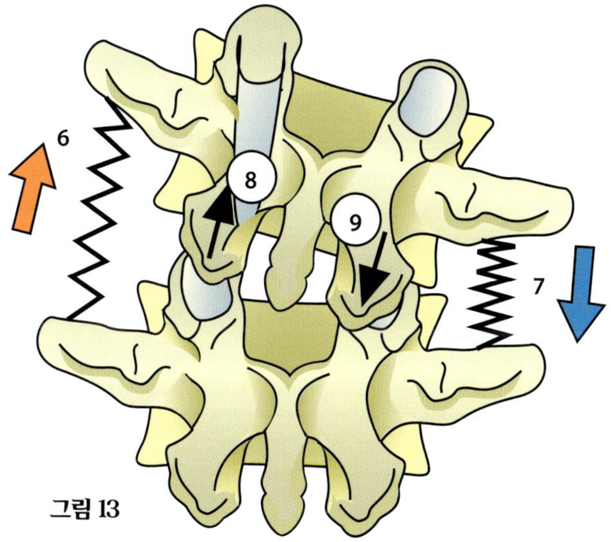

그림 13

허리척주의 돌림

위에서 보면(그림 14, 15) 허리뼈 위관절돌기의 위관절면superior articular facet은 **뒤 안쪽**을 향한다. 관절면은 평평하지 않으며, 가로로 오목하고, 세로로 똑바르게 되어 있다. 기하학적으로는, 관절면은 중심(O)이 관절면의 뒤쪽, 대략 **가시돌기의 기저**base에 위치하는 원주cylinder에 의해 잘려진 모양이다(그림 16).

위 허리뼈 수준에서는(그림 14) 이 원주의 중심은 관절돌기의 뒤모서리를 연결하는 선의 바로 뒤쪽에 위치하지만, **아래 허리뼈** 수준에서는(그림 15) 원주의 지름이 더 커지므로 중심은 척추뼈몸통에 그만큼 뒤로 이동한다.

중요한 점은 원주의 중심이 척추뼈몸통의 중심과 일치하지 않는다는 것이다. 그 결과, 위 척추뼈몸통이 아래 척추뼈몸통에 대해 돌림할 때(그림 18, 19), 이 중심의 주위에서 행해지는 돌림 운동은 필연적으로 아래 척추뼈몸통에 대해서 **위 척추뼈몸통의 미끄러짐**을 수반한다(그림 16). 따라서 척추사이원반(D)은 비교적 큰 운동범위를 초래하는 축 방향 비틀림에서뿐만 아니라(그림 17) 미끄럼과 전단 운동에서도 스트레스를 받는다(그림 16). 이것이 허리 수준에서의 축돌림은 각 척추뼈몸통 수준은 물론이고 허리척주 전체적으로도 매우 미미한 이유를 설명한다.

Gregersen과 Lucas의 연구에 따르면(132쪽 참조) Ll~S1 사이의 허리의 좌우 돌림은 전체적으로 10°이며, 각 허리뼈의 돌림이 균등하게 분포된다고 가정하면 허리뼈 하나당 2°, 오른쪽 또는 왼쪽의 한쪽당 1°가 된다.

그러므로 허리뼈 관절돌기 관절면의 방향 때문에 허리척주의 축돌림이 매우 적고, 따라서 허리척주는 **축돌림을 위해 디자인된 것이 아니라고** 결론 내릴 수 있다.

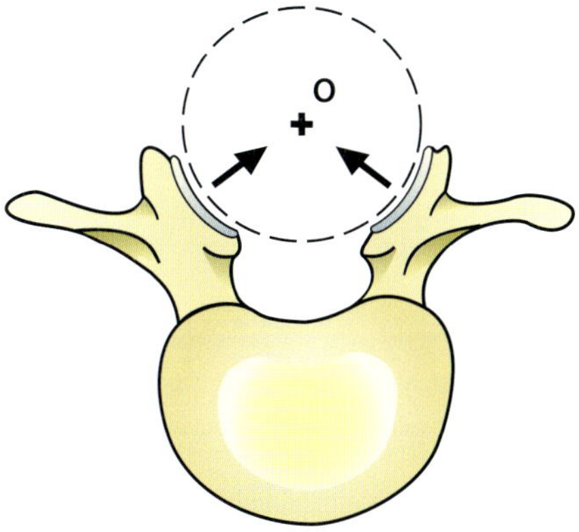

그림 14

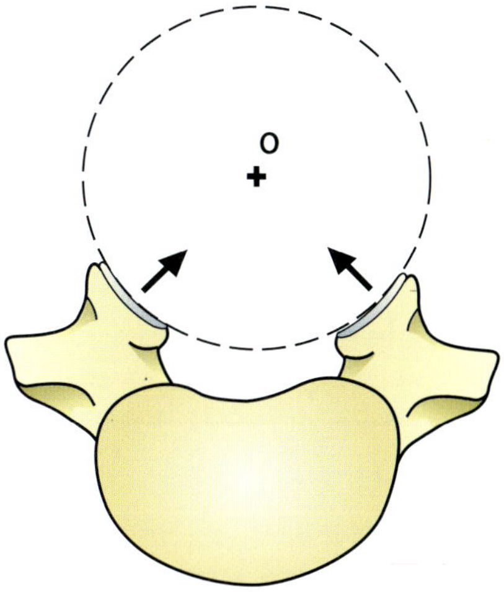

그림 15

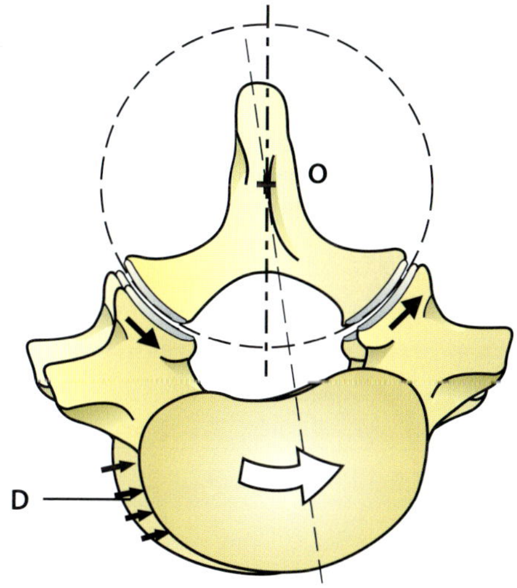

그림 16

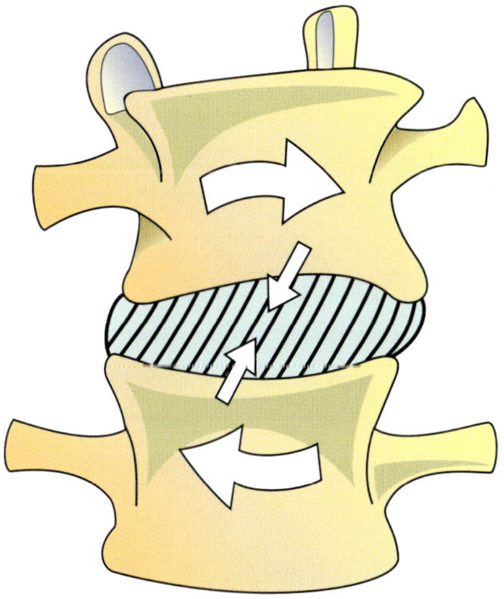

그림 17

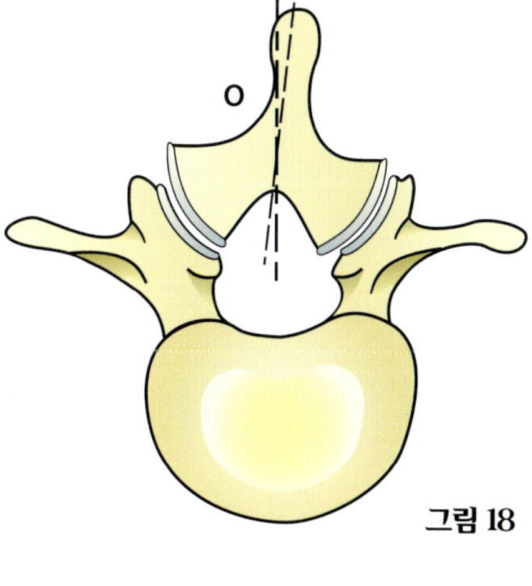

그림 18

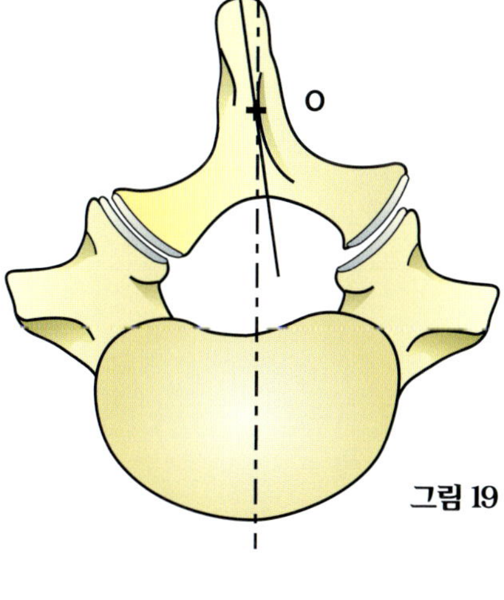

그림 19

허리엉치 경첩과 척추전방전위증

허리엉치 경첩lumbosacral hinge은 척주 구조의 약점을 대변한다.

가쪽에서 보면(그림 20) 첫째엉치척추뼈(S1)의 윗면의 경사 때문에 다섯째허리뼈(L5)의 척추뼈몸통이 아래 앞쪽으로 미끄러지는 경향이 있음을 볼 수 있다. 체중(P)은 다음의 두 가지 요소로 나눌 수 있다.

- 엉치뼈 윗면에 수직인 힘(N)
- L5의 척추뼈몸통을 앞쪽으로 당기는 엉치뼈 윗면과 평행한 힘(G)

이 미끄럼은 L5 척추뼈고리의 강력한 브레이크에 의해 방지된다.

위에서 보면(그림 22) L5의 아래관절돌기는 S1의 위관절돌기 사이에 꼭 들어맞게 된다. 미끄럼의 힘(G′)은 L5의 아래관절돌기를 엉치뼈의 위관절돌기에 대해서 강하게 밀어붙이고, 엉치뼈의 위관절돌기는 좌우 양쪽으로부터의 힘 R에 의해 이것에 저항한다.

이러한 힘의 전달은 **척추관절협부**pars interarticularis 수준의 **필연적인 통과 지점**을 통해 발생한다(그림 21). 이는 위관절돌기와 아래관절돌기 사이의 척추뼈고리 부분에 주어진 명칭이다. 그림에 표시된 것처럼 척추관절협부가 파열되거나 파괴되면(화살표) **척추분리증**spondylolysis이라고 한다. 척추뼈고리는 더 이상 엉치뼈의 위관절돌기에 대해 뒤쪽으로 멈추지 않으며, L5의 척추뼈몸통은 아래 앞쪽으로 미끄러져 **척추전방전위증**spondylolisthesis을 일으킨다. 여기서 엉치뼈에 대해 L5를 붙잡아 미끄러지는 것을 방지하는 요소는 다음과 같다.

- 하나는 빗섬유가 긴장하는 **허리엉치 척추사이원반**
- 다른 하나는 **척추곁근육**이며, 이 근육의 지속적 수축은 척추전방전위증에서의 통증의 원인이 된다.

미끄럼의 정도는 S1의 윗면의 앞모서리에 대한 L5의 아랫면의 앞쪽 돌출 정도로 측정할 수 있다.

경사 방사선영상oblique radiograph에서(그림 23) '강아지'의 고전적 영상이 명확하게 보인다.

- 주둥이는 가로돌기
- 정면으로 보이는 눈은 고리뿌리
- 귀는 위관절돌기
- 앞발은 아래관절돌기
- 꼬리는 고리판과 반대쪽의 위관절돌기
- 뒷발은 반대쪽 아래관절돌기
- 몸통은 같은 쪽 고리판

중요한 점은 강아지의 목이 바로 척추관절협부를 나타낸다는 것이다. 이 **잘록한 부분이 파열되면 강아지의 목은 절단된다.** 이를 통해 **척추분리증을 진단**하고, 또한 가쪽 방사선영상에서 볼 수 있는 L5 앞쪽 전위를 찾을 수 있다.

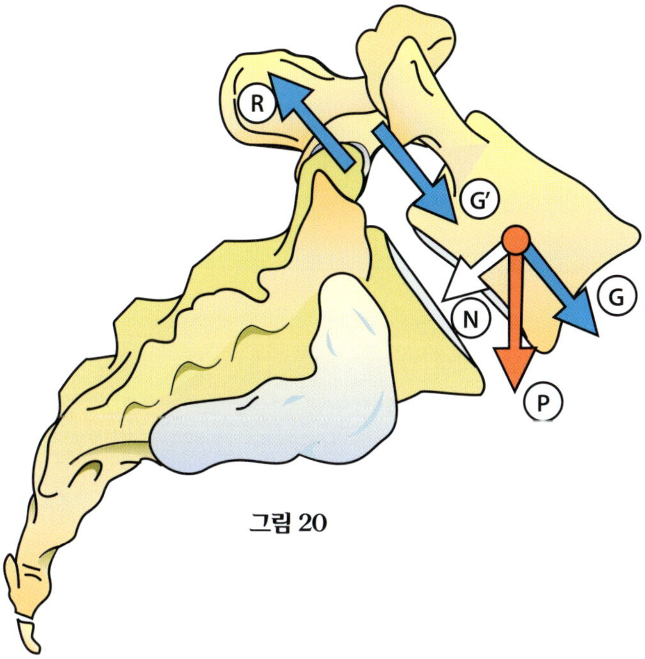

그림 20

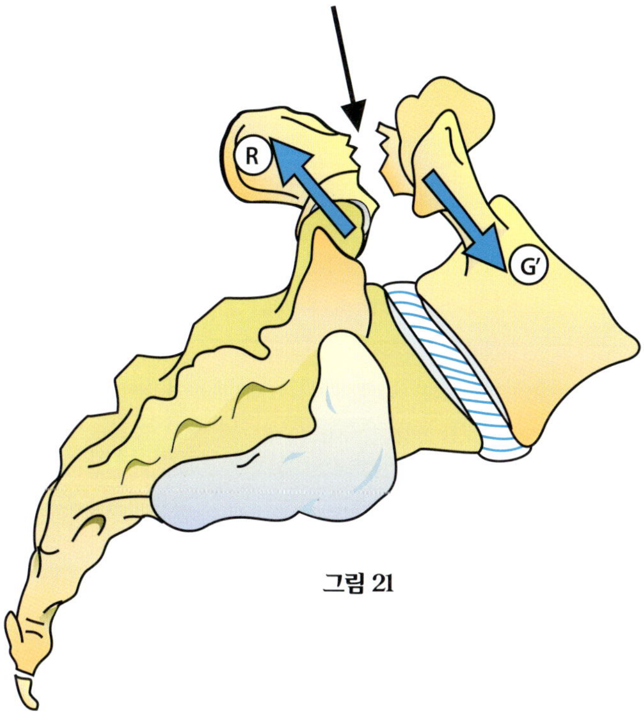

그림 21

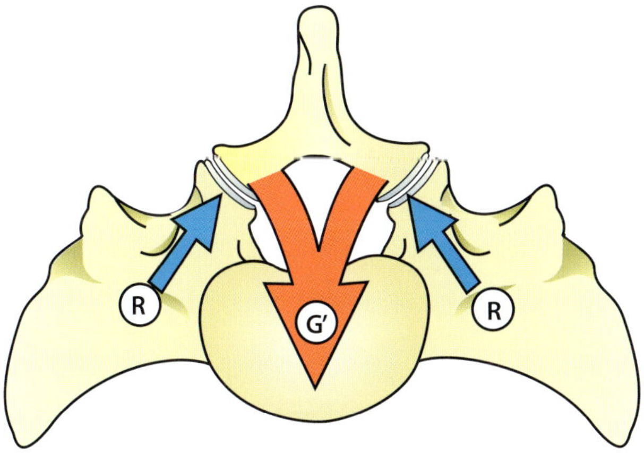

그림 22

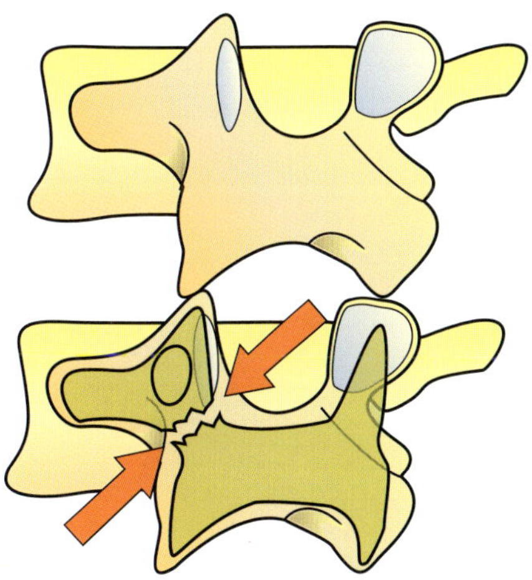
그림 23

엉덩허리인대와 허리엉치 경첩에서의 운동

허리엉치 경첩의 앞면(그림 24)에서는 마지막 2개의 허리뼈가 **엉덩허리인대**에 의해 엉덩뼈와 직접 연결된다. 엉덩허리인대에는 2개의 띠가 있다.

- **위쪽 섬유다발**(1)은 넷째허리뼈 가로돌기 끝에서 일고, 아래, 가쪽, 뒤로 향하여 엉치뼈능선$_{\text{sacral crest}}$에 붙는다.
- **아래쪽 섬유다발**(2)은 다섯째허리뼈 가로돌기 끝과 아래모서리에서 일고, 전자의 앞 안쪽을 아래 가쪽으로 향하여 엉치뼈능선에 붙는다.

때로는 이 아래쪽 섬유다발에 다소 명확하게 개별화된 2개의 섬유다발을 구별한다.

- 엄밀하게 **엉덩뼈** 섬유다발(2)
- **엉치뼈** 섬유다발(3)은 더욱 명확한 세로방향이고 약간 앞쪽으로 향하며, 엉치엉덩관절의 앞쪽 부분과 엉치뼈날개의 가장 가쪽 부분에 붙는다.

이러한 엉덩허리인대는 허리엉치 경첩의 운동에 따라 긴장되거나 이완되어 그 운동을 제한한다.

- **가쪽굽힘** 시(그림 25) 엉덩허리인대는 볼록한 쪽에서 긴장되어 엉치뼈에 대한 넷째허리뼈의 가쪽굽힘을 8°로 제한한다. 물론 오목한 쪽에서 인대는 이완된다.
- **굽힘-폄** 시(그림 26) 가쪽에서 보면(엉덩뼈날개를 투명하게 함) 다음을 구별할 수 있다.
  - 중간위치(N)에서 **굽힘** 시(F) 인대가 뻗는 것 때문에 엉덩허리인대의 위쪽 섬유다발(빨간색)이 긴장한다는 것을 알 수 있다. 이 인대는 아래, 가쪽, 뒤로 비스듬히 뻗기 때문이다. 한편 이 인대는 **폄** 시(E) 이완한다.
  - 한편, 엉덩허리인대의 아래쪽 섬유다발(파란색)은 반대로 **굽힘** 시(F) 이완한다. 이 인대는 약간 앞쪽으로 뻗기 때문이다. 한편 이 인대는 **폄** 시(E) 긴장한다.

결국 엉덩허리인대가 강인하므로 허리엉치 경첩의 운동은 **매우 제한적**이다. 전반적으로, 이 인대는 **굽힘-폄보다 가쪽굽힘을 제한**한다.

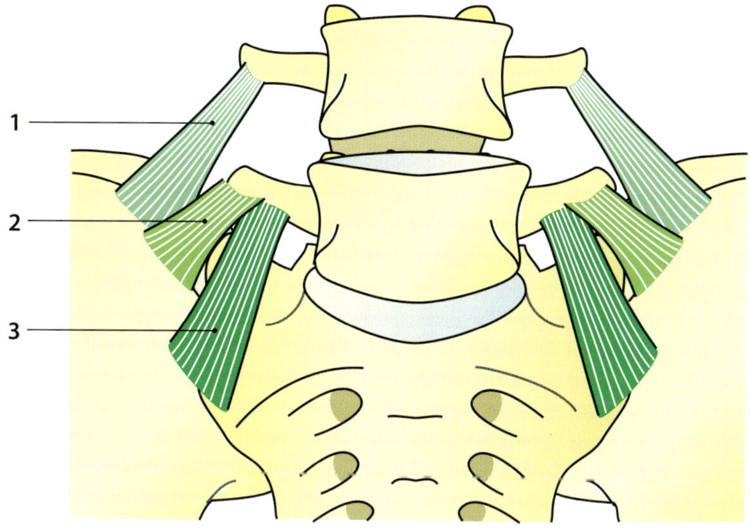

그림 24

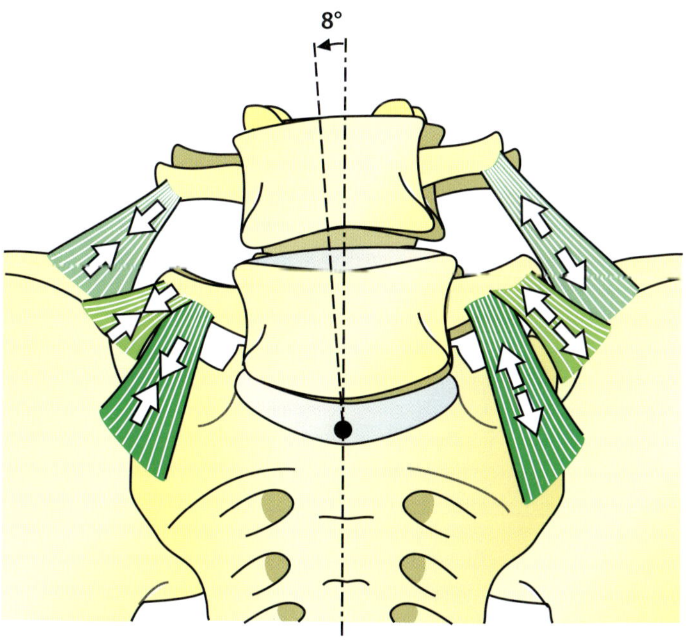

그림 25

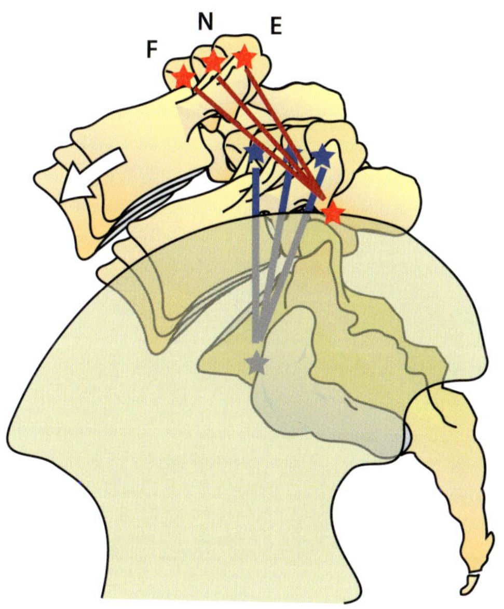

그림 26

수평 단면에서의 몸통 근육

그림 27은 셋째허리뼈를 지나는 수평 단면의 아랫 부분을 보여준다. 이 수평 단면에서 몸통 근육을 3개의 그룹으로 나눌 수 있다.

뒤쪽의 근육군

이는 다시 세 층으로 구분할 수 있다.

깊은 층에는 다음이 포함된다.

- **가로돌기가시근육**transversospinales(1)은 가시돌기의 시상면과 가로돌기의 관상면에 의해 형성되는 두 면의 모서리를 차지하고, 척추뼈고리에 밀착하여 있다.
- **가장긴근**longissimus(2)은 전자를 덮고 가쪽으로 확장된다.
- **엉덩갈비근**iliocostalis(3)은 전자의 가쪽에 위치하는 용적이 큰 힘살 덩어리이다.
- 마지막으로 **가시근**spinalis(4)은 가시돌기에 붙고, 가로돌기가시근육(1)과 가장긴근(2)의 뒤쪽에 있다.

이 근육들은 가시돌기의 양쪽에서 척주고랑을 차지하는 용적이 있는 덩어리를 형성한다. 이러한 이유로 척추곁근육 또는 척주고랑의 근육이라 불린다. 이 근육들은 외관상 **가시돌기선**에 해당하는 **허리척주고랑**lumbar furrow에 의해 분리되어 있다.

중간층은 아래뒤톱니근serratus posterior inferior(5)으로 구성된다.

얕은 층은 허리 부분에서는 단일의 근육인 **넓은등근**latissimus dorsi(6)으로 덮여 있다. 넓은등근은 가시돌기선에서 매우 두꺼운 허리근막lumbar fascia(7)에 붙고 서로 결합한다. **넓은등근**은 허리부위의 모든 뒤가쪽 부분을 덮은 두꺼운 근육의 층을 형성한다.

척추곁근육

2개가 있다.

- **허리네모근**quadratus lumborum(8)은 열두째갈비뼈와 엉덩뼈능선, 허리뼈 가로돌기의 정점 사이에 펼쳐져 있는 근육의 층이다.
- **큰허리근**(9)은 매우 긴 근육으로 척추뼈몸통의 가쪽면과 가로돌기에 의해 형성되는 이면각을 차지한다.

배벽의 근육

이는 다시 두 그룹으로 나뉜다.

- **배곧은근**(13)은 정중선의 양쪽의 앞쪽에 위치한다.
- **배의 넓은 근육**은 3개가 있다. 이 근육들은 배의 앞가쪽 벽을 형성하고, 깊은 층에서 얕은 층으로 **배가로근**(10), **배속빗근**(11), **배바깥빗근**(12)이 있다.

앞쪽에서 이 세 근육은 다음과 같은 방식으로 **배곧은근집**rectus sheath과 **백색선**linea alba을 구성하는 널힘줄을 형성한다. 배속빗근의 널힘줄은 배곧은근의 가쪽모서리에서 **깊은 층**(14)과 **얕은 층**(15)의 두 층으로 분리되어 배곧은근을 덮는다. 정중선에서 이것들은 교차하여 매우 강인한 솔기raphe의 직물인 **백색선**(16)을 형성한다. 배곧은근집의 앞층anterior layer과 뒤층posterior layer은 각각 앞쪽을 배바깥빗근널힘줄, 뒤쪽을 배가로근널힘줄에 의해 보강된다. 이것은 윗부분에만 해당되며 아랫부분의 정확한 배열은 대해서는 후술한다.

척추곁근육과 배의 넓은 근육은 배안을 경계 지우고 있으며, 그 내부에서는 **허리뼈**(20)와 **척추뼈몸통 앞면의 큰 혈관**(대동맥aorta과 아래대정맥inferior vena cava을 말하며 여기에는 표시되지 않음)이 돌출하여 있다.

배안(18)은 배곧은근의 뒷면과 배의 넓은 근육의 깊은 면, 뒤배벽posterior abdominal wall을 덮고 있는 **벽복막**parietal peritoneum(빨간색)(21)으로 둘러싸여 있다. 뒤배벽에는 복막뒤기관retroperitoneal organ인 콩팥이 복막바깥지방조직extraperitoneal fatty tissue인 **복막뒤공간**retroperitoneal space(19) 안에 매달려 있다. 복막과 배벽abdominal wall의 사이에는 얇은 섬유층인 **배가로근막**transversalis fascia(17)이 있다.

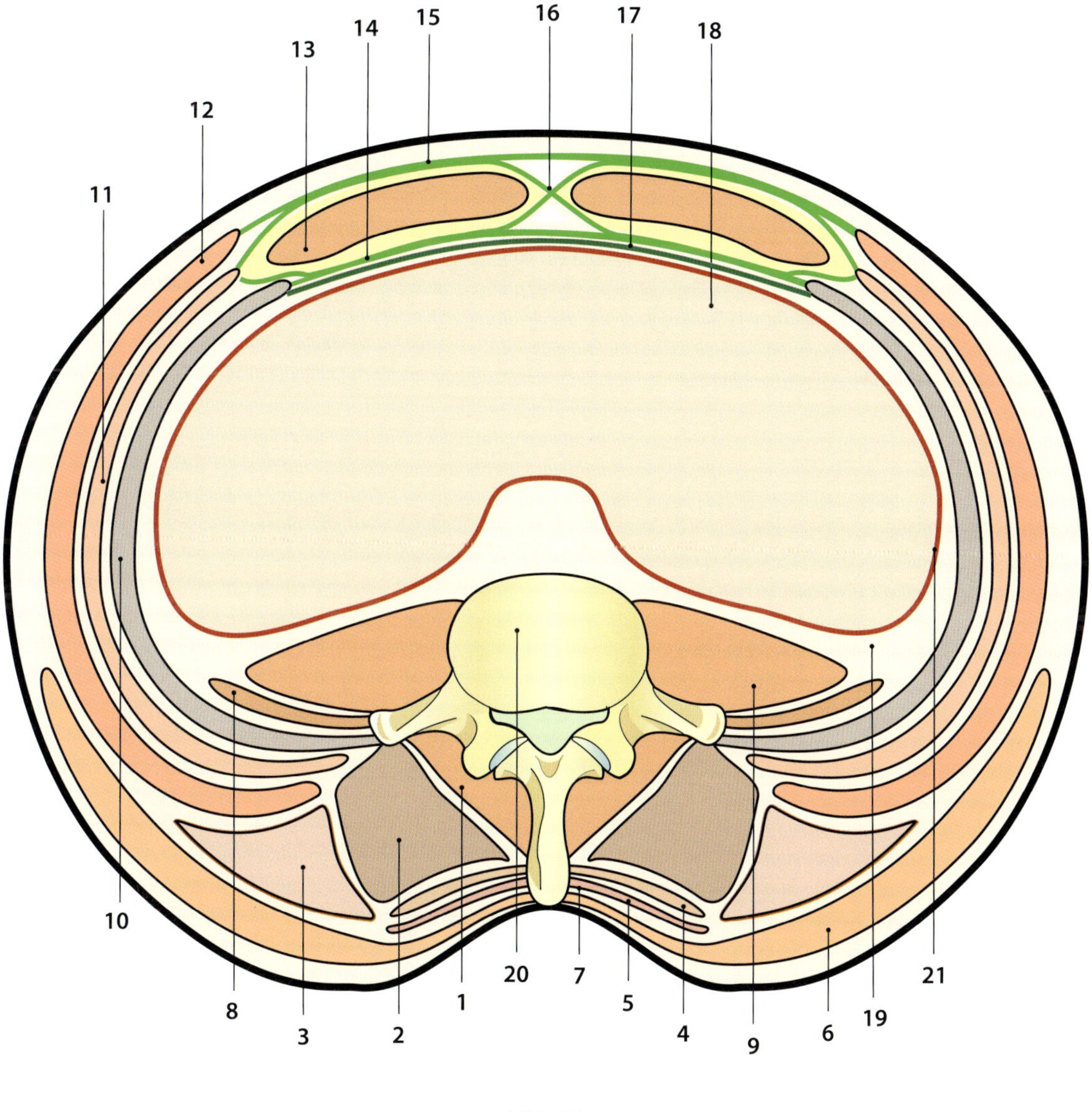

그림 27

몸통 뒤쪽의 근육

몸통 뒤쪽의 근육은 깊은 층에서 얕은 층까지 3개의 층으로 구성되어 있다.

깊은 층

척추뼈에 직접 붙어 있는 **척추곁근육**으로 구성된다. 더 깊이 위치할수록 더 짧다(그림 28, 29).

- **가로돌기가시근육**(1)은 지붕의 기와처럼 배치된 층판 모양이다. 그림에는 Trolard의 개념에 따라 이들 층판의 하나만을 나타낸다. 여기서 근섬유는 하나의 척추뼈 고리판에서 아래 가쪽으로 비스듬히 뻗어 아래 4개의 척추뼈 가로돌기에 붙는다. 한편 Winckler의 개념에 따르면, 근섬유는 4개의 인접한 상위 척추뼈의 고리판과 가시돌기에서 인접하는 아래 척추뼈 가로돌기로 뻗는다(257쪽 그림 92 참조).
- **가시사이근육**$_{\text{interspinales}}$(2)은 정중선의 양쪽에 있고 2개의 인접한 가시돌기 가장자리를 결합한다. 그림은 1쌍의 가시사이근육만 보여준다.
- **가시근**(3)은 방추 모양으로 가시사이근육의 양쪽에서 가로돌기가시근육의 뒤쪽에 있으며, 아래쪽에서는 상위 2개의 허리뼈와 하위 2개의 등뼈 가시돌기에서 일고, 상위 10개 등뼈의 가시돌기에 붙는다. 가장 짧은 것은 가장 안쪽에 있다.
- **등가장긴근**$_{\text{longissimus thoracis}}$(5)은 가시근의 바로 가쪽에 있는 근육의 긴 띠로, 가슴의 뒷면까지 올라가서 둘째갈비뼈$_{\text{second rib}}$까지의 갈비뼈(가쪽 또는 갈비뼈 다발)와 등허리뼈 가로돌기(안쪽 또는 가로돌기 다발)에 붙는다.
- **허리엉덩갈비근**(6)은 가장긴근의 뒤가쪽에 있는 각기둥 모양의 두꺼운 근육덩어리로, 가슴의 뒷면까지 올라가서 갈비뼈각$_{\text{costal angle}}$ 부근에서 아래 10개의 갈비뼈의 뒷면에 붙는다. 이어서 이들의 섬유는 아래 5개 목뼈 가로돌기로 향하는 섬유로 이동한다(259쪽 그림 95 참조).

아랫부분에서 이 모든 근육들이 합쳐져 그림 29의 오른쪽에서 볼 수 있는 **허리근육의 공통 덩어리**(6)를 형성한다. 그 붙는곳은 두꺼운 근막이 되고, 깊은 곳에서 **넓은등근 널힘줄**(7)과 융합된다.

중간 층

중간층은 단지 하나의 근육으로 구성된다(그림 29). **아래뒤톱니근**(4)은 척추곁근육의 바로 뒤쪽에 있으며, 넓은등근으로 덮여 있다. 상위 3개의 허리뼈와 하위 2개의 등뼈 가시돌기에서 일고 위가쪽으로 비스듬히 뻗는 다발을 형성하며, 하위 3개 또는 4개의 갈비뼈의 아래모서리와 가쪽면에 붙는다.

얕은 층

얕은 층은 **넓은등근**(7)으로 형성된다. 그 이는곳은 매우 두꺼운 허리근막이다. 그 힘줄섬유는 위가쪽으로 기울어져 있으며 모든 척추곁근육을 감싸고, 아래가쪽으로 기울어진 이행선$_{\text{transition line}}$을 따라가는 근섬유들의 이는곳이 된다.

허리근막은 전체적으로 수직축이 긴축인 마름모꼴을 형성한다. 근섬유는 매우 넓은 층을 형성하고, 가슴의 밑변의 뒤가쪽 부분을 감싸고, 위팔뼈$_{\text{humerus}}$에 붙는다(제1권 73쪽 그림 115 참조).

뒤쪽 근육의 작용은 본질적으로 **허리척주의 폄**이다(그림 30). 엉치뼈를 지렛점으로 하여 이 근육들은 허리엉치 경첩이나 등허리 경첩의 주위에서 허리척주나 등척주를 강력하게 뒤로 당긴다. 또한 이 근육들은 **허리척주앞굽음의 심화**를 초래한다(그림 31). 이 근육들이 허리척주에 의해 형성되는 활시위의 일부 또는 전부를 이루기 때문이다. 따라서 이 근육들이 허리척주를 곧게 펴준다고 할 수 없다. 이 근육들은 허리척주를 구부리면서 뒤로 당기는 것이다. 나중에 몸통 뒤쪽의 근육이 날숨$_{\text{expiration}}$에서 역할을 한다는 것을 보게 될 것이다.

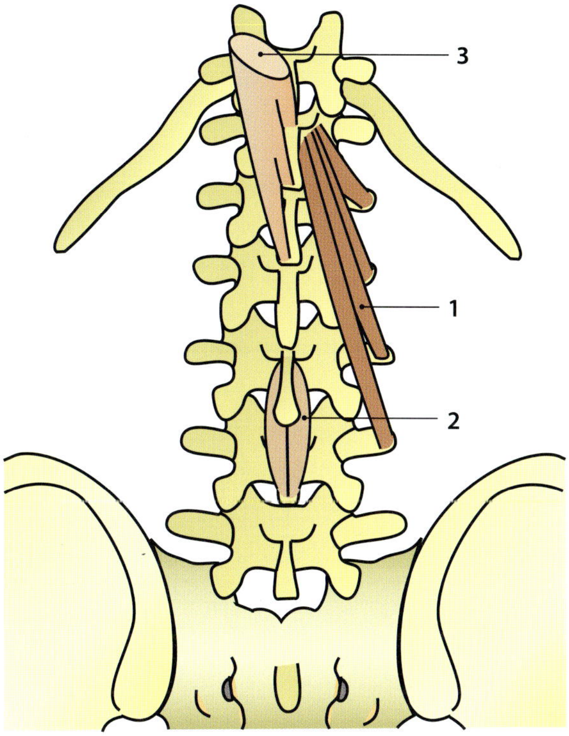

그림 28

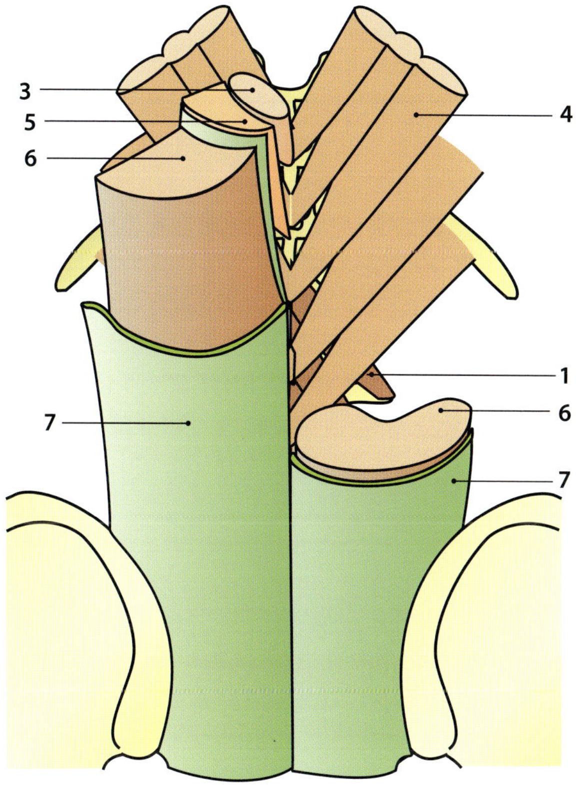

그림 29

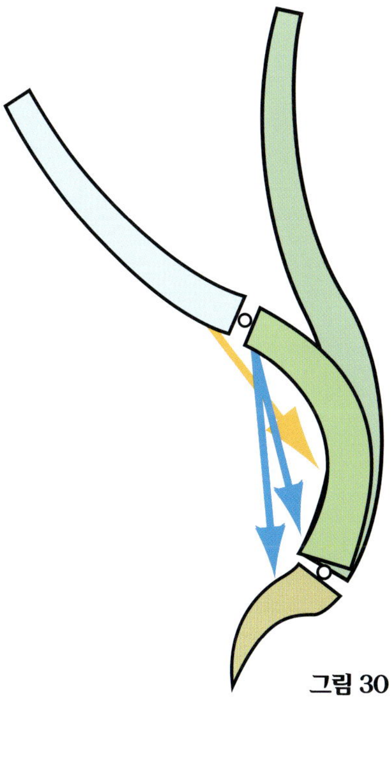

그림 30

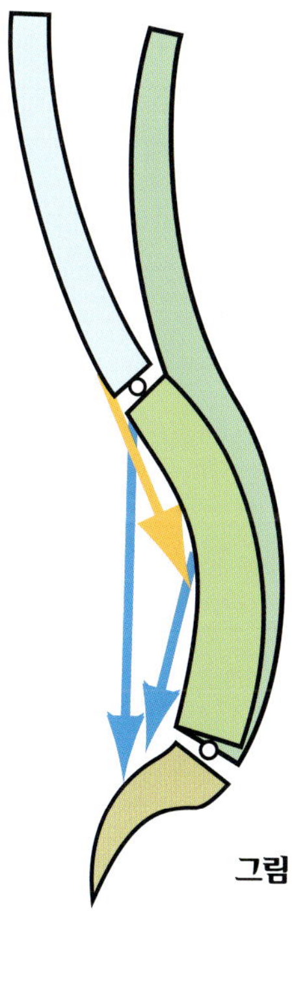

그림 31

셋째허리뼈와 열두째등뼈의 역할

A. Delmas의 연구는 직립 자세에서 특정 척추뼈의 기능적 가치를 조명했다(그림 32, 33: Delmas에 따름). 수평에 가까운 엉치뼈와 수직인 척주의 가교 역할을 하는 다섯째허리뼈가 쐐기 모양의 특성이 있다는 것은 오래전부터 알려졌다. 한편, 셋째허리뼈(L3)의 역할에 대해서는 이제 막 밝혀지기 시작했다(그림 32). 사실 셋째허리뼈는 가장 발달한 고리판을 갖고 있다. 다음 근육들의 중계 역할을 하기 때문이다.

- 한편으로는 엉덩뼈에서 일고 셋째허리뼈 가로돌기에 붙는 **등가장긴근의 허리부분 다발**
- 다른 한편으로는 가장 먼쪽이 셋째허리뼈 가시돌기에 붙고 등척주를 향해 올라가는 **등가시근**spinalis thoracis**의 다발**

따라서 셋째허리뼈는 등근육의 작용점이 되기 때문에 엉치뼈와 엉덩뼈에 붙어 있는 근육에 의해 뒤로 당겨진다(그림 33). 따라서 셋째허리뼈는 허리굽이의 정점에 위치하고, 척추뼈몸통의 윗면과 아랫면이 서로 평행하고 수평이기 때문에 척주 정역학에서의 중계점으로서의 축 척추뼈pivot vertebra로 필수적 역할을 한다. 인대에 의해 엉덩뼈와 엉치뼈에 매우 강하게 결합되어 있는 넷째허리뼈와 다섯째허리뼈는 척주와 골반 사이에서 동적 이행보다는 정적 이행 영역을 형성하기 때문이다.

한편 **열두째등뼈**(T12)는 등굽이와 허리굽이 사이의 변곡점이다. 열두째등뼈는 **경첩 척추뼈**hinge vertebra로 작용한다. 여기서는 척추뼈몸통이 척추뼈고리에 비해 더 중요하고, 척추뼈고리의 뒤쪽에는 깊은 층의 근육이 특별히 붙지 않고 교량처럼 통과하고 있을 뿐이다. A. Delmas는 이것을 '척추 축의 진정한 경첩관절hinge joint'에 비유한다.

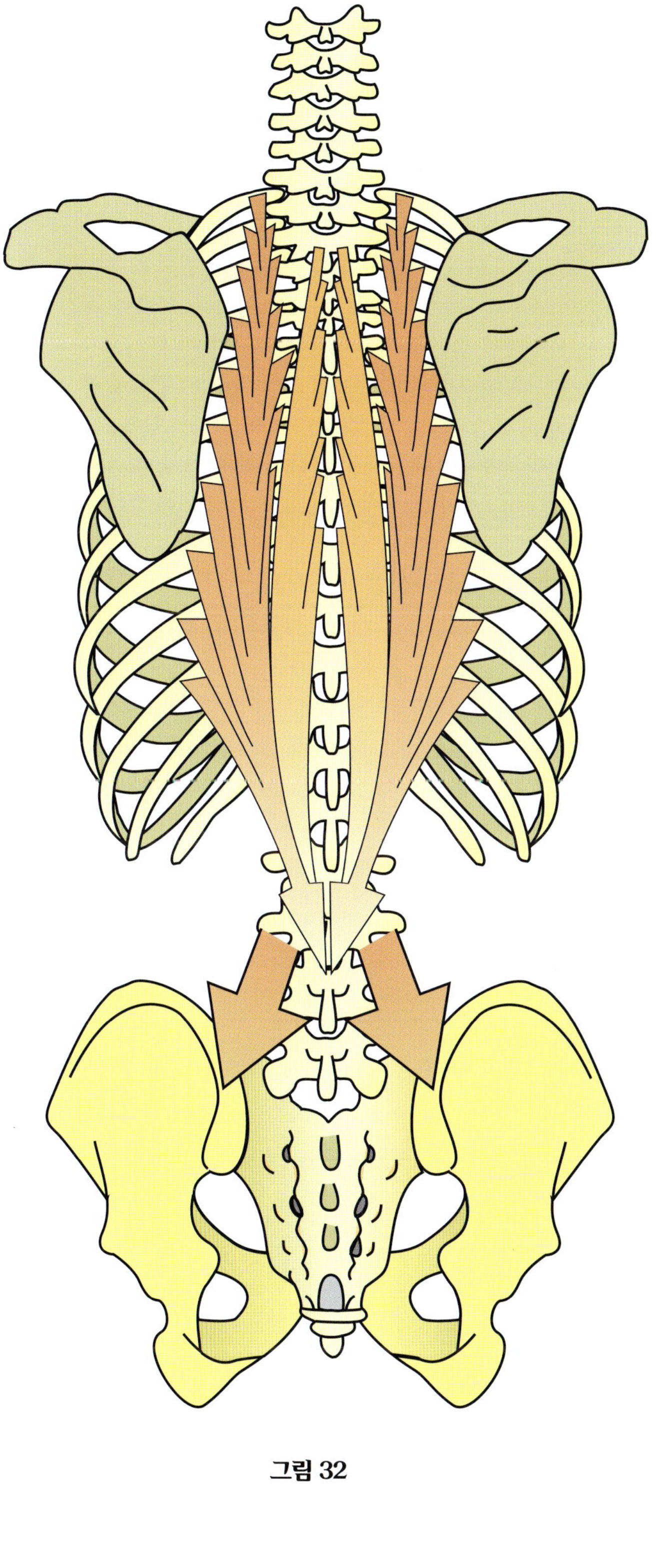

그림 32

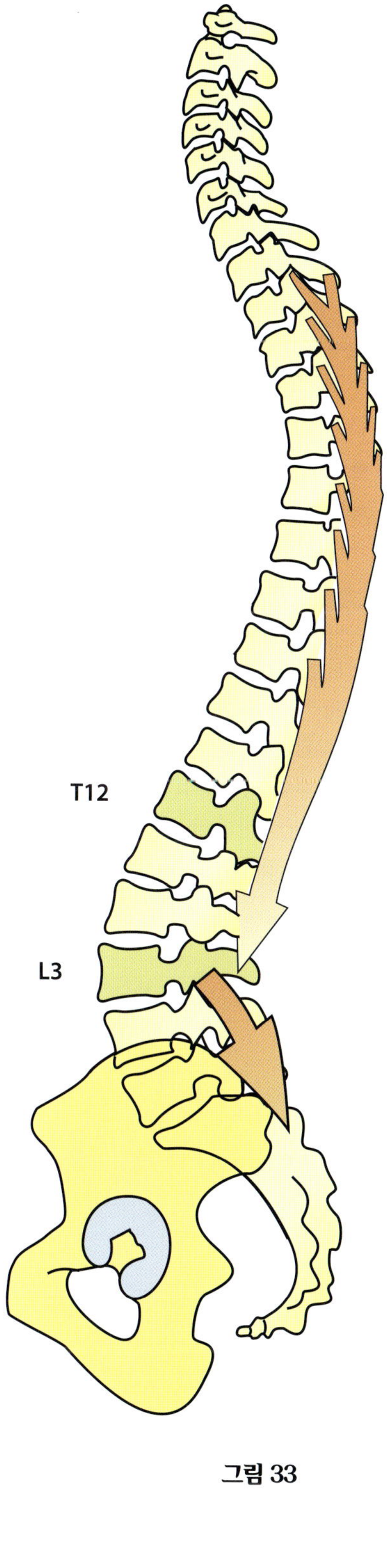

그림 33

몸통 가쪽의 근육

몸통 가쪽의 근육은 **2개의 근육**, 즉 허리네모근과 큰허리근으로 구성된다.

허리네모근(그림 34: 앞면)은 이름에서 알 수 있듯이 열두째갈비뼈와 엉덩뼈능선, 척주 사이에 펼쳐진 사변형 근육층을 형성하는데, 가쪽모서리는 뚫려 있다. 허리네모근은 세 종류의 섬유로 구성된다(그림의 오른쪽).

- 열두째갈비뼈와 엉덩뼈능선을 직접 연결하는 섬유(주황색 화살표)
- 열두째갈비뼈와 5개의 허리뼈 가로돌기를 연결하는 섬유(빨간색 화살표)
- 위 4개의 허리뼈 가로돌기와 엉덩뼈능선을 연결하는 섬유(녹색 화살표). 이 섬유는 가로돌기 사이 공간에 있는 가로돌기가시근육(보라색 화살표)에서 유래한다.

허리네모근 섬유의 세 섬유는 3층으로 배열된다. 가장 뒤쪽에 있는 얕은 층은 갈비뼈-엉덩뼈 섬유로 형성되고, 그 앞쪽(깊은 층)은 가로돌기-엉덩뼈 섬유로 덮이고, 이어서 가장 앞쪽(가장 깊은 층)에서 **갈비뼈-가로돌기 섬유**(1)로 덮인다.

한쪽에서 수축할 때 허리네모근은 수축하는 쪽으로 몸통의 가쪽굽힘을 한다(그림 35). 이 운동은 배속빗근과 배바깥빗근에 의해 강력하게 보조된다.

큰허리근(2)은 허리네모근의 앞에 위치하고, 두 층으로 되어 붙어 있다(그림 36).

- 하나는 허리뼈 가로돌기에 붙는 **뒤쪽 층**
- 또 하나는 열두째등뼈와 5개 허리뼈의 척추뼈몸통에 붙는는 **앞쪽 층**

큰허리근은 2개의 인접한 척추뼈몸통의 아래모서리와 위모서리뿐 아니라 그 사이의 척추사이원반의 가쪽모서리에도 붙는다. 근육의 붙는곳을 연결하는 힘줄 아치가 잇다. 앞뒤로 납작한 방추형 힘살은 비스듬히 아래 가쪽으로 뻗는다. 위골반문을 지나서 볼기뼈의 앞모서리를 엉덩두덩융기iliopubic eminence 수준에서 반전하고, 엉덩근을 수반해서 **작은돌기의 정점**에 붙는다.

큰허리근의 넙다리뼈 붙는곳이 고정되고, 엉덩관절이 다른 관절주위근육periarticular muscle의 수축에 의해 안정화되어 있을 때, 큰허리근은 **허리척주에 대해 매우 강력한 작용**을 한다(그림 37). 이때 큰허리근은 허리척주를 수축 쪽으로의 가쪽굽힘과 반대쪽 돌림을 일으킨다. 또한 이 근육이 허리굽이의 정점에 붙어 있으므로 골반에 대해서 **허리척주의 굽힘**을 초래함과 동시에 **허리척주 과다앞굽음**을 초래한다(그림 38). 허리척주 과다앞굽음은 다리를 지지면에 대해 펴게 한 바로 누운 자세에서 두드러진다(67쪽 그림 41 참조).

전체적으로 몸통 가쪽의 두 근육은 수축 쪽으로 몸통의 가쪽굽힘을 일으킨다. 허리네모근은 허리척주앞굽음에 영향을 미치지 않지만, 큰허리근은 심화시키며 또한 큰허리근 수축 반대쪽으로 몸통의 돌림도 일으킨다.

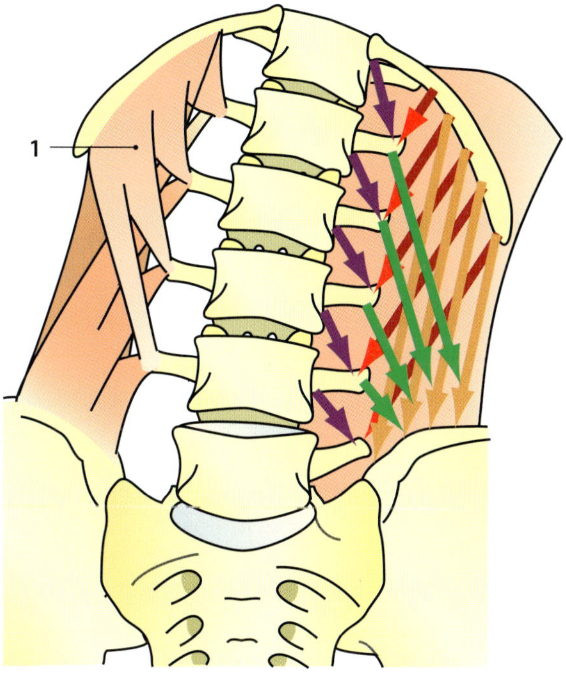

그림 34

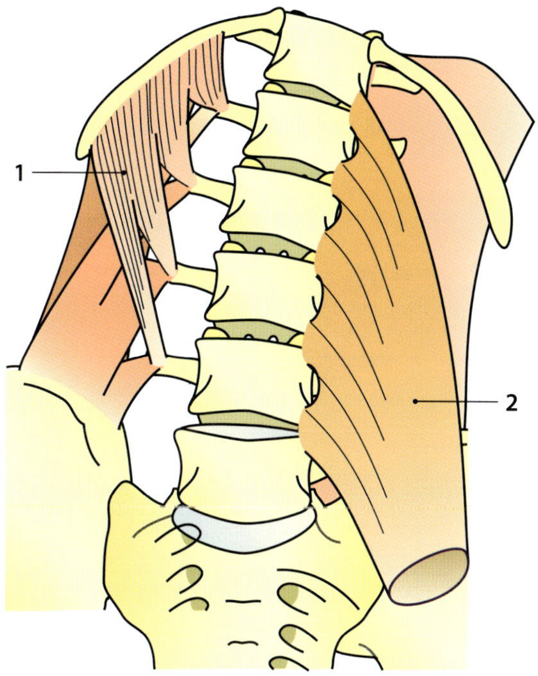

그림 36

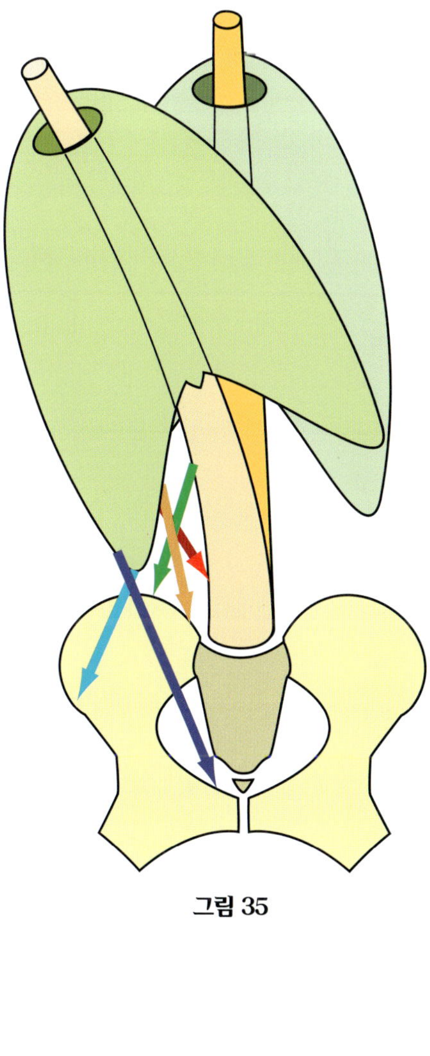

그림 35

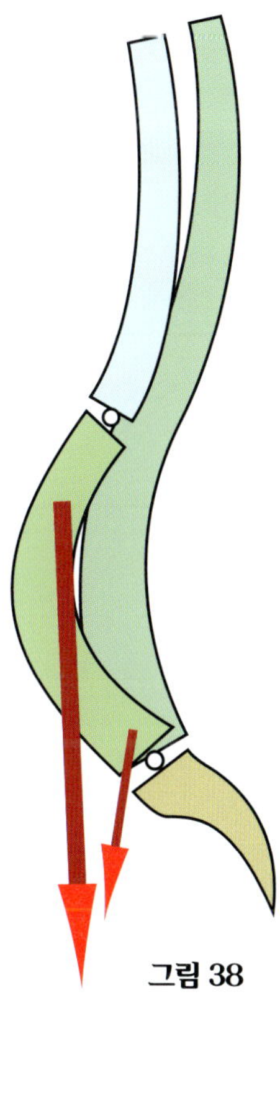

그림 38

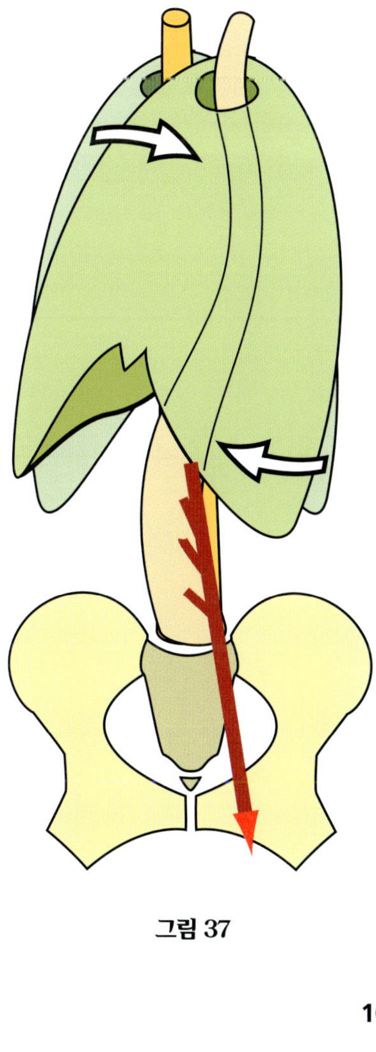

그림 37

배벽의 근육: 배곧은근과 배가로근

배곧은근

2개의 **배곧은근**(그림 39: 앞면, 그림 40: 가쪽면)은 정중선 양쪽에서 배의 앞면으로 확장된 2개의 근육 띠를 형성한다.

배곧은근의 위쪽 붙는곳은 다섯째 · 여섯째 · 일곱째갈비연골costal cartilage과 갈비활costal arch이며 또한 칼돌기xiphoid process에도 붙는다. 이 붙는곳에 이어지는 두꺼운 근육 띠는 점차 좁아지고 나눔힘줄tendinous intersection에 의해 분단되어 있다. 나눔힘줄은 배꼽 위에 2개, 배꼽 수준에 1개, 배꼽 아래에 1개가 있다. 따라서 배곧은근은 여러힘살근polygastric muscle이다. 힘살의 폭은 배꼽 아래에서 눈에 띄게 작아져서서 힘줄은 두덩뼈 위모서리와 두덩결합에 붙고, 이는 다시 반대쪽 두덩결합으로, 또한 반대쪽 모음근adductor 방향으로 확장된다.

양쪽의 배곧은근은 정중선에서 배꼽의 아래보다 위가 넓은 틈새인 **백색선**에 의해 분리된다. 이는 배벽의 넓은 근육의 널힘줄 닿는곳에 의해 형성되는 **배곧은근집** 안에 존재한다.

배가로근

배가로근(그림 41: 앞면, 배가로근은 왼쪽에만 그려져 있다. 그림 42: 가쪽면)은 배벽의 넓은 근육의 가장 깊은 층을 형성한다. 이는 뒤쪽에서 허리뼈 가시돌기의 정점에 붙는다.

수평의 근섬유는 가쪽과 앞쪽으로 뻗어 내장을 둘러싼다. 이는 배곧은근의 가쪽모서리에 평행한 선을 따라 널힘줄 섬유aponeurotic fiber를 발생시킨다. 배가로근이 닿는곳의 널힘줄은 반대쪽의 널힘줄과 정중선에서 접합한다. 이 널힘줄은 배곧은근 뒤쪽의 가장 넓은 부분을 통과하여, 배곧은근집 뒤층의 형성에 참여한다. 그러나 배꼽 아래에서는 배가로근의 널힘줄은 배곧은근의 앞쪽을 통과하고, 배곧은근은 배가로근을 천공하여 그 뒤쪽을 통과한다. 이 수준에서 배곧은근의 뒷면은 **배곧은근집 활꼴선**에 의해 뚜렷해지며, 배가로근의 널힘줄은 배곧은근집 앞층의 구성에 참여한다.

이 그림에서는 배곧은근 널힘줄의 중간 섬유만 수평이라는 것을 알 수 있다. 위쪽 섬유는 약간 위안쪽으로 비스듬히 뻗고, 아래쪽 섬유는 약간 아래안쪽으로 비스듬히 뻗는다. 가장 아래쪽 섬유는 두덩결합과 두덩뼈 위모서리에 붙으며, 배속빗근의 널힘줄과 함께 **온힘줄**의 형성에 참여한다.

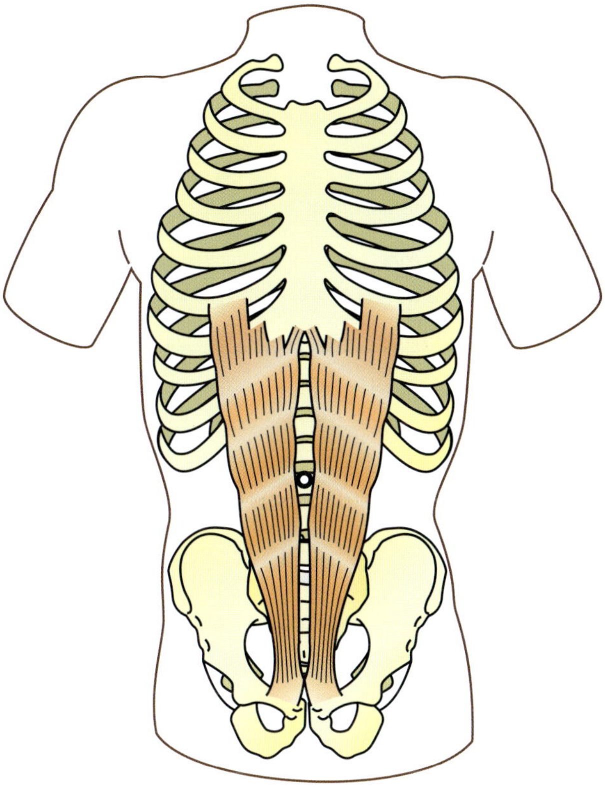

그림 39

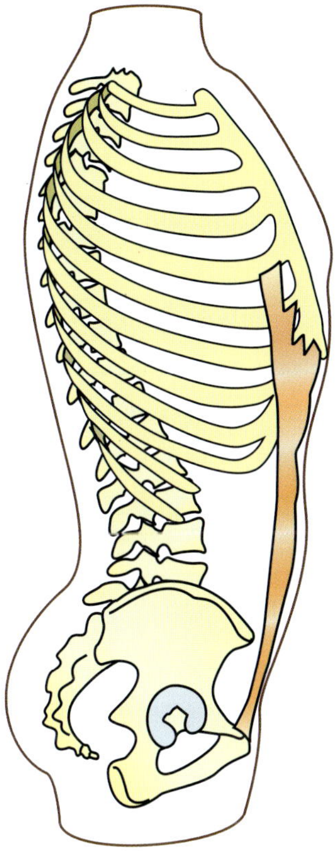

그림 40

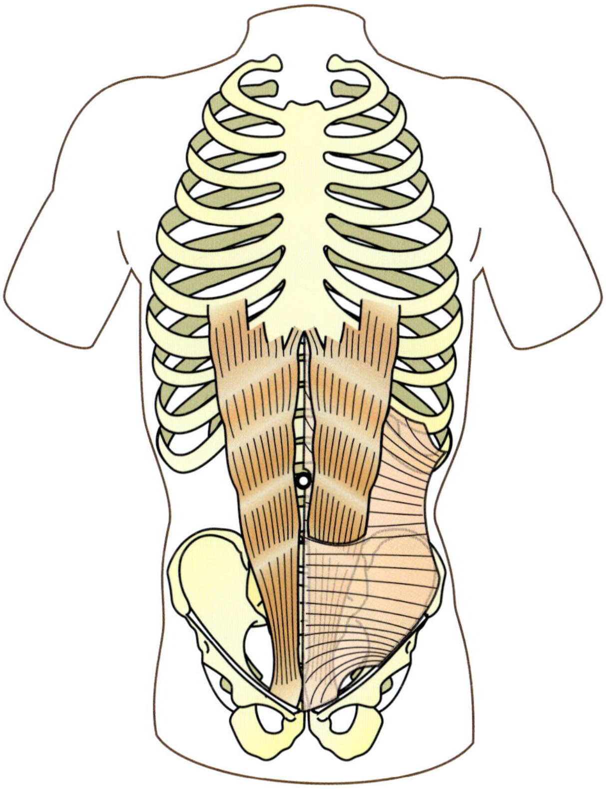

그림 41

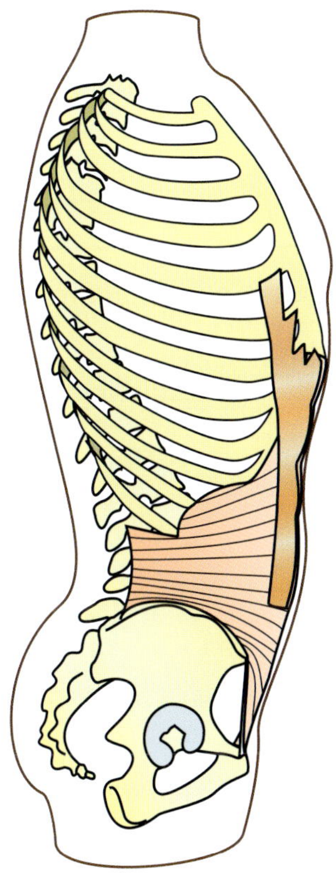

그림 42

배벽의 근육: 배속빗근과 배바깥빗근

배속빗근

배속빗근(그림 43, 44)은 배벽의 넓은 근육의 중간층을 형성한다. 배속빗근 섬유의 일반적인 방향은 아래에서 위로, 또한 가쪽에서 안쪽으로 비스듬하며 엉덩뼈능선에 붙는다. 힘살은 배의 가쪽벽에서 근육 층을 형성한다.

- 일부는 열한째 · 열두째갈비뼈에 직접 붙고,
- 일부는 힘살에 이어지는 힘줄을 통해서 붙는다. 이 널힘줄은 우선 열한째갈비뼈의 정점에서 수평으로 뻗고, 이어서 배곧은근 가쪽모서리를 따라 수직으로 뻗어 열째갈비연골과 칼돌기에 붙는다.

이 널힘줄들은 배곧은근집 앞층 형성에 참여하고, 그 결과 반대쪽 널힘줄과 정중선에서 교차하여 배의 백색선을 형성한다.

배속빗근의 아래쪽 부분은 고샅인대의 가쪽 부분에 직접 붙는다. 이 섬유는 처음에는 수평이며, 이어서 아래 안쪽으로 비스듬히 뻗어 배가로근 섬유와 함께 **고샅낫힘줄**inguinal falx, conjoint tendon을 형성하고, **두덩결합의 위모서리와 두덩뼈능선**pubic crest에서 끝난다. 고샅낫힘줄은 또한 고샅인대의 안쪽 부분과 함께 깊은고샅구멍deep inguinal ring을 형성한다.

배바깥빗근

배바깥빗근(그림 45, 46)은 배벽의 넓은 근육의 얕은 층을 형성한다. 근육질인 사람에게서 볼 수 있다. 배바깥빗근 근섬유의 일바적인 방향은 위에서 아래로, 또한 가쪽에서 안쪽으로 비스듬히 뻗는다. 힘살의 톱니 모양은 아래 7개의 갈비뼈에 붙는다.

이 힘살들은 아래에서 위로 겹치고 앞톱니근serratus anterior의 톱니 모양 부분과 얽힌다. 근육 다발muscle bundle은 배의 가쪽 벽에 있으며, 먼저 배곧은근 가쪽모서리에 평행한 수직으로, 이어서 아래 뒤쪽으로 비스듬히 뻗는 널힘줄을 생성한다. 이 널힘줄은 배곧은근집 앞층 구성에 참여하고, 반대쪽 널힘줄과 정중선에서 교차하여 배의 **백색선**의 형성에 관여한다.

아홉째갈비뼈에서 시작한 섬유는 두덩뼈에서 끝나고, 같은 쪽과 반대쪽의 모음근으로 널힘줄 확장을 보낸다. 열째갈비뼈에서 시작한 고샅인대에서 끝난다. 이 2개의 힘줄 다발tendinous bundle은 위가쪽에 꼭짓점을 가진 삼각형 모양의 얕은고샅구멍superficial inguinal ring을 형성한다. 고샅굴inguinal canal의 아래 안쪽 밑부분은 **고샅인대**가 붙는 두덩뼈와 두덩뼈능선에 의해 형성된다.

척주 근육의 앞쪽 그룹을 형성하는 이러한 배벽의 근육에 관한 기술에서는 다음 개념을 유의해야 한다.

- 배의 앞쪽에 있는 배곧은근은 가슴의 앞쪽 아랫부분과 다리이음뼈의 앞부분과의 사이에 있는 2개의 근육 띠이다. **척주로부터 먼 거리에서 작용한다는 것이다.** 즉, 배곧은근은 몸통 굽힘에 가장 효율적이다.
- 배의 넓은 근육은 섬유의 방향이 직물처럼 교차하는 3개의 연속적인 층을 형성한다. 배가로근에 의한 깊은 층은 가로이고, 배속빗근에 의한 중간층은 위 안쪽으로 비스듬하며, 배바깥빗근에 의한 얕은 층은 아래 안쪽으로 비스듬하다. 또한 몸통의 굽힘과 돌림 작용 외에도 내장을 지지하는 데 중요한 역할을 한다.

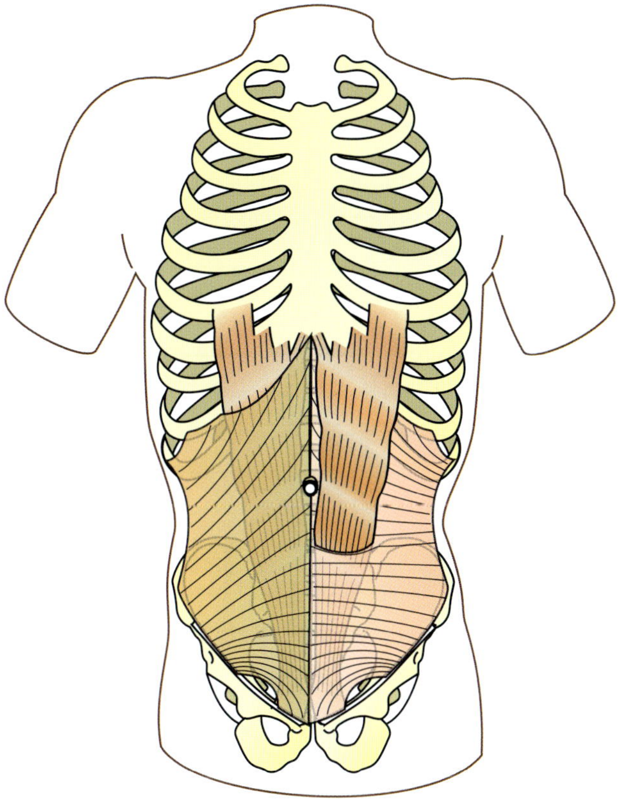

그림 43

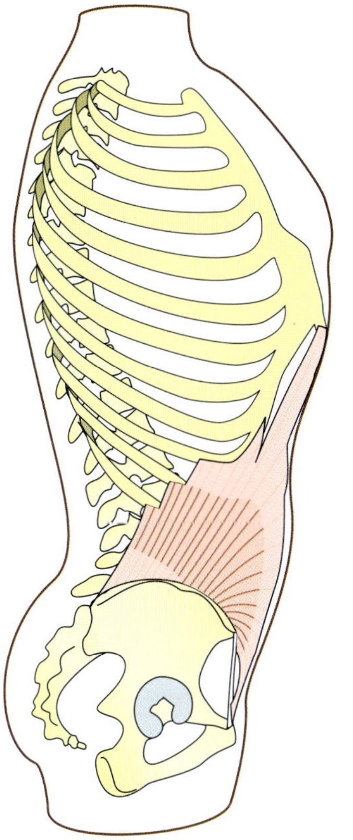

그림 44

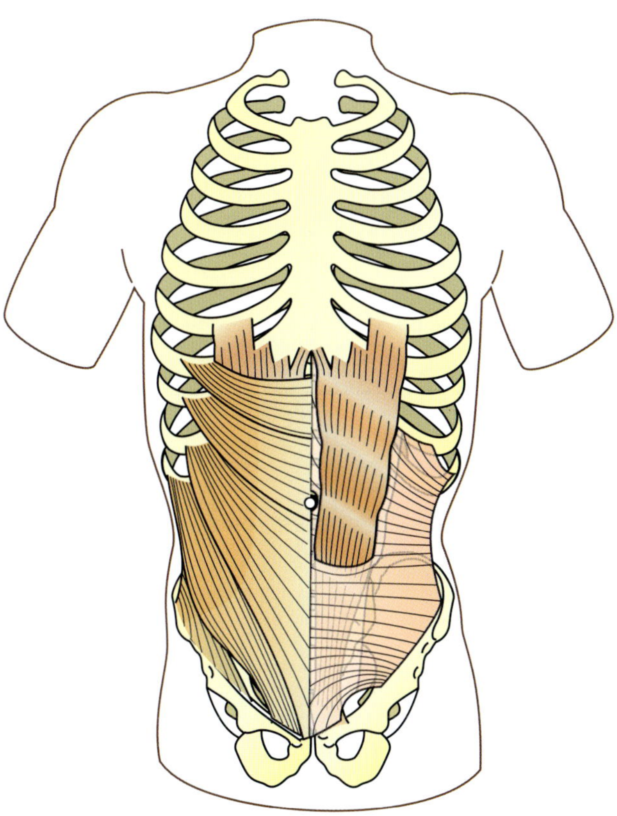

그림 45

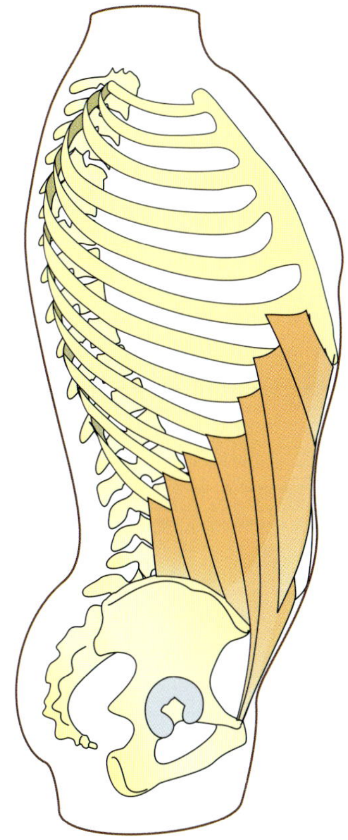

그림 46

배벽의 근육: 허리의 곡선

널힘줄 섬유에 의해 연장된 넓은 근육의 섬유는 **배 주위에 진정한 코르셋**인 직물을 형성한다(그림 47). 실제로 한쪽의 배바깥빗근 섬유의 방향은 반대쪽 배속빗근 섬유의 연장선에 있으며 또한 교차한다. 따라서 전체적으로 볼 때 이러한 배속빗근과 배바깥빗근은 직사각형이 아닌 마름모 모양의 직물을 형성한다. 재봉사는 이 직물을 '**바이어스**(천의 결과 비스듬하게 재단한 것)'로 재단되어 있다라고 말할 것이다. 이러한 것에 의해 허리 곡선에 적응할 수 있다. 이 **바이어스가 몸통(허리)의 잘록함을 결정짓는다**고 말할 수도 하다.

이는 모형을 사용하여 쉽게 보여줄 수 있다!

- 2개의 원 사이에 실이나 고무줄을 평행으로 잡아 늘이면 원기둥면을 얻을 수 있다(그림 48).
- 이제 위의 원을 아래 원에 대해서 돌리면(그림 49) 실은 팽팽한 상태를 유지하지만 비스듬한 방향이 된다. 그리고 이 모든 선을 '감싸는' 면은 쌍곡선 회전시켜 얻을 수 있는 **쌍곡면**이다.

빗섬유가 팽팽하면 팽팽할수록, 피부밑지방층panniculus adiposus이 얇으면 얇을수록 허리가 더 잘록해지는 것을 이 기전으로 쉽게 이해할 수 있다. 따라서 허리의 곡선을 복원하려면 **배빗근**abdominal oblique**의 긴장도를 복원**해야 한다.

또한 아랫배의 윤곽은 '복대'라 불릴 수 있는 **진정한 배근육띠**abdominal strap(그림 50)를 형성하는 넓은 근육에 따라 달라진다. 이 띠의 효과는 배곧은근보다는 다음의 넓은 근육의 긴장도에 의해 결정된다.

- 배바깥빗근(녹색)
- 특히 배속빗근(파란색)
- 무엇보다도 **배가로근** 아랫부분(노란색)

이러한 근육들은 출산 시 **배출기**에서 큰 역할을 한다.

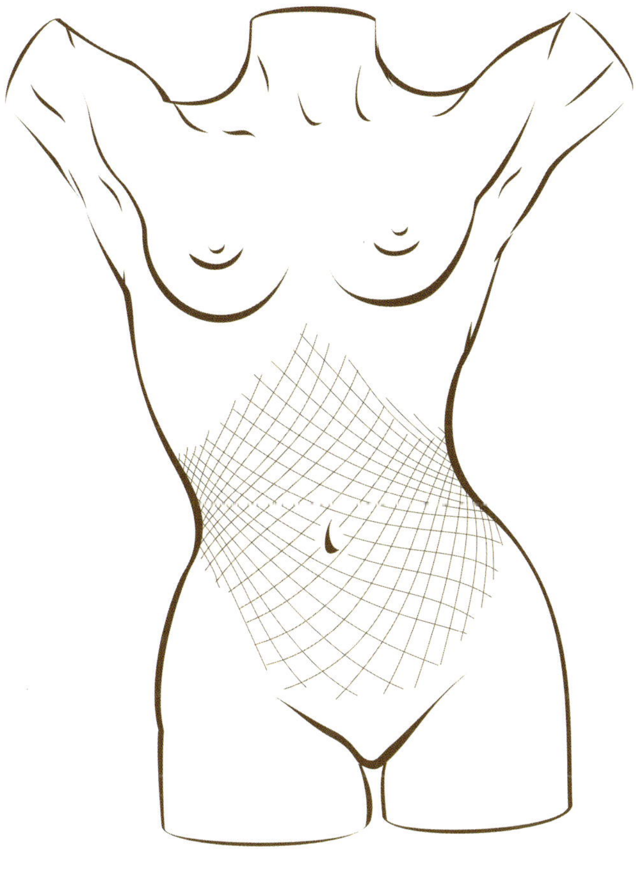

그림 47

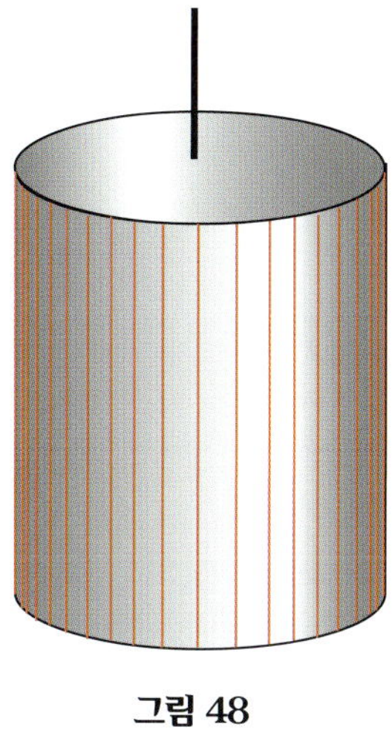

그림 48

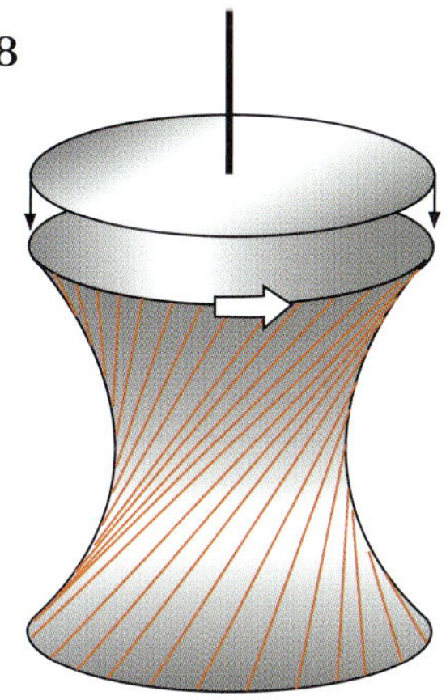

그림 49

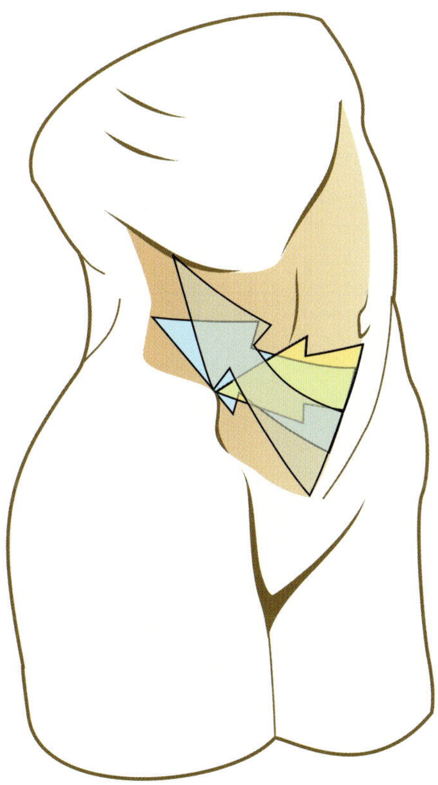

그림 50

배벽의 근육: 몸통의 돌림

척주 축 주위의 돌림은 척추곁근육과 배의 넓은 근육에 의해 이루어진다.

2개의 허리뼈의 **윗면**에서는 한쪽 척추곁근육의 수축이 약간의 돌림 효과를 갖는 것을 볼 수 있다(그림 51). 그러나 가장 깊은 층의 근육인 **가로돌기가시근육**(TS)이 더 큰 돌림 작용을 갖고 있다. 가로돌기가시근육은 바로 아래의 가로돌기에 기반해서 바로 위의 척추뼈 가시돌기를 가쪽으로 끌어당겨 가시돌기의 기저에 있는 돌림 중심(검은색 십자)의 주위에서 수축의 반대쪽으로 돌림을 일으킨다.

몸통 돌림 시(그림 52) 배빗근이 중요한 역할을 한다. 실제로 허리 주위를 나선형으로 둘러싸는 섬유의 방향은 큰 효율성을 부여하고 있으며, 또한 척주에서 떨어진 가슴우리thoracic cage에 붙으면 허리척주만이 아니라 아래 등척주도 움직이게 된다.

왼쪽으로 몸통을 돌리려면 오른쪽 배바깥빗근(EO)과 왼쪽 배속빗근(IO)을 수축시켜야 한다(그림 52). 이 두 근육이 허리 주위를 같은 방향으로 감기고(그림 53), 근육과 널힘줄 섬유가 **같은 방향으로 연속**하여 있다는 것은 주목할 만하다. 따라서 이 근육들은 돌림 작용에서 **협동근**synergist이다.

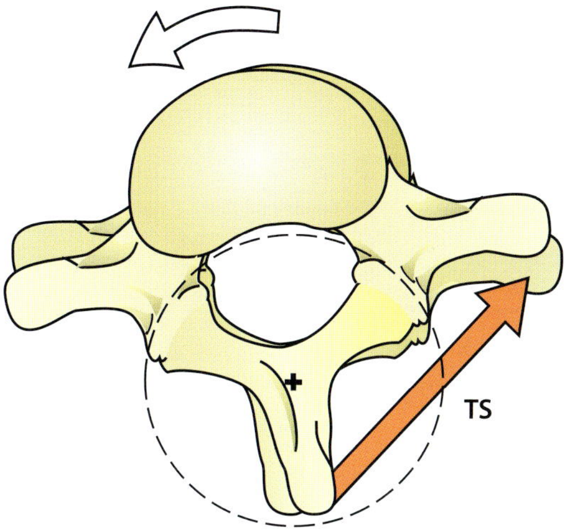

그림 51

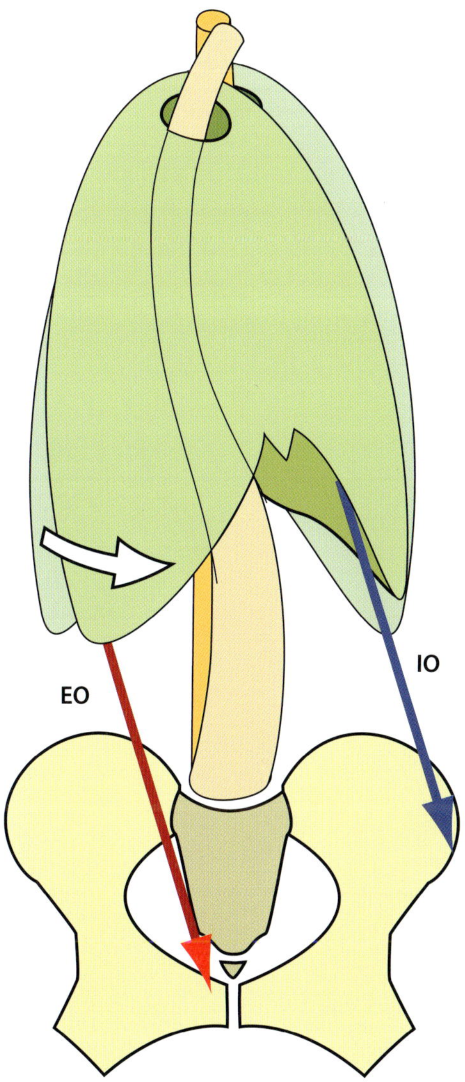

그림 52

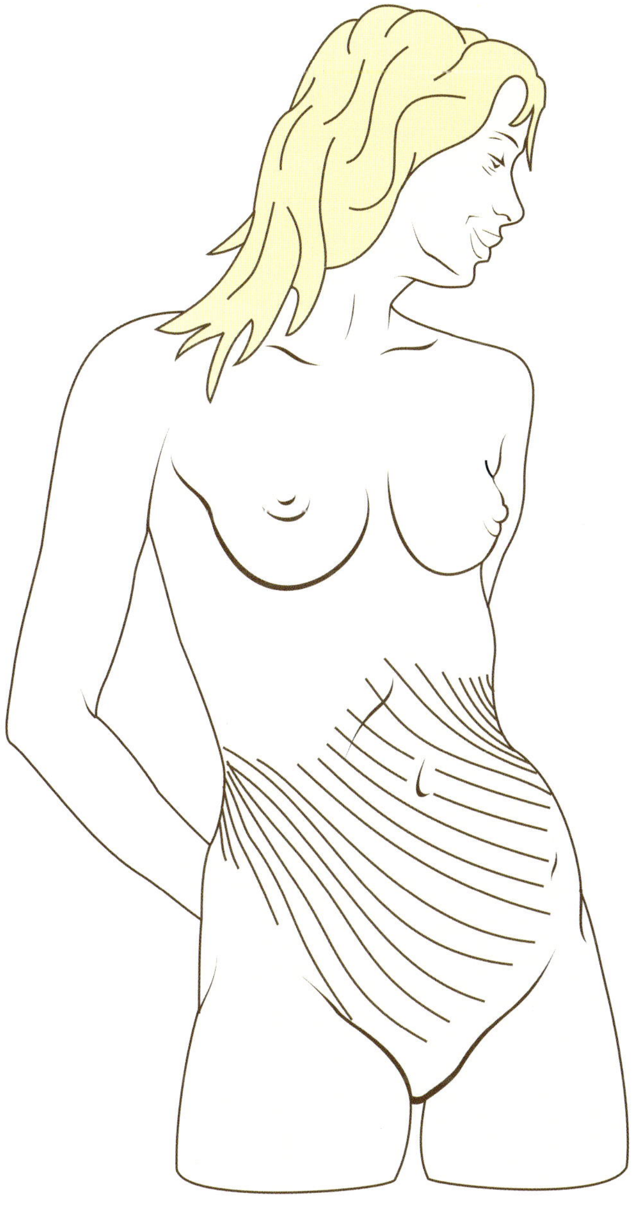
그림 53

배벽의 근육: 몸통의 굽힘

배벽의 근육은 **몸통의 강력한 굽힘근육**이다(그림 54). 배벽의 근육은 척주 축보다 훨씬 앞쪽에 위치하여 허리엉치 경첩과 등허리 경첩에서 척주 전체를 앞쪽으로 움직인다. 두 개의 큰 지레팔을 통해 작용하기 때문에 그 작용은 **매우 강력**하다.

- **아래 지레팔**은 엉치뼈곶-두덩뼈 사이의 거리에 상당하고
- **위 지레팔**은 아래 등척주에 놓인 콘솔로 도식화할 수 있고, 아래 가슴우리의 두께에 상당한다. 즉, **등척주-칼돌기 사이의 거리**이다.

칼돌기를 직접 두덩결합에 연결하는 **배곧은근**(RA)은 매우 강력한 척주 굽힘 작용을 한다. 배곧은근은 2개의 넓은 근육, 즉 가슴우리의 아랫부분을 다리이음뼈의 위모서리에 연결하고 있는 **배속빗근**(IO)과 **배바깥빗근**(EO)에 의해 보조되고 있다. 배곧은근이 똑바로 선 긴장 장치$_{\text{tensioner}}$를 구성하는 반면, 배속빗근은 아래 뒤쪽으로 비스듬한 긴장 장치를 구성하고, 배바깥빗근은 아래 앞쪽으로 비스듬한 긴장 장치를 구성한다. 또한, 이 근육들이 기울어질수록 버팀줄$_{\text{stay}}$ 역할을 한다.

이 세 근육은 두 가지 작용을 한다.

- 한편으로는 몸통을 앞으로 굽힌다(F).
- 다른 한편으로는 허리척주앞굽음을 강력하게 곧게 만든다(R).

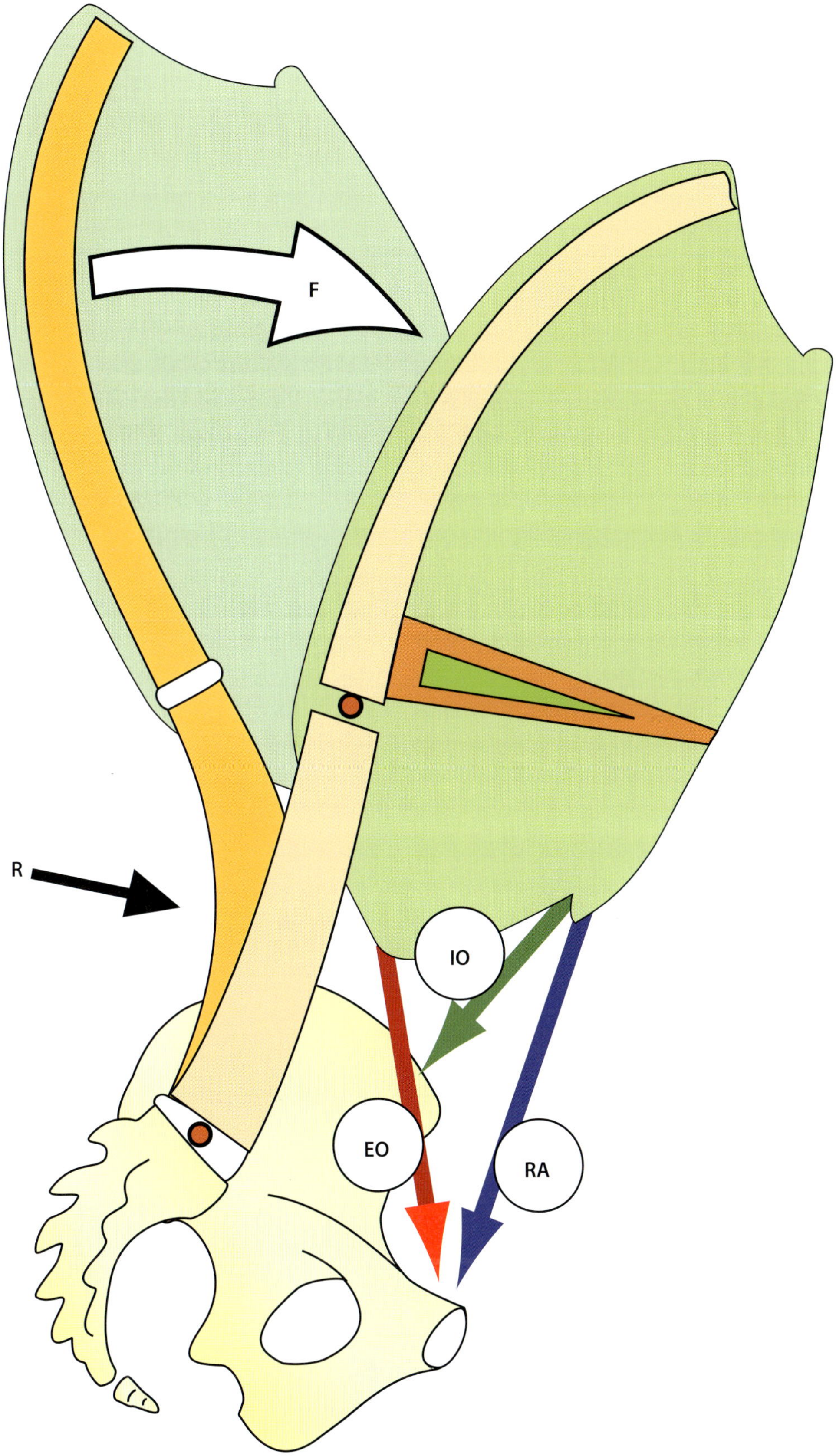

그림 54

배벽의 근육: 허리척주앞굽음을 곧게 하기

허리척주앞굽음의 정도는 배근육과 척주 근육뿐 아니라 다리이음뼈에 연결된 다리의 몇몇 근육에도 의존한다.

이른바 '**무력한**asthenic' 자세(그림 55)에서는 배근육의 이완(파란색 화살표)은 다음의 모든 척주굽이의 강조로 이어진다.

- **허리척주앞굽음**lumbar lordosis(L)
- **등척주뒤굽음**thoracic kyphosis(T)
- **목척주앞굽음**cervical lordosis(C)

그 결과, 머리가 앞으로 전위된다(b).

또한 **골반은 앞으로 기울고**(흰색 화살표), 위앞엉덩뼈가시와 위뒤엉덩뼈가시를 연결하는 선은 아래 앞쪽으로 비스듬하다.

허리척주를 골반에 대해서 굽히게 하고 **허리척주앞굽음을 강조**하는 **큰허리근**(P)은 그 근육긴장항진hypertonicity 때문에 이 변형을 더욱 악화시킨다. 이 무력한 자세는 흔히 기운도 의지도 없는 사람이 취하는 자세이다.

또한 임신 말기의 여성에서 유사한 척주굽이를 볼 수 있다. 여기서는 배벽 근육의 이완과 태아 발달로 인한 중력중심의 앞쪽 이동이 골반과 척주의 정역학에 상당한 영향을 미친다.

척주굽이를 곧게 하기, 이른바 '**차려**sthenic' 자세(그림 56)는 골반에서 시작된다.

골반 앞기울임의 교정은 엉덩관절 폄근육에 의해 이루어진다.

- **넓적다리뒤근육**(H), 특히 **큰볼기근**(G)의 수축은 골반의 뒤기울임(흰색 화살표)을 야기하고 양 엉덩뼈가시선의 수평화를 회복시킨다. 따라서 엉치뼈가 수직으로 되고, 이것이 허리굽이를 감소시킨다.
- 허리척주 과다앞굽음의 교정에서 가장 중요한 역할은 배근육, 특히 **배곧은근**(RA)이 하며, 이는 칼돌기 수준의 복장뼈sternum와 두덩뼈 수준의 골반에서 2개의 긴 지레팔을 통해서 작용한다.

따라서 **허리척주앞굽음을 곧게** 하려면, **큰볼기근과 배곧은근을 수축시키는 것으로 충분**하다.

이 순간부터 **허리척추결근육**(S)의 폄 작용은 첫째허리뼈를 뒤쪽으로 당기는 힘이 될 수 있다.

- 뒤쪽 등척주근육dorsal thoracic muscles의 수축은 **등척주뒤굽음의 감소**를 초래한다.
- 나중에 살펴보겠지만, 같은 방식으로 목척주 근육을 사용하면 **목척주앞굽음도 곧게 할** 수 있다.

전체적으로 척주굽이가 소실되면 **척주는 보다 길어지고**(Delmas 지수의 약간의 증가에 해당), 동일한 사람에서 1~3cm나 커진다.

따라서 이것은 고전적 이론이지만 '경사측정기inlcinometer' 연구(Klausen 1965)는 전체 척주가 외팔보cantilever가 앞쪽에 있는 기중기의 샤프트처럼 움직인다는 것을 보여주었다. 몸통 뒤쪽의 근육과 배근육의 동시 근전도 검사(Asmussen과 Klausen 1962)는 5명 중 4명의 피험자에서 단순한 무의식적 자세반사postural reflex에 의해 제어되는 직립 자세는 몸통 뒤쪽 근육의 긴장성 수축만을 필요로 한다는 것을 보여준다. 인간이 머리 위에 물건을 올려놓거나 몸통을 따라서 아래로 늘어진 손으로 물건을 들거나 하여 척주의 윗부분에 부하를 가하면 척주의 앞쪽 외팔보가 약간 증가한다. 한편 허리굽이는 감소하고 등굽이는 증가한다. 동시에 척주결근육의 긴장도는 증가해서 앞쪽으로의 돌출을 제한한다.

따라서 배벽의 근육은 무의식적인 척주의 정역학에는 관여하지 않을 것이다. 그러나, 예컨대 '차려' 자세나 무거운 물건을 들 때, 즉 **허리굽이를 의식적으로 곧게** 할 때는 배근육이 작용할 것이다.

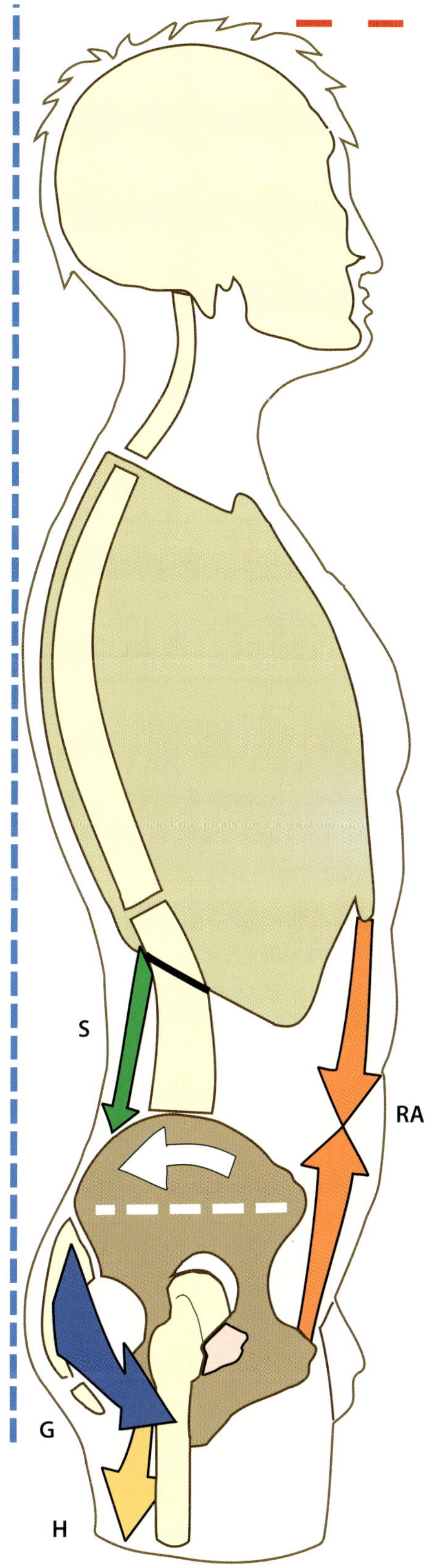

그림 56

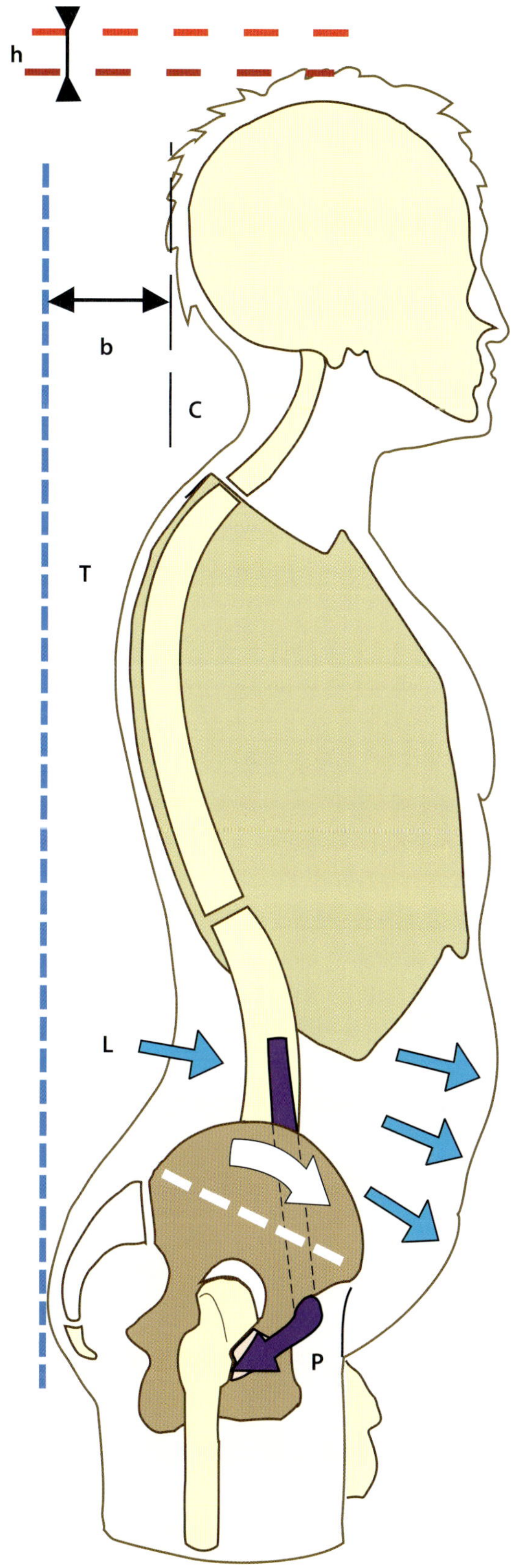

그림 55

팽창 가능한 구조로서의 몸통: 발살바법

앞으로 기울인 자세에서(그림 57) 허리엉치 척추사이원반에 가해지는 힘은 상당하다.

실제로 머리와 몸통 윗부분의 무게는 열째등뼈의 바로 앞에 위치한 **중력중심**(P) 수준에 가해진다. 무게 P1은 L5/S1 속질핵 수준을 지렛점으로 하는 긴 지레팔의 끝에 걸린다. 이 힘의 균형을 맞추기 위해서는 **척주 근육** S1에 1/7~1/8배의 짧은 지레팔로 P1의 7~8배의 힘을 가해야 한다. 허리엉치 척추사이원반에 가해지는 힘은 P1과 S1의 **합**과 같고, 몸을 앞으로 더 많이 기울일수록 또한 특히 팔의 끝에 짐을 들수록 커진다.

무릎을 굽히고 몸통이 똑바른 상태에서 10kg의 **물건을 들어 올리면** 척주 근육의 힘 S1은 141kg이 될 것으로 추정된다. 같은 10kg의 물건을 무릎을 펴고 **몸통을 앞으로 기울인 자세**로 들어 올리려면 S1에 256kg의 힘이 필요하다. 같은 짐을 팔을 앞으로 뻗어 운반하면 S1에 필요한 힘은 363kg이 된다. 이 경우 속질핵에 가해지는 하중은 282~726kg이며, 최대 1,200kg이므로 이는 **분명히 척추사이원반 파열의 하중**, 즉 40세 이전에서 800kg, 고령자에서 450kg을 **초과한다**.

이 명백한 모순을 다음 두 가지 사실로 설명할 수 있다.

- 하나는 척추사이원반에 가해지는 힘을 모두 속질핵이 부담하는 것은 아니라는 것이다. Nachemson은 속질핵 내압까지도 측정하였으며, 힘이 척추사이원반에 가해질 때 속질핵이 75%, 섬유테가 25%를 부담한다는 사실을 입증했다.
- 한편 **몸통 전체**는 허리엉치 척추사이원반이나 아래 허리척주의 척추사이원반에 걸리는 압력을 낮추기 위해 **Valsalva법** Valsalva maneuver이라고도 하는 **'복압'** 기전에 관여한다(그림 58). 이것에는 **성대문**glottis(G)과 항문이나 방광조임근vesical sphincter 등 **모든 배의 구멍**(F)의 **폐쇄**를 수반한다. 이것은 가슴배안 thoracoabdominal cavity을 하나의 **폐쇄 공간**(A+T)으로 변환시킨다.

  여기서 **날숨근육**expiratory muscle, 특히, **배곧은근**(RA)의 강력한 수축 덕분에 압력은 증가하고, 척주 앞쪽에 위치하는 **견고한 대들보**로 변환되어, 다리이음뼈와 샅으로 힘을 전달한다.

역도선수들이 사용하는 이 기전은 척추사이원반의 압력을 감소시킨다. T12/L1 척추사이원반에서 50%, L5/S1 척추사이원반에서 30% 감소한다. 같은 이유로 척주 근육의 긴장 S2는 55% 감소한다. 척주에 대한 힘을 감소시키는 데에 효과적인 이 기전은 매우 짧은 시간 동안만 작용할 수 있다. 이는 **절대적 무호흡**apnea이 필요하고, 다음과 같은 중대한 순환장애circulatory disturbance를 유발하기 때문이다.

- **머리쪽 혈압 상승**
- **심장으로의 정맥혈복귀**venous return **감소**
- **허파꽈리**pulmonary alveolus **모세혈관 혈류 감소**
- **허파순환**pulmonary circulation**에서의 저항 항진**

또한 배띠 근육이 온전하다는 것 외에도 성대문과 다른 배의 구멍이 폐쇄될 수 있음을 전제로 한다. **척주 주위의 정맥얼기**에 의한 정맥혈복귀의 션트shunt는 뇌척수액의 압력 상승을 일으킨다. 따라서 무거운 부하를 들어 올리는 노력은 짧고 강렬할 수밖에 없다.

척추사이원반 수준에서 압력을 줄이려면 큰 돌출을 수반하는 앞으로 기울인 자세보다는 **수직 자세**가 바람직하다. 이것은 **척추사이원반 탈출증의 환자에게 주어져야 할 조언**이다.

스쿠버 다이버가 고막tympanic membrane 양쪽의 압력 균형을 맞추기 위해 사용하는 **Valsalva법의 변형**(그림 59)은 **입**mouth**과 콧구멍**nostril(N)을 손으로 집어서 닫지만, 성대문은 닫지 않는 것을 포함한다. 동시에 침을 삼키면 귀관(귀인두관Eustachian tube)(E)이 열리고 속귀internal ear의 압력이 증가하여 **고막에 걸리는 외부 압력과 균형**이 맞게 된다.

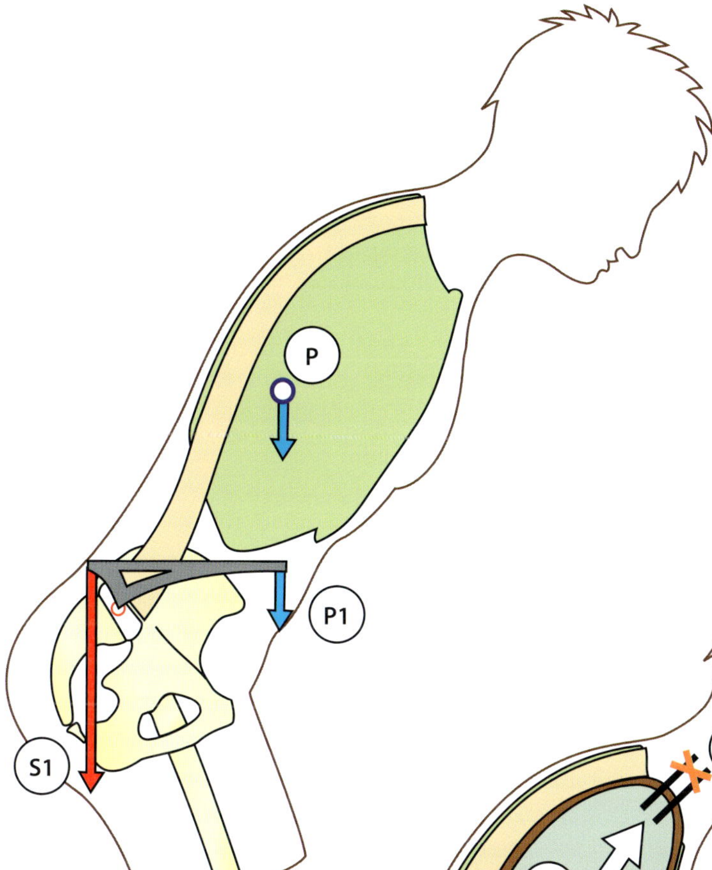

그림 57

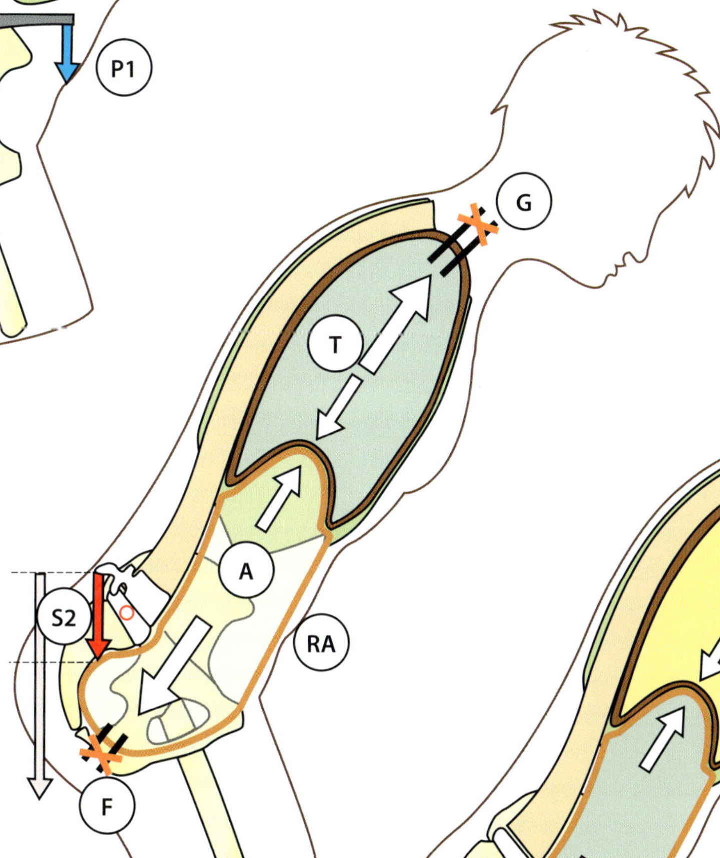

그림 58

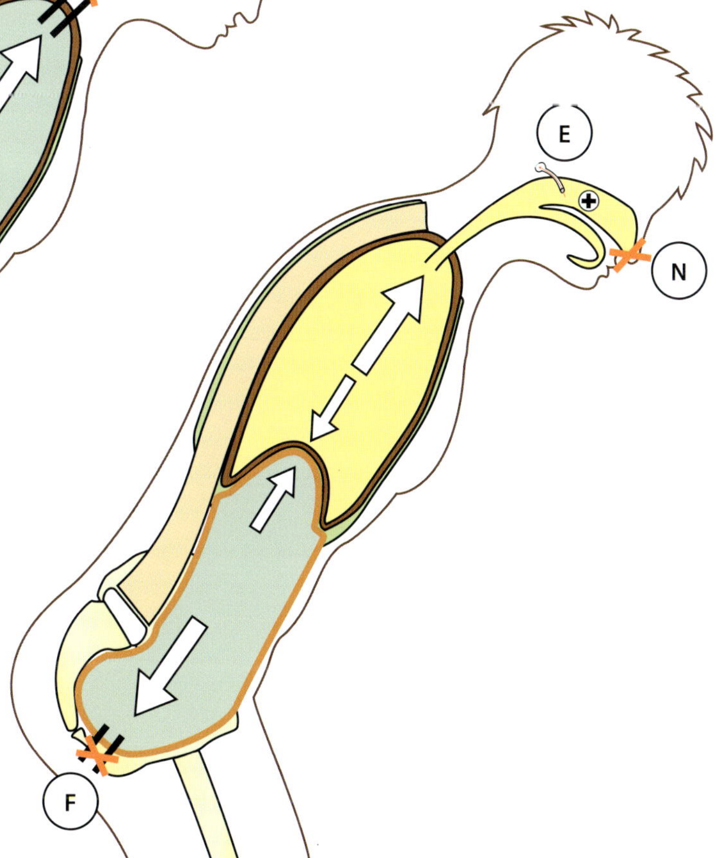

그림 59

선 자세에서의 허리척주의 정역학

양다리가 대칭인 선 자세에서는 **가쪽에서 본 허리척주**(그림 60)는 **허리척주앞굽음**(L)이라 불리는 오목한 굽이를 나타낸다.

이 자세를 뒤에서 보면(그림 61) 허리척주는 똑바르다. 한쪽 다리에만 체중 지지를 한 좌우 비대칭의 자세에서는(그림 62) 하중이 걸린 쪽의 엉덩관절이 하중이 걸리지 않은 쪽의 엉덩관절보다도 올라가고, 골반(P)이 경사짐으로써 허리척주는 지지하는 쪽에서 오목하다.

이 허리척주의 가쪽굽힘을 보정하기 위해 등척주는 반대쪽, 즉 하중이 걸리지 않은 쪽이 오목하며, 어깨사이 선(Sh)은 하중이 걸린 쪽으로 기운다.

마지막으로 **목척주**는 지지하는 쪽, 허리척주와 마찬가지로 하중이 걸린 쪽이 오목하다.

대칭 자세에서(그림 61) 어깨사이 선(Sh)은 수평이며, 엉치엉덩오목을 지나는 골반 선(P)과 평행하다.

Brigger의 근전도 연구에 따르면, **몸통을 앞으로 굽힐 때**(그림 63) **척추결근육**이 먼저 강력하게 수축하고, 이어서 **볼기근**gluteus(G), 마지막으로 **넓적다리뒤근육**(H)과 **가자미근**이 수축한다.

굽힘의 끝에서, 척주는 골반에 지지되어 있는 **인대**(L)의 수동적 작용에 의해서만 안정화되고, 골반은 **넓적다리뒤근육**(H)에 의해 앞기울임이 억제된다.

몸통을 펼 때는(그림 64) 근육이 역순으로 작용한다. 즉, 먼저 **넓적다리뒤근육**(H), 이어서 **볼기근**(G), 마지막으로 **허리척주와 등척주의 근육**(Th) 순이다.

똑바로 선 자세에서(그림 60) 앞쪽으로의 약간의 불균형은 뒤쪽의 근육, 즉 **장딴지세갈래근**triceps surae(T), **넓적다리뒤근육**(H), **볼기근**(G), **척추결근육**의 긴장성 수축과 역으로 이완된 배근육과 목근육을 통해 제어된다(Asmussen).

때로는 해변에서 젊은 여성의 **무력한 자세**를 볼 수 있다(그림 65). 이완된 배근육(1)은 배를 돌출시키고, 가슴은 움푹 들어가며(2), 머리는 앞으로 기운다(3). 모든 척주굽이가 강조된다. 허리척주 과다앞굽음에 의해 허리는 움푹 들어가고(4), 등은 뒤굽음이 강조되어 둥글게 되며(5), 목덜미는 목척주 과다앞굽음cervical hyperlordosis에 의해 움푹 들어간다(6). 여기서의 해결책은 간단하다. 근긴장도를 높이는 것이다! 넓적다리뒤근육을 수축시키고, 볼기근을 조이고, 등근육을 당겨 양어깨를 펴고, 수평선을 바라보는 것이다. 무기력은 안 된다!

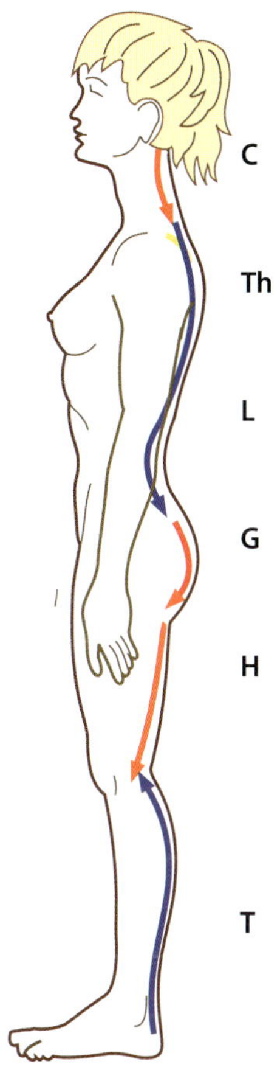

그림 60

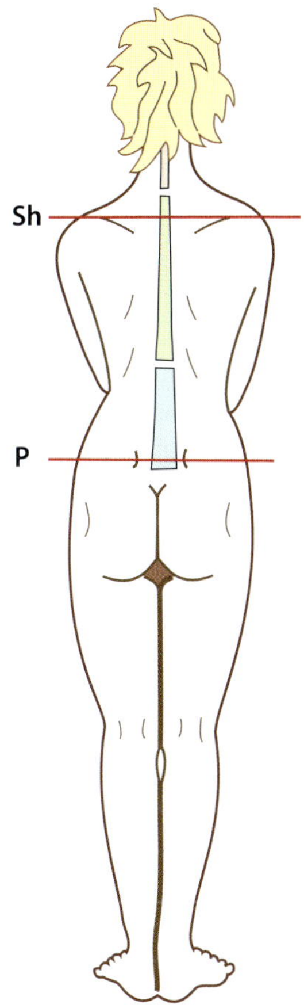

그림 61

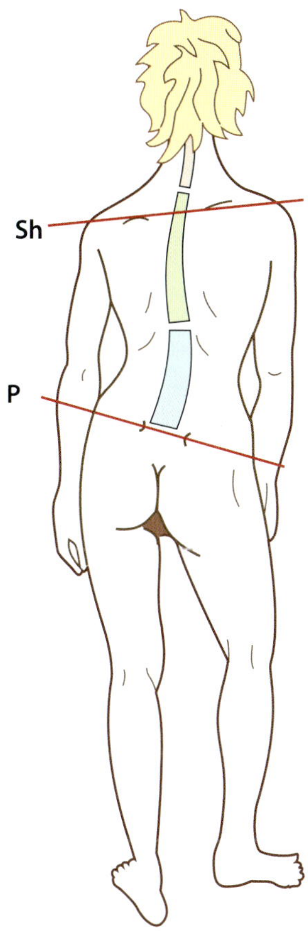

그림 62

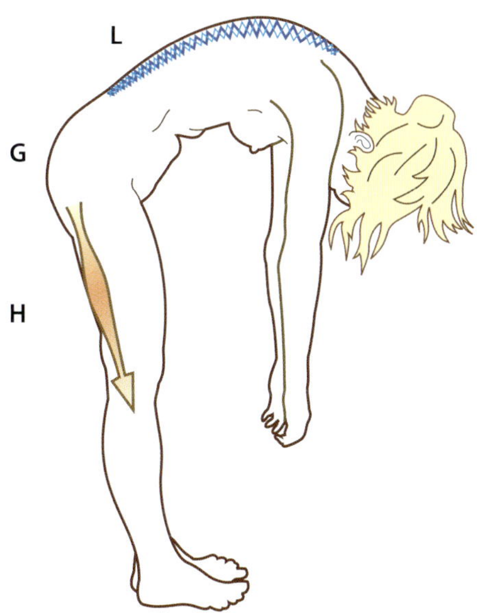

그림 63

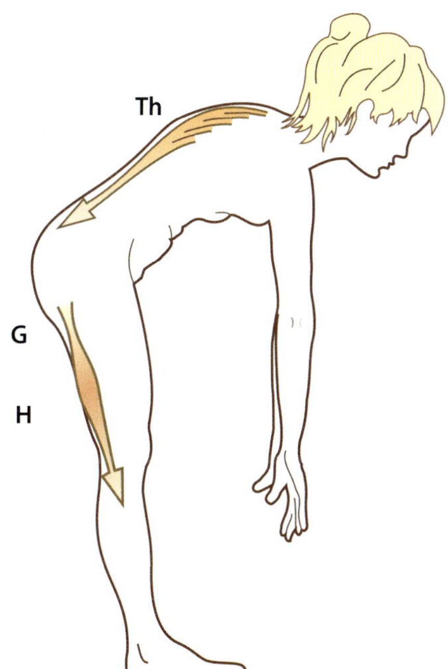

그림 64

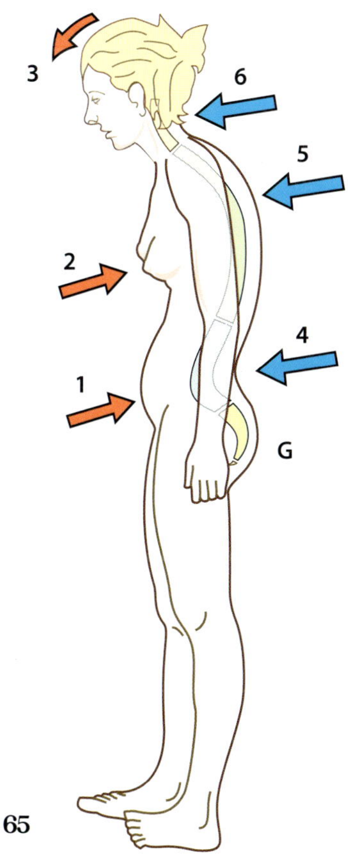

그림 65

비대칭적인 앉은 자세와 선 자세: 음악가의 척주

그리스 조각상에서는 이집트 조각상에서 물려받은 유연함 없이 대칭적인 자세로 서 있는 **코우로스**kouros[청년의 조상(彫像)](그림 66)와 유연성이 있어 대리석이나 청동에 생기를 불어넣는 **프락시텔레스의 아폴론**Apollon of Praxiteles(그림 67) 사이의 진화가 두드러진다. 한쪽 다리로 체중을 지지하는 비대칭적인 **프락시텔레스 자세**praxitelian position를 발명한 것은 이 천재적인 조각가이었고, 그 후 모든 조각 예술에 영감을 주었다. 오늘날의 군대보다도 이전에 그리스 조각가들이 '차려'나 '쉬어'의 자세를 발명하고 있었다!

이 프락시텔레스의 자세는 일상 활동, 특히 장인이나 음악가에게서 많이 발견된다. **바이올리니스트**의 경우(그림 68), 골반의 위치는 대부분 대칭이지만, 팔이음뼈는 매우 비대칭적인 자세를 취해야 하므로 목척주는 완전히 비정상적인 자세가 된다. 따라서 이러한 예술가들에게는 기능장애가 많이 발생하고, 때로는 그들의 경력에 심각한 영향을 미치기에 매우 전문적인 물리치료사의 도움이 필요하다.

모든 현악기는 비대칭의 자세를 강요한다. **기타리스트**(그림 69)는 팔이음뼈의 비대칭 자세뿐 아니라, 흔히 왼발을 받침대에 올려놓아 골반의 비대칭 자세를 취한다.

피아니스트는 골반에 좋은 의자가 필요하며, 그들에게 의자의 조정은 매우 중요하다.

- **올바른 거리와 올바른 높이로 의자에 앉으면**(그림 70), 척주는 비정상적인 곡선을 보이지 않고, 팔이음뼈는 노력이나 비틀림 없이 손이 건반에 닿을 수 있는 위치에 있게 된다.
- 의자가 **지나치게 떨어져** 있으면(그림 71), 척주는 비정상적인 상태에서 작용하게 되며, 양손이 건반에 닿으려면 등척주와 목척주는 과하게 굽게 된다. 게다가 손과 의자 사이의 먼 거리로 인해 팔이음부위가 피로해진다.

의자의 위치가 잘 조정되어 있다 하더라도 피아니스트는 허리굽이를 제어하는 방법을 알고 있어야 한다(그림 72). 지속적인 허리척주 과다앞굽음은 허리통증을 유발하기 때문이다.

대체로 **음악가들**, 특히 **현악기** 연주자들 사이에서 **척주의 정역학을 잘 제어하는 것이 기본**이라는 것을 쉽게 알 수 있다. 실제로 그들의 직업과 예술 활동에서의 많은 장애는 **만성적인 나쁜 자세**에서 비롯될 수 있으며, 그 자세는 **전문 물리치료사**에 의한, 때로는 장기간의 재활로도 교정하기 어려운 경우가 많다. 또한 척주는 팔이음뼈를 지지하는 중요한 역할을 하며, 종종 비대칭적인 자세로 기능하므로 계속 나쁜 자세를 취하면 재앙적인 결과를 초래할 수 있다. 그러므로 음악가는 척주를 잘 돌봐야 한다.

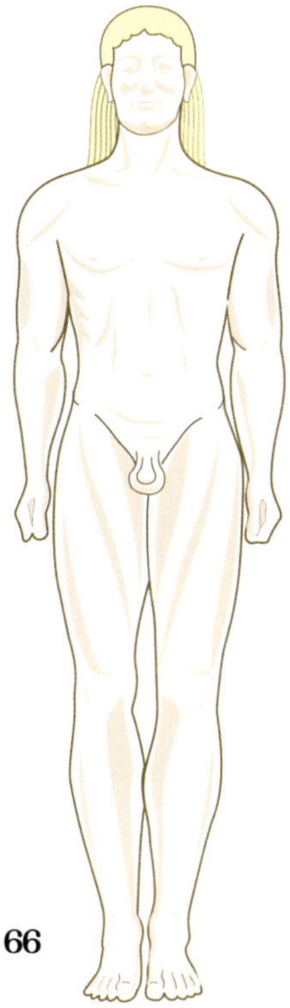

그림 66

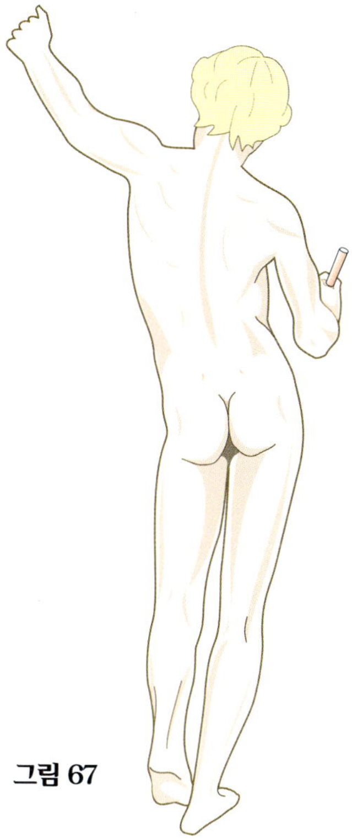

그림 67

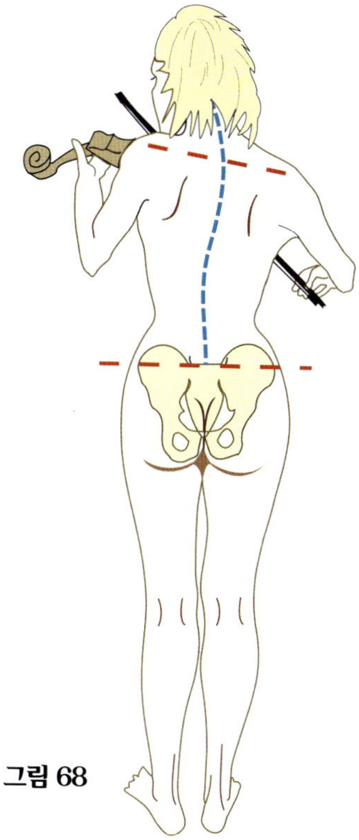

그림 68

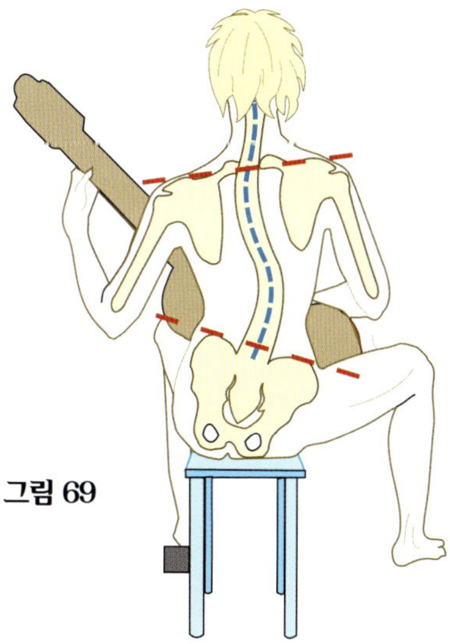

그림 69

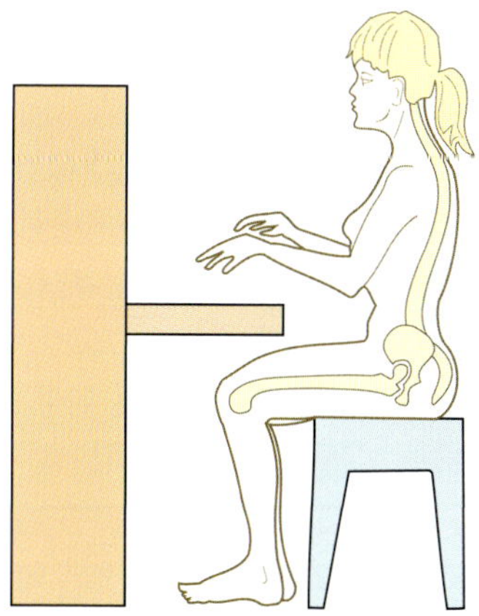

그림 70

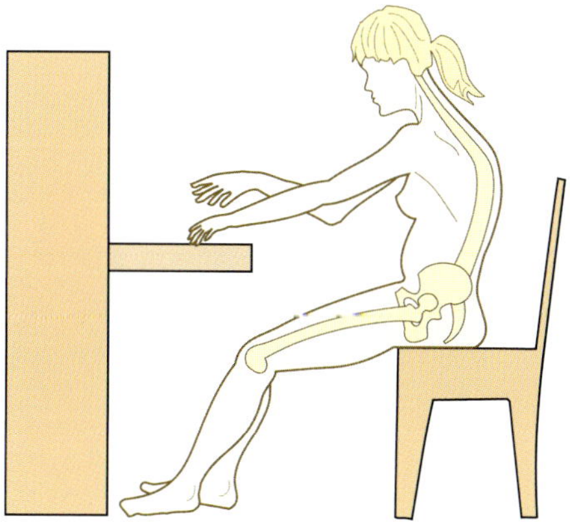

그림 71

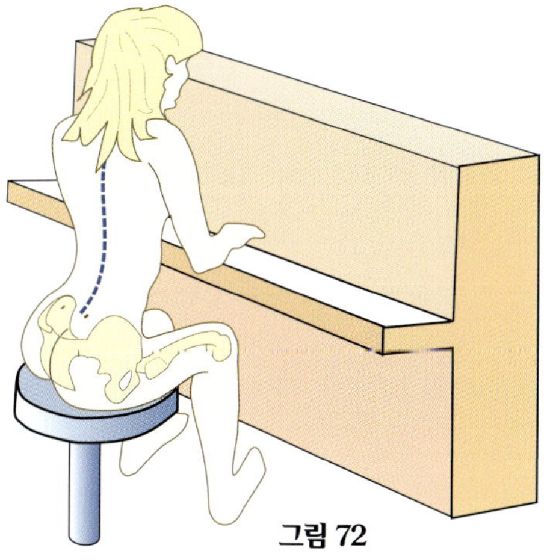

그림 72

앉은 자세와 누운 자세에서의 척주

앉은 자세

궁둥뼈 지지의 앉은 자세sitting position with ischial position(그림 73), 즉 등받이가 없는 의자에 앉아 타이핑하는 이른바 '타자수 자세'에서 몸통의 무게는 궁둥뼈ischium에만 걸리므로 골반은 불안정한 균형 상태에 있게 되어 앞쪽으로 기우는 경향에 있으며 이 때문에 허리척주는 과도앞굽음이 되고 등굽이와 목굽이도 증가한다. 팔이음뼈의 근육, 특히 팔이음뼈와 팔을 매달고 있는 **등세모근**trapezius이 척주의 정역학을 유지하기 위해 작용한다. 장시간 이 자세를 취하면 **'타자수증후군**typist's syndrome' 또는 **등세모근증후군**trapezius syndrome으로 알려진 통증으로 이어진다.

궁둥뼈-넙다리뼈 지지의 앉은 자세sitting position with ischiofemoral support(그림 74), 즉 '마부 자세'에서 몸통은 앞으로 기울어지고, 때로는 팔꿉을 무릎에 올려 기대므로 몸통의 무게는 궁둥뼈결절과 넓적다리 뒷면에 걸린다. 골반은 앞으로 기울어져 있고 등굽이의 증가하고 허리굽이를 곧게 된다. 팔은 최소한의 근력으로 몸통을 안정화시켜 수면도 가능하다(실제로 마부가 졸기도 한다). 척추곁근육의 휴식 자세인 이 자세는 **척추전방전위증** 환자가 본능적으로 채택하는 경우가 매우 많다. 허리엉치 척추사이원반에 대한 전단 효과를 감소시키고 뒤쪽 근육을 이완할 수 있기 때문이다.

궁둥뼈-엉치뼈 지지의 앉은 자세sitting position with ischiosacral support(그림 75)에서 완전히 뒤로 기울인 몸통은 의자 등받이에 기대어지고 몸통의 무게는 엉치뼈와 꼬리뼈의 뒷면과 궁둥뼈결절에 걸린다. **골반은 뒤로 기울어지고 허리굽이는 곧게 되며** 등굽이는 증가한다. 또한 머리는 가슴우리 앞쪽으로 기울어지면서 목굽이가 역전될 수 있다. 이 자세는 수면으로 이어질 수 있는 **휴식 자세**이기도 하지만, 목의 굽힘과 복장뼈sternum에 걸리는 머리 무게에 의해 호흡breathing은 방해를 받는다. 다섯째허리뼈의 앞쪽 전위를 감소시키고 허리척주 뒤쪽 근육을 이완시키는 이 자세는 **척추전방전위증 통증을 경감**시킨다.

누운 자세recumbent position

다리를 뻗고 바로 누운 자세(그림 76)는 휴식을 위해 취하는 가장 일반적인 자세이다. 큰허리근의 당김은 허리척주 과다앞굽음을 유발하고, 허리와 바닥 사이에 틈을 만든다.

다리를 구부리고 바로 누운 자세(그림 77)는 **큰허리근의 이완**이 골반의 뒤기울임과 **허리굽이의 감소**로 이어진다. 그 결과, 허리가 바닥에 닿고 척주와 배의 근육이 더 잘 이완된다.

쿠션이나 특수 제작된 의자 덕분에 얻은 **이른바 '이완**relaxation**' 자세**(그림 78)에서는 지지하는 등 부위가 오목해지고, 결과적으로 허리굽이와 목굽이가 곧게 된다. 쿠션 등으로 **무릎을 지지**하면 엉덩관절이 굽혀지고 큰허리근과 넓적다리뒤근육을 이완된다.

옆으로 누운 자세side lying position(그림 79)에서는 척주는 사인 곡선sinuous curve 모양이 된다. 허리척주는 아래쪽으로(바닥쪽으로) 볼록하게 되고, 양 엉치엉덩오목의 선과 어깨사이 선은 위에서(바닥과 반대쪽에서) 교차한다. 등척주는 위로(바닥과 반대쪽으로) 볼록하다. 이 자세에서는 일반적으로 근육의 이완은 얻어지지 않고, 마취 중에는 약간의 호흡곤란을 초래한다.

엎드린 자세는 바로 누운 자세(허리척주 과다앞굽음)의 모든 불편함을 가지고 있으며, 가슴우리에 대한 압박 때문에 호흡곤란이 악화된다. 엎드리면 내장이 가로막을 압박하여 호흡운동을 감소시키고, 결국 지지면, 분비물, 이물질 등에 의해 기관갈림tracheal bifurcation이 막힐 수도 있다. 그러나 많은 사람이 잠들기 위해 이 자세를 취한다. 그리고 자는 중에 자세를 바꾼다. 일반적으로 자는 동안 같은 자세를 오래 유지하지는 않는다. 이는 **모든 근육을 차례로 휴식시키고**, 특히 **압력 부위(바닥과 닿는 부위)를 이동시키기** 위해서이다. **3시간 이상 동일한 압력 부위가 지속**되면 피부의 순환장애에 의해 **욕창**bedsore**을 일으킬 수** 있기 때문이다.

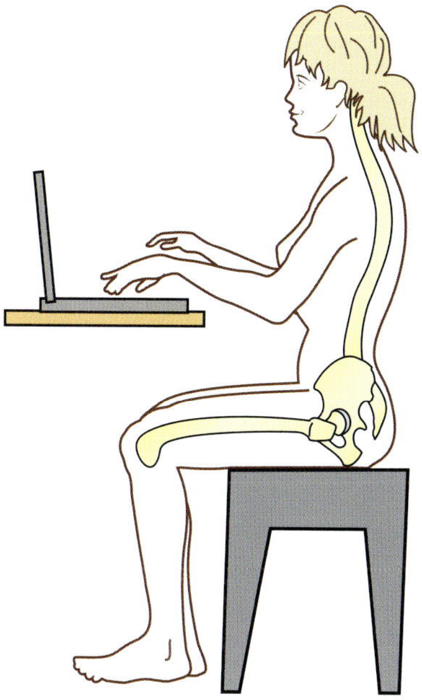

그림 73

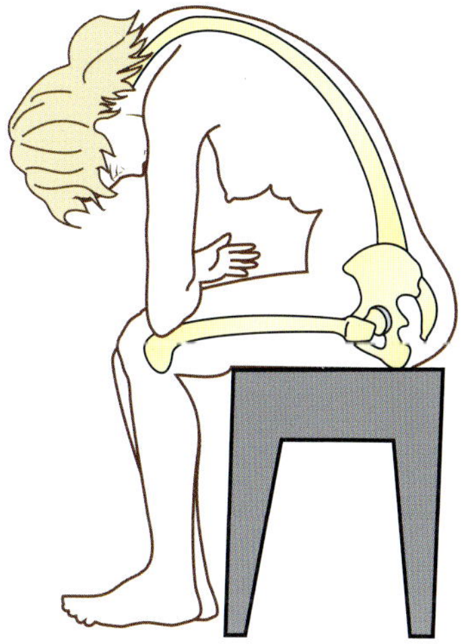

그림 74

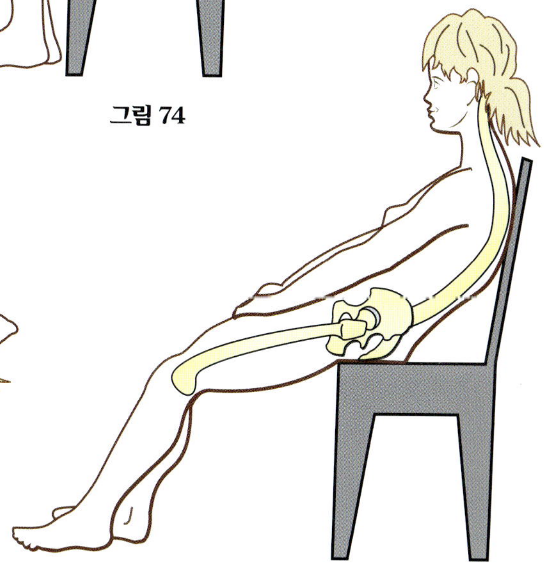

그림 75

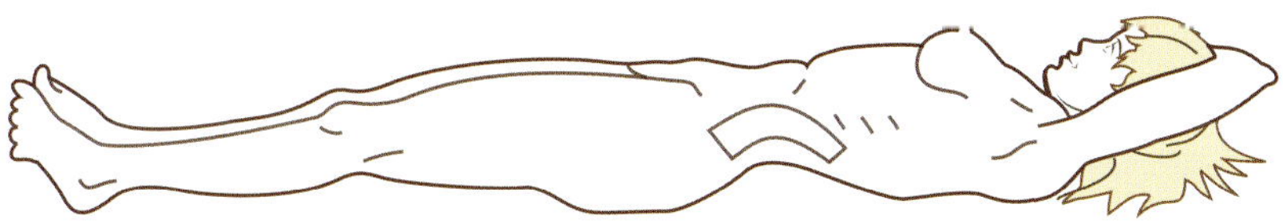

그림 76

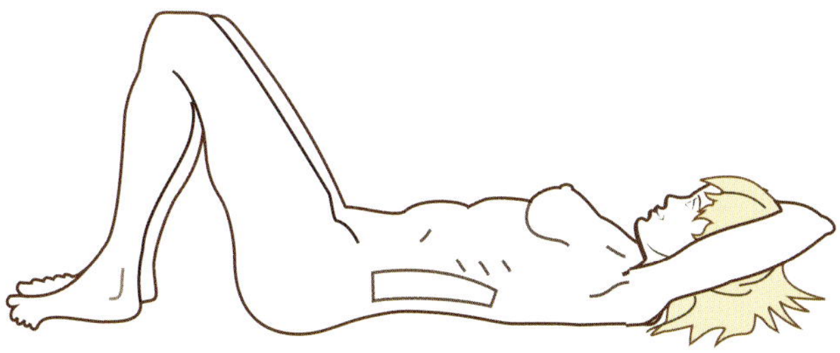

그림 77

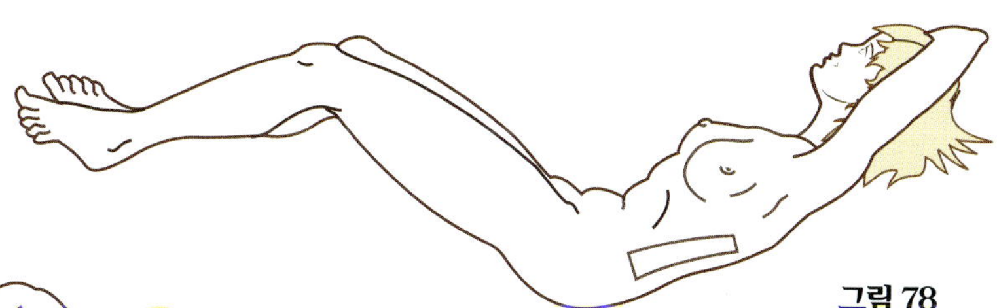

그림 78

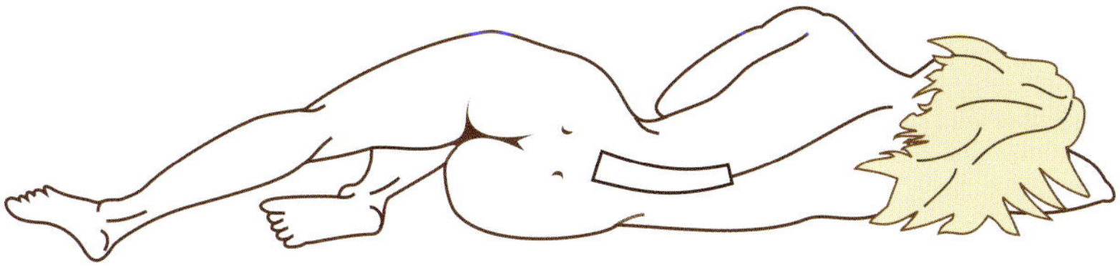

그림 79

허리척주 굽힘-폄의 운동범위

허리척주의 굽힘-폄 운동범위는 개인과 나이에 따라 매우 다양하다. 따라서 제시된 모든 수치는 특정 사례이거나 평균값이다. 그러나 다음과 같이 생각할 수 있다(그림 80).

- 허리척주 과다앞굽음을 수반하는 **폄**은 30° 이다.
- **굽힘**(허리굽이를 곧게 하는 것을 수반한다)은 40° 이다.

David와 Allbrook의 연구(그림 81)로 허리척주의 각 수준에서의 개별 운동범위(오른쪽 열)와 전체 누적 운동범위(왼쪽 열)를 알 수 있게 되었다. 전체 허리척주의 운동범위는 83° 이고, 앞에서 언급한 70° 에 가깝다.

한편, **최대 굽힘-폄 운동범위**를 갖는 것은 **L4/L5 사이**로 24° 이다. 이어서 운동범위가 감소하는 순서로 L3/4 사이와 L5/S1 사이가 같은 18°, L2/3 사이가 12°, L1/L2 사이가 11° 이다. 따라서 이 연구자들에 따르면 아래 허리척주가 위 허리척주보다 굽힘-폄에서는 훨씬 가동성이 큰 것처럼 보인다.

예상한 바와 같이 굽힘 운동범위는 표(그림 82: Tanz에 따름)에서 볼 수 있듯이 나이에 따라 매우 다르다. 허리척주의 가동성은 **나이가 들면서 감소**하고, 2~13세 사이에서 최대이다. 가동성이 최대인 것은 아래 허리척주, 특히 L4/L5 사이이다.

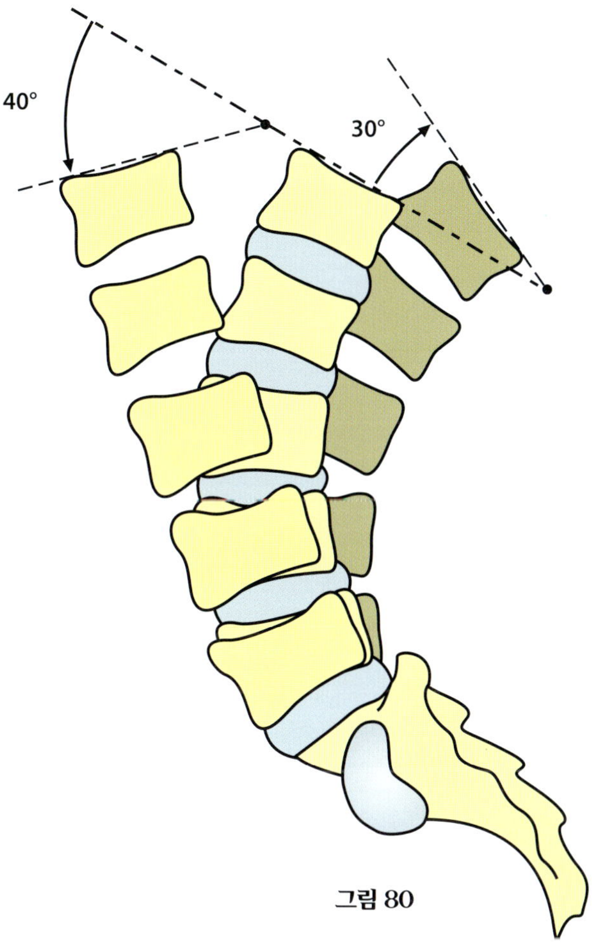

그림 80

2~13세	35~49세	50~64세	65~77세
	8°	4°	2°
10°	8°	5°	5°
13°	9°	8°	3°
17°	12°	8°	7°
24°	8°	8°	7°

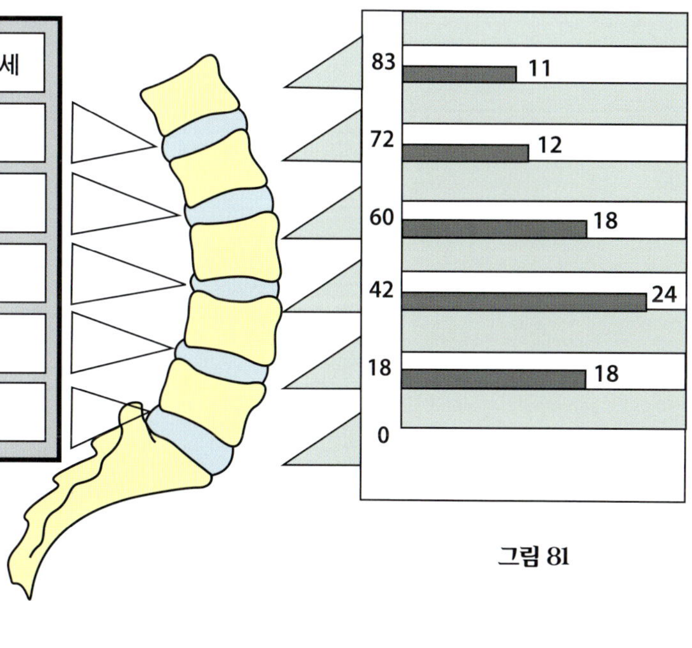

그림 82

그림 81

허리척주 가쪽굽힘의 운동범위

허리척주의 굽힘-폄과 마찬가지로 허리척주의 **가쪽굽힘 운동범위**(그림 83)는 나이와 개인에 따라 다양하다. 그러나 왼쪽/오른쪽 가쪽굽힘은 평균 20~30° 이다.

가쪽굽힘 운동범위(그림 84: Tanz에 따름)는 **허리척추의 각 수준마다** 연구가 이루어져 있다. 운동범위는 나이가 듦에 따라 뚜렷하게 감소한다.

- **2~13세에서 최대**이며, 정중선의 양쪽에서 각각 62° 에 달한다.
- 35~49세에서는 31° 밖에 되지 않는다.
- 50~64세에서는 29° 로 떨어진다.
- 65~77세에서는 22° 로 감소한다.

따라서 가쪽굽힘은 13세까지 최대를 유지한 후, 35~64세까지는 30° 정도에서 비교적 안정적으로 유지되다가 20° 로 떨어진다. 따라서 중년에 이르면 좌우 가쪽굽힘의 전체 운동범위는 60° 가 되며 허리척주 굽힘-폄의 전체 운동범위와 거의 같다.

흥미롭게도 L5/S1 사이에서 가쪽굽힘의 운동범위는 매우 작다. 어린이에서는 7° 이지만 급속히 2~1° 로 떨어지며, 고령자에게서는 0° 까지 떨어진다. **최대 운동범위는 L4/L5 사이, L3/L4 사이**이며 후자는 젊은 사람에서는 16° 이고, 이어서 35~64세까지는 비교적 안정되어 8° 에 머무르며, 고령자에게서는 6° 로 감소한다.

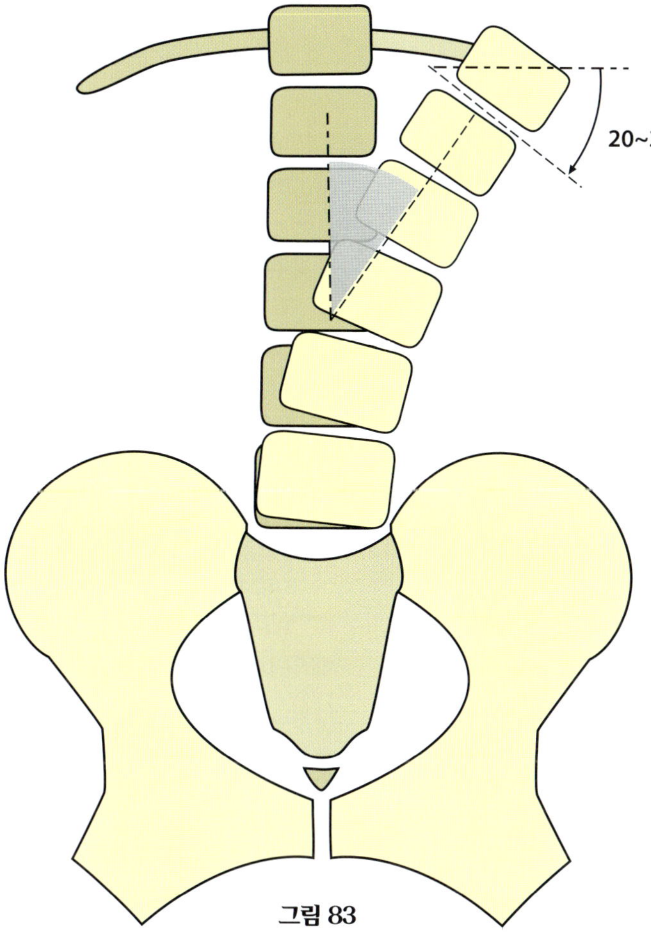

그림 83

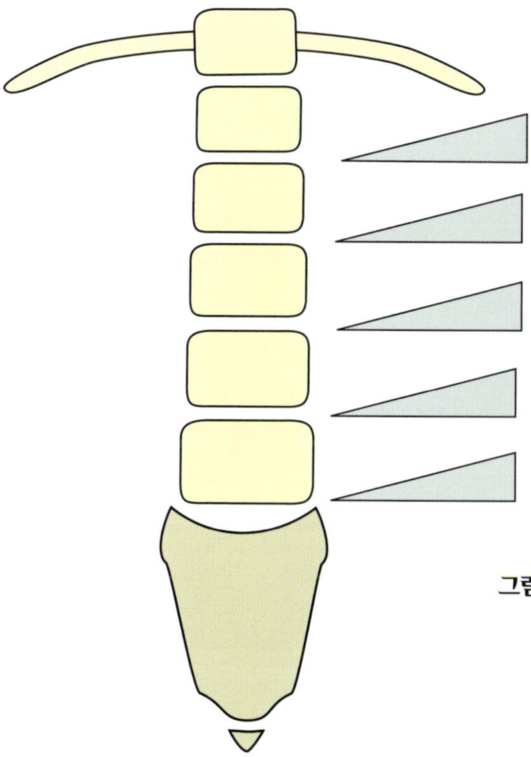

2~13세	35~49세	50~64세	65~77세
12°	5°	6°	4°
12°	8°	7°	7°
16°	8°	8°	6°
15°	8°	7°	5°
7°	2°	1°	0°

그림 84

등허리척주 돌림의 운동범위

허리척주와 등척주 수준에서 분절 돌림의 운동범위와 전체 돌림의 운동범위는 오랫동안 잘 알려지지 않았다. 실제로 골반을 고정하고 등척주 가시돌기의 돌림을 평가하는 것은 매우 어렵다. 팔이음뼈가 가슴우리에 대해 가동성이 매우 크기 때문에 상당한 오차가 쉽게 날 수 있기 때문이다. 최근 Gregersen과 Lucas의 연구는 신뢰할 수 있는 숫자를 제공했다. 이들은 주저 없이 등척주와 허리척주의 각 가시돌기에 국소마취 하에 금속 핀을 삽입하고, 매우 예민한 전자 센서를 사용하여 각변위$_{\text{angular displacement}}$를 측정했다. 따라서 그들은 **보행 시의 등허리척주의 돌림**을 측정할 수 있었고(그림 85), **앉은 자세와 선 자세에서의 전체의 돌림**을 측정할 수 있었다(그림 86).

보행 시(그림 85) 그림의 왼쪽(L)에서 보여주는 것처럼 T7/T8 척추사이원반은 제자리에 있지만, 그림의 오른쪽(R)에서 보듯이 돌림은 2개의 인접한 척추뼈 사이에서 최대이다. 따라서 돌림 각도가 최대가 되는 것은 이 **축**$_{\text{pivot}}$ **수준**의 주위이며, 이어서 아래로/위로 규칙적으로 감소하여 허리척주 수준에서 0.3°, 위 등척주 수준에서 0.6°로 매우 작아진다. **따라서 허리적주의 돌림은 등척주의 가동성이 가장 작은 부분에 비하여** 1/2이라는 것을 알 수 있다. 이 제한의 해부학적 이유에 대해서는 앞에서 언급하였다. 그런 다음 **전체의 돌림과 좌우의 최대돌림**(그림 86)을 연구함으로써 Gregersen과 Lucas는 앉은 자세(S)와 선 자세(U)에서 측정치가 약간 다르다는 것을 밝혔다. **앉은 자세**에서는 운동범위가 작아지는데, 엉덩이관절이 굽혀질 때 골반이 더 쉽게 고정됨으로써 기준 관상면(C)도 고정되기 때문이다.

허리척주만 고려하면 **양쪽 돌림의 전체 각도**는 10°, 즉 한쪽 돌림으로는 5°에 불과하므로 각 척추뼈 수준에서는 1°가 된다.

등척주에서 돌림은 현저하게 더 크다. 전체 돌림 각도는 85° - 10°, 즉 75°가 양쪽 돌림의 전체 각도이므로 **한쪽 돌림으로는 37°, 각 척추뼈 수준에서의 한쪽 돌림 각도는 3~4°**이기 때문이다. 따라서 돌림은 가슴우리의 존재에도 불구하고 허리척주보다 **등척주에서 4배나 크다**는 것을 알 수 있다.

두 곡선을 비교하면 앉은 자세(S)든 선 자세(U)든 좌우의 전체 돌림각도는 같다는 것을 알 수 있다. 그러나 이 두 곡선 사이에 다른 부분이 있다. 실제로 선 자세의 곡선(U)에는 **4개의 변곡점**이 있으며, 특히 **허리척주 아랫부분의 변곡점에서는 선 자세에서의 돌림이 더 크다**는 것을 알 수 있다. 이는 **등허리 경첩의 이행부위**에서도 마찬가지인 것 같다.

사실, 등허리척주의 돌림을 측정하기 위해 대상자의 가시돌기에 핀을 삽입하는 것은 불가능하므로 **앉은 자세의 대상자에 대한 기존의 임상검사법**으로 만족해야 한다(그림 87). 이것은 가슴우리에 대해 어깨사이 선을 일정하게 유지시키면서 환자에게 한쪽으로 돌림한 다음 반대쪽으로 돌림하도록 요청하고 관상면(C)과 어깨사이 선이 이루는 각도를 측정하는 것이다. 이 방법에서는 15~20°이지만 Gregersen Lucas에 의한 한쪽의 최대 돌림 각도인 45°에는 못 미친다. 팔이음뼈를 가슴우리에 고정하는 실용적인 방법은 어깨뼈 높이에서 등을 가로지르는 막대에 팔을 수평으로 두는 것이다. 이것으로 어깨사이 선을 구현한다.

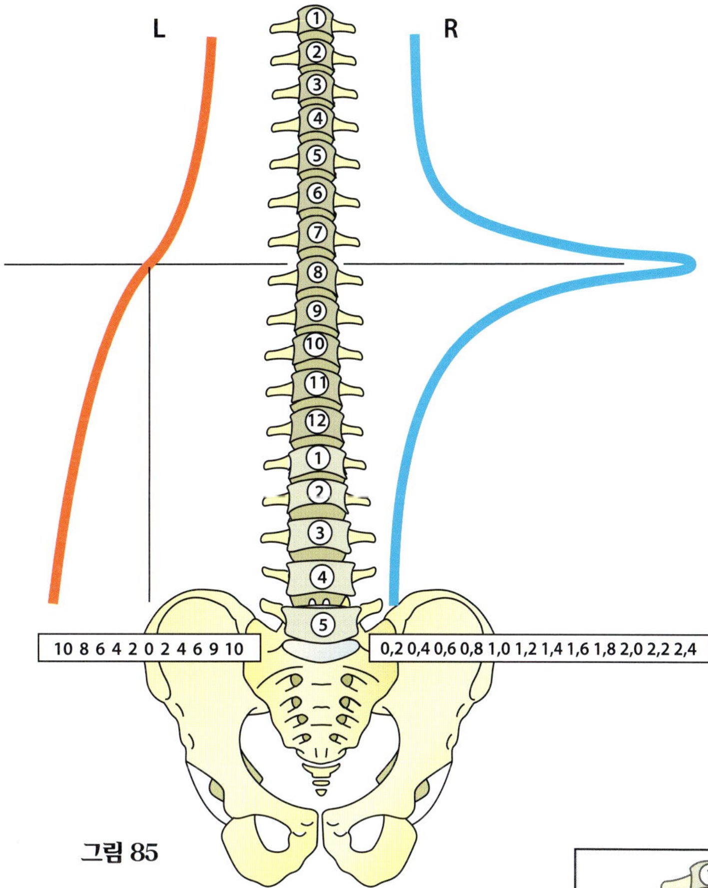

그림 85

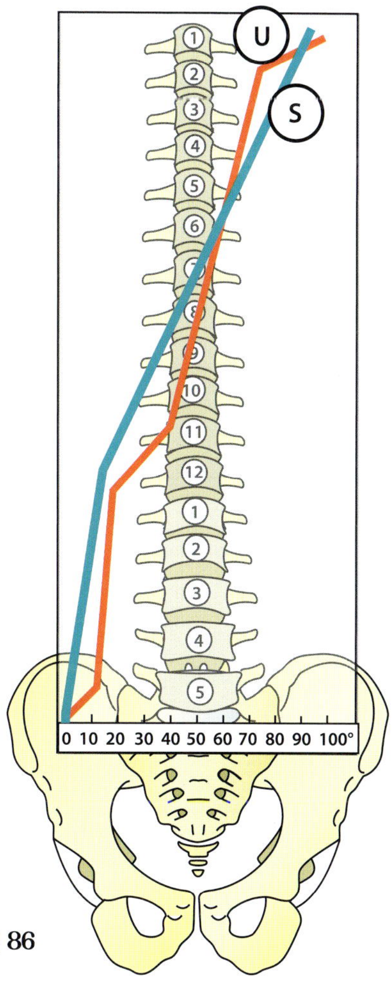

그림 86

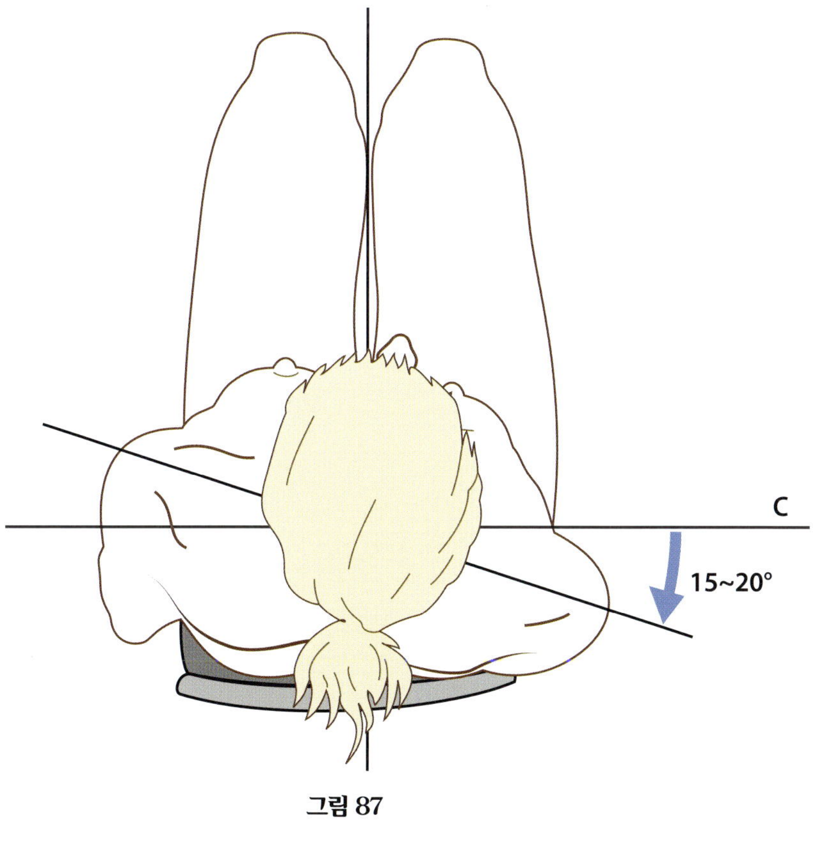

그림 87

척추사이구멍과 신경뿌리

척주의 이 부분에 매우 풍부한 신경뿌리$_{\text{nerve root}}$의 병태생리학 $_{\text{pathophysiology}}$에 대한 통찰을 언급하지 않고, 허리척주의 기능해부학 단원을 마치는 것은 불가능하다.

신경뿌리 손상 기전을 이해하려면 어느 정도의 해부학 지식이 필수적이다. 척수신경(SN)은 척추사이구멍을 통해 척주관을 빠져나간다(그림 88).

이 척추사이구멍(2)은 다음의 것으로 경계가 되어 있다:

- 앞: **척추사이원반의 뒤모서리**(1)와 위아래 척추뼈몸통의 인접한 부분
- 아래: 인접하는 아래 척추뼈의 **고리뿌리**(10)
- 위: 인접하는 위 척추뼈의 **고리뿌리**(11)
- 뒤: **돌기사이관절**(9). 그림 90에서 볼 수 있듯이 돌기사이관절의 앞쪽은 **관절주머니**(8)와 **황색인대의 가쪽모서리**(6)에 의해 덮여 있다. 황색인대는 척추사이구멍에 일부가 침입하여 있다.

척추사이구멍(2)에서 척수신경뿌리는 경막$_{\text{dura mater}}$을 관통해야 한다(그림 89). 이 그림은 처음에는 **경막주머니**$_{\text{dural sac}}$ **속**(14)에 있는 **척수신경뿌리**(3)가 **경막주머니**(4)의 속면에 어떻게 접근하여 **신경뿌리 목부분**$_{\text{radicular collar}}$(5) 수준에서 이것을 관통하는지를 보여준다. 신경뿌리 목부분은 척수신경이 반드시 통과해야 하는 고정된 지점이며 경막주머니에 의해 지지된다. 경막주머니라는 용어는 **경질막**의 척주관 수준에서의 별칭이며, 신경계통에서 가장 바깥쪽에 있는 가장 견고한 막이다.

위에서 보면(그림 90) 신경축과 척주관의 모든 관계를 볼 수 있다. **척수**는 단면에서 볼 수 있듯이 중앙이 **회색질**$_{\text{gray matter}}$, 주변이 **백색질**$_{\text{white matter}}$이며 **경막주머니**(4)에 둘러싸여 **척주관**에 들어 있으며, 다음의 것으로 덮여 있다.

- 앞: **뒤세로인대**(12)
- 뒤: **황색인대**(7)

척추뼈몸통 앞쪽에서는 **앞세로인대**(13)의 단면을 볼 수 있다. **돌기사이관절**(9)의 앞면은 **주머니인대**(8)로 보강된 관절주머니에 의해 덮이고, 또한 **황색인대의 연장**(6)으로 덮여 있다. **아래 척추뼈의 고리뿌리**(10) 위에 놓인 **척수신경**은 다음 사이의 **좁은 터널**을 지난다.

- 앞: 뒤세로인대로 덮인 척추사이원반
- 뒤: 황색인대의 연장으로 덮인 돌기사이관절

척수신경이 **탈출추간판**에 의해 손상받고, 압박받을 수 있는 것은 딱딱한 조직으로 구성된 **척추사이구멍의 이 부위**에 있다.

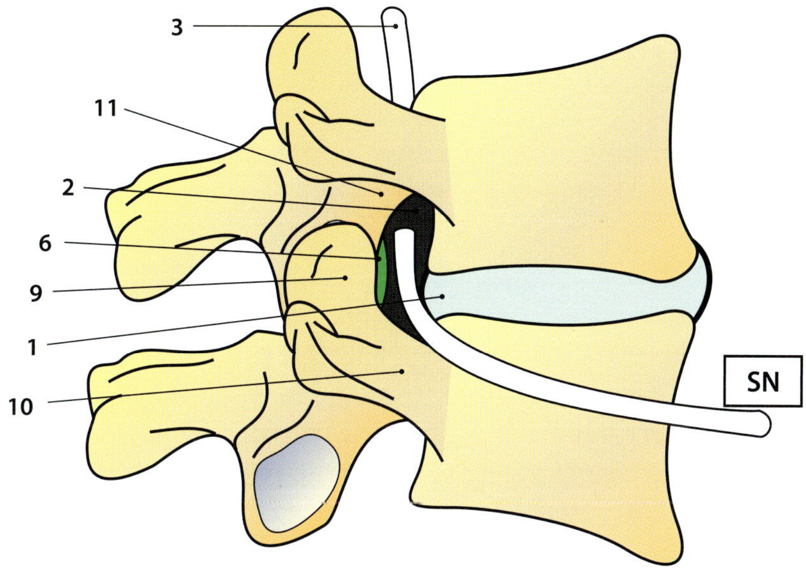

그림 88

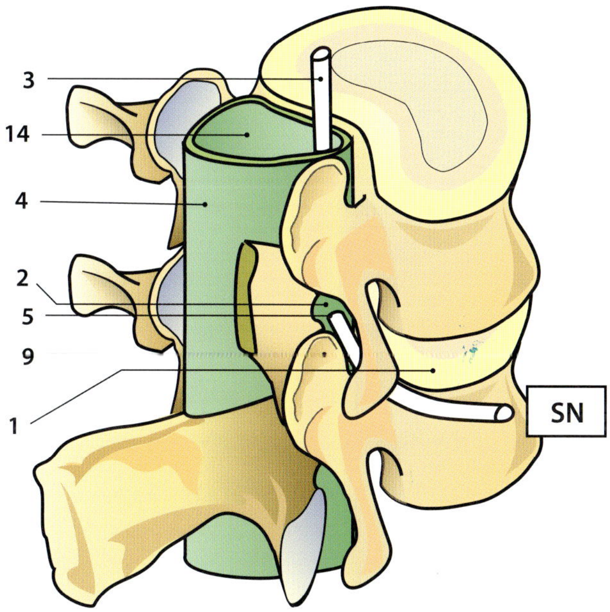

그림 89

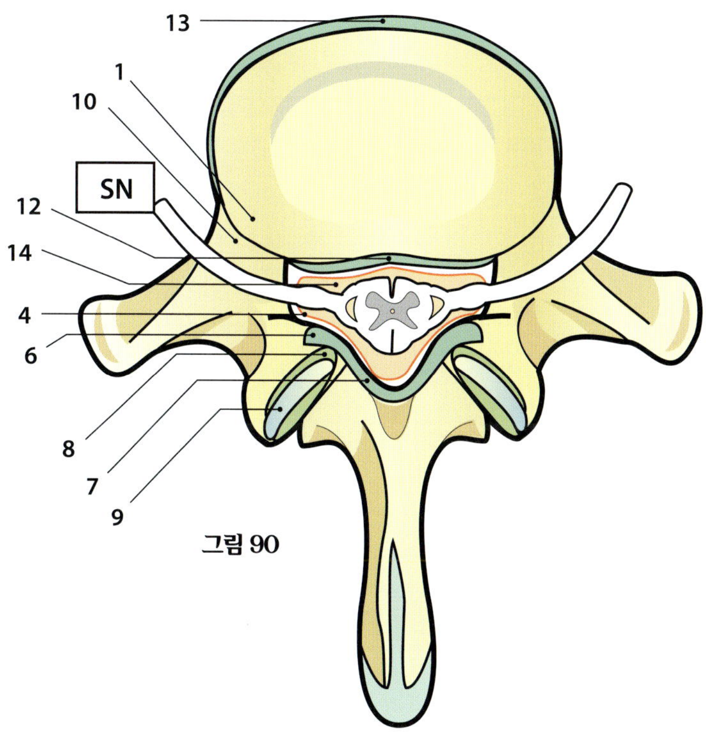

그림 90

번호는 모든 그림에서 공통이다.

척추사이원반 탈출의 여러 유형

축성 압력의 영향으로 속질핵은 여러 방향으로 확산할 수 있다. 섬유테의 섬유에 저항력이 있으면 압력은 몸통사이면에 함몰을 일으킬 수 있다. 이것은 **척추뼈 속 탈출**intravertebral prolapse(그림 91)이라고 한다.

그러나 최근 연구에 따르면 25세부터 섬유테의 변성이 시작되어 다른 층 간에 섬유다발 내 파열이 일어날 수 있다. 그래서 축성 압력하에 **속질핵은 섬유테를 가로질러 확산되는** 것을 볼 수 있다(그림 92). 이러한 속질핵의 확산은 **동심원 모양**이지만 더 흔히는 **방사형**이다. 앞쪽으로의 탈출은 매우 드물다. 반면 뒤쪽 탈출은 흔하며, 특히 **뒤가쪽 탈출**이 일반적이다.

따라서 **척추사이원반이 압궤**되면crushed(그림 93) 속질핵의 일부가 앞으로 또는 오히려 뒤로 확산된다. 그래서 속질핵은 척추사이원반의 뒤모서리에 도달하여 **뒤세로인대의 아래**에 돌출한다(그림 94).

초기의 단순 균열(A) 이후, 속질핵 물질은 연속성을 유지한 채로 뒤세로인대에 의해 차단될 수 있다(B). 이 경우 척주 견인으로 탈출을 속질핵 공간으로 되돌릴 수 잇다. 그러나 탈출은 흔히 **뒤세로인대를 천공**(C)하여 **척주관 속에 유리**될 수 있다. 이것이 이른바 유리 탈출free prolapse(D)이다.

그 외, **뒤세로인대에 의해 차단**되는 한편 섬유테는 다시 폐쇄되어 원래로 돌아갈 수 없는 탈출도 있다(E).

또한 뒤세로인대의 깊은 층으로 돌출한 후 위쪽 또는 아래쪽으로 미끄러지는 탈출도 있다(F). 이것이 이른바 인대밑 이동 탈출 migrating subligamentous prolapse이다.

탈출된 척추사이원반이 뒤세로인대의 깊은 층을 누를 때 신경섬유의 긴장이 **허리통증**을 유발한다.

후에 탈출이 신경뿌리를 압박하면 **신경뿌리통증**nerve root pain을 일으키고, 통증 부위에 따라 다른 이름으로 부른다. 예를 들어, 궁둥신경 영역의 신경뿌리통증은 **궁둥신경통증**이라고 한다. 또한 **허리궁둥신경통증**lumbosciatica이라는 용어도 사용된다. 적어도 초기에 신경뿌리통증은 허리통증을 수반하기 때문이다.

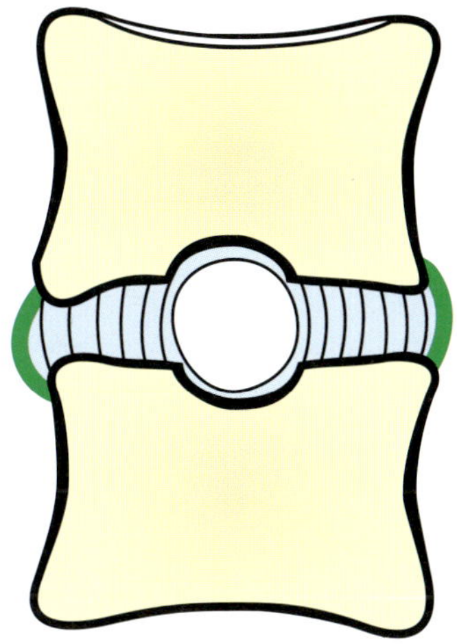

그림 91

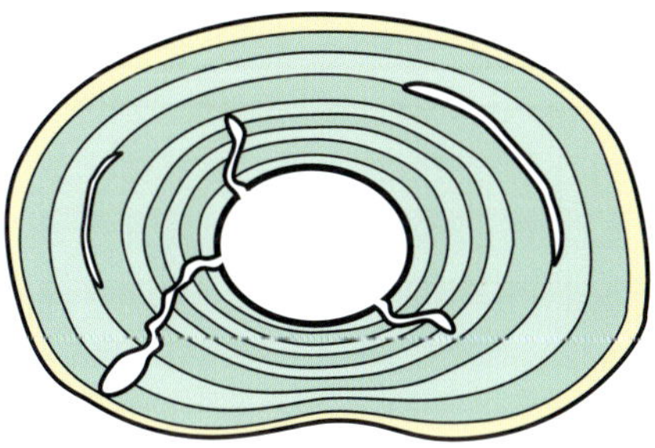

그림 92

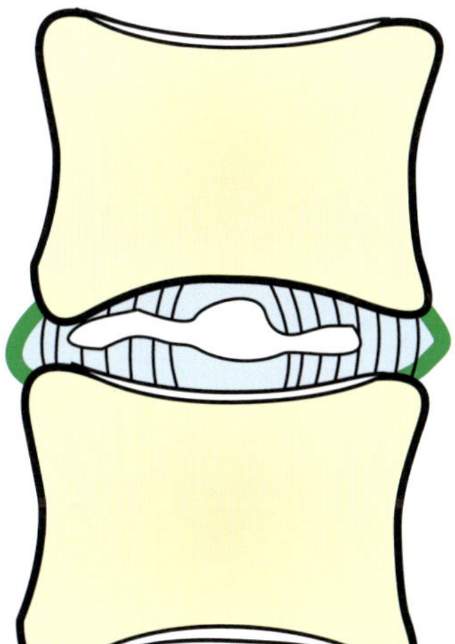

그림 93

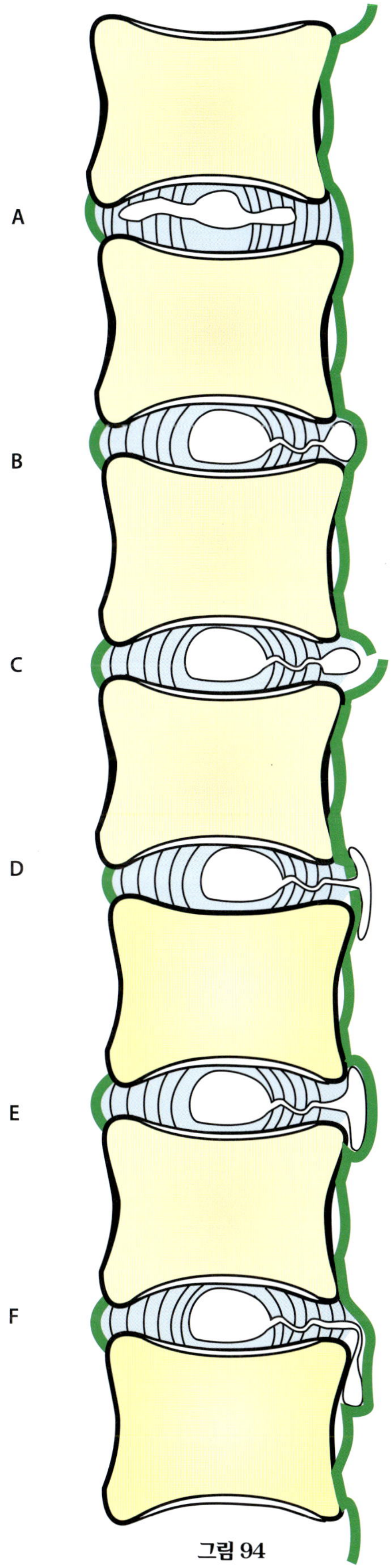

그림 94

척추사이원반 탈출에 의한 신경뿌리압박의 기전

이제는 **척추사이원반 탈출이 3단계로 발생한다**는 것이 받아들여지고 있는 것 같다(그림 95~97). 그러나 그 출현은 미리 반복되는 미세외상microtrauma으로 인해 척추사이원반이 손상되고, 한편으로는 섬유테가 변성되기 시작한 경우에만 가능하다.

척추사이원반 탈출은 일반적으로 몸통을 앞으로 기울여서 **물건을 들어 올리려고** 한 후에 발생한다.

- **제1단계**(그림 95)에서는 몸통 굽힘은 척추사이원반의 앞쪽 두께를 감소시키고 척추사이원반 뒤쪽 공간을 넓어지게 한다. 속질핵 물질은 미리 존재하고 있는 섬유테의 파열을 통해 뒤쪽으로 밀려난다.
- **제2단계**(그림 96)에서는 물건을 들어 올리는 초기에 축성압박의 증가는 척추사이원반 전체를 압궤하고 **속질핵 물질을 격력하게 뒤쪽으로 밀어낸다.** 이러한 방식으로 속질핵이 뒤세로인대의 깊은 층에 도달한다.
- **제3단계**(그림 97)에서는 몸통을 똑바르게 하는 것이 사실상 끝나고, 탈출 덩어리가 통과한 지그재그의 경로는 척추뼈 몸통사이면의 압력에 의해 폐쇄되고, **탈출 덩어리는 뒤세로인대에 의해 차단된다.** 이 시점에서 갑자기 **허리에 격렬한 통증**이 발생하는데, 일반적으로 **허리통증**이라고 하며, **허리궁둥신경통증의 초기 단계**에 해당한다.

이 초기의 급성허리통증은 자연히 또는 치료로 회복되지만 동일한 삽화episode가 반복되면 탈출된 부분은 그 크기가 증가하고 점점 더 척주관 쪽으로 밀려난다. 따라서 탈출은 **척수신경뿌리의 하나**, 흔히 궁둥신경뿌리와 충돌하게 된다(그림 98).

실제로 척추사이원반 탈출은 일반적으로 뒤세로인대가 덜 두꺼운 **척추사이원반의 뒤가쪽 부분**에 발생한다. 탈출은 궁둥신경뿌리와 접촉하면서 서서히 압박하고, 척추사이구멍의 뒷벽, 즉 관절주머니와 관절주머니의 앞쪽 인대, 황색인대의 가쪽 부분 등으로 덮인 돌기사이관절에 의해 제지될 때까지 계속된다. 이 순간부터 압박된 신경뿌리는 그 **신경뿌리 영역**에 느끼는 통증을 일으키고, 나중에는 반사의 이상조차 발생한다. 예를 들어, S1 **신경뿌리의 압박**으로 아킬레스힘줄반사Achilles tendon reflex가 소실되고, 이어서 마비가 있는 **궁둥신경통증**에서는 **운동장애**가 일어난다.

척추사이원반 탈출과 신경뿌리압박nerve root compression의 척주 수준에 따라 임상증상이 다르다(그림 99).

- 척추사이원반 탈출이 L4/L5 수준(1)에서 돌출할 때 L5 신경뿌리를 압박하여 다음 영역의 신경뿌리통증을 일으킨다. **넓적다리와 무릎의 뒤가쪽 면, 종아리 가쪽 면, 발목의 등쪽면, 엄지발가락까지의 발의 등쪽면.**
- 척추사이원반 탈출이 L5/S1 수준(2)에서 돌출할 때 S1 신경뿌리를 압박하여 다음 영역의 신경뿌리통증을 일으킨다. **넓적다리와 무릎의 뒷면, 종아리, 발꿈치heel, 발목의 가쪽 면, 새끼발가락까지의 발의 가쪽모서리.** 종종 아킬레스힘줄반사 소실을 수반한다.

그러나 이 체계화는 주의해야 한다. 정중선에 더 가까이 위치한 L4/L5 척추사이원반 탈출은 **L5/S1 신경뿌리를 동시에 압박**하거나 **때로는 S1 신경뿌리만을 압박**하거나 하기 때문이다. S1 영역의 신경뿌리통증 때문에 L5/S1 수준만 수술하면 한 수준 위에 있는 병터lesion를 간과할 위험성이 있다.

시상 단면(그림 99)은 실제로 **척수가 둘째허리뼈(L2) 높이의 척수원뿔(CM) 수준에서 끝나고 있다**는 것을 보여준다. 척수원뿔의 먼쪽에서 경막주머니는 신경뿌리만을 포함하고, 말총cauda equina을 형성하여 각 수준의 척추사이구멍을 통해 신경뿌리가 2개씩 나온다. 경막주머니는 셋째엉치척추뼈(S3)의 높이에서 막힌주머니cul de sac(D)에서 끝난다. L2, L3, L4 신경뿌리로 구성된 허리신경얼기lumbar plexus(LP)는 **넙다리신경**femoral nerve(F)을 형성한다. L4, L5로 이루어진 **허리엉치신경줄기**lumbosacral trunk(LS)와 S1, S2, S3 신경뿌리로 형성된 엉치신경얼기sacral plexus(SP)는 궁둥신경이 된다. 궁둥신경은 정강신경tibial nerve과 온종아리신경common peroneal nerve으로 구성된다.

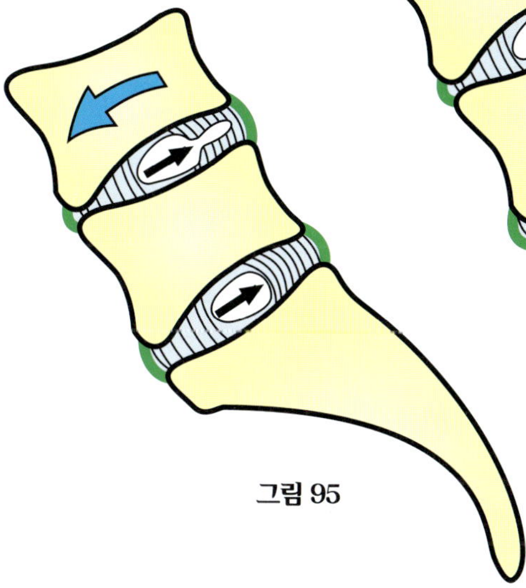

그림 95

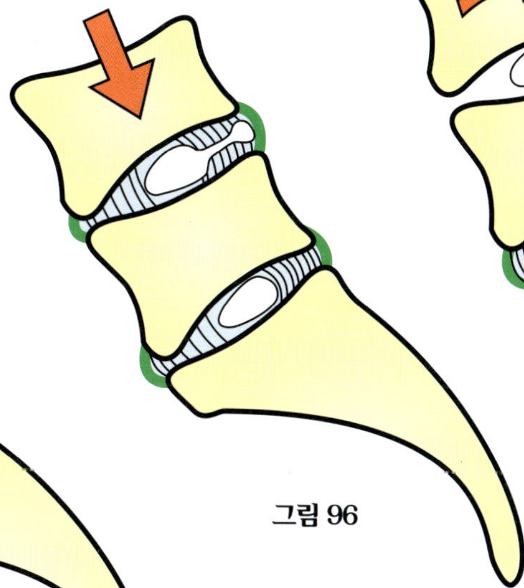

그림 96

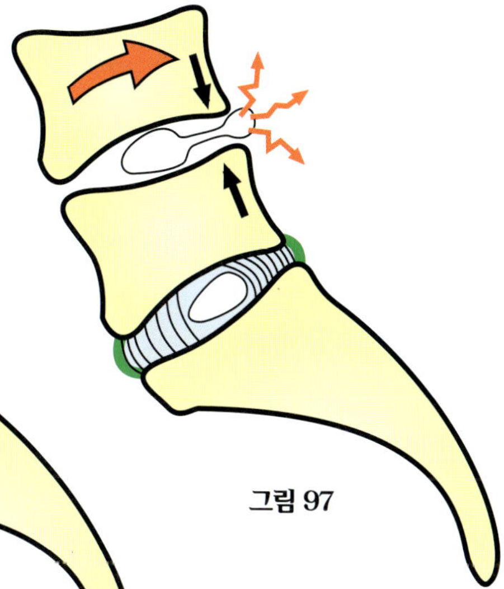

그림 97

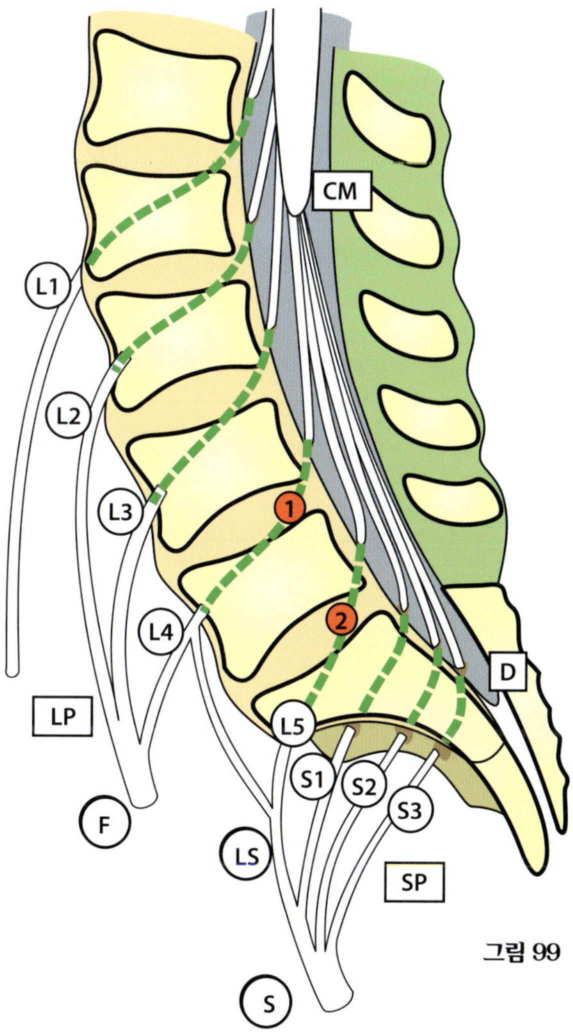

그림 99

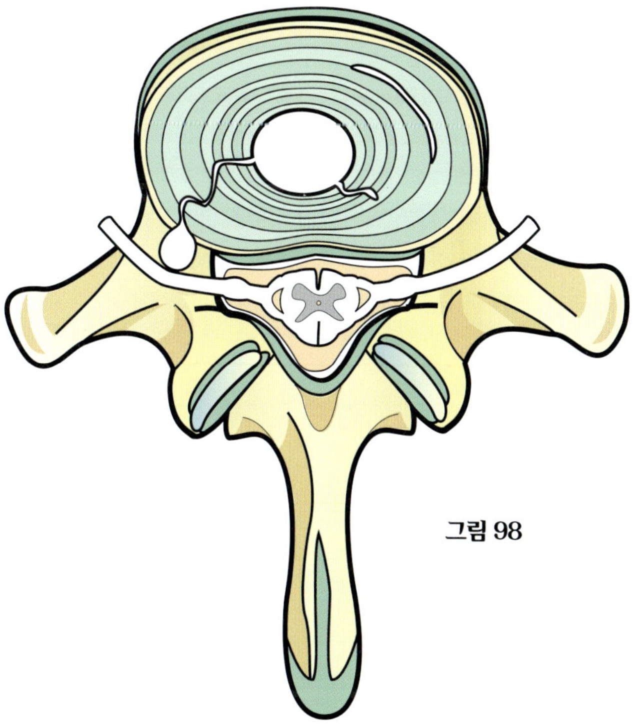

그림 98

라세그 징후

라세그 징후Lasègue's sign는 **궁둥신경 또는 그 신경뿌리의 하나에 긴장을 가함으로써 유발되는 통증**이다. 이는 환자가 바로 누운 자세에서 편 다리를 점진적으로 천천히 들어 올림으로써 얻어진다. 이렇게 유발되는 통증은 환자가 자발적으로 느끼는 궁둥신경통증, 즉 **영향을 받는 신경뿌리의 영역**을 재현한다.

Charnley의 연구는 **신경뿌리가 척추사이구멍을 통과하여 자유롭게 미끄러지고,** 무릎을 편 상태로 다리를 들어 올릴 때 **신경뿌리는 척추사이구멍 밖에서 경로의 증가 때문에 당김된다**는 것을 제시하였다. 이것은 L5 신경뿌리 수준에서 12mm에 이른다(그림 100).

라세그 징후를 해석하는 방법은 다음과 같다.

- 환자가 **바로 누운 자세에서 다리를 바닥에 내려놓으면**(그림 101) 궁둥신경과 그 신경뿌리는 **완전히 이완**된다.
- **무릎을 굽히고 다리를 들어 올리면**(그림 102) 궁둥신경과 그 신경뿌리는 **여전히 이완**되어 있다.
- 그러나 무릎을 펴거나 또는 **무릎을 편 상태로 다리를 점진적으로 들어 올리면**(그림 103) 더욱 긴 경로를 뻗어야 하는 궁둥신경의 **긴장이 증가한다.**

건강한 사람의 경우 신경뿌리는 척추사이구멍의 내부를 자유롭게 미끄러지며, 이러한 수기maneuver는 통증을 전혀 유발하지 않는다. 다만 다리가 수직에 이르는 **들어 올림의 마지막**에서 통증이 나타난다(그림 104). 이것은 유연성을 상실한 환자에서 볼 수 있는 넓적다리뒤근육의 긴장으로 인한 **넓적다리 뒷면의 통증**이다. 이는 라세그 징후의 거짓양성이다.

반면에 신경뿌리가 척추사이구멍 안에서 차단되어 있거나 척추사이원반 탈출의 팽륜에 의해 신경뿌리가 더 약간 더 긴 경로를 이동해야 하는 경우 **다리의 중등도 들어 올림만으로도 통증**이 나타난다. 이것이 **참의 라세그 징후**이며, 일반적으로 굽힘 60° 이하에서 나타난다. 사실, 60° 이상에서는 이미 라세그 징후가 아니다. 궁둥신경의 긴장은 **60°에서 최대**에 이르기 때문이다.

따라서 유발되는 궁둥신경통증은 다리의 10°, 15°, 20° 들어 올림에서 나타날 수 있으며, 이는 10°, 15°, 20° 또는 30°에서 라세그 징후 **양성**으로 하며, 따라서 **정량적 개념**을 부여할 수 있다.

특히 강조할 점이 하나 있다. 편 다리를 강제적으로 들어 올릴 때 **신경뿌리를 당기는 힘은 3kg에 이른다.** 그런데 이 신경뿌리의 당김에 대한 저항력은 3.2kg에 불과하다. 척추사이원반 탈출로 신경뿌리의 하나가 막히거나 상대적으로 짧아지면 **거친 수기는 신경뿌리 내부 축삭axon의 파열을** 일으켜 **마비**를 초래할 수 있다. 이 마비는 대부분 일과성이지만, 때로는 회복에 오랜 시간이 걸릴 수도 있다. 따라서 **두 가지의 주의할 점**이 있다.

- 하나는 항상 라세그 징후 검사는 **매우 부드럽고 매우 조심스럽게 시행하고,** 통증이 나타나자마자 다리 들어 올림을 멈추는 것이다.
- 또 하나는 라세그 징후 검사는 결코 전신마취 하에서 시행하면 안 된다는 것이다. 통증이 없으므로 다리 올림을 멈출 수 없기 때문이다. 이것은 척추사이원반 탈출 수술을 위해 **환자를 준비할 때,** 바로 누운 자세에서 **무릎을 편 채로** 엉덩관절을 굽힐 때 발생할 수 있다. 정형외과의사는 **항상 자기 환자를 개인적으로 준비하고, 엉덩관절 굽힘이 동시에 무릎 굽힘을 수반되도록 해야 한다.** 이렇게 함으로써 궁둥신경을 이완시켜 차단된 신경뿌리를 보호한다.

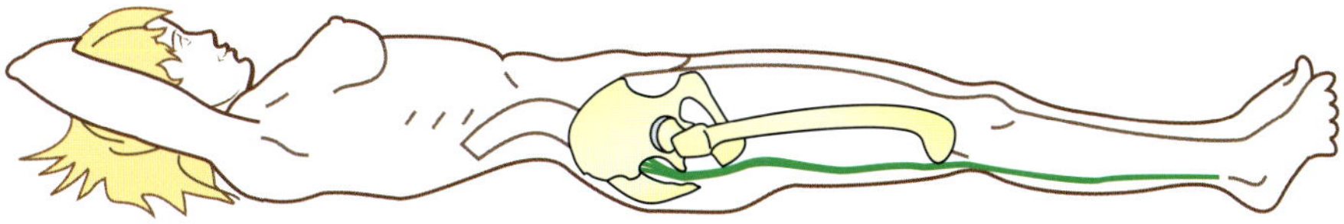
그림 101

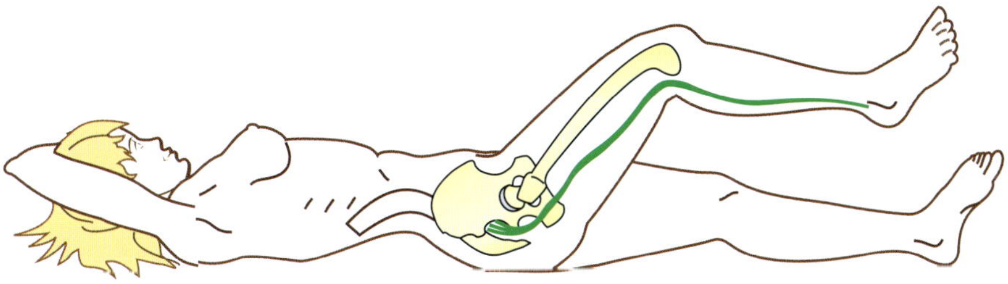
그림 102

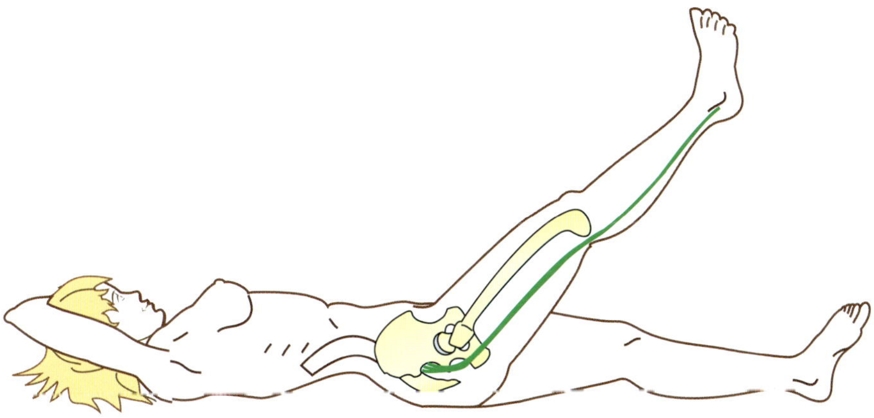
그림 103

그림 100

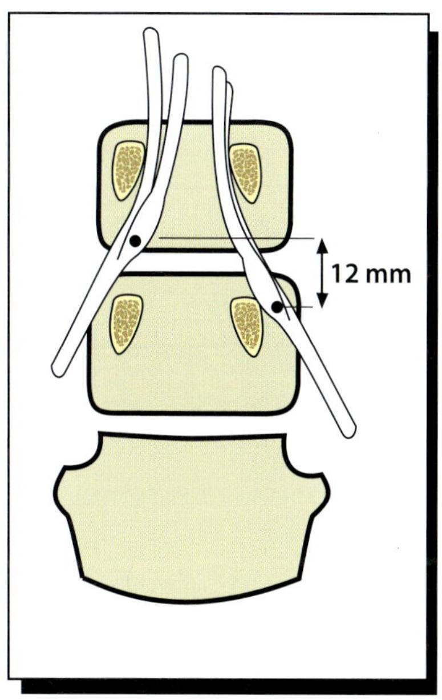

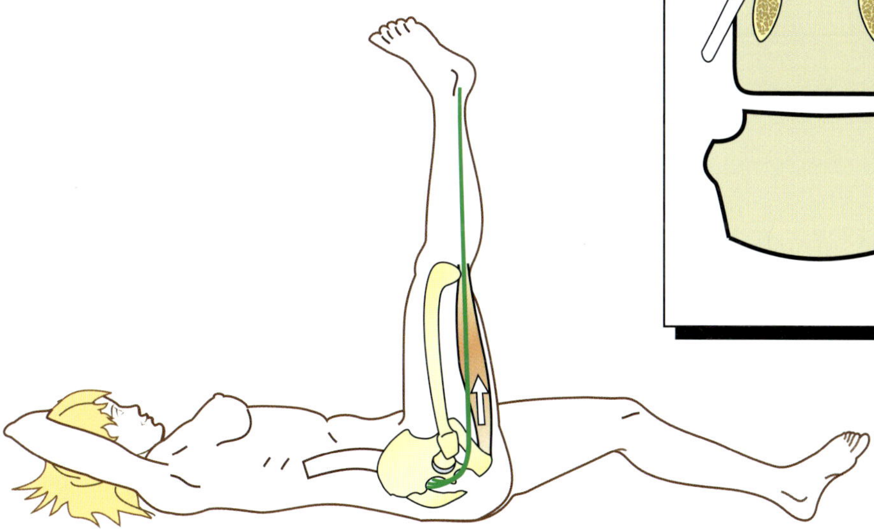
그림 104

Chapter 4

등척주와 가슴

등척주는 허리척주와 목척주 사이에 있는 척주 부분이다. 등척주는 **몸통의 윗부분의 축**이며 또한 **가슴**thorax**을 지지**한다. 가슴은 등척주 연결된 12쌍의 갈비뼈로 구성되며, 호흡에 이바지하여 가변 용량variable capacity인 용적을 형성하며 **심장과 허파**lung를 수용한다.
등척주는 가슴우리를 통해 **팔이음뼈**를 지지한다. 팔이음뼈에 팔이 연결된다.

겉보기와는 달리 등척주는 허리척주보다 **돌림에서 더 큰 가동성**을 가진다. 등척주는 허리척주보다 **스트레스에 의한 영향을 적게 받는다.** 그 병리는 본질적으로 후천성 변형에 의한 것이기 때문이다.

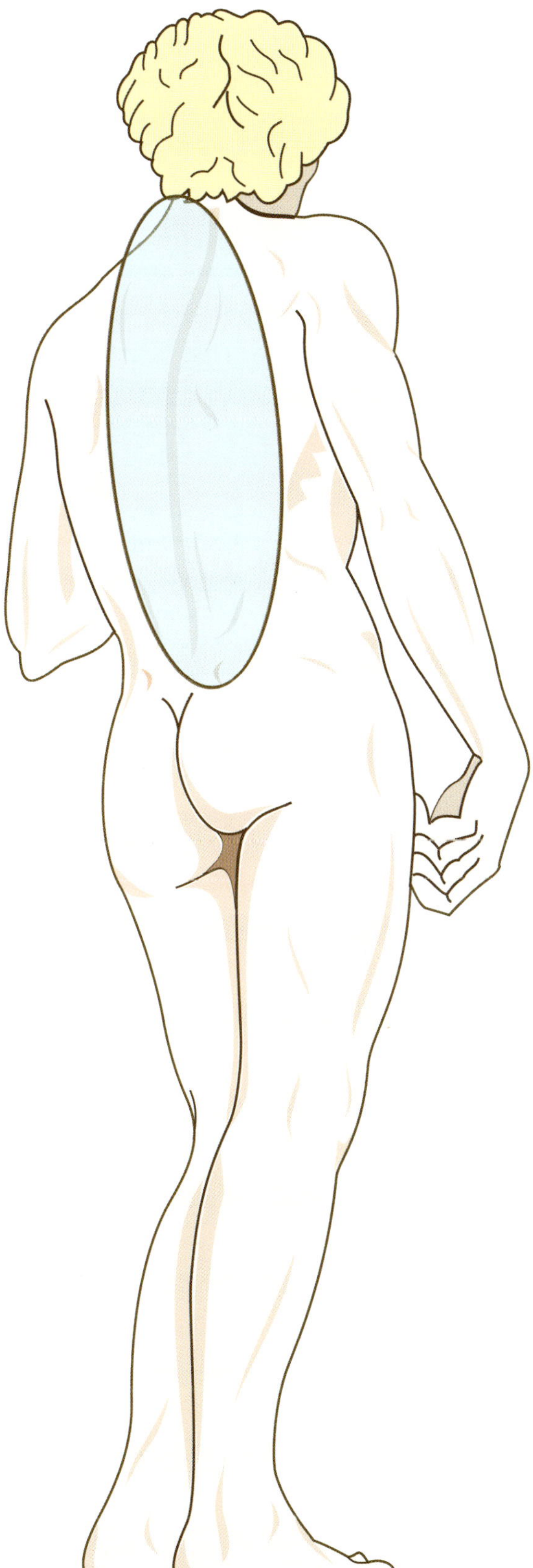

전형적인 등뼈와 열두째등뼈

전형적인 등뼈

전형적인 등뼈는 허리뼈와 같은 요소로 구성되어 있다. 그러나 중요한 형태학적 및 기능적 차이가 있다.

'분해한' 그림(그림 1)에서 **척추뼈몸통**(1)의 가로 지름이 앞뒤 지름과 거의 같다는 것을 알 수 있다. 또한 허리뼈의 척추뼈몸통과 비교하여 높이가 있다. 앞 둘레와 가쪽 둘레는 많이 파여 있다.

척추뼈몸통의 위모서리와 아래모서리 뒤가쪽에는 비스듬히 절단되고 연골로 덮인 타원형 면인 **갈비오목**costal facet(13)이 관찰된다. 이것은 후술하는 갈비척추관절costovertebral joints에서 갈비뼈와의 관절면이다(150쪽 참조).

척추뼈몸통의 뒤가쪽 부분에는 **2개의 고리뿌리**(2, 3)가 붙어 있으며, 위갈비오목superior costal facet은 흔히 고리뿌리의 뿌리 위로 확장된다.

고리뿌리의 뒤쪽에 **고리판**lamina(4, 5)이 붙어 있어, 척추뼈고리의 가장 큰 부분을 형성한다. 고리판은 폭보다 높이가 크며 지붕 기와 모양으로 경사져 있다. 고리뿌리 부근에서 고리판의 위모서리는 **위관절돌기**(6, 7)에 대한 접합부에 있다. 위관절돌기는 평평하거나 약간 가로로 볼록한 타원형의 관절면으로 절단되어 있으며, 연골로 덮여, 뒤쪽, 약간 위가쪽을 향한다.

고리판의 아랫부분과 고리뿌리의 부근에서는 **아래관절돌기**가 붙어 있지만, 여기에서는 **오른쪽 아래관절돌기**(8)밖에 보이지 않는다. 아래관절돌기의 앞면은 평면이거나 약간 가로로 볼록한 타원형의 관절면을 나타내며, 앞쪽, 약간 아래안쪽을 향한다.

아래관절면inferior articular facet은 인접한 하위 척추뼈의 위관절면과 **돌기사이관절**을 형성한다.

관절돌기 수준에서 고리판과 고리뿌리의 접합부에는 **가로돌기**(9, 11)가 붙어 있다. 가로돌기는 가쪽과 약간 뒤쪽을 향하고, 끝부분은 팽대하여 있으며, 앞면에 **가로돌기갈비오목**transverse costal facet(10)이라 불리는 갈비뼈결절tubercle of rib과 대응하는 관절면을 형성한다. 양쪽의 고리판은 정중선에서 융합하여 **가시돌기**(12)를 형성한다. 가시돌기는 용적이 크고 길며 아래로 기울어져 있다.

이러한 모든 요소의 조합은 **전형적인 등뼈**(그림 2)를 구성한다. 이 그림의 2개의 빨간색 화살표는 위관절돌기의 위관절면이 뒤쪽, 가쪽, 약간 위쪽을 향하고 있음을 보여준다.

열두째등뼈

마지막 등뼈, 즉 **열두째등뼈**(그림 3)는 허리척주로 이행하는 척추뼈이고, 다음과 같은 특징이 있다.

- 척추뼈몸통에는 위모서리의 뒤가쪽에 **갈비오목이 2개**밖에 없다. 이 갈비오목은 열두째 갈비뼈머리head of rib에 대응한다.
- 위관절돌기가 모든 등뼈와 마찬가지로 뒤쪽, 약간 위쪽과 가쪽으로 향하지만(빨간색 화살표), 아래관절돌기는 첫째허리뼈의 위관절돌기의 위관절면에 대응해야 한다. 따라서 ①열두째등뼈의 아래관절면은 다른 모든 허리뼈의 아래관절돌기 아래관절면의 방향(파란색 화살표)과 같은 쪽을 향한다. 다시 말해 앞가쪽을 향하면서 그 축이 가시돌기 기저 수준에 위치한 원주 표면에 있는 가로 단면의 곡률을 나타낸다.

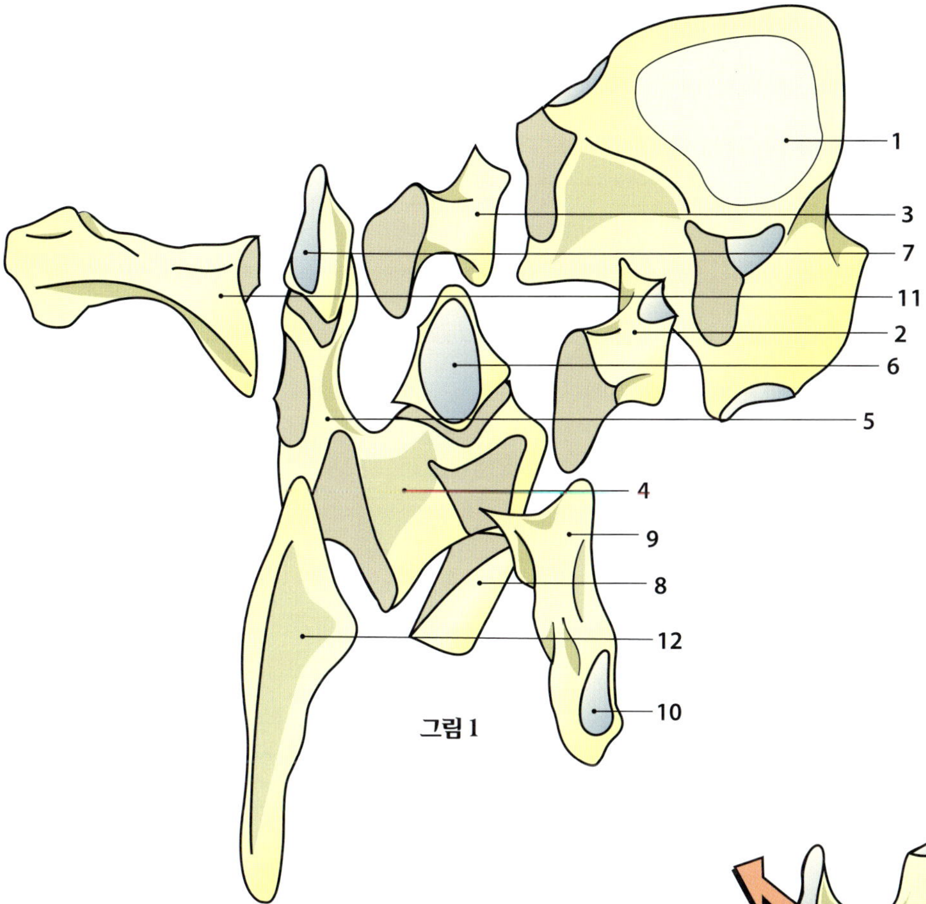

그림 1

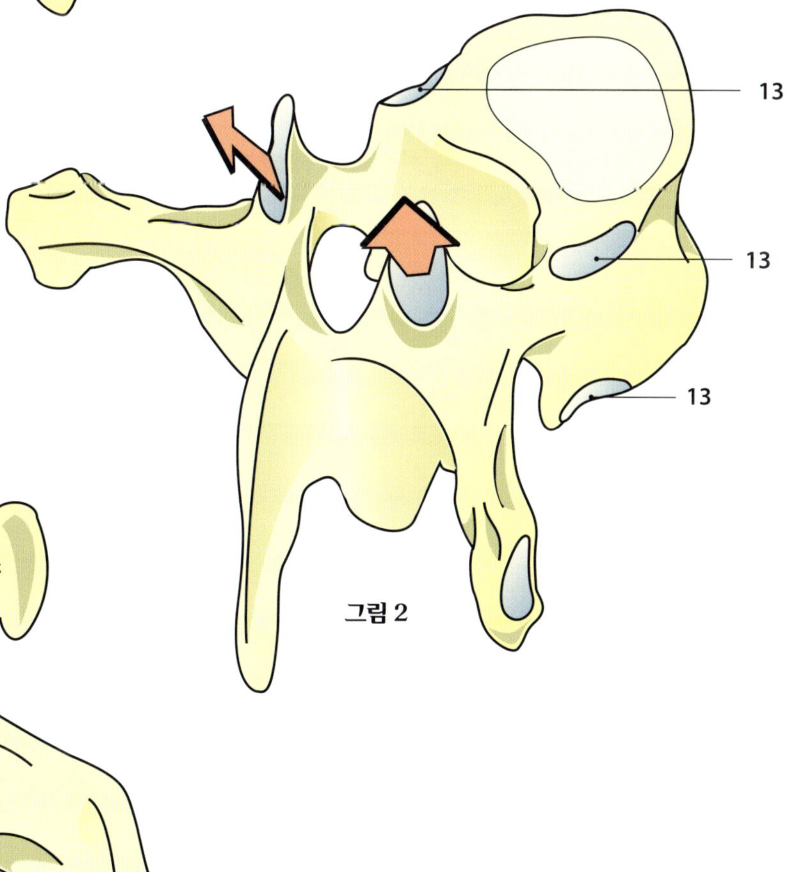

그림 2

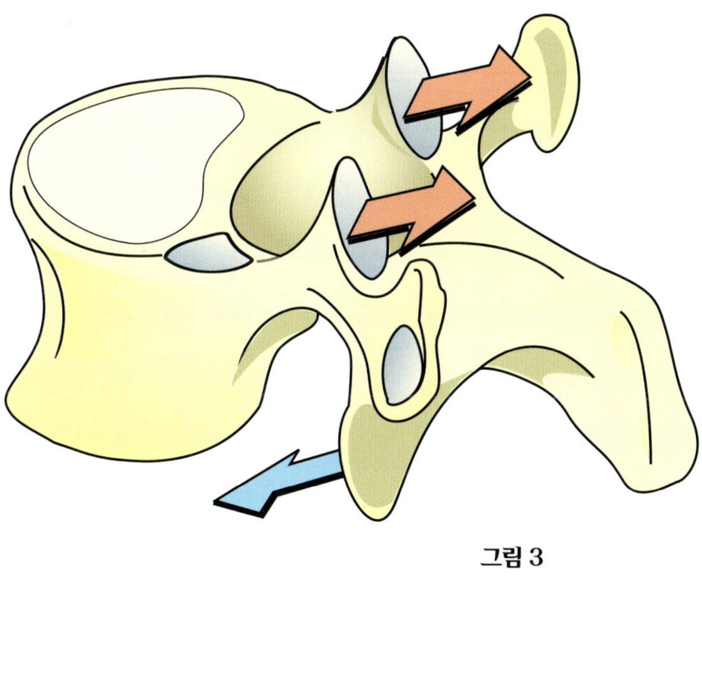
그림 3

등척주의 굽힘–폄과 가쪽굽힘

위아래 두 등뼈 사이의 폄 운동(그림 4)은 인접한 위 척추뼈몸통의 뒤쪽 기울임을 수반한다. 동시에 척추사이원반은 뒤쪽에서 좁아지고 앞쪽에서 넓어지며 허리척주 수준과 마찬가지로 속질핵은 앞으로 밀려난다. 폄 운동은 **관절돌기**(1)와 아래쪽과 뒤쪽으로 매우 기울어져져 이미 거의 접촉하고 있는 **가시돌기**(2)에 의해 제한된다. 또한 **앞세로인대**(3)는 긴장하는 한편 **뒤세로인대, 황색인대, 가시사이인대**는 이완되는 것을 볼 수 있다.

반대로 **위아래 두 등뼈 사이의 굽힘** 운동(그림 5)은 척추사이원반 뒤쪽의 벌어짐과 속질핵의 뒤쪽으로의 이동을 수반한다. 관절돌기의 관절면은 이번에는 **위쪽으로** 미끄러지고, 위 척추뼈의 아래관절돌기는 아래 척추뼈의 위관절돌기의 **위에서 벗어나는** 경향이 된다. 굽힘 운동은 **가시사이인대**(4), **황색인대, 돌기사이관절의 관절주머니**(5), **뒤세로인대**(6)의 긴장 때문에 제한된다. 반면에 앞세로인대는 이완되어 있음을 알 수 있다.

위아래 두 등뼈 사이의 가쪽굽힘 운동(그림 6. 뒷면 영상)은 **양쪽 돌기사이관절의 다른 미끄럼 운동**을 수반한다.

- 볼록한 쪽에서 관절면은 굽힘 때와 같이 위로 미끄러진다(빨간색 화살표).
- 오목한 쪽에서 관절면은 폄 때와 같이 아래로 미끄러진다(파란색 화살표).

가로돌기 선(mm′)과 인접한 아래 척추뼈의 **가로돌기 선**(nn′)이 **이루는 각도**는 경사각$_{\text{angle of inclination}}$(i)과 같다.

가쪽굽힘 운동은 다음 요소에 의해 제한된다.

- 한편으로는 오목한 쪽의 **관절돌기의 골성 충돌**
- 다른 한편으로는 볼록한 쪽의 **황색인대와 가로사이인대의 긴장**

그러나 등척주의 운동을 척추뼈 수준에서만 고려하는 것은 잘못된 것이다. 실제로 등척주는 **가슴우리**(그림 7)와 연결되어 있고, 가슴우리의 모든 뼈, 연골, 관절 요소는 척주의 단독 운동을 제한한다. 실제로, 시체 표본에서는 가슴우리와 견고하게 연결된는 등척주보다 **분리된 등척주의 가동성이 훨씬 더 크다.** 따라서 등척주에 일어나는 움직임이 **가슴우리에 미치는 영향**을 연구할 필요가 있다.

- **등척주의 가쪽굽힘** 시(그림 8), 척주의 볼록한 쪽에서는 가슴우리는 **올라가고**(1), 갈비사이공간$_{\text{intercostal space}}$은 **벌어지며**(3), 가슴우리는 **확장되고**(5), 열째갈비$_{\text{tenth rib}}$의 **갈비연골각**$_{\text{costochondral angle}}$은 열리는(7) 경향이 있다. 한편 척주의 오목한 쪽에서는 반대 현상이 관찰된다. 가슴우리는 **내려가고**(2) **축소되며**(6) **갈비사이공간은 감소하고**(4) **갈비연골각은 닫힌다**(8).
- **등척주의 굽힘** 운동 시(그림 9), 가슴우리 내부 또는 가슴우리와 등척주가 이루는 모든 각도, 즉 **갈비척추각**$_{\text{costovertebral angle}}$(1), **위복장갈비각**$_{\text{superior sternocostal angle}}$(2), **아래복장갈비각**$_{\text{inferior sternocostal angle}}$(3), **갈비연골각**(4)이 벌어지는 것이 관찰된다. 반대로 폄 운동 시 이러한 모든 각도는 감소한다.

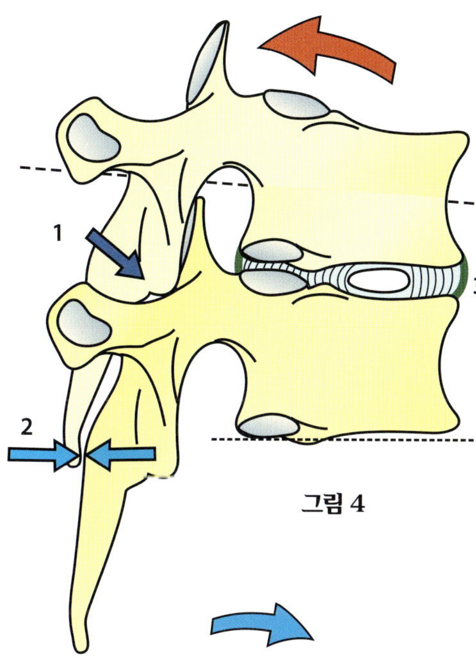

그림 4

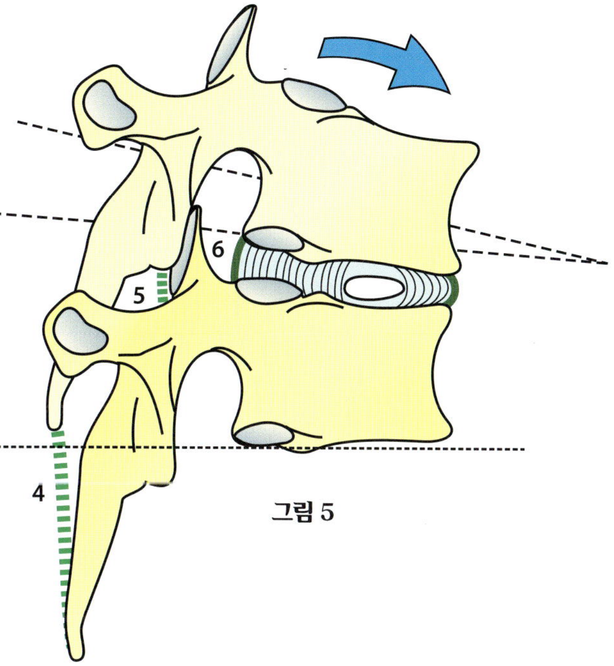

그림 5

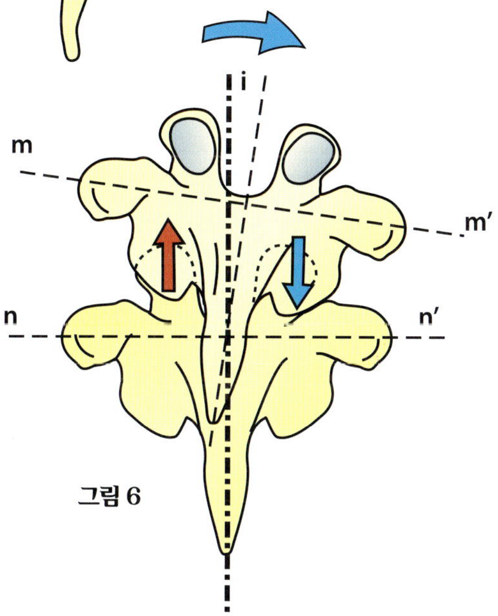

그림 6

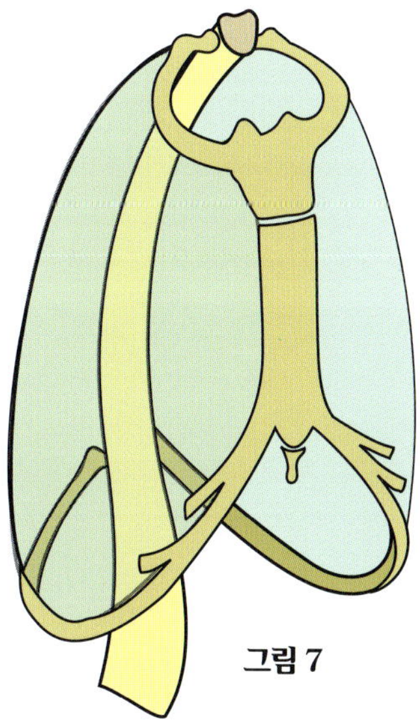

그림 7

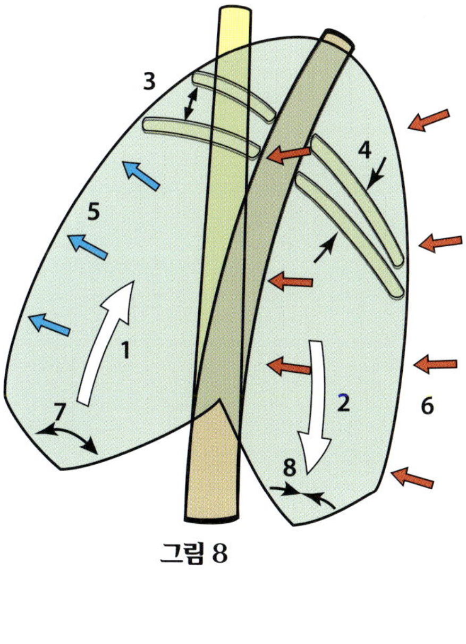

그림 8

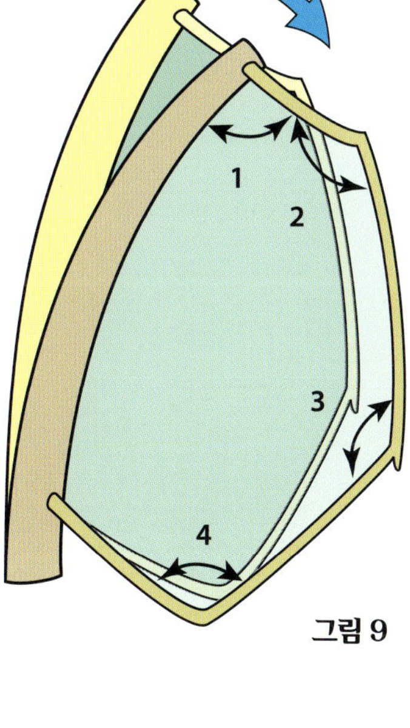

그림 9

등척주의 축돌림

등척주 수준에서 하나의 척추뼈가 다른 척추뼈에 대한 기본적 돌림은 어떻게 이루어지는 것일까? 이것은 허리척주에서의 돌림과 전혀 다르다. 실제로 **위에서 보면**(그림 10) 돌기사이관절은 완전히 다른 방향을 향한다. 관절 틈새 자체는 원주면(일점쇄선의 원둘레)에 포함되지만, 이 원주의 축은 거의 **척추뼈몸통의 중심**(O)에 위치한다.

하나의 척추뼈가 다른 척추뼈에 대해 돌림 시, 관절돌기 수준에서 관절면의 미끄럼이 공통 축에 대한 척추뼈몸통의 돌림을 수반한다. 따라서 척추사이원반의 **돌림-비틀림**rotation-torsion 운동이며 허리척주 수준과 같은 전단 운동은 아니다. **척추사이원반의 돌림-비틀림** 운동은 전단 운동보다 더 큰 운동범위를 가질 수 있다. 위아래 두 등뼈 사이의 기본적 돌림은 위아래 허리뼈 사이보다 적어도 3배가 크다.

그러나 이 돌림은 등척주가 골성 가슴우리와 견고하게 연결되어 있지 않으면 훨씬 더 커질 것이다. 실제로 각 등뼈 수준에는 **상응하는 갈비뼈 한 쌍**이 있지만(그림 11), 갈비뼈 한 쌍이 아래 갈비뼈 한 쌍에 대해 미끄럼하는 것은 **복장뼈 때문에** 제한된다. 복장뼈에는 모든 갈비뼈가 유연한 갈비연골을 통해 연결된다.

따라서 척추뼈의 돌림은 갈비뼈 한 쌍의 변형을 수반한다. 이것은 **갈비, 특히 갈비연골의 탄성**elasticity **덕분**이다. 다음과 같은 변형이 관찰된다.

- **돌림 쪽의 갈비뼈 오목의 증가**(1)와 **반대쪽**의 갈비뼈 오목의 감소(2).
- **돌림 반대쪽의 갈비연골 오목의 증가**(3)와 **돌림 쪽**의 갈비연골 오목의 감소(4).

따라서 이 운동을 하는 동안 **복장뼈는 전단력을 받는다.** 이것은 척추뼈몸통의 돌림에 따라 위에서 아래로 비스듬한 방향을 취하는 경향이 있다. 그러나 이러한 기울기는 매우 작아서 임상적 관찰에서는 실질적으로 감지되지는 않는다. 방사선영상으로도 중첩 때문에 밝히는 것은 매우 어렵다.

따라서 가슴우리의 역학적 저항은 등척주의 운동범위를 현저하게 제한하는 역할을 한다. 가슴우리는 젊은 사람처럼 아직 유연할 때 등척주의 운동범위는 매우 크다. 반면에 노인의 경우, 갈비연골이 골화하여 갈비연골이 탄성을 상실하면 **가슴우리는 거의 움직임이 없는 딱딱한 블록**을 형성하며, 이에 따라 운동범위도 감소한다.

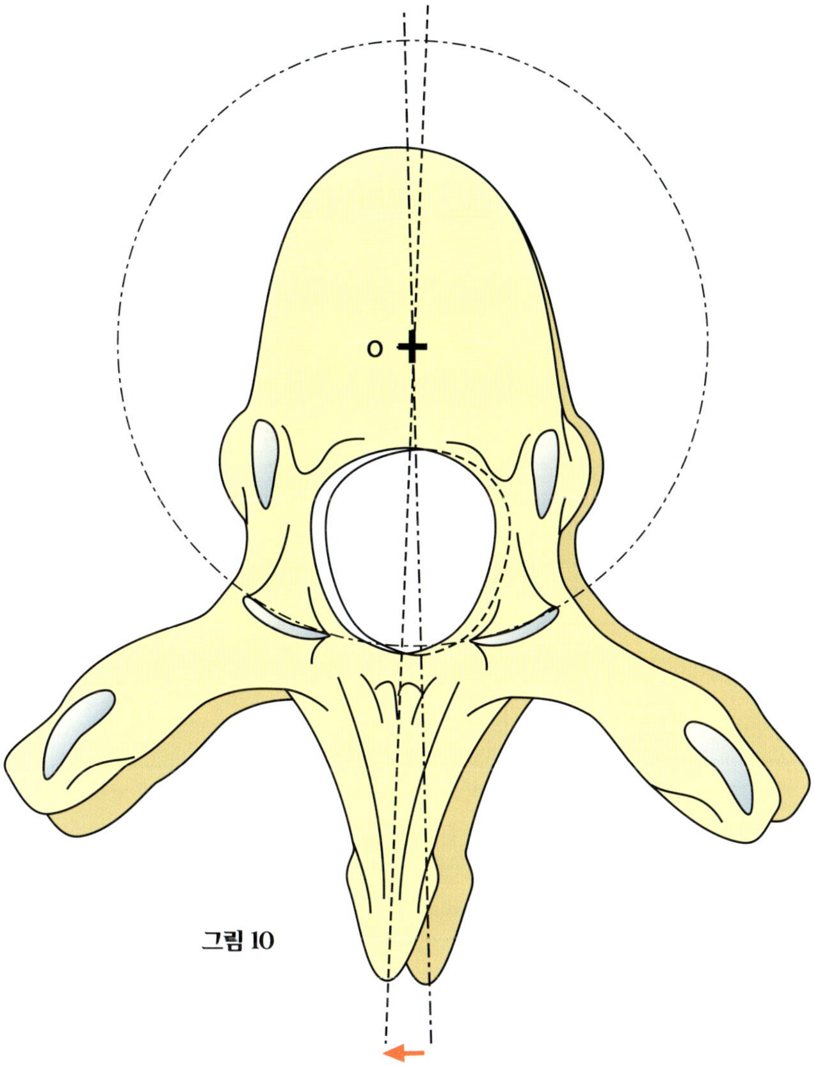

그림 10

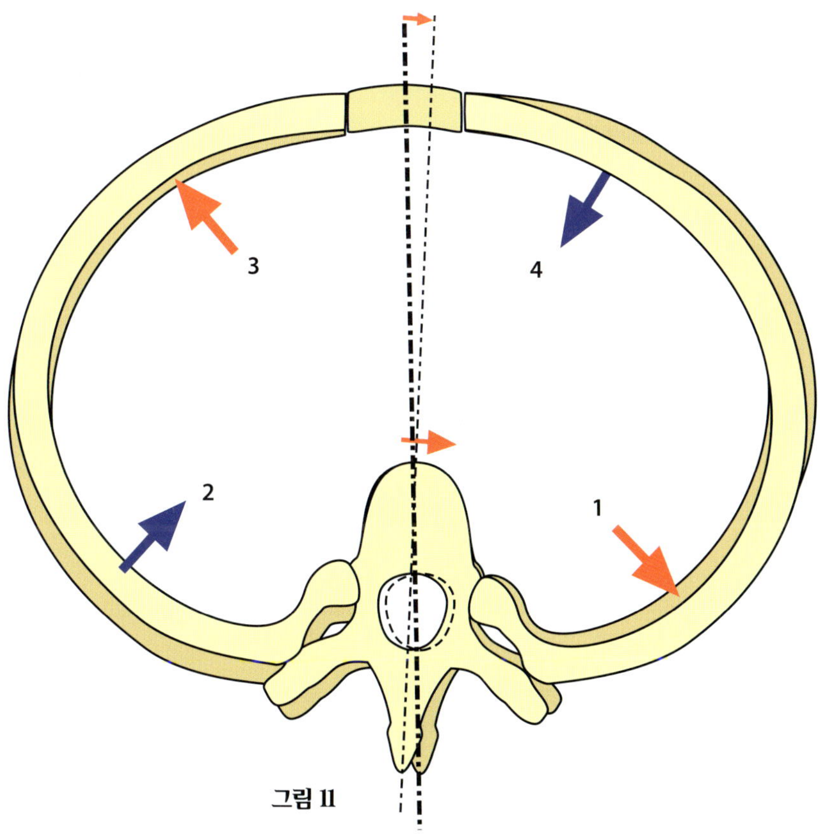

그림 11

갈비척추관절

등척주의 각 수준에서 갈비뼈는 다음의 2개의 관절에 의해 등뼈와 관절을 형성한다.

- 갈비뼈머리와 척추사이원반 및 척추뼈몸통 사이의 **갈비뼈머리관절**joint of head of rib
- 갈비뼈결절과 아래 척추뼈 가로돌기 사이의 **갈비가로돌기관절**costotransverse joint

위에서 보면(그림 12) 갈비뼈는 오른쪽에서는 원래 위치에 남아 있지만 관절은 열려 있다. 왼쪽에서는 인대를 절단한 후 갈비뼈를 제거했다.

가쪽에서 보면(그림 13) 갈비뼈 중 하나는 다양한 인대를 절단한 후 제거되어 있어 척추뼈 쪽의 관절면을 볼 수 있다. 아래 갈비뼈는 인대와 함께 제자리에 남아 있다.

수직 관상면(그림 14)은 갈비뼈머리와 척추뼈몸통 사이의 관절 수준을 통과한다. 반대쪽에서는 인대를 절단한 후 갈비뼈를 제거했다.

이 세 그림을 사용하여 동시에 설명한다.

갈비뼈머리관절은 이중으로 된 윤활관절synovial joint이다. 갈비뼈머리관절의 척추뼈 쪽은 아래 척추뼈몸통의 위모서리(5)와 위 척추뼈몸통의 아래모서리(6)에 있는 **2개의 갈비오목**에 의해 구성된다. 이것들은 단면(그림 14)에서 명확하게 볼 수 있는 이면각(빨간색 점선)을 형성하며, 그 안쪽은 척추사이원반의 섬유테(2)에 의해 점유된다. **갈비뼈머리**(10)의 대응하는 관절면(11, 12)은 약간 볼록하고, 동일한 이면각을 형성하며, 갈비오목에 딱 들어맞는다.

2개의 갈비오목 사이에서 갈비뼈머리의 정점에서 이는 **관절속갈비뼈머리인대**intraarticular ligament of head of rib(8)는 척추사이원반에 닿고 단일의 **관절주머니**(9)로 덮여 있는 이 관절을 위쪽과 아래쪽의 2개의 다른 관절안articular cavity(13)으로 분리한다.

갈비뼈머리관절은 **부채꼴갈비뼈머리인대**radiate ligament of head of rib로 보강되어 있으며 다음 3개의 섬유다발을 구별할 수 있다:

- 인접한 척추뼈몸통에 붙는 **위섬유다발**(14)과 **아래섬유다발**(15)
- 척추사이원반의 **섬유테**(2)에 붙는 **중간섬유다발**(16)

갈비가로돌기관절도 역시 윤활관절이며 **가로돌기의 정점**(18)과 **갈비뼈결절**(19)에 있는 2개의 가로돌기갈비오목으로 구성된다. 갈비가로돌기관절은 **관절주머니**(20)에 의해 완성되어 있으나, 특히 **3개의 인대**에 의해 강화된다.

- **갈비가로돌기인대**costotransverse ligament(23)는 매우 짧고 강하며 가로돌기에서 갈비뼈목neck of rib의 뒷면 사이에 뻗어 있다.
- **가쪽갈비가로돌기인대**lateral costotransverse ligament(21)는 길이 1.5cm, 폭 1mm의 직사각형 띠이며 가로돌기의 정점(22)에서 갈비뼈결절의 가쪽 사이에 뻗어 있다.
- **위갈비가로돌기인대**superior costotransverse ligament(24)는 매우 두껍고 강하며 폭 8mm, 길이 10mm의 평평한 사각형을 하고 있고, **가로돌기의 아래모서리**에서 **인접한 하위 갈비뼈목의 위모서리** 사이에 뻗어 있다.

또한 **아래갈비가로돌기인대**inferior costotransverse ligament는 **갈비가로돌기관절**의 아랫면을 차지하는 것으로 설명된다(그림에는 표시되지 않음).

이 그림들에서 **속질핵**(1)과 **섬유테**(2)가 있는 **척추사이원반**, **척주관**(C), **척추사이구멍**(F), **고리뿌리**(P), **관절돌기**(3)와 **관절주머니**(4)가 있는 **돌기사이관절**, **가시돌기**(7) 등을 볼 수 있다.

전체적으로 갈비뼈는 다음 2개의 윤활관절에 의해 연결된다.

- **단순한 윤활관절**인 갈비가로돌기관절
- 더욱 견고하게 맞물려 있는 **이중 윤활관절**인 갈비뼈머리관절

이 두 관절은 강력한 인대를 동반하며 따로는 기능할 수 없다. 이것들은 **역학적으로 연결**되어 있다.

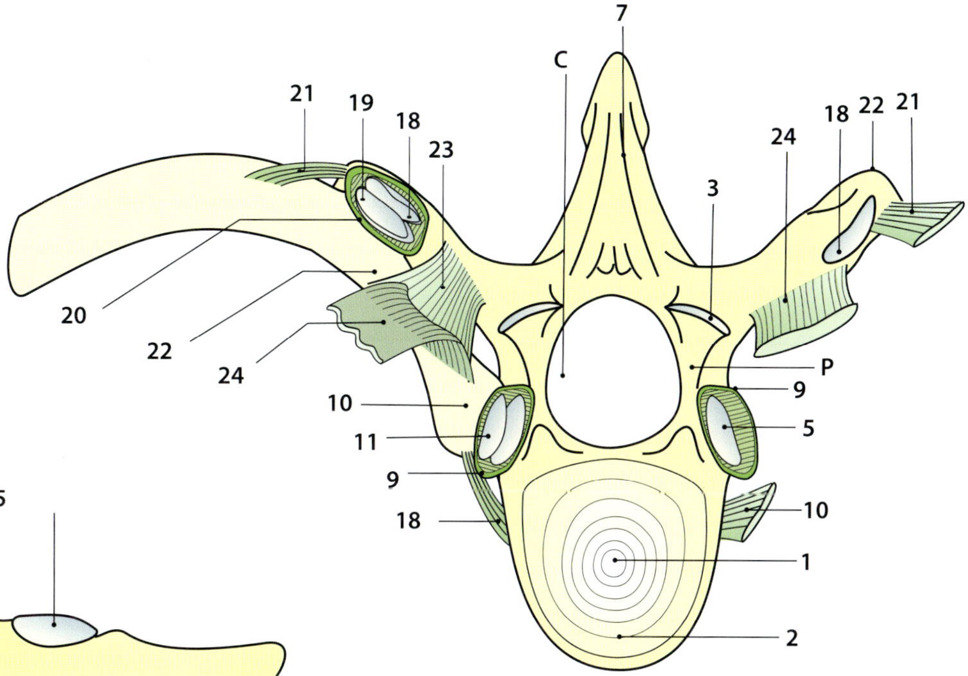

그림 12

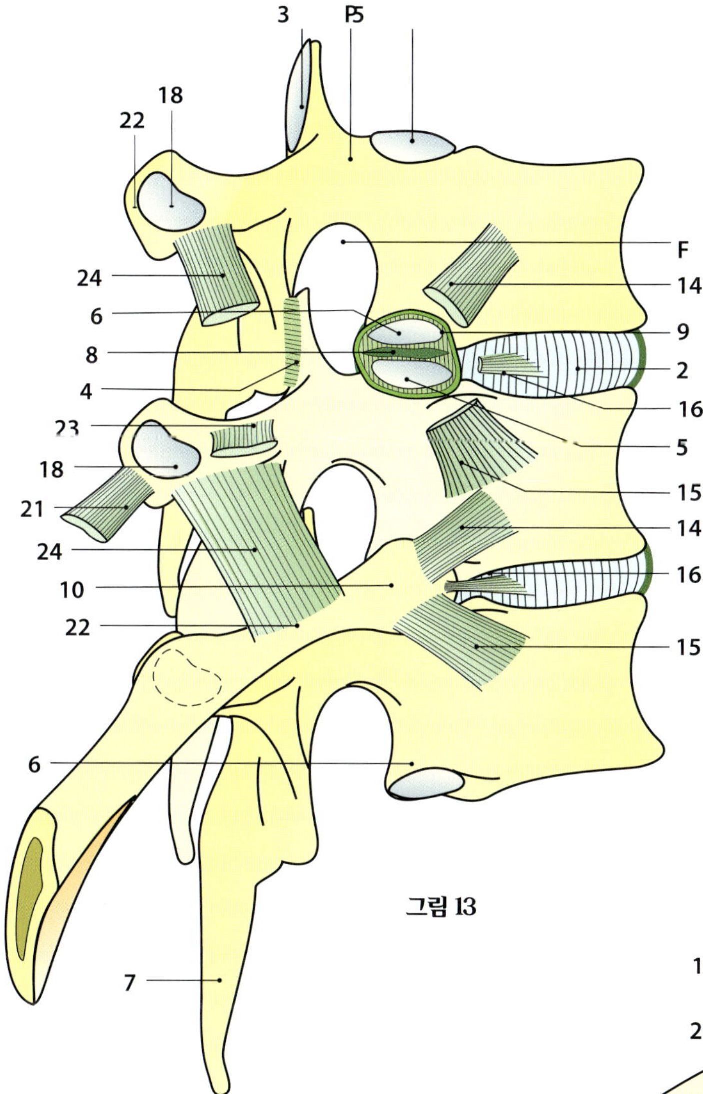

그림 13

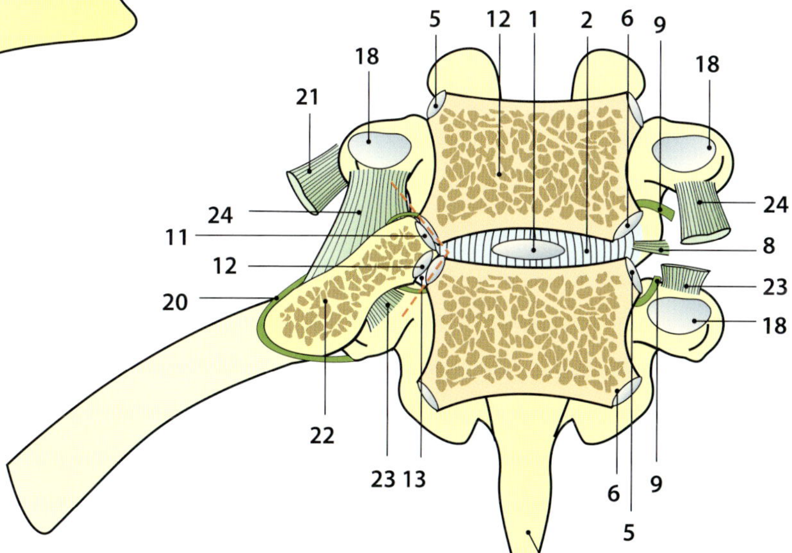

그림 14

번호는 모든 그림에서 공통이다.

갈비척추관절 주위의 갈비뼈의 운동

한쪽에서는 갈비뼈머리관절, 다른 한쪽에서는 갈비가로돌기관절이 **역학적으로 연결된 윤활관절의 짝**(그림 15)을 형성하며, 여기서 공통 운동은 **이 두 윤활관절의 각각의 중심을 통과하는공통 축 주위의 돌림**뿐이어야 한다.

따라서 갈비가로돌기관절의 중심(o′)을 갈비뼈머리관절의 중심(o)과 연결하는 선(xx′)을 그릴 수 있다. 이것에 의해 갈비뼈는 **경첩**으로서 기능하고, o와 o′의 두 점에서 척추뼈에 **매달려 있게 된다.**

시상면에 대한 이 축의 방향은 갈비뼈의 운동 방향을 결정한다. 가슴 아랫부분의 갈비뼈 수준(그림 15: 아래)에서는 축 xx′은 시상면에 가까워지므로 갈비뼈의 올림 운동은 특히 가슴우리의 가로 지름의 증가(t)를 가져온다. 따라서 갈비뼈가 이 축 o를 중심으로 회전할 때 가쪽 경계는 중심이 o인 원의 호를 그린다(그림 16). 갈비뼈의 기울기는 감소해서 더 수평으로 되며 가장 가쪽의 점은 길이 t만큼 가쪽으로 전위하고, 가슴우리 밑부분의 **가로 지름의 증가**를 반영한다.

반대로 가슴 윗부분의 갈비뼈 수준(그림 15: 위)에서는 축 yy′은 거의 관상면에 위치한다. 따라서 갈비뼈의 올림 운동은 가슴우리의 **앞뒤 지름의 현저한 증가**(a)를 초래한다(a). 실제로 **갈비뼈의 앞쪽 끝이 높이 h만큼 올라갈 때**(그림 17) 이것을 길이 a만큼 앞쪽으로 전위시키는 원호를 그린다.

따라서 명백한 결론은 갈비뼈가 올라갈 때 **가슴우리 아랫부분에서는 가로 지름이 증가**하고, **가슴우리 윗부분에서는 앞뒤 지름이 증가**한다는 것이다. 또한 가슴우리 중간부분에서는 갈비뼈머리관절은 시상면에 대해 **약 45° 비스듬히 이어지는 축을 가지므로 가로 지름과 앞뒤 지름이 모두 증가한다.**

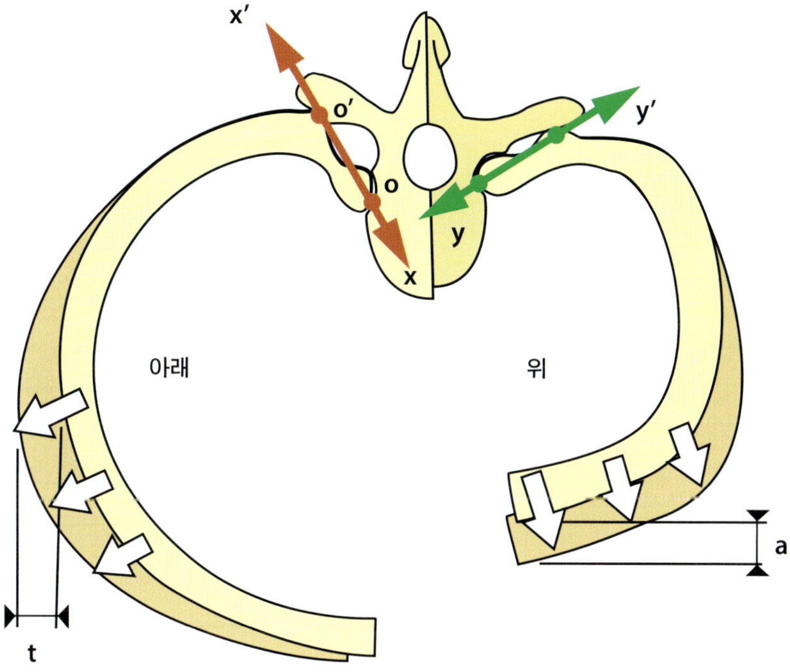

그림 15

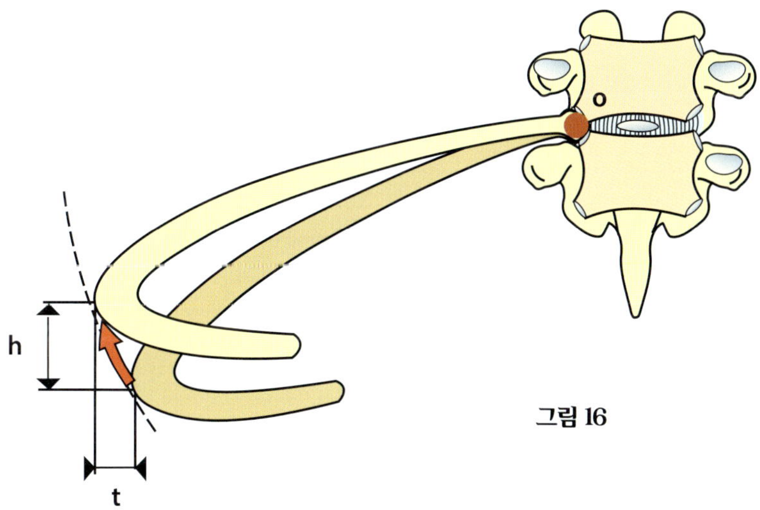

그림 16

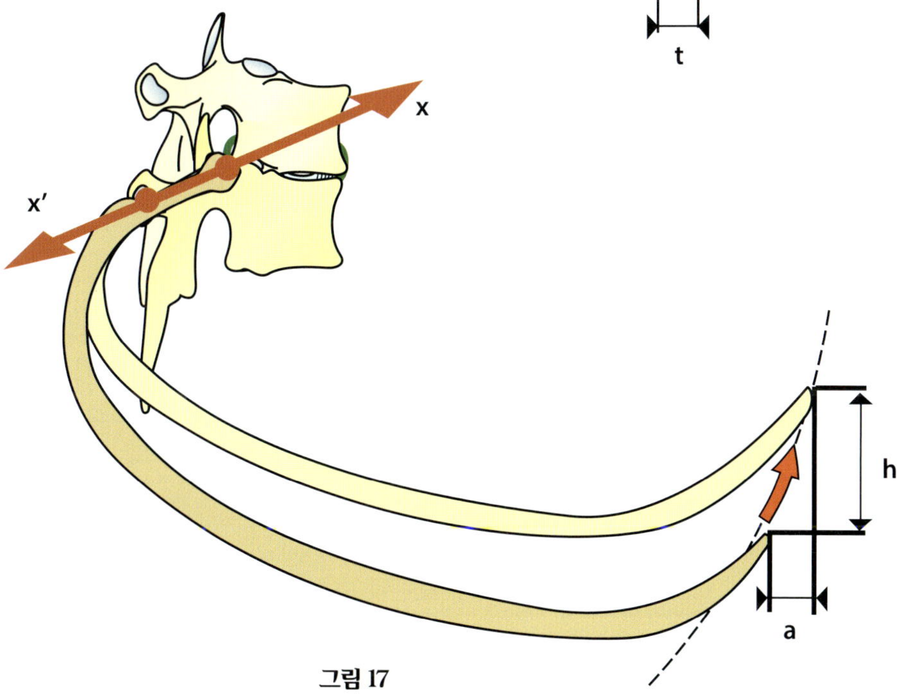

그림 17

갈비연골과 복장뼈의 운동

지금까지 단순히 갈비뼈머리관절과 갈비가로돌기관절 주위 갈비뼈의 운동만을 고려했지만, **복장뼈와 갈비연골에 대한 갈비뼈 운동**도 고려해야 한다.

갈비뼈 운동의 위쪽 그림(그림 18)을 **같은 운동의 앞쪽 그림**(그림 19)과 비교하면 갈비뼈의 가장 가쪽 부분이 **높이 h′ 만큼 올라가고** 길이 t만큼 몸통 축에서 멀어지는 것에 반해 갈비뼈의 앞부분은 **높이 h만큼 올라가고** 길이 t′ 만큼 몸통 축에서 멀어진다는 것을 알 수 있다. 후자의 2개의 거리는 전자의 2개보다도 약간 크다. 동시에 복장뼈는 올라가고 **갈비연골은 더 수평**이 되어 초기의 방향과 각도 a를 이룬다.

이 복장뼈에 대한 갈비뼈의 각운동angular movement은 **복장갈비관절**sternocostal joint에서 이루어진다. 동시에 연골 축에 대한 또 하나의 돌림 각운동이 갈비연골관절costochondral joints에서 이루어진다. 이에 대해서는 후술한다(178쪽 참조).

갈비뼈를 올릴 때(그림 18) 가슴우리의 지름이 가장 증가하는 점 m은 축 yy′ 에서 가장 먼 지점이다. 이 기하학적 관찰은 이 지점의 변위 정도가 축(xx′)의 기울기에 따라 갈비뼈마다 어떻게 다른지 설명한다.

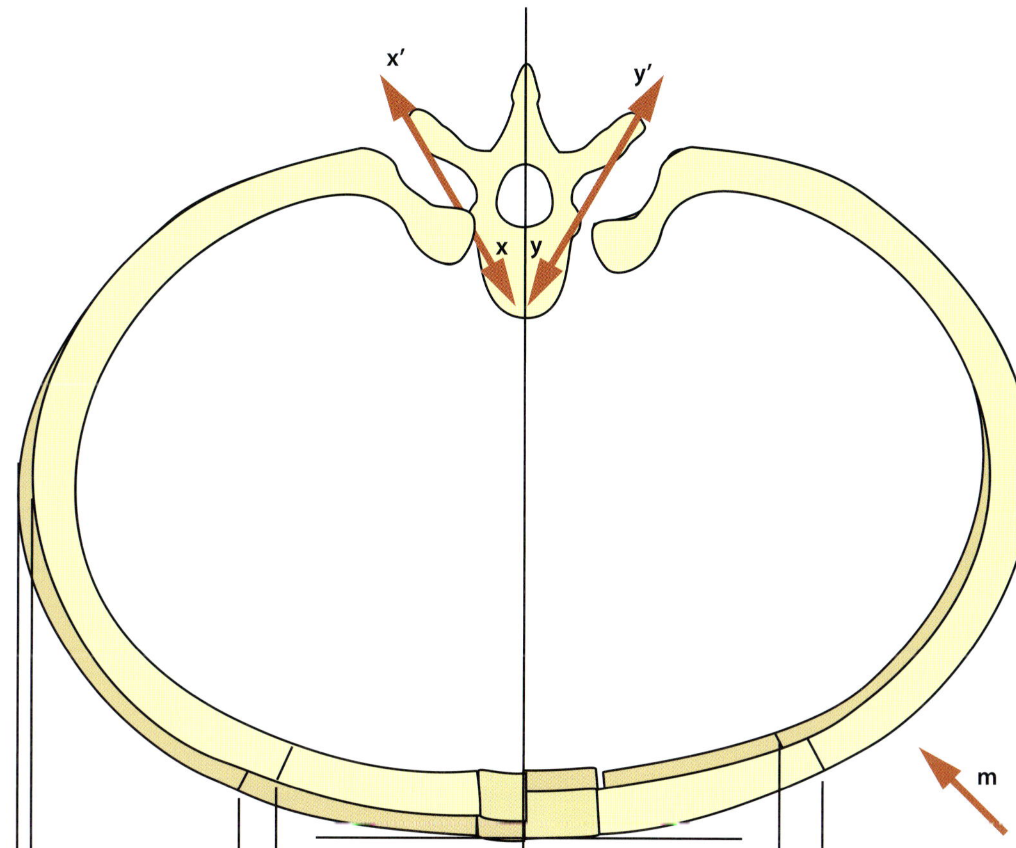

그림 18

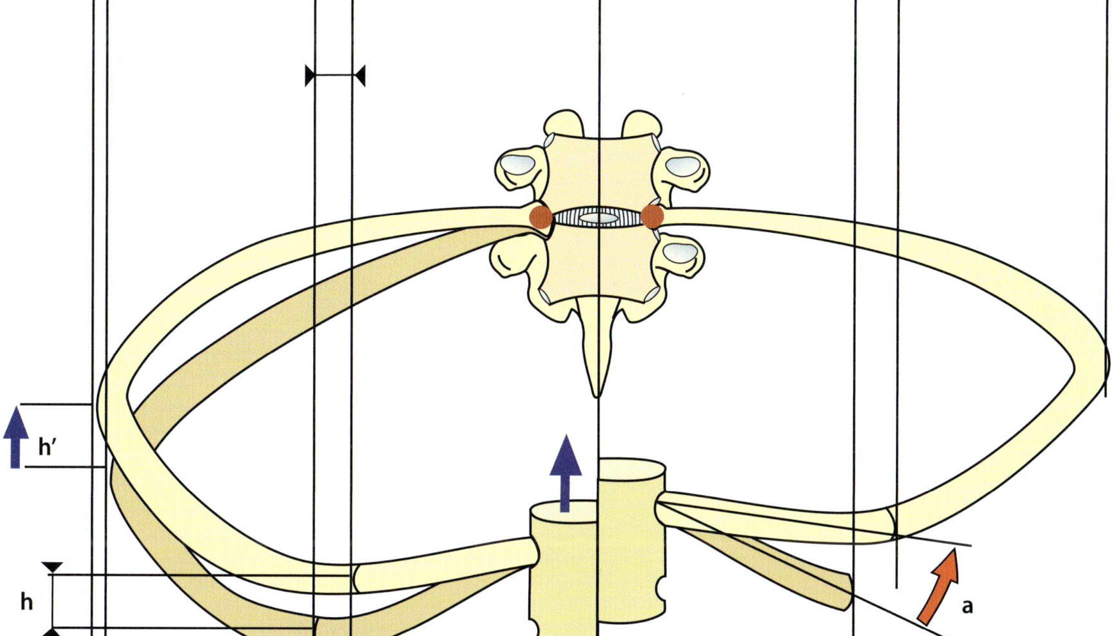

그림 19

들숨 시 시상면에서의 가슴우리의 변형

들숨inspiration 운동을 하는 동안 척주가 변형하지 않고 고정되어 있다고 가정하자. 그러면 한편으로는 **척주**에 의해, 다른 한편으로는 첫째갈비뼈first rib, 복장뼈, 열째갈비뼈, 열째갈비연골에 의해 형성되는 변형 가능한 **유연한 불규칙 오각형**의 모양 변화만 고려하면 된다.

- 갈비뼈머리관절(O)의 주위에서 움직이는 **첫째갈비뼈**는 올라가고(파란색 화살표), 그 앞쪽 끝은 원호 AA′ 을 그린다.
- 이 첫째갈비뼈의 올라감은 **복장뼈를 위치 AB에서 위치 A′B′ 으로 올라가게** 한다.
- 이 운동에서 복장뼈는 그 자체에 대해서 정확하게 평행이동하고 있는 것은 아니다. 실제로 앞에서 언급한 것처럼 가슴우리의 윗부분은 아랫부분에 비해 앞뒤 지름이 더 증가한다. 수직선과 이루는 각도(a)가 약간 감소하고, 또한 첫째갈비뼈와 복장뼈가 이루는 각도 OA′B′ 도 약간 감소한다는 것을 알 수 있다. 따라서 이 위복장갈비각의 감소는 **갈비연골의 비틀림**(178쪽 참조)을 필연적으로 수반한다.
- **열째갈비뼈**도 역시 그 중심 Q의 주위에서 올림 운동을 하고, 그 앞쪽 끝은 원호 CC′ 을 그린다.
- 열째갈비뼈와 복장뼈의 운동에서 **열째갈비연골은 위치 CB에서 C′B′ 으로** 거의 평행을 유지하면서 이동한다. 이 움직임 중에 C에서의 각도는 c만큼 C′ 에서 더 커지며, 각도 c는 열째갈비뼈의 올림 각도(녹색 부분)와 같다. 한편 열째갈비연골과 복장뼈가 이루는 각도(각 C′B′A′)가 약간 벌어진다. 이 각도의 증가는 또한 긴축에 대한 연골의 돌림, 즉 **비틀림** 덕분에 발생한다. **각 갈비연골 수준에서 동일한 비틀림이 발생한다.** 가슴우리의 탄성과 관련하여 그 유용성을 나중에 보게 될 것이다(178쪽 참조).

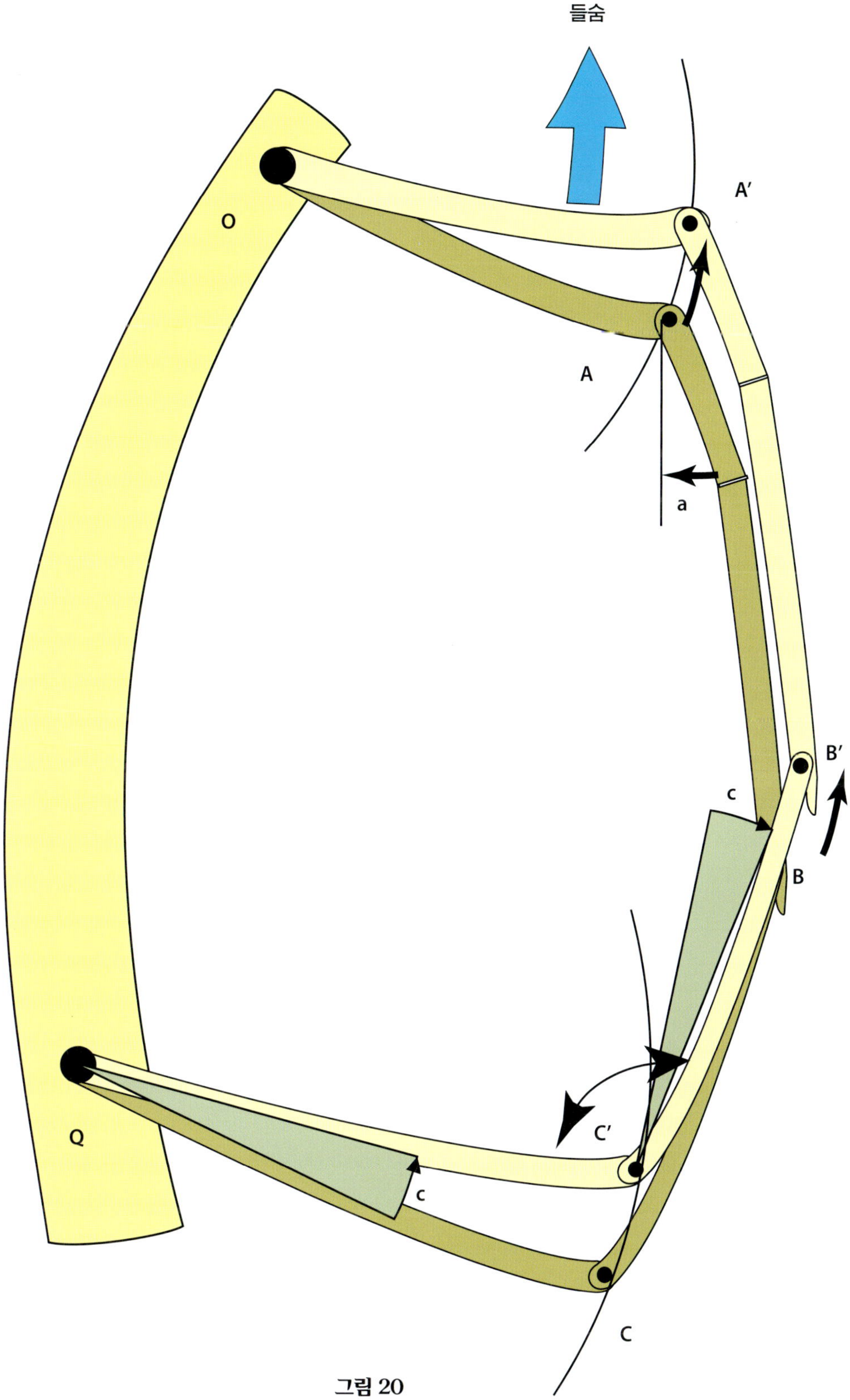

그림 20

갈비사이근과 가슴가로근의 작용 방식

갈비사이근intercostal

척주와 오른쪽 갈비뼈 3개에 국한된 가슴우리 뒷면에서는(그림 21) **세 종류의 근섬유**가 관찰된다.

- 작은 **갈비올림근**levatores costarum(LC)은 가로돌기의 정점에서 일고, 인접한 아래 갈비뼈의 위모서리에 붙는다. 수축하면 아래 갈비뼈를 들어 올리므로, 이러한 이름이 붙여졌다.
- **바깥갈비사이근**external intercostal(E)은 근섬유가 위안쪽으로 비스듬히 뻗고 갈비올림근 섬유와 평행하다. 바깥갈비사이근은 갈비올림근과 같이 갈비뼈의 올림근, 즉 **들숨근육**inspiratory muscle이다.
- **속갈비사이근**internal intercostal(I)은 근섬유가 위가쪽으로 비스듬히 뻗고 갈비뼈를 끌어내린다. 따라서 **날숨근육**이다.

갈비사이근의 작용기전은 **Hamberger 도해**(그림 22, 23)로 잘 설명할 수 있다.

- 바깥갈비사이근(E)의 작용(그림 22)은 섬유 방향이 척주와 복장뼈에 연결된 갈비뼈가 형성하는 평행사변형 OO′B_1A_1의 긴 대각선 방향이라는 것을 알면 이해할 수 있다. 바깥갈비사이근이 수축할 때, 이 대각선은 길이 r만큼 감소하여 평행사변형을 변형시킨다. OO′이 고정되어 있다고 가정하면 A_1에서 A_2, B_1에서 B_2로의 돌림을 일으킨다. 바깥갈비사이근의 수축은 **갈비뼈의 올림**을 야기한다. 따라서 바깥갈비사이근은 **들숨근육**이다.
- **속갈비사이근**(I)의 작용(그림 23)도 유사한 방식으로 이해되지만, 이번에는 근육이 평행사변형의 짧은 대각선과 평행하다. 속갈비사이근이 수축할 때, OO′ 쪽이 움직이지 않는다고 가정하면 대각선 O′A_1은 길이 r만큼 줄어들어, A_1을 A_2로, B_1을 B_2로 이동시킨다. 속갈비사이근의 수축은 갈비뼈의 내려감을 야기한다. 따라서 속갈비사이근은 **날숨근육**이다.

Hamberger 도해는 한때 Duchenne de Boulogne의 전기자극 실험과 모순되었지만 지금은 근전도 연구로 **타당하다고 여겨진다.**

가슴가로근

가슴가로근transversus thoracis은 일반적으로 거의 연구되지 않았고, **복장뼈 뒤쪽에 위치**하기 때문에 사람들이 잊어버리는 경향이 있다(그림 24). 실제로 이 근육은 전체가 복장뼈의 뒷면에 있으며 둘째갈비연골에서 여섯째갈비연골에 붙어 있는 섬유는 아래 안쪽으로 비스듬히 뻗는다. 이 5개의 섬유다발의 수축은 복장뼈에 대해서 대응하는 갈비연골을 내려가게 한다. 그런데 앞에서 언급한 것처럼 들숨 시 갈비연골은 올라가고 날숨 시 반대로 내려간다(155쪽 그림 19 참조). 따라서 **가슴가로근은 날숨근육**이라고 추론할 수 있다.

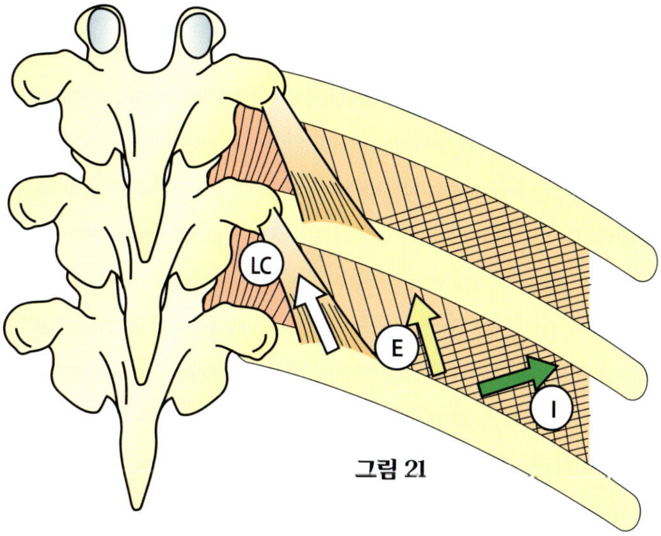

그림 21

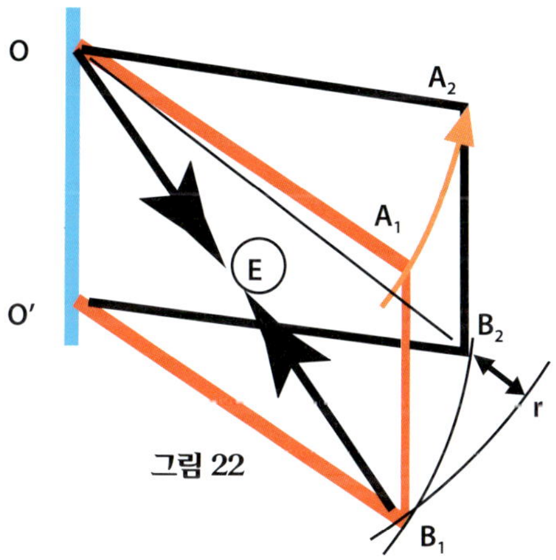

그림 22

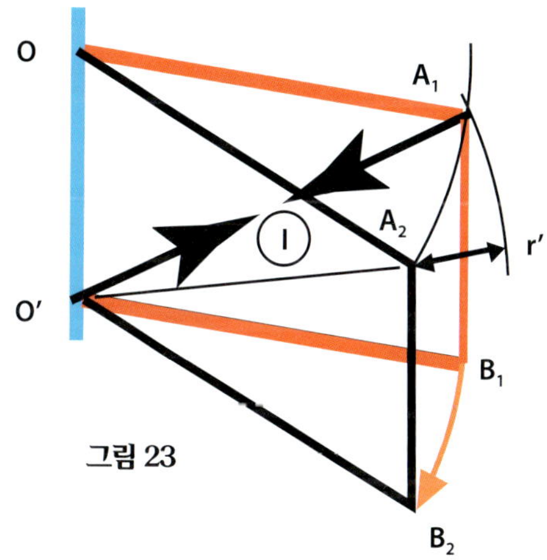

그림 23

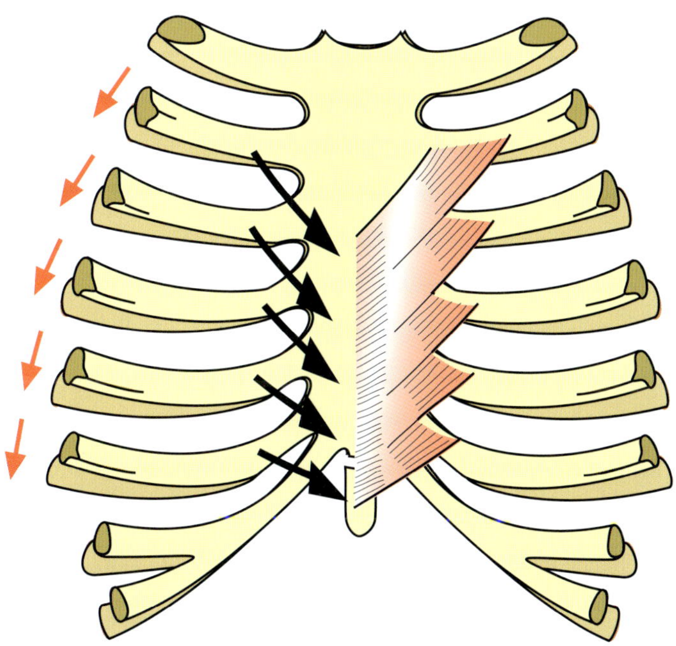
그림 24

가로막과 가로막의 작용 방식

가로막은 아래가슴문thoracic outlet을 닫고 가슴안thoracic cavity과 배안을 분리하는 **근널힘줄 지붕**musculoaponeurotic dome이다.

가쪽에서 보면(그림 25) 이 둥근 지붕dome은 앞보다 뒤가 더 내려가 있다는 것을 알 수 있다. 가장 높은 곳은 **중심널힘줄**central tendon(1)이다. 중심널힘줄에서 시작하여 **근섬유 다발**(2)이 아래가슴문을 향해서 사방으로 뻗어 다음에 붙는다. 갈비연골의 속면, 열한째 · 열두째갈비뼈의 끝, 갈비활, 큰허리근 위로 아치를 이루는 **안쪽활꼴인대**medial arcuate ligament(7)와 허리네모근 위로 아치를 이루는 **가쪽활꼴인대**lateral arcuate ligament(8), 마지막으로 **왼다리**left crus(3)와 **오른다리**right crus(4)에 의해 척추뼈몸통.

이러한 것은 그림의 윗부분에서 가로막의 볼록한 면과 다리crus 수준의 오목한 면을 모두 구별할 수 있는 수 **앞면에서** 더 잘 보인다(그림 26). 여기에서 가로막 윗부분의 **식도구멍**esophageal hiatus(6)과 아랫부분의 **대동맥구멍**aortic hiatus(5)이 구별된다. 이 그림에서는 간략하게 하려고 아래대정맥구멍opening of inferior vena cava은 나타내지 않았다.

가로막 근섬유가 수축하면 중심널힘줄이 내려가므로 가슴우리의 수직 지름이 커진다. 가로막은 대략 펌프 본체 내부를 미끄러지는 피스톤에 비유할 수 있다.

그러나 이러한 중심널힘줄의 하강은 **세로칸의 긴장**에 의해 빠르게 제한되지만, 기본적으로 **배안 내장**의 존재로 인해 제한된다. 이 순간부터(그림 27) 중심널힘줄은 **고정점**(큰 흰색 화살표)이 되고, 중심널힘줄의 주변부에서부터 작용하는 근섬유는 **아래 갈비뼈의 올림근육**이 된다. 실제로 **점 P가 고정되어 있고 갈비뼈가 중심 O의 주위를 돌림**한다고 생각하면, 갈비뼈의 끝은 **원호 AB**를 그리는 한편, 해당 근섬유는 거리 A′B(작은 흰색 이중 화살표)만큼 짧아진다. 아래 갈비뼈를 들어 올림으로써 가로막은 가슴우리 아랫부분의 가로 지름을 크게 하지만, 동시에 가로막은 복장뼈의 중개를 통해 위 갈비뼈도 상승시켜 앞뒤 지름도 크게 한다.

따라서 가로막은 **호흡에 필수적인 근육**이라 할 수 있다. 가로막 자체로 가슴우리 용적의 3개의 지름을 길게 할 수 있기 때문이다.

- 중심널힘줄이 내려감에 따른 **수직 지름의 증가**. 이러한 중심널힘줄의 하강은 '고창(복부기체팽만meteorism)'이라고 하는 장의 가스 축적(특히 장폐쇄intestinal obstruction에서 흔하다)에서 관찰되는 배 용적의 증가 때문에 감소할 수 있다.
- 아래 갈비뼈가 올라감에 따른 **가로 지름의 증가**
- 복장뼈를 통한 위 갈비뼈의 올라감에 따른 **앞뒤 지름의 증가**

이처럼 **호흡의 생리학에서 가로막의 중요성**을 이해할 수 있다.

딸꾹질hiccup은 가로막의 율동적, 반복적 연축수축spasmodic contraction이다. 병인이 명확하게 밝혀진 것은 아니지만, 다음 두 가지가 가능성이 있다.

- 가로막신경phrenic nerve 자극과 관련된 중추성 원인
- 가로막 자극과 관련된 말초성 원인

딸국질은 보통 일시적이며 어느 정도 시간이 지나면 사라진다. 장기간 지속되면 치료하기 어렵다.

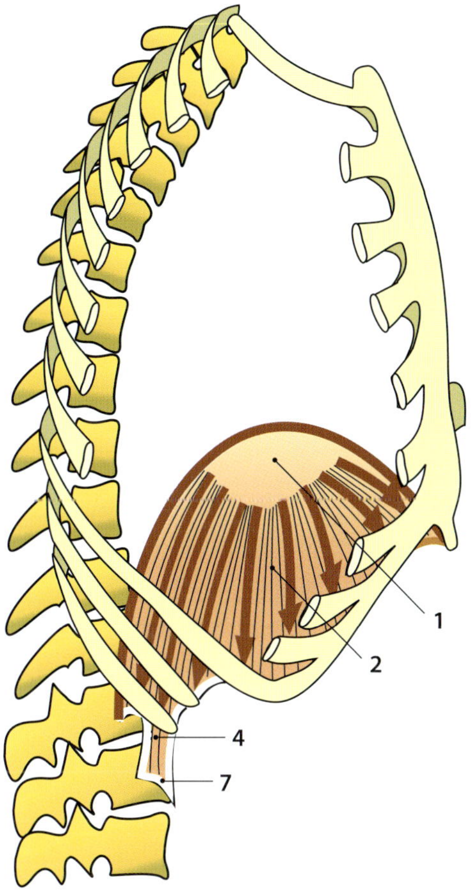

그림 25

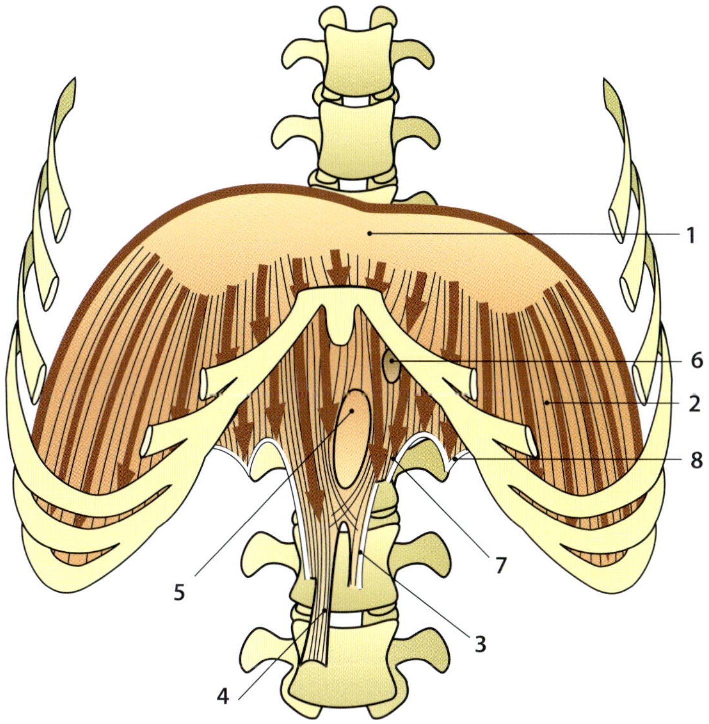

그림 26

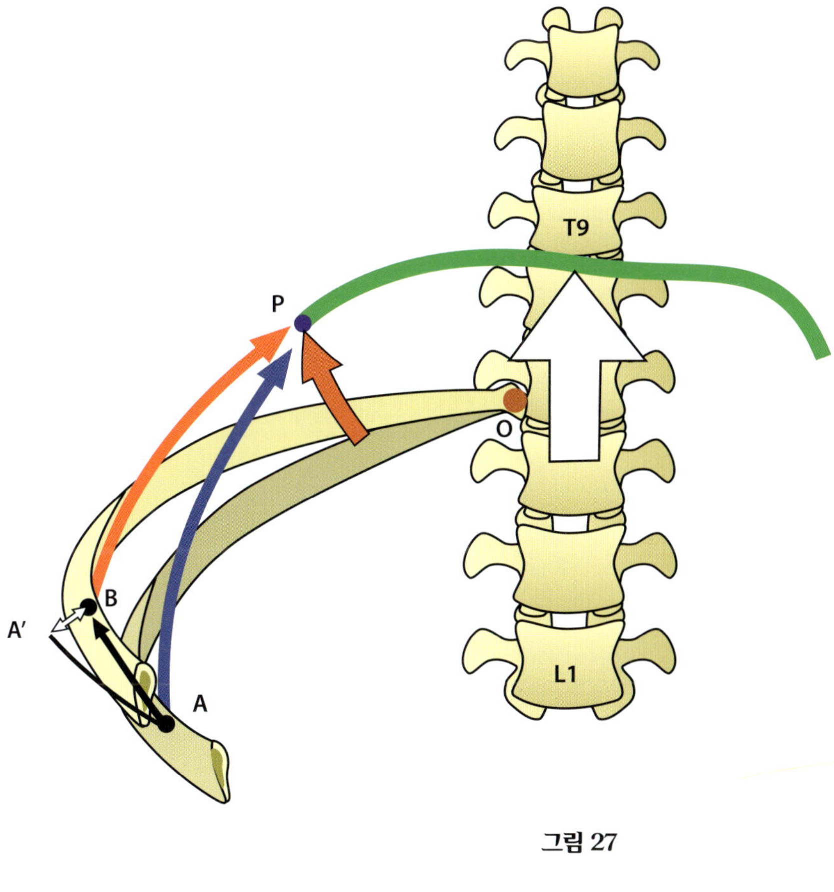

그림 27

호흡근

앞에서 보았듯이 호흡근respiratory muscle은 **2개의 범주**로 분류할 수 있다.

- 하나는 갈비뼈와 복장뼈를 들어 올리는 **들숨근육**
- 또 하나는 갈비뼈와 복장뼈를 끌어내리는 **날숨근육**

이 두 가지 범주는 다시 **주 근육과 보조 근육의 두 그룹**으로 구분한다. 보조 근육은 **비정상적으로 깊은 호흡운동이나 강력한 호흡운동**에서만 작용한다.

그러므로 호흡근을 **네 그룹**으로 나눌 수 있다.

첫째 그룹

첫째 그룹은 **주 들숨근육**이다. 이것에는 **바깥갈비사이근**과 **갈비올림근**, 특히 **가로막**이 있다.

둘째 그룹

둘째 그룹은 **보조 들숨근육**이다(그림 28~30).

- 목빗근sternocleidomastoid(1), 앞목갈비근anterior scalene(2), 중간목갈비근middle scalene(3), 뒤목갈비근posterior scalene(4). 이 근육들은 다른 근육에 의해 목척주에 견고하게 지지되어 있을 때만 들숨근육이 된다(그림 28).
- 큰가슴근pectoralis major(4), 작은가슴근pectoralis minor(5). 이 두 근육은 팔이음뼈 부분이 고정되고 팔이 벌림abduction 위치에 있을 때 들숨근육이 된다(그림 30: 로댕의 '청동시대'에서 영감을 받음).
- 앞톱니근의 아래쪽 섬유다발(6), 위팔뼈 부분이 고정되고 팔이 벌림 위치에 있을 때의 넓은등근(10)(그림 29).
- 위뒤톱니근serratus posterior superior(11).
- 목엉덩갈비근iliocostalis cervicis(12). 이는 위쪽에서는 하위 5개 목뼈 가로돌기에 붙고 아래쪽에서는 상위 6개의 갈비뼈각에 붙는다. 따라서 이것들은 긴갈비올림근levatores costarum longi과 거의 비슷한 경향이 있다.

셋째 그룹

셋째 그룹은 **주 날숨근육**이다. 이 그룹에는 **속갈비사이근**밖에 없다. 실제로 정상 날숨은 뼈연골 요소osteochondral component와 허파실질lung parenchyma의 단순한 탄성에 의해 가슴우리가 자체로 되돌아오는 순전히 수동적인 현상이다. 따라서 날숨에 필요한 에너지는 실제로 들숨근육에 의해 들숨 시 발생하고, 가슴우리와 허파의 탄성 요소 수준에 저장된 **에너지의 반환**이다. **갈비연골**이 이 기전에서 수행하는 필수적 역할에 대해서는 후술한다(178쪽 참조). 또한 선 자세에서는 중력이 무시할 수 없는 작용을 한다. 즉, 갈비뼈가 자체 무게로 인해 내려진다.

넷째 그룹

넷째 그룹은 **보조 날숨근육**이다. 보조 근육이기는 하지만 보조 날숨근육은 **강제날숨**forced expiration과 **복압**의 기초가 되기 때문에 중요하며 또한 매우 강력하다.

배곧은근(7), 배바깥빗근(8), 배속빗근(9) 등의 **배근육**(그림 30)은 아래가슴문을 강력하게 끌어내린다.

등허리 부위thoracolumbar region에서는(그림 29) 다른 **보조 날숨근육**이 관찰된다. 등엉덩갈비근iliocostalis thoracis(13), 가장긴근(14), 아래뒤톱니근(15), 허리네모근(그림에는 표시되지 않음).

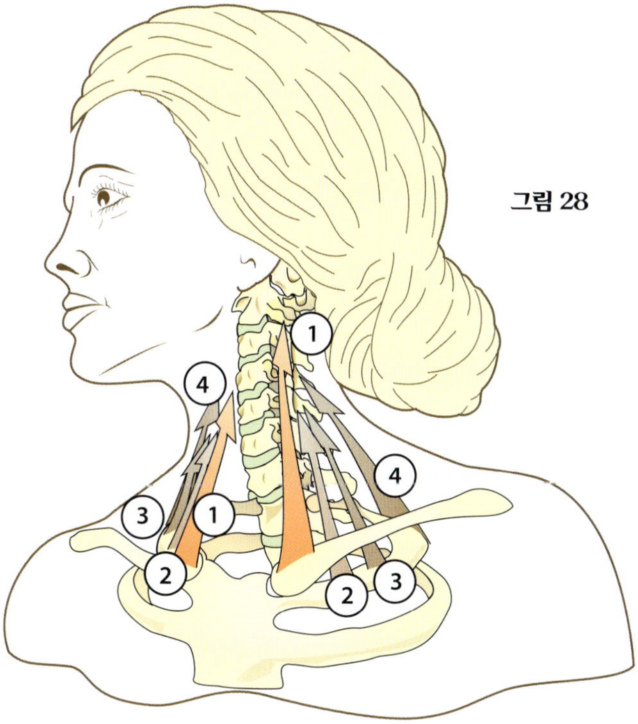

그림 28

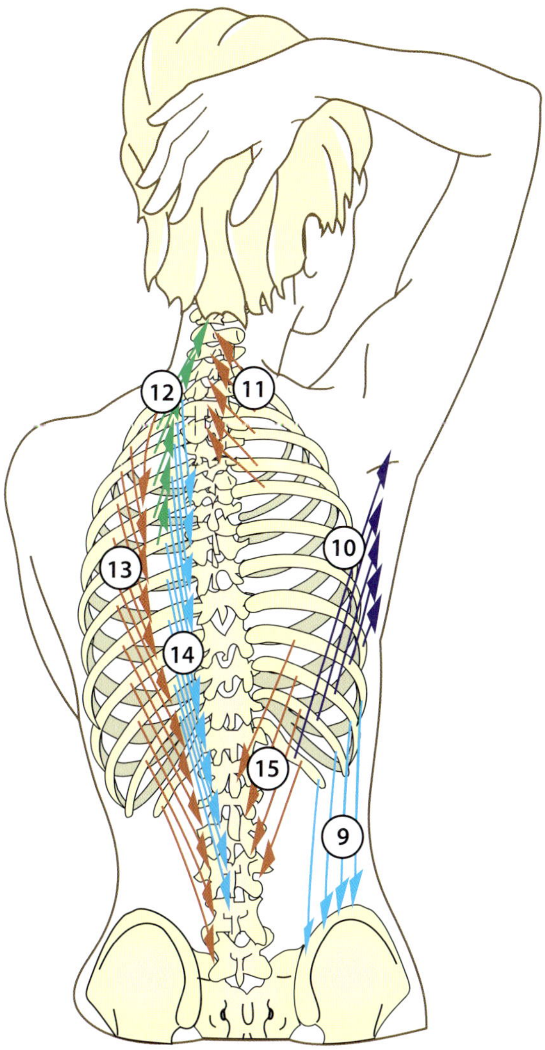

그림 29

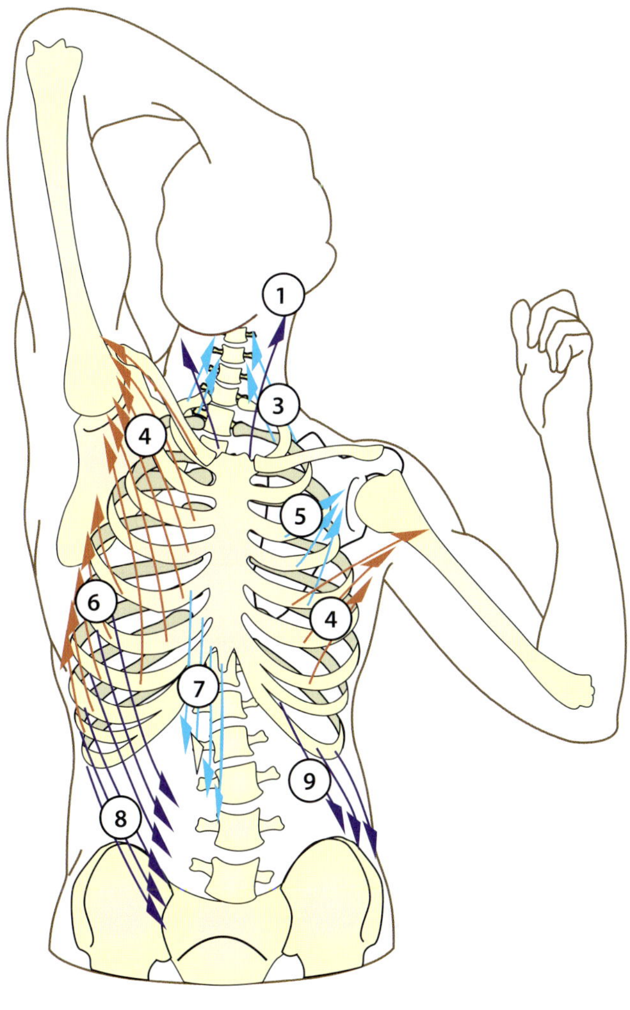

그림 30

가로막과 배근육 사이의 대항-협동작용

가로막은 주요한 들숨근육이다. 배근육은 매우 강력한 보조 날숨근육으로, 강제날숨과 발살바법에 있어 필수적이다. 그러나 대항근인 이 근육들은 동시에 협동근이기도 하다. 이는 역설적이고 심지어 비논리적으로 보일 수도 있지만 실제로는 서로 독립적으로는 기능할 수 없다. 이것은 **대항-협동작용**의 예이다.

그렇다면 호흡의 두 단계에서의 가로막과 배근육의 기능적 관계는 어떠한 것일까?

들숨 시

들숨 시(그림 31: 가쪽 면, 그림 32: 앞면) 가로막의 수축은 중심널힘줄을 끌어내려(빨간색 화살표) 가슴우리의 수직 지름을 증가시킨다. 그러나 곧 세로칸(M)의 수직 방향으로의 신장에 대한 저항, 특히, 내장에 의한 저항(R)이 발생한다. 실제로 내장 용적은 강력한 배근육, 즉 **배곧은근**(RA), **배가로근**(T), **배속빗근**(IO), **배바깥빗근**(EO) 등에 의해 형성된 **배근육띠**로 싸여 있다. 이 근육들이 없으면 배의 내용물은 아래 앞쪽으로 밀려나고, 중심널힘줄은 견고한 지지를 얻을 수 없으므로 가로막이 **아래쪽 갈비뼈를 올릴** 수 없을 것이다. 따라서 배근육의 **대항-협동작용**은 가로막의 효율성에 필수적이다. 이 개념은 병리에서도 확인할 수 있다. 예를 들어, 배근육의 회색질척수염poliomyelitis에 의한 마비에서 가로막의 환기 효율ventilatory efficiency이 감소한다. 가쪽 그림을 보면(그림 31) 배의 넓은 근육의 섬유 방향은 육각형 별 모양을 도식화되는데, 이는 배근육띠 '직물'을 잘 나타낸다.

날숨 시

날숨 시(그림 33: 가쪽 면, 그림 34: 앞면) 가로막은 이완하고, 배근육의 수축은 아래가슴문 둘레의 아래쪽 갈비뼈들을 끌어내려 가슴우리의 가로 지름과 앞뒤 지름을 동시에 감소시킨다.

또한 복압을 증가시켜 내장을 위로 밀어 올려 중심널힘줄을 상승시키며, 따라서 가슴우리의 수직 지름을 감소시키고 갈비가로막오목costodiaphragmatic recess을 폐쇄한다. 따라서 가슴우리의 3개의 지름을 동시에 감소시키는 배근육은 **가로막에 대해 완벽한 대항작용**을 한다.

따라서 가로막과 배근육의 상호 간의 역할은 **그래프**(그림 35)에서 다음과 같이 볼 수 있다. 이 근육들은 각각 항상 수축하지만, **긴장도는 반대**로 작용한다.

들숨 시 가로막의 긴장 상태는 증가하지만, 배근육의 긴장도는 감소한다.

반대로, **날숨 시** 배근육의 긴장 상태는 증가하지만, 가로막의 긴장도는 감소한다.

따라서 이 두 근육군 사이에는 어떤 식으로든 끊임없이 전환하는 **동적 평형**이 존재하며, 이러한 것이 대항-협동작용의 개념을 잘 보여준다.

성대문이 닫힌 상태에서 주 날숨근육과 보조 날숨근육의 강력한 수축은 '배 차단abdominal blocking'을 발생시킨다. 이렇게 함으로써 배abdomen를 무거운 물건을 드는데 필수적인 '공압 빔pneumatic beam'으로 변형시킨다(120쪽 참조).

들숨

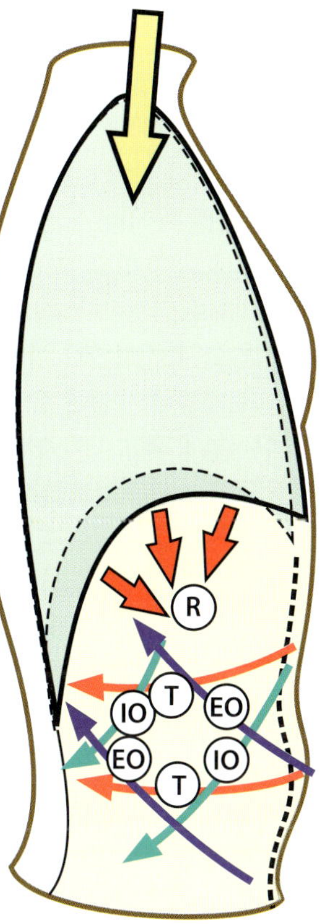

그림 31

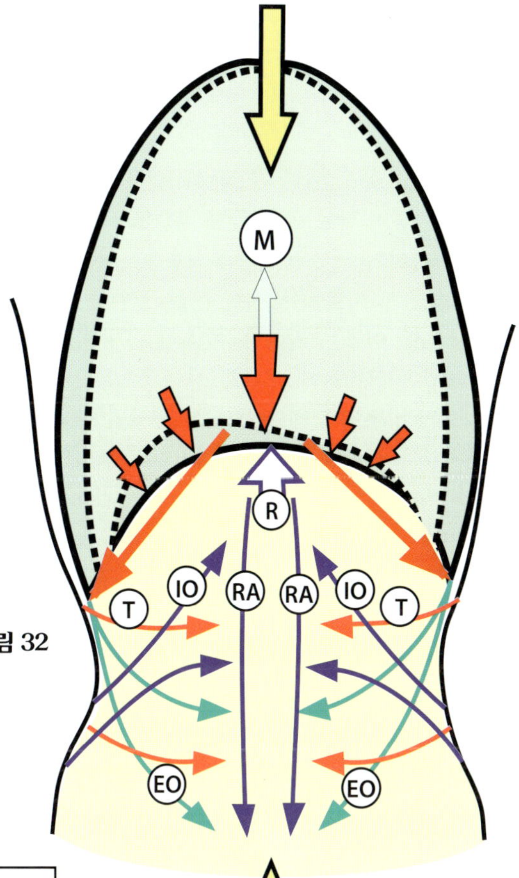

그림 32

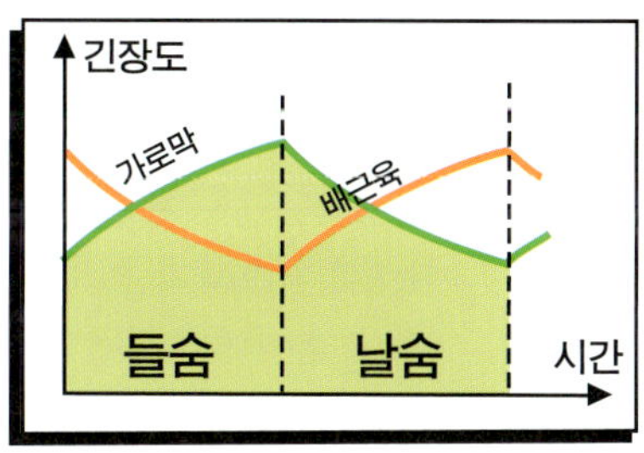

그림 35

날숨

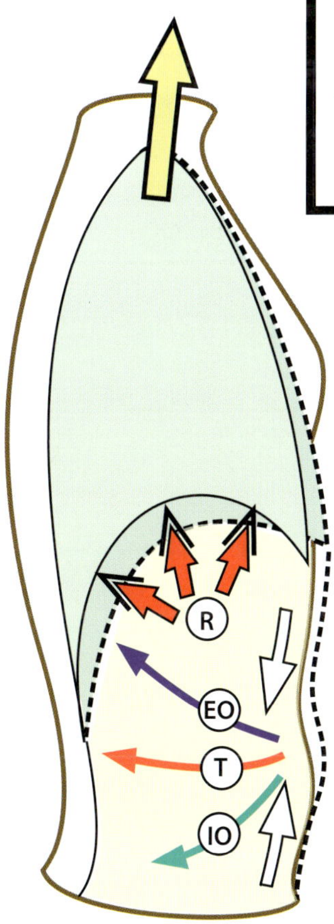

그림 33

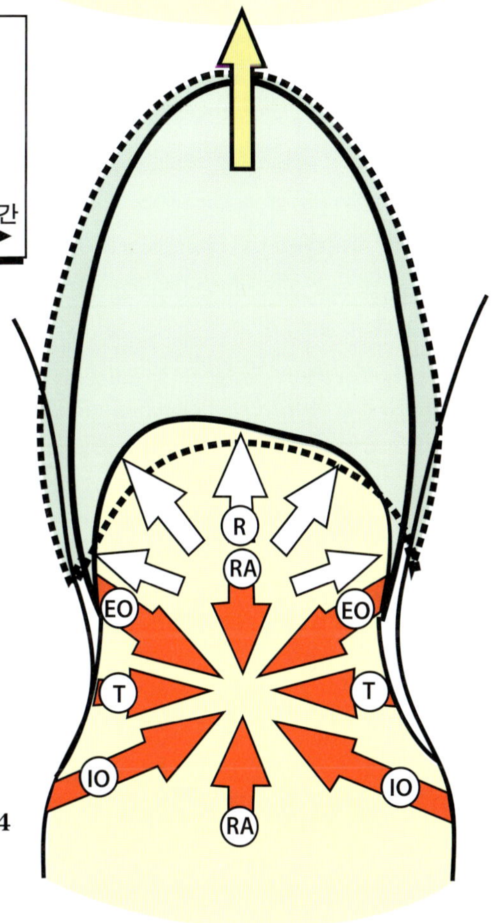

그림 34

기도에서의 공기 흐름

기도respiratory tract의 공기 흐름은 고전적인 **Funck의 실험**(그림 36, 37)으로 설명할 수 있다. 병 바닥을 방수 탄성 막으로 교체하고, 마개를 통과하는 튜브로 외부와 연결된 고무풍선을 병 내부에 넣는다. 고무풍선은 단순히 탄성 막을 움직여서 부풀리거나 수축시킬 수 있다. 실제로 탄성 막을 아래로 잡아당기면(그림 37) 병의 용적이 V만큼 증가하고 내압은 감소한다. 그러면 상대적으로 공기압은 내압보다 높아지고, 따라서 **용적 V와 정확히 같은 양의 공기**가 튜브를 통해 유입되어 고무풍선을 부풀게 한다. 이것이 **들숨의 기전**이다.

반대로 아래로 잡아당겼던 탄성 막을 놓으면(그림 36), 탄성 막은 제자리로 되돌오고 병의 전체 용적은 동일한 용적 V만큼 감소하여, 병의 내압이 증가한다. 고무풍선 안에 있던 공기는 튜브를 통해 배출된다. 이것이 **날숨의 기전**이다.

따라서 호흡은 가슴안 용적의 **증가나 감소**에 기초한다(그림 38). 실제로 가슴우리는 초기에는 밑부분이 ACBD(앞뒤 지름 AB, 가로 지름 CD, 수직 지름 SP)인 **타원형**이다. 호흡근의 작용, 특히 가로막의 작용으로 이러한 가슴우리는 밑부분이 A′C′B′D′(앞뒤 지름이 AB보다 큰 A′B′, 가로 지름이 CD보다 큰 C′D′, 수직 지름이 SP보다 큰 SP′)인 모든 지름이 더 큰 타원형으로 커진다. Funck의 실험과 다른 점은 용기의 모든 지름이 동시에 증가한다는 것이다.

그러나 실험 설정과 **해부학적 실물**은 다음과 같은 **강력한 유사점**이 있다.

- 공기가 통과하는 수직 튜브는 기관trachea이다.
- 부푸는 고무풍선은 허파이다.
- 병의 바닥을 이루는 탄성 막은 가로막이며, 가로막은 다른 모든 지름도 증가시킨다.

다만 다음 **두 사항**에 유의해야 한다.

- 첫째, 허파는 **가슴안 전체를 차지**하고, 가슴벽thoracic wall과 허파 자체 사이에는 **가슴막**pleura이 있고, 가슴막안pleural cavity이라는 잠재적 공간이 남아 있다는 것이다. 실제로 정상 상태에서 두 개의 층은 결합된 상태를 유지하면서 서로의 위로 자유롭게 미끄러진다. 이는 허파와 가슴벽 사이의 우수한 역학적 결속의 중요한 요소로서 허파는 팽창하면서 **가슴벽에 대해 상대적으로 미끄러지고**, 따라서 호흡운동을 방해하지 아니한다.
- 둘째, 들숨 시 가슴 속 압력intrathoracic pressure은 감소하고, 외부뿐만 아니라 배안에 대해서도 음압negative pressure이 된다. 이는 두 가지 결과를 가져온다. 첫째는 기관을 통해 공기가 허파꽈리로 유입되는 것이고, 둘째는 오른심방right atrium(RA)으로 돌아가는 **정맥혈복귀의 촉진**이다. 그러므로 들숨은 **심장 충만**과 함께 허파순환을 통해 유입된 정맥혈을 허파꽈리에 전달하여 막 유입된 공기와 **접촉**하게 함에 있어 중요한 역할을 한다. 따라서 **들숨은 공기 흐름과 허파순환을 모두 제공한다.**

공기 흐름 측면에서 **코골이**snore에 관해 이야기해 보자. 코골이는 때로는 잠자리를 함께하는 사람에게 매우 고통스럽다. 거의 모든 사람이 코를 골지만(심지어 일부 동물도 코를 곤다), 코골이를 유발하기 쉬운 형태학적 유형과 자세가 있다. 코골이는 바로 누운 자세로 깊이 잠들었을 때 물렁입천장soft palate의 진동으로 발생한다. 현재는 다소나마 효과가 있는 내과적 치료가 있으나, 때로는 입천장성형palatoplasty만이 효과적인 경우도 있다.

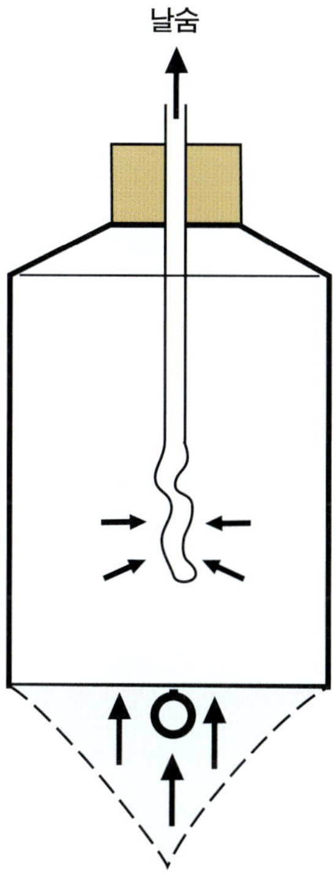

그림 36

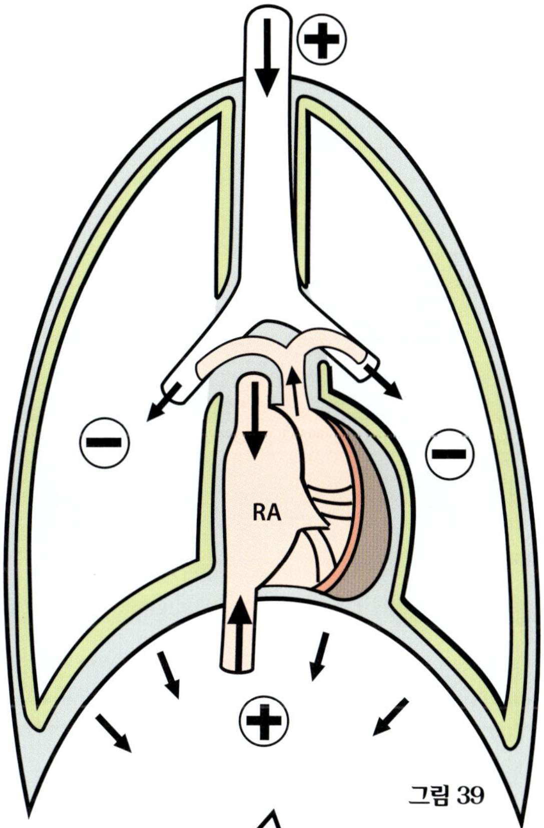

그림 39

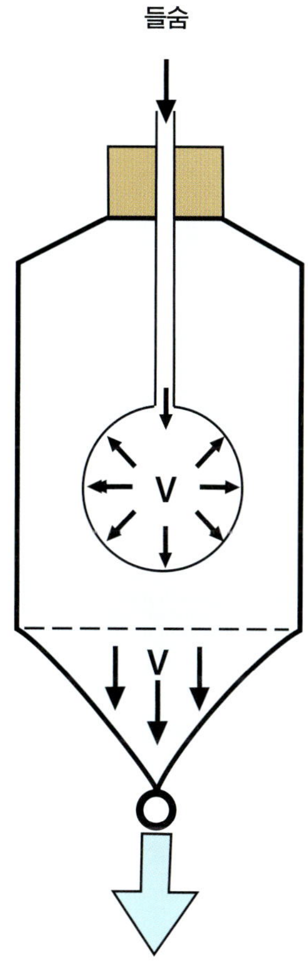

그림 37

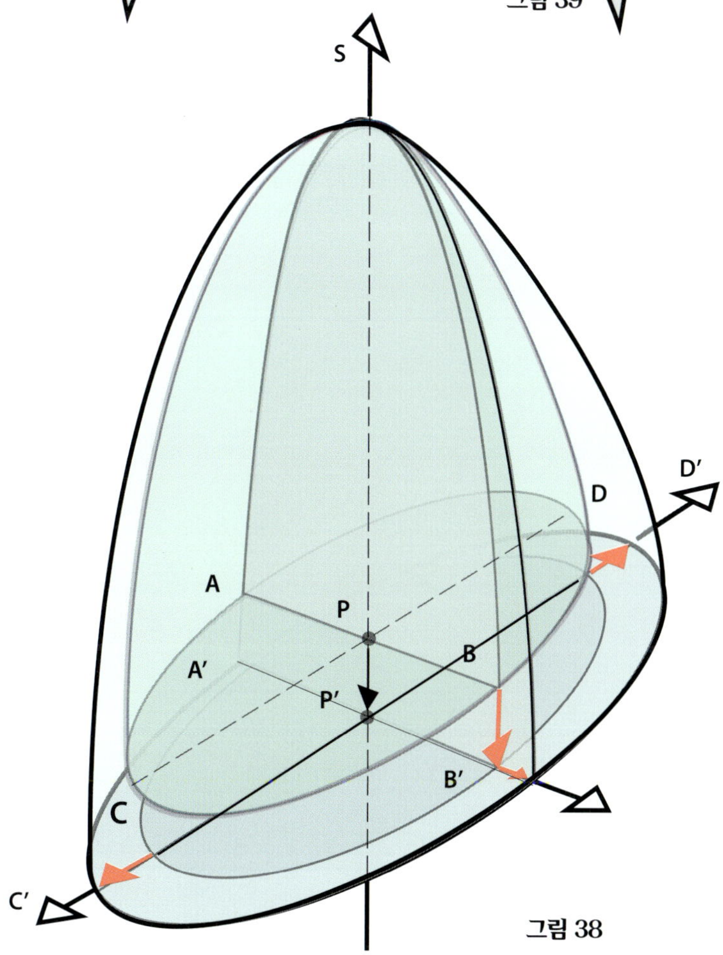

그림 38

호흡용적

호흡용적respiratory volume은 호흡의 다양한 단계 및 유형 동안 이동하는 공기의 양이다.

여러 가지 호흡용적의 비교

우리는 서로 비교할 수 있도록 아코디언의 주름(pleat)으로 이러한 다양한 호흡용적을 도식화하는 것이 편리하다는 것을 알았다.

- **안정 시의 평온한 호흡**(그림 40)에서는 호흡용적은 다음과 같이 정의된다. 정상 날숨과 정상 들숨 사이에 이동하는 공기는 **일회호흡량**(TVtidal volume)이고, 약 0.5L이다. 그래프에서 이 호흡량은 호흡곡선spirogram의 진동을 포함하는 파란색 띠(2)로 표시된다.
- 정상 들숨을 강제들숨forced inspiration에 의해 연장하면 추가의 공기량이 허파 속으로 유입된다. 이것이 **들숨예비용적**(IRVinspiratory reserve volume)이고 약 1.5L이다.
- 들숨예비용적과 일회호흡량의 합은 **들숨용량**(ICinspiratory capacity)이고 약 2L이다.
- 정상 날숨을 한 후 최대까지 강제날숨을 하면 **날숨예비용적**(ERVexpiratory reserve volume)이고 약 1.5L이다.
- 들숨예비용적, 일회호흡량, 날숨예비용적의 합계가 **폐활량**(VCvital capacity)이고 약 3.5L이다.
- 강제날숨을 수행한 후에도 배출할 수 없는 **잔기량**(RVresidual volume)이라는 일정량의 공기가 허파와 기관지bronchus에 남아 있다. 약 0.5L이다.
- 잔기량과 날숨예비용적의 합계가 **기능잔기용량**(FRCfunctional residual capacity)이고 약 2L이다.
- 마지막으로 폐활량과 잔기량의 합계가 **총폐용량**(TLCtotal lung capacity)이고 약 4L이다.

노력호흡 시

노력호흡 시(그림 41) 다양한 호흡용적은 다음과 같은 총폐용량 내에서 다르게 분류된다.

- 오직 잔기량만이 변화하지 않는다. 호흡운동의 세기에 관계 없이 배출 불가능한 공기가 있기 때문이다.
- 한편, 호흡수가 증가하면 **일회호흡량**(VC)이 최대가 될 때까지 **증가**하다가 호흡수가 계속 증가하면 일회호흡량은 약간 감소하는 경향이 있다. 호흡수와 일회호흡량의 곱은 **분당호흡량**minute volume이라고 한다. 상기로부터 결국 분당호흡량이 최대에 도달한다는 것을 추론할 수 있다.
- 날숨예비용적은 현저하게 증가한다. 빠른 호흡의 진폭에서는 안정 시보다 가슴우리가 최대 팽창 수준에 더 가깝기 때문이다.
- 일회호흡량과 날숨예비용적이 증가한 결과 **들숨예비용적**(IRV)은 **감소**한다.

이 모든 것은 매우 논리적이고 기억하기 쉬우며 일상 활동이나 스포츠 활동에서 매우 중요하다.

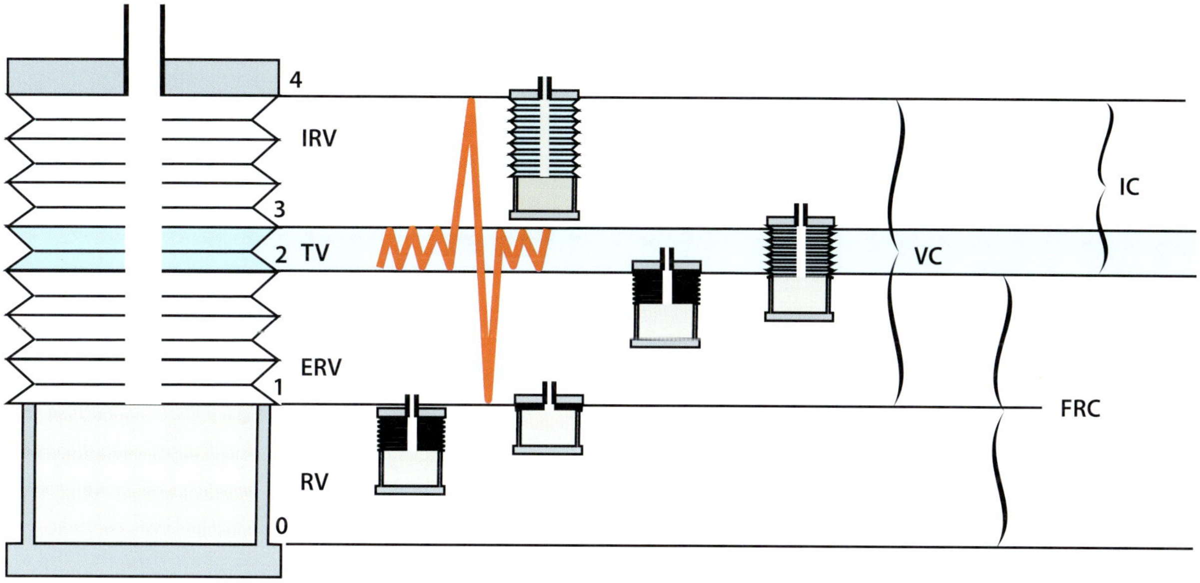

그림 40

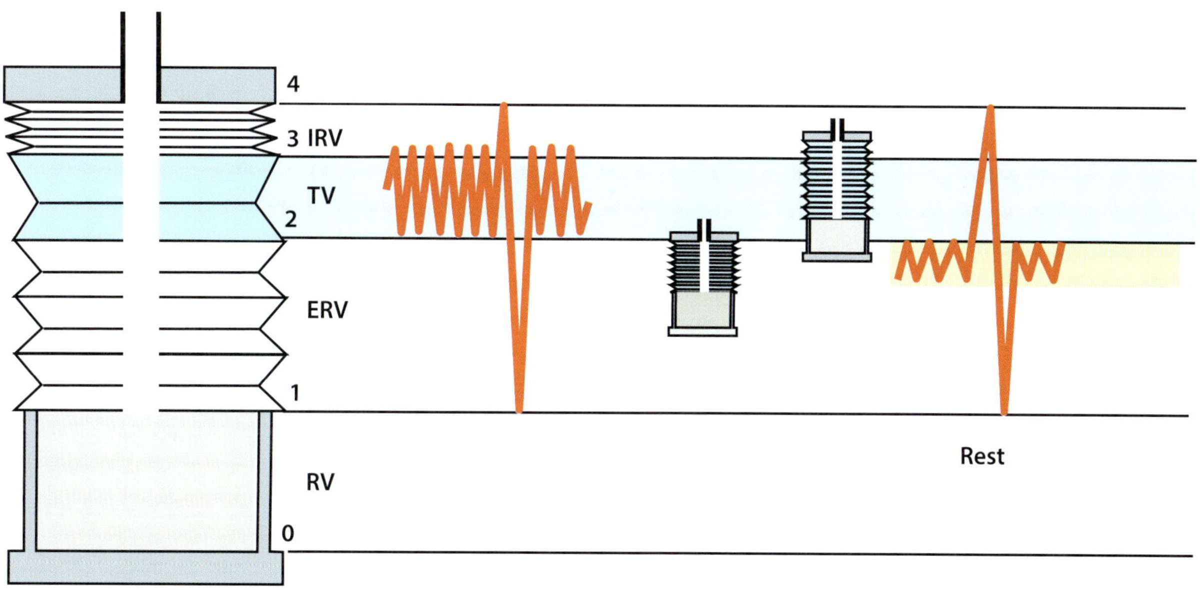

그림 41

호흡의 병태생리학

많은 인자가 환기 효율에 영향을 미칠 수 있다.

동요가슴flail chest으로 인한 장애는 **수정된 Funck의 실험**(그림 42)으로 설명할 수 있다. 즉, 병의 벽 일부를 다른 탄성 막으로 대체한다. 바닥 막을 당기면 벽의 막이 **빨려 들어가 용적** v만큼 줄어든다. 따라서 부풀린 고무풍선의 용적은 **V에서 v를 뺀 만큼 부푼다.**

병리학에서 **동요가슴**은 가슴우리에 대한 격렬한 외상으로 인해 발생한다. 가슴벽의 다소 큰 표면은 **더 이상 정상 호흡운동을 따르지 않고, 들숨 시에 움푹 팬다.** 이것이 **모순호흡**paradoxical respiration이다. 호흡 효율이 감소하여 허파꽈리 모세혈관의 산소 흡수가 급격히 감소하여 **호흡곤란**respiratory distress을 초래한다.

또한 환기 효율을 감소시켜 호흡곤란 상태까지 일으킬 수 있는 다른 상황도 있다. 그림 43에 요약했다. 대체로 이러한 인자는 **환기**ventilation**에 관한 것**이다.

- **기흉**pneumothorax(1)은 가슴막안으로의 공기의 유입이며, 허파는 자체 탄성에 의해 수축한다(2). 가슴막안으로의 공기의 유입은 **가슴막 열상**(검은색 화살표)에 의해 발생할 수 있으며, 들숨 때마다 공기가 열상을 통해 들어간다. 이것이 중증의 호흡곤란의 원인인 **외상기흉**traumatic pneumothorax이다. 공기의 유입은 **기관지나 큰공기집폐기종**bullous emphysema**의 파열**로 인해 발생할 수 있다. 가슴막이 더 이상 허파를 당기지 않으면 허파는 모든 기능적 가치를 상실한다(2). 이것은 또한 **혈액가슴**hemothorax이나 **물가슴증**hydrothorax 또는 **가슴막염**pleurisy(3)으로 발생할 수 있다. 이때 체액이 가슴 밑부분에 모인다.
- **동요가슴**(4)은 크기에 따라 심각한 기능적 손실을 일으킬 수도 있다.
- **기관지 폐쇄**bronchial obstruction**는 무기폐**atelectasis(5)를 유발한다. 기관지 영역은 더는 호흡하지 않고 허파실질은 오그라든다. 그림에서는 왼위엽기관지left superior lobar bronchus의 폐쇄로 인해 왼허파위엽superior lobe of left lung이 **무기폐**가 되어 있다.
- 가슴막염이나 고름가슴증pyothorax, 혈액가슴 등의 염증의 결과로 가슴막의 현저한 비후, 즉 **비후성가슴막염**pachypleuritis(6)이 발생할 수 있다. 이것은 **경화성 가슴막**을 만들어 허파를 단단히 둘러싸고 들숨 시 허파 확장을 방해한다.
- **급성 위확장**gastric dilatation(7)은 가로막의 움직임을 방해한다.
- 창자 폐쇄에 의한 창자의 팽창인 **중증의 고창**(8)은 가로막을 위쪽으로 밀어 **배가 원인**인 호흡곤란이 된다.
- **가로막신경마비**phrenic nerve palsy(그림 44)는 호흡을 방해할 수 있다. 이 그림에서는 왼쪽 가로막신경의 절단이 **가로막의 왼쪽 절반**을 마비시켜 이른바 모순호흡 운동을 나타낸다. 즉, 들숨 때 가로막 왼쪽이 내려가는 대신에 올라간다.

환기의 역학은 **자세**에 따라 크게 변할 수 있다.

- **바로 누운 자세**에서는(그림 45) 내장의 용적이 가로막을 머리쪽으로 밀고, 숨을 들이쉬는 것을 더 어렵게 만든다. 일회호흡량이 감소하고 들숨예비용적을 희생하여 그래프 위쪽으로 이동한다. 이 상황은 **전신마취 시** 발생하며 호흡근의 효율을 감소시키는 마취제나 큐라레curare에 의해 악화된다. 그러므로 기관내삽관endotracheal intubation 후 마취사anesthetist에 의한 혹은 인공호흡기를 이용한 보조 호흡이 유용하다. 이것은 **혼수상태에**서도 마찬가지이다.
- **옆으로 누운 자세**에서는(그림 46) 가로막은 누운 쪽(바닥 쪽)에서 훨씬 더 머리쪽으로 밀린다. 따라서 **누운 쪽(바닥 쪽)의 허파는 바닥 반대쪽의 허파보다 호흡이 어렵다.** 이 상황은 순환울혈circulatory congestion 때문에 악화된다. 이 자세는 마취사가 특히 꺼린다.

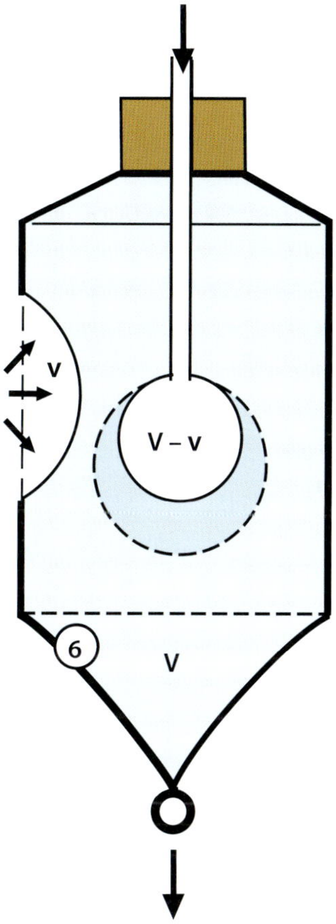

그림 42

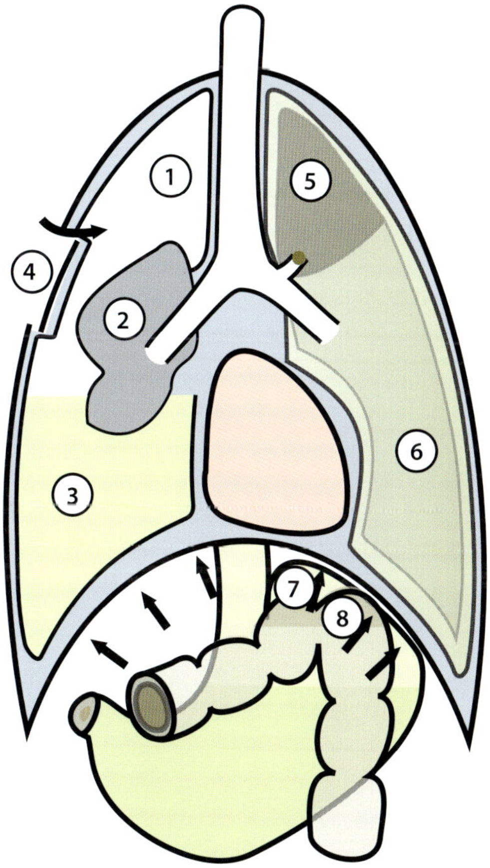

그림 43

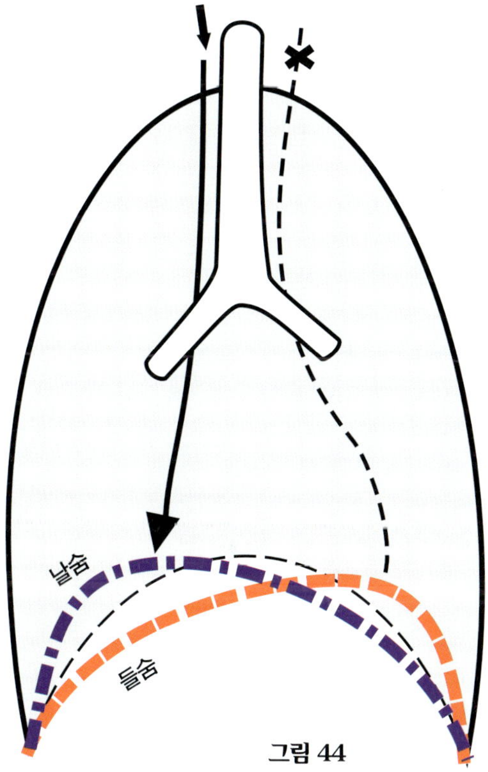

그림 44

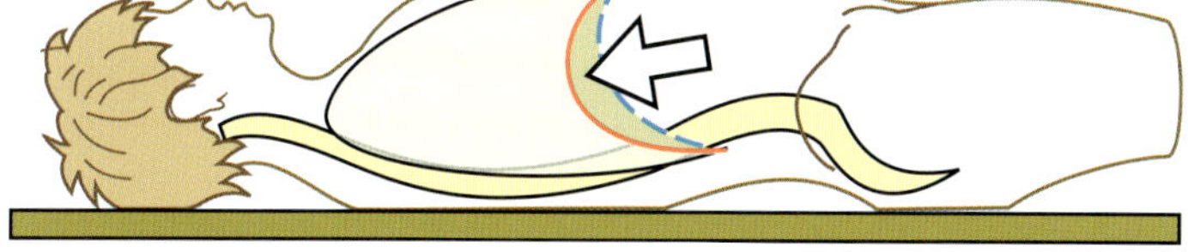

그림 45

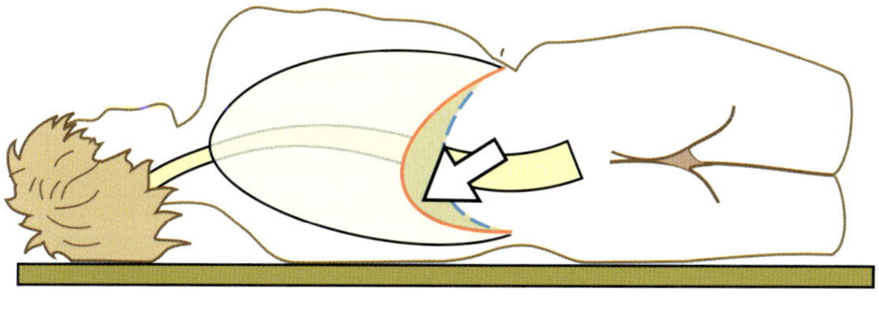

그림 46

호흡 유형: 운동선수, 음악가 등등

나이와 성별에 따라 환기의 역학은 매우 다르다(그림 47).

- **여성의 호흡은 위갈비형**superior costal type이다. 최대 진폭은 앞뒤 지름을 증가시켜 가슴우리 윗부분에서 발생한다.
- **남성의 호흡은 혼합형**mixed type, 즉 **위 · 아래갈비형**superior and inferior costal type이다.
- **소아의 호흡은 배형**abdominal type이다.
- **고령자의 호흡**은 등척주뒤굽음에 의해 현저하게 변한다.

이 **병태생리학**을 이해하려면 **랜턴**lantern **이미지**를 사용해야 한다(그림 48).

- 이 사고실험에서는 랜턴이 가슴우리에 해당한다. 이 랜턴은 단단하고 똑바른 막대에 달려있다. 이 막대가 등척주에 해당한다.
- **들숨**은 랜턴의 **위쪽 원형 고리를 당기는 것**에 해당한다. 이것은 목갈비근scalene과 목빗근에 의해 시행된다. 동시에 랜턴의 바닥은 아래쪽으로 당겨진다. **이것은 가로막의 수축**(D)을 나타낸다.
- 이 두 작용으로 **랜턴의 용적은 증가**하고 공기가 내부로 유입된다.
- 랜턴의 위쪽 원형 고리와 바닥의 당김을 풀면(그림 49) 랜턴은 척주를 나타내는 단단한 막대를 따라 **처진다.** 즉, 랜턴의 용적은 감소한다. 이것이 **날숨**이다.
- 여기서 똑바른 막대 대신에 등척주뒤굽음증의 경우처럼 막대가 **구부러져** 있다고 가정해 보자(그림 50). 랜턴은 영구적으로 접히고 수축된 상태로 있게 되며, 위쪽 원형 고리를 위로 당겨 올리는 것이 훨씬 더 어렵게 된다.
- 이것이 **심해진 등척주뒤굽음증의 결과로서 발생하는 환기의 어려움**을 설명한다.

고령자의 경우가 바로 이것이다(그림 51). 위쪽 등척주의 굽이가 증가하면 위쪽 갈비뼈가 서로 가까워지고 운동의 진폭이 감소하게 된다. 따라서 허파의 위엽superior lobe은 실제로도 더 이상 환기되지 않으며, 호흡은 아래갈비형inferior costal type이나 배형으로 되기도 한다. 이 상황은 근육긴장 저하로 더욱 악화된다. 갈비연골 탄성 상실도 일회호흡량 감소의 원인이 된다.

호흡의 생리학에서 **한숨**sigh을 잊어서는 안 된다. 이는 깊은 들숨 후에 긴 날숨이 뒤따르는 것이다. 한숨의 생리학적 역할은 사강(死腔 dead space)과 예비용적reserve volume의 공기를 신선하게 만드는 것에 있다. 심리적 수준에서는 한숨이라는 거의 무의식적인 행위는 감정적 긴장, 특히 불안의 해소에 해당하며, 일반적으로 '안도의 한숨'은 시련의 끝을 나타낸다.

호흡이 큰 역할을 하는 직업이 있다. **운동선수**(특히 **수영선수**)뿐 아니라 **음악가**도 있다. 이 역할은 **관악기 연주자**나 **가수**에서 명백하다. **호흡용량**respiratory capacity은 최대이어야 하고, 또한 **날숨근육 조절**에 의한 **공기 흐름 조절**도 중요하다. 게다가 일반적으로 음악가들 사이에서는 호흡은 환기 기능과는 별개로 매우 중요한 역할을 한다. 호흡 리듬이 음악가의 연주 자체를 형성하기 때문이다. 특정 아다지오에서는 호흡 패턴이 매우 뚜렷하여 음악가의 내부 메트로놈 역할을 한다고 말할 수 있다.

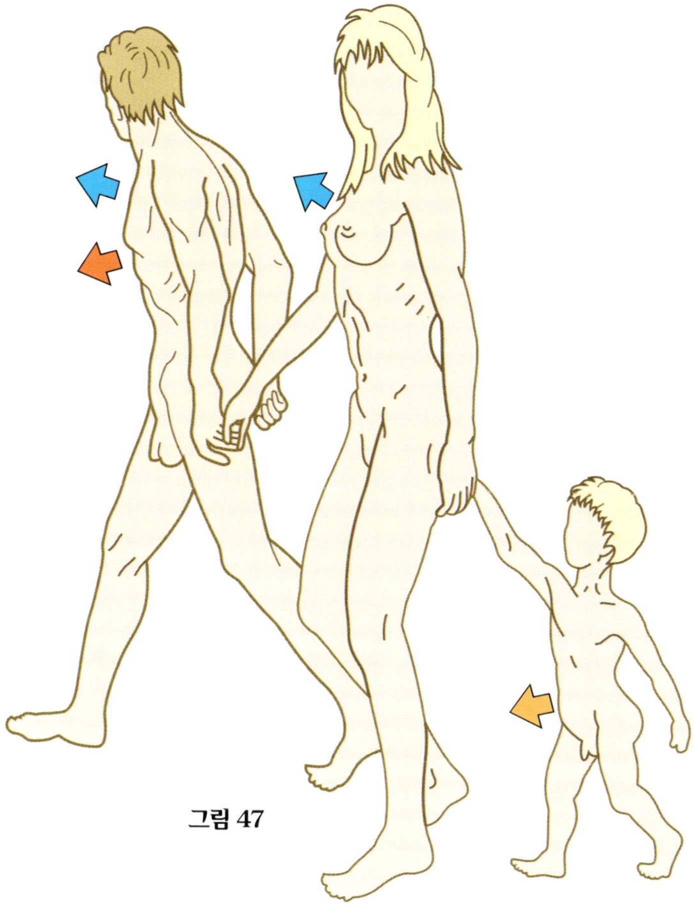

그림 47

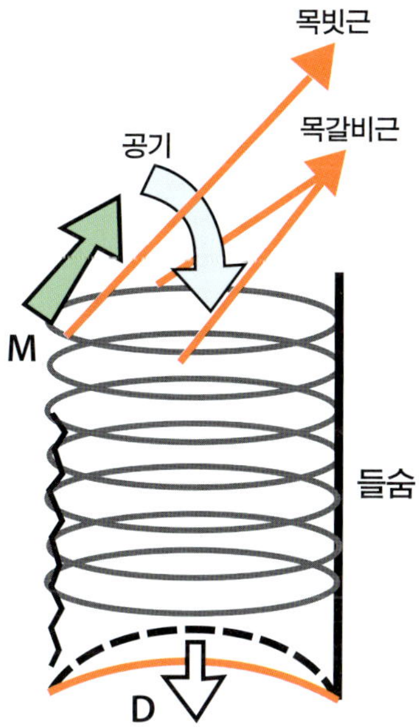

그림 48

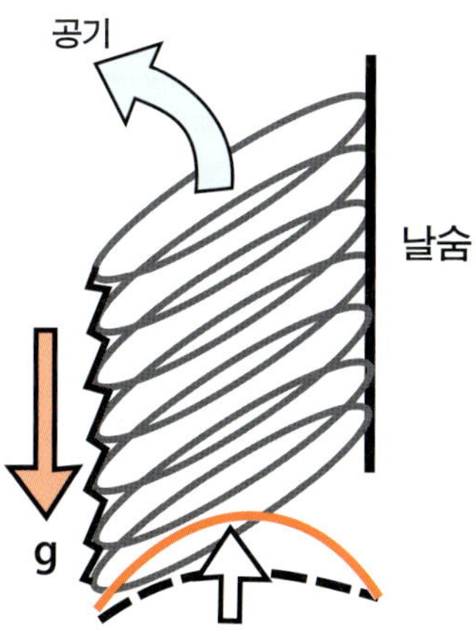

그림 49

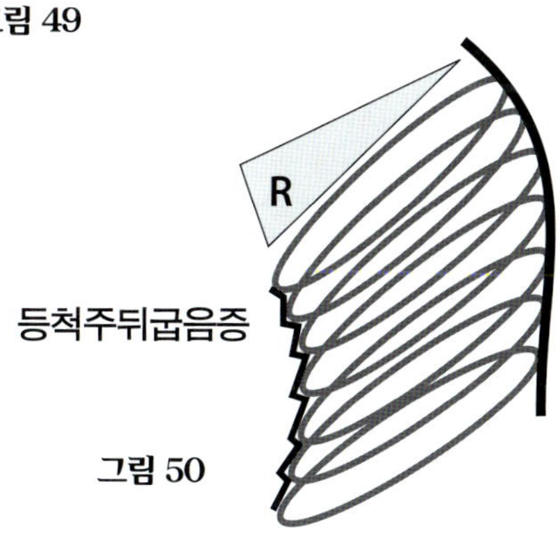

그림 50

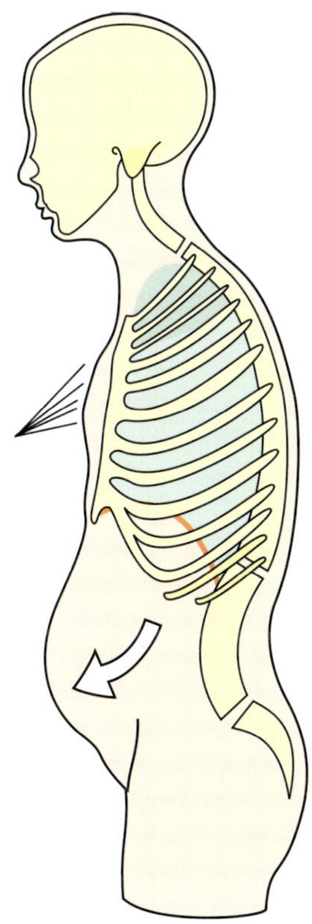

그림 51

사강

사강은 환기에 기여하지 않는 공기의 용적이다. 아코디언에 의한 호흡용적의 그림에서(그림 52) 용적이 큰 용기(DS)로 공기 배출 튜브를 연장하면 사강이 인공적으로 증가한다. 실제로 일회호흡량이 0.5L이고 튜브와 추가된 용기의 용적도 0.5L라면 환기는 사강 내부의 공기만 이동시킬 뿐 신선한 공기는 아코디언 안으로는 유입되지 않는다.

잠수부의 예에서는(그림 53) 훨씬 더 이해하기 쉽다. 공기를 들이마시고 내뱉는 튜브로만 수면과 연결되어 있는 잠수부를 상상해보자. 튜브의 용적이 잠수부의 폐활량과 같다면 잠수부가 아무리 애써 호흡하여도 결코 신선한 공기를 들이마실 수 없을 것이다. 호흡운동을 할 때마다 이전의 날숨으로 튜브 내에 내뱉은 공기를 들이마시게 될 뿐이다. 따라서 그는 첫 번째 스쿠버 다이빙 시도에서 우연히 발생한 **질식으로 빠르게 사망한다.** 해결책은 튜브를 통해 신선한 공기를 공급하고 **헬멧에 부착된 밸브**를 통해 내쉰 공기를 배출하는 것이다. 내쉰 공기에 의한 공기 방울이 보인다.

해부학사강anatomical dead space(그림 54)은 마치 **나무처럼 보이는 기도의 용적**, 즉 입과 코, 인두pharynx, 후두larynx 등의 **상기도**upper airway와 기관, 기관지, 세기관지bronchiole 등의 용적을 반영한다. 해부학사강의 용적은 150mL로 정상 호흡에서 일회호흡량만 이동할 때 **350mL의 신선한 공기**만이 허파꽈리에 도달하여 가스교환gas exchange에 참여한다는 것을 의미한다. 이 효율을 높이려면 다음을 수행해야 한다.

- 들숨예비용적이나 날숨예비용적을 동원하여 환기량을 증가시키거나
- 또는 사강의 용적을 감소시킨다. 이것은 기관과 외부 사이에 직접적인 연결을 만들어 사강을 거의 절반으로 줄이는 **기관절개**tracheotomy(T)로 실현할 수 있다.

그러나 기관절개는 위험성이 없는 처치는 아니다. 기도의 자연적인 방어, 즉 코안nasal cavity에 의한 들숨의 여과와 가온, 특히 이 물질에 대한 성대문의 폐쇄를 박탈하여 **중증의 기관지허파 감염**bronchopulmonary infection에 노출되기 때문이다. 따라서 기관절개는 심각하고 즉각적인 위험이 있는 경우에만 사용해야 한다.

아코디언으로 상징되는 호흡용적의 그림에서(그림 55) 기관절개는 **튜브 밑부분에 위치한 구멍**으로 나타냈다(그림 40, 41, 169쪽도 참조).

그러나 **다른 유형의 사강**인 **생리적사강**physiologic dead space(PDS)이 있다(그림 56). **폐색전**pulmonary embolus(PE)으로 인한 **허파의 허혈**에 해당한다. 관류가 없는 구역은 **아무런 효과도 없는 환기**의 부분이 되고, 그에 따라 해부학사강이 증가할 것이다.

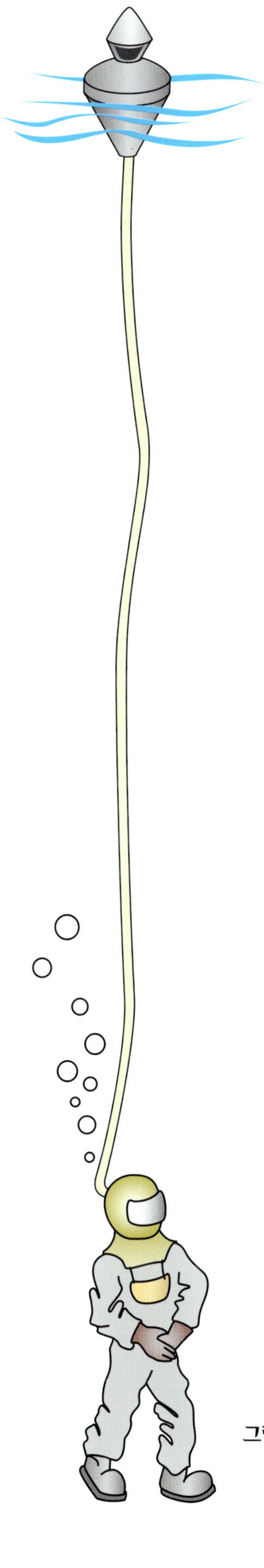

그림 53

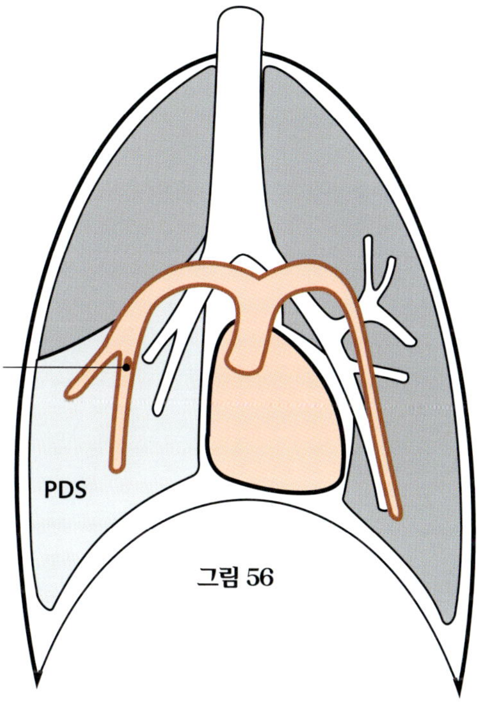

그림 56

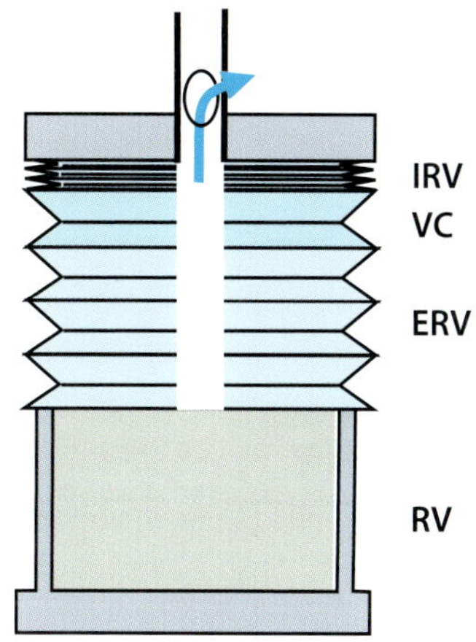

그림 55

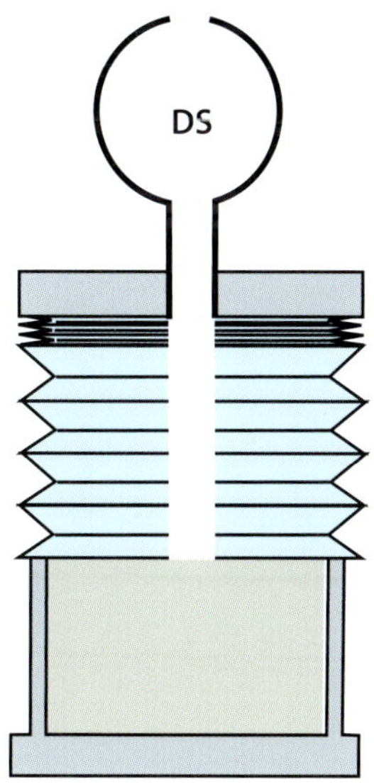

그림 52

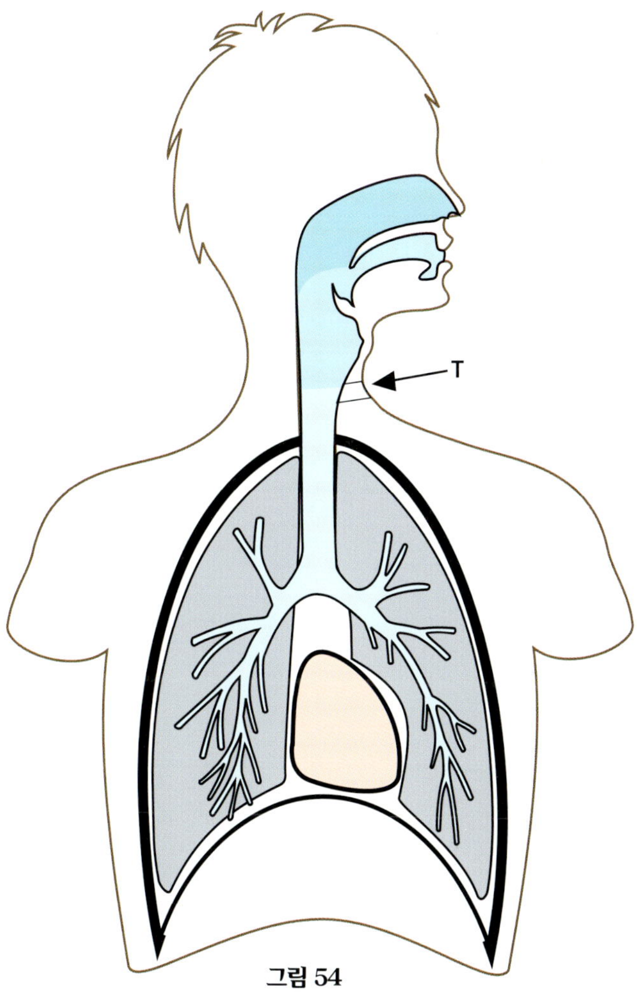

그림 54

폐유순도

유순도(순응도compliance)의 개념은 가슴우리와 허파의 해부학적 요소의 탄성과 직접 연관되어 있다.

정상 날숨에서는 가슴우리와 허파는 압축되거나 늘어나지 않은 용수철과 같은 평형 위치에 있다(그림 57). 따라서 허파꽈리 속 공기와 대기 사이의 압력은 평형 상태에 있다.

강제날숨의 근육 힘에 의해 가슴우리의 탄성 요소는 압축된다(그림 58). +20cmH_2O의 가슴우리 안의 **양압**positive pressure은 용수철의 압축에 비유할 수 있다. 허파의 내압은 대기압보다 높아지고 공기는 기관을 통해 배출된다. 그러나 용수철이 **위치** 0으로 되돌아가려고 하는 것처럼 가슴우리는 원래의 위치로 되돌아가는 경향이 있다.

반대로 용수철 신장에 비유되는 **강제들숨**을 하면 대기와 비교하여 가슴우리 속은 -20cmH_2O의 **음압**이 된다(그림 59). 이로 인해 공기가 기관 속으로 유입되지만, 탄성으로 인해 가슴우리는 초기 위치로 되돌아가는 경향이 있다.

이러한 현상은 **유순도 곡선**compliance curve으로 나타낼 수 있다(그림 60). 가슴 속 압력의 변화를 가로축에, 또한 가슴우리 용적의 변화를 세로축에 나타냈다.

3개의 곡선이 그려져 있다.

- **전체 가슴우리 이완 곡선**curve for total thoracic relaxation(T)에서는 압력 0은 이완용적volume of relaxation(VR)에 대응한다. 이 곡선은 허파만의 용적/압력곡선(L)과 가슴벽만의 용적/압력곡선(W)의 결과이다. 이완용적은 가슴벽의 탄성에 의해 가해지는 압력(PW)과 허파의 탄성에 의해 가해지는 압력(PL)이 같고 반대인 지점에 해당한다는 것은 주목할 만하다.
- **용적** V3, 즉 총폐용량의 70%에서는 가슴벽 기원 압력은 0이고, 전체 가슴우리 이완 압력은 모두 허파의 탄성에 의존한다(2개의 곡선 L과 T는 이 점에서 교차한다).
- **중간 용적** V2에서는 가슴벽만의 이완 압력은 정확히 허파 이완 압력의 절반과 같으므로 전체 가슴우리 이완 압력은 허파 이완 압력의 절반과 같다.

마지막으로 강조해야 할 점이 있다. 최대 날숨 시 곡선 L이 여전히 압력 0의 오른쪽에 있기 때문에 허파는 아직 탄성을 모두 상실하지는 않았다는 것이다. 이는 가슴막안에 공기를 유입시키면 허파가 여전히 최소 용적 VL까지 오그라들 수 있다는 것을 설명해준다. 허파는 최소 용적 VL에서는 모든 수축력을 상실하여 포함된 공기에 대한 모든 압력을 상실한다.

따라서 가슴우리의 전체 탄성은 가슴벽을 나타내는 큰 용수철 W와 허파를 나타내는 작은 용수철 L의 **2개의 용수철의 조합**(A)이라 생각할 수 있다(그림 61). 가슴막 덕분에 가슴벽과 허파의 기능적 종속은 2개의 용수철을 함께 연결하는 것과 같다(B). 여기서는 큰 용수철 W를 압축하고, 작은 용수철 L을 신장하는 것이 필요하다. 이 2개의 용수철의 조합은 단일의 용수철(C)에 상당하고 이것은 전체 가슴우리 탄성(T)을 나타낸다. 그러나 허파와 가슴벽의 기능적 연결이 파괴되면 각각 2개의 용수철은 고유의 평형 위치(A)로 돌아간다.

유순도의 개념으로 되돌아가면 이것은 공기의 용적과 공기를 움직이는 데에 필요한 가슴벽 압력 사이의 비율을 나타낸다. 그래프에서(그림 60) 유순도는 곡선 중간부분의 기울기로 나타내며 허파만의 유순도가 가슴벽만의 유순도보다 크다는 것을 알 수 있다(녹색 곡선의 기울기가 파란색 곡선의 기울기보다 '가파르다'). 전체 가슴우리의 유순도는 두 유순도의 합이라는 것을 알 수 있다(빨간색 곡선).

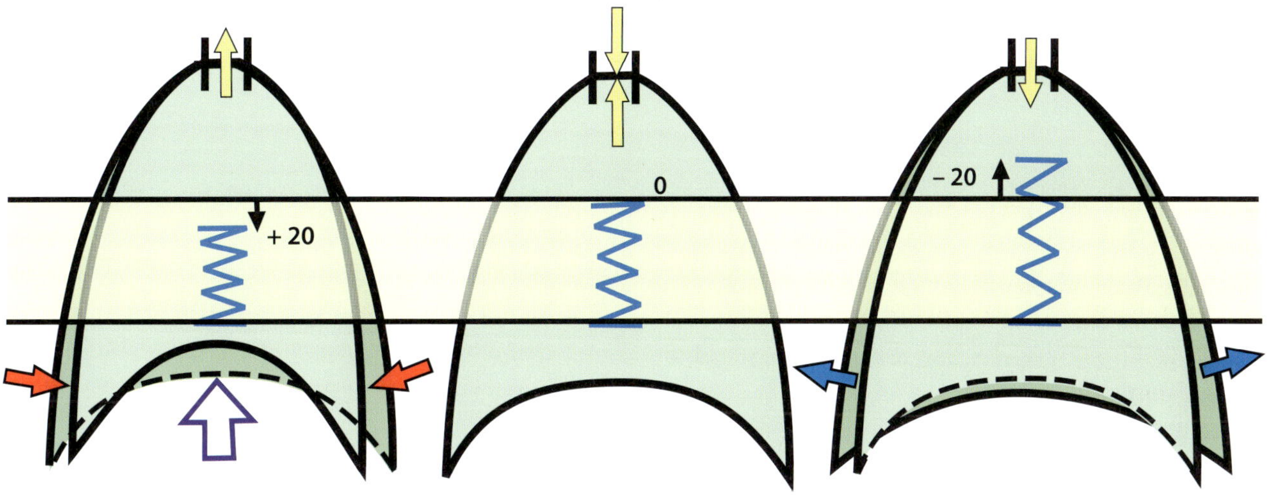

그림 58 그림 57 그림 59

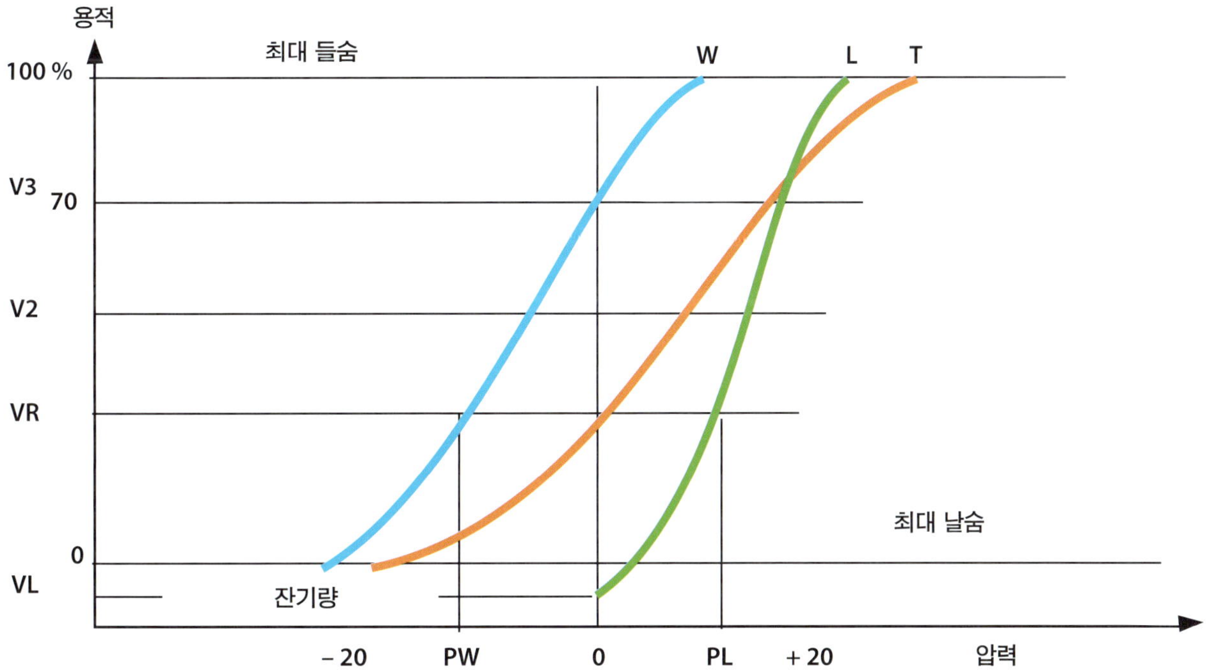

그림 60

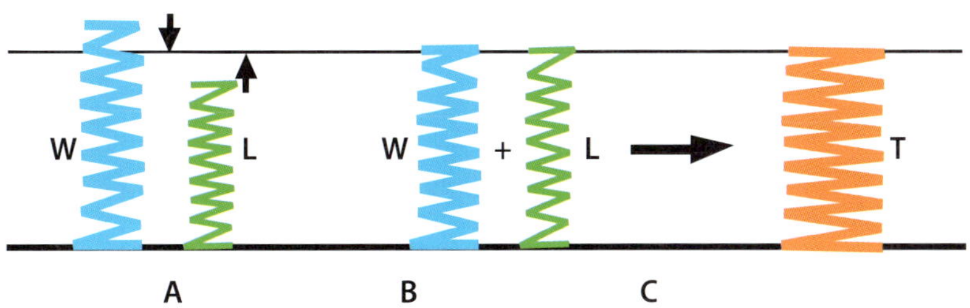

그림 61

갈비연골의 탄성

들숨 시 갈비연골이 각변위와 긴축 주위의 비틀림을 겪는다는 것을 앞에서 보았다(155쪽 그림 19, 157쪽 그림 20 참조). 이 비틀림은 **날숨의 기전**에서 매우 중요한 역할을 한다. 실제로 들숨 시(I) 갈비뼈의 뒤쪽 끝이 갈비뼈머리관절에 의해 척주와 연결을 유지하면서 복장뼈가 올라간다(그림 62). 갈비연골은 **화살표** t, t′로 표시된 **긴축에 대한 돌림**을 일으킨다.

동시에 **갈비연골관절**과 **복장갈비관절** 수준에서 각도 a를 나타낸다. (이해하기 쉽게 이 그림에서는 복장뼈가 고정되어 척주가 움직인다고 가정한다. 이것은 역학적으로는 동일하다.)

도식화하면 갈비연골관절과 복장갈비관절은 갈비연골의 양 끝에 **꼭 들어맞는다**(그림 63).

- **갈비연골의 안쪽끝**(3)은 **복장뼈 모서리**$_{\text{sternal border}}$(1)의 이면각(2) 안에 꼭 들어맞는다. 이것은 갈비연골(4)의 끝을 정확히 받아들이고 있고, 수직 방향의 운동은 가능하지만 **돌림 운동은 전혀 할 수 없다.**
- 갈비연골의 가쪽끝(5)은 앞뒤로 **평평한 원뿔형**으로 깎여 있다. 이 갈비연골의 원뿔형이 갈비뼈의 앞쪽 끝(6)에 꼭 들어맞는다. 갈비뼈 앞쪽 끝은 원뿔형으로 파여 있다. 갈비연골관절도 역시 옆쪽과 수직 전위는 가능하지만 **비틀림 운동은 전혀 할 수 없다.**

날숨 시(E) 반대의 일이 일어난다.

들숨 시(그림 64) 갈비뼈는 복장뼈(올림)에 대해 내림 운동이 일어난다. 갈비연골은 그 축에 대해 각도 t만큼 비틀리고 **토션 바**$_{\text{torsion bar}}$처럼 작용한다. 토션 바는 단축-신장이 아니라, 그 이름이 보여주는 것처럼 비틀림 탄성이 있는 막대이다. 엔지니어에게 잘 알려져 있는 이 장치는 자동차의 완충장치에 이용되고 있다. 막대를 긴축의 주위에서 비틀면 그 탄성이 비틀림 에너지를 비축하고, 막대를 놓아줄 때 복원된다. 같은 방법으로 들숨근육의 에너지는 들숨 시 **토션 바 기능을 하는 갈비연골에 저장된다.** 들숨근육이 이완되면 갈비연골의 탄성만으로 **골성 가슴우리는 원래의 위치로 되돌아온다.** 갈비연골은 젊을수록 유연고 탄성이 있다. 갈비연골은 나이가 들어감에 따라 골화하는 경향이 있으며, 이것이 고령자의 **가슴우리와 호흡의 유연성 상실**을 설명해준다.

이러한 역학적 분석은 단단한 갈비뼈를 가동성이 있는 복장뼈에 연결하는 탄성이 있는 갈비연골의 중요한 역할을 보여준다.

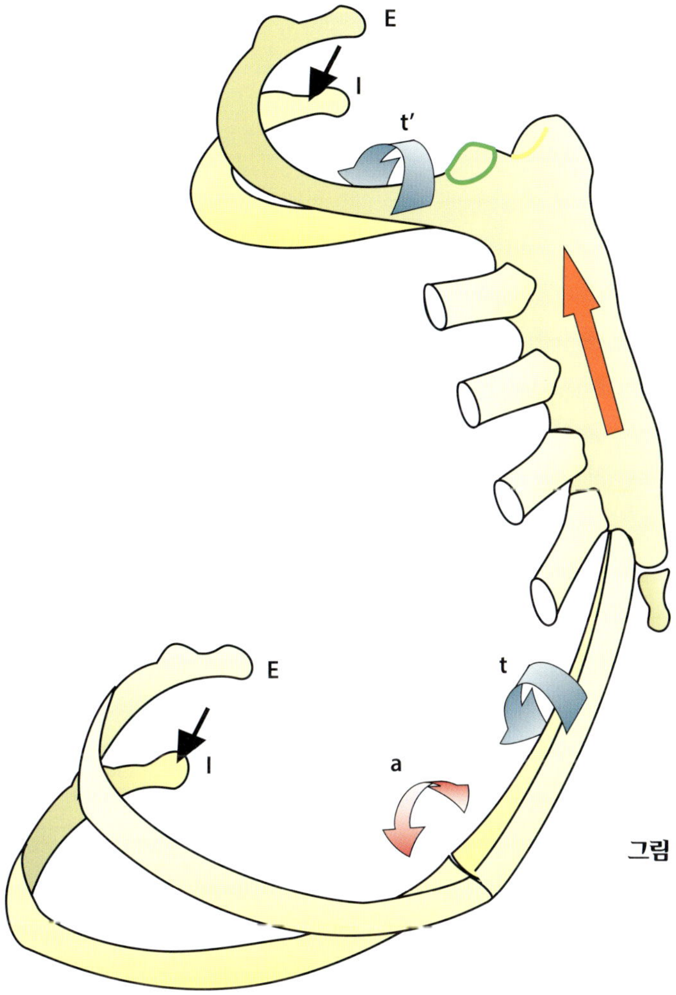

그림 62

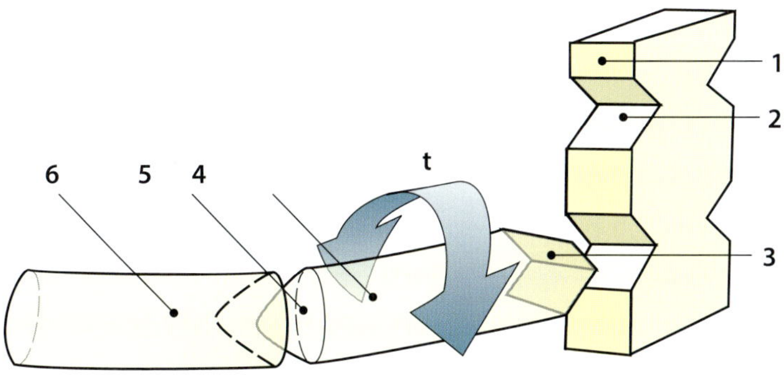

그림 63

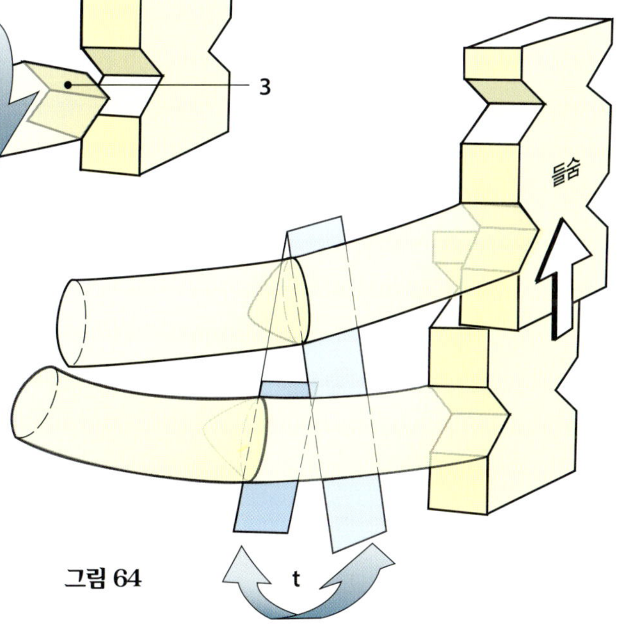

그림 64

기침의 기전과 하임리히법

기침의 기전

기도로 들어오는 공기는 코안에 의해 **여과되고 촉촉해지고 데워진다.** 이론상으로는 공기가 기관이나 기관지에 도달하면 더 이상 **부유입자**suspended particle가 포함되지 않는다. 그러나 부주의로 이물질이 기관지나무bronchial tree에 유입되면 기침cough과 같은 매우 효과적인 기전으로 이물질을 배출한다. 같은 방법으로 기침은 **기관지에서 분비되는 점액**mucus **분비물 덩어리**를 배출하는 역할을 한다. 점액은 미세한 이물질을 둘러싸고, 이어서 **섬모상피**ciliated epithelium**의 끊임없는 운동**에 의해 성대문으로 다시 밀려난다. 섬모상피의 활동성은 담배 연기에 의해 저하된다.

기침의 기전에는 다음의 세 단계가 있다.

- **제1단계**(그림 65): **들숨기**inspiratory phase. 이른바 준비기preparatory phase로 깊은 들숨은 대부분의 **들숨예비용적**을 기관지나무와 허파꽈리로 들어가게 한다. 이 깊은 들숨의 단점은 성대문을 넘어선 이물질을 더 깊은 세기관지로 운반할 수 있다는 것이다.
- **제2단계**(그림 66): **압력기**pressure phase. 여기에는 두 가지 요인이 관련된다. 하나의 인자는 **성대문의 폐쇄**이고, 또 하나의 인자는 **갈비사이근**과 모든 보조 날숨근육, 특히 **배근육**의 **강력한 수축**이다. 이 제2단계에서 가슴 속 압력이 상당히 증가한다.
- **제3단계**(그림 67): **배출기**expulsion phase. 보조 날숨근육이 긴장된 상태를 유지하는 동안 **성대문이 갑자기 열리고 기관지나무의 공기를 격렬하게 방출**한다. 이것이 이물질과 점액 덩어리를 **성대문을 지나 인두** 쪽으로 밀어낸다. 여기서 가래가 **입인두**oropharynx **밖으로 배출된다.**

따라서 **기침이 효율적으로 되기 위해서는** 다음의 것이 필요하다고 생각된다.

- 하나는 **배근육**이 효율적이어야 한다는 것이다. 배근육이 마비된 회색질척수염 환자나 통증 때문에 배를 조이는 것을 두려워하는 **배 수술 후**의 환자에게서도 기침은 효과가 없거나 불가능하다.
- 또 하나는 **성대문의 폐쇄**이다. 이것은 **후두근육**laryngeal muscles**과 그 신경지배의 완전성을 전제**로 한다.

기침은 **기관갈림**과 **가슴막** 수준의 감각수용기sensory receptor에 의해 시작되는 **반사작용**reflex action이며, 반사궁reflex arc의 들신경섬유afferent fiber는 **미주신경**vagus nerve으로 구성된다. 그 **중추는 숨뇌**이다. 이것의 날경로efferent pathway는 **미주신경의 분지인 후두신경**laryngeal nerve만이 아니라 **갈비사이신경**intercostal nerve과도 관련이 있다. 이러한 매우 섬세한 기전은 쉽게 교란될 수 있다.

하임리히법

기침으로는 대응할 수 없는 때도 있다. 예컨대 **큰 이물질이 흡입**되었을 때이다. 성인이 잘 씹지 않은 고기 조각을 삼키려고 할 때, 고기 조각을 잘못된 경로로 흡입하는 일이 발생한다. 한입 가득한 고기 조각은 뜻하지 않게 기도의 방어기전protective mechanism을 뚫고 기관으로 들어가게 된다. 어린이 역시 사탕이나 브리오슈 한입을 흡입할 수 있다.

상황은 위험하다. 환자가 기침하기 위해 들숨을 깊이 쉬면 **이물질을 더욱 기관 깊숙이 들어가게** 하여 **호흡곤란**을 악화시키기 때문이다. 즉각적인 외부의 도움이 없으면 환자는 **급성 질식**asphyxiation**으로 사망**할 수 있다. 따라서 다음과 같은 불행한 상황에서 **생명을 구하는 절차**를 알아둘 필요가 있다.

- 어린이가 그다지 크지 않으면 어린이를 거꾸로 해서 발을 잡고 흔들면 대개는 사탕을 토해낸다.
- 성인이라면 등을 세게 두드린다. 그러나 다섯 번을 두드려도 효과가 없으면 더 강력한 방법을 사용해야 한다.
- 구급대원에 잘 알려진 **하임리히법**Heimlich maneuver(그림 68)은 환자의 뒤에 서서 환자의 명치부위epigastrium를 강하게 압박하는 것이다.
- 하임리히법은 환자가 혼자일 때도 의자 등받이에 명치부위를 압박하여 직접 수행할 수도 있다.
- 이 방법은 모든 영유아 돌보미와 젊은 부모, 의학 및 물리치료를 전공하는 학생들에게 첫해부터 가르쳐야 한다.

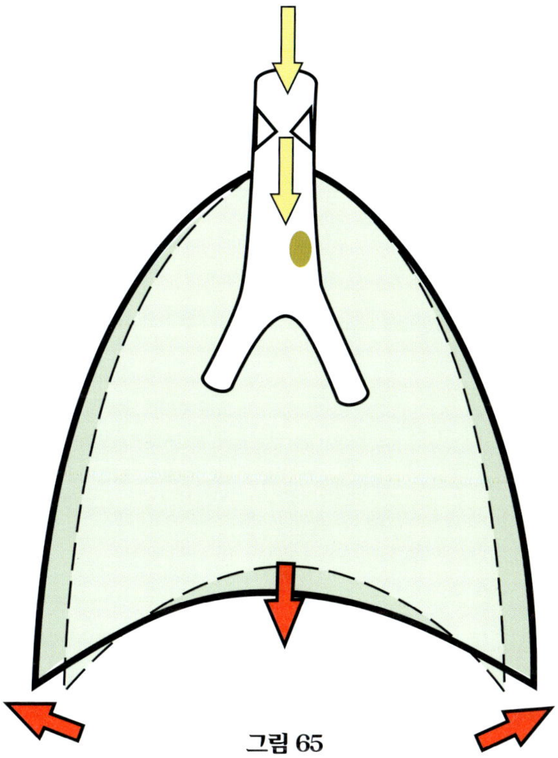

그림 65

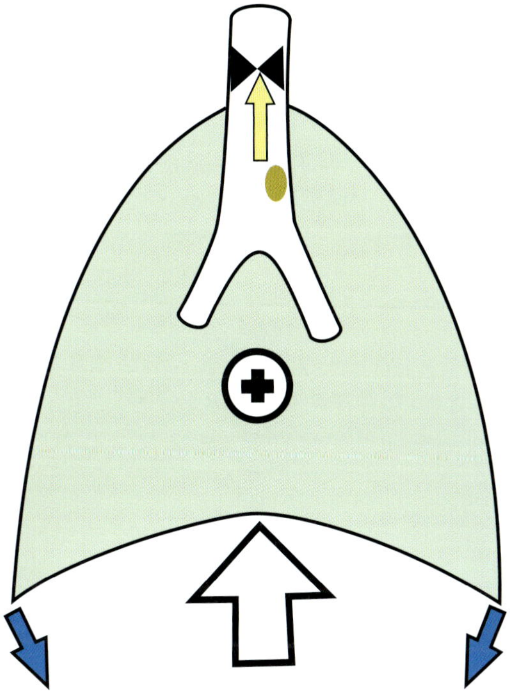

그림 66

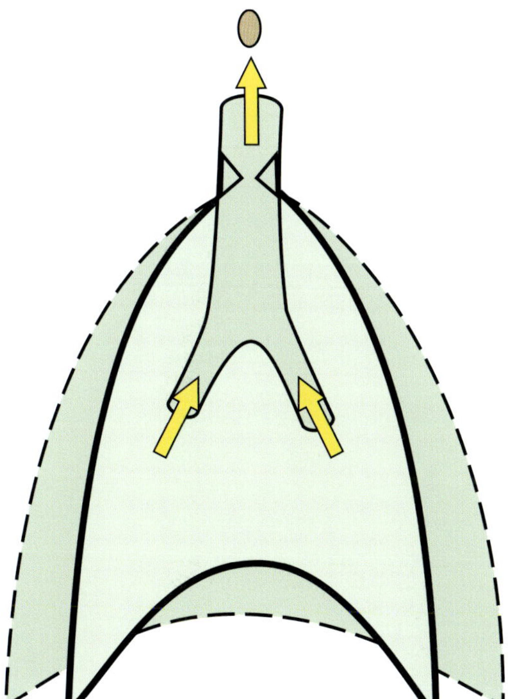

그림 67

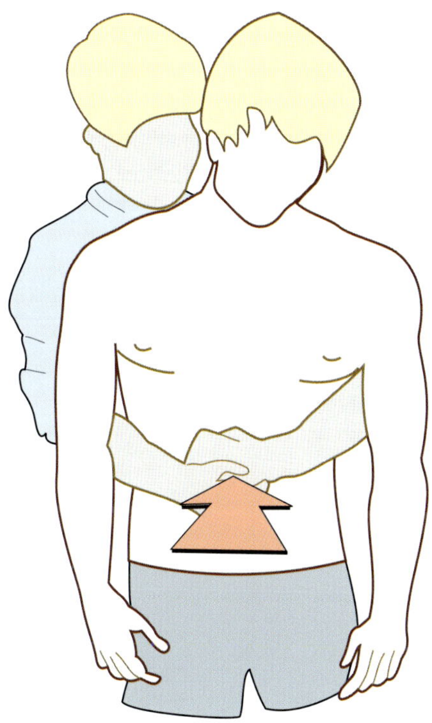

그림 68

후두근육과 삼킴 시 기도 보호

매우 정교한 기관인 **후두**는 세 가지 필수 기능에 관여한다.

- **복압**과 **기침**에 의한 **성대문 폐쇄**
- **삼킴 시 기도 보호**
- **발성**phonation

작용 방식을 이해하려면 후두의 해부학을 복습할 필요가 있다. **뒤가쪽 그림**은(그림 69) **연골 부분**의 연결을 보여준다.

- 기관의 첫 번째 고리에 해당하는 반지 모양을 한 **반지연골**cricoid cartilage(6)(185쪽 그림 75 참조)은 양쪽에 각각 **2개의 관절면**이 있는 **반지연골판**lamina of cricoid cartilage(7)을 뒤쪽에 갖고 있다. 아래쪽 관절면인 **방패관절면**thyroid articular cartilage(22)은 방패연골thyroid cartilage 아래뿔inferior horn(5)과 관절을 형성하고, 위쪽 관절면인 **모뿔관절면**arytenoid articular surface(21)은 모뿔연골arytenoid cartilage(8)과 관절을 형성한다.
- **방패연골**에는 **안쪽면**(2)과 그 바깥면을 막고 있는 **빗선**oblique line(3)이 있고, 또한 그 뒤모서리의 위쪽 부분에 **방패목뿔인대**thyrohyoid ligament에 의해 **목뿔뼈**hyoid bone(그림에는 표시되지 않음)와 연결되는 **위뿔**superior horn(4)을 포함한다. 이 방패연골은 앞쪽을 꼭짓점으로 하는 이면각을 형성하는 **2개의 연골판**으로 구성되어 있다. 뒷면의 아래쪽 부분은 성대vocal cord 아랫부분(15)의 **앞쪽 붙는곳**(26)으로 되어 있다(185쪽 그림 76 참조).

반지연골의 반지연골판 양쪽에 놓여 있는 대략 피라미드 모양 **모뿔연골**(8)은 다음의 세 가지 돌기가 있다.

- 위돌기superior process인 **잔뿔연골**corniculate cartilage(23)(185쪽 그림 75, 76 참조)
- 성대인대vocal ligament(15)가 붙는 앞돌기anterior process인 **성대돌기**vocal process(25)
- 뒤반지모뿔근posterior cricoarytenoid(13, 14)이 붙는 가쪽돌기lateral process인 **근육돌기**muscular process(24)

잔뿔연골과 반지연골판의 위모서리 사이에는 가쪽돌기 또는 **Y자 모양 인대**, 즉 3개의 Y자 모양의 가지의 접합점을 포함하는 **반지잔뿔인대**cricocorniculate ligament가 뻗어 있다. **작은 연골성 결절**인 **모뿔사이연골**interarytenoid cartilage(11)이 **아래가지**inferior branch(12)와 2개의 **위가지**superior branch(10)를 분리한다.

방패연골 위에 있는 **후두덮개연골**epiglottic cartilage(1)은 나뭇잎 모양으로 생긴 연골로, 아래 끝이 방패연골판이 만난 정중면에 **방패덮개인대**thyroepiglottic ligament에 의해 붙는다. 그 2개의 가쪽모서리는 **2개의 모뿔덮개주름**aryepiglottic fold(9)에 의해 모뿔연골과 결합한다.

이 밖에 모뿔연골의 근육돌기와 반지연골활arch of cricoid cartilage의 위모서리를 연결하는 **오른쪽 가쪽반지모뿔근**lateral cricoarytenoid(16)을 구별할 수 있다(183쪽 그림 69, 185쪽 그림 73 참조). 또한 방패연골의 아래모서리와 반지연골활의 앞 모서리를 연결하는 **오른쪽 반지방패근**cricothyroid(17)도 볼 수 있다.

후두어귀laryngeal inlet에 큰 흰색 화살표가 들어간다(그림 70). 이것은 다음의 것으로 구성되어 있다.

- 위쪽은 **후두덮개연골**(1)
- 옆쪽은 **모뿔덮개근**aryepiglottic(19)의 섬유에 의해 덮여 있는 **모뿔덮개인대**(9)
- 아래쪽은 뒤쪽을 **가로모뿔근**transverse arytenoid(18)의 **가로섬유**transverse fiber에 의해 덮이고 **반지잔뿔인대의 위가지**(10)와 결합하여 있는 **잔뿔연골**(23)(185쪽 그림 75, 76 참조).

이 후두어귀의 가쪽 벽은 **아래 방패모뿔근**thyroarytenoid(20)에 의해 그 바깥층이 보강되어 있다. 그림에서 후두어귀는 **정상 호흡**에서와 같이 열려 있다.

삼킬 때 성대문은 닫히고, 동시에 후두덮개epiglottis는 **모뿔덮개근**(19)과 **아래 방패모뿔근**(20)의 당김에 의해 아래 뒤쪽으로 기울어진다(그림 71). 따라서 고형식이나 유동식은 **후두덮개의 앞위면을 미끄러지고** 입인두와 반지연골의 뒤쪽에 있는 **식도 입구**(그림에는 표시되지 않음)를 향해 미끄러진다.

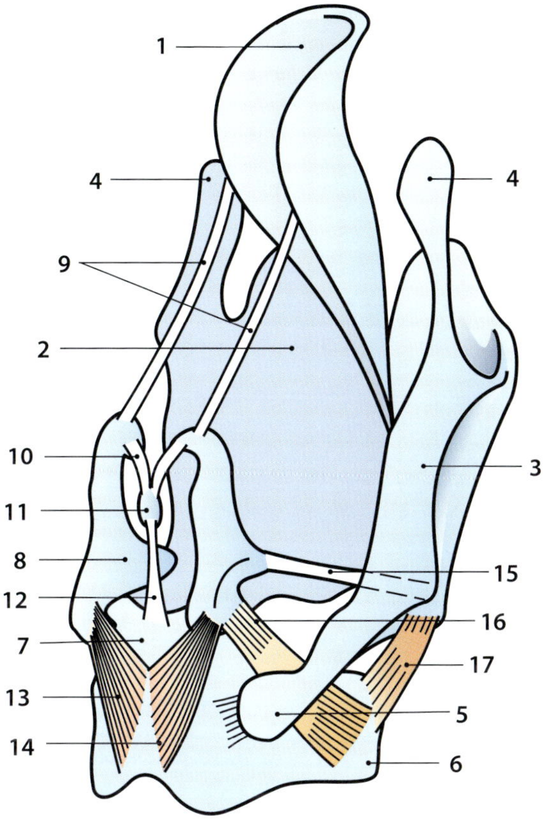

그림 69

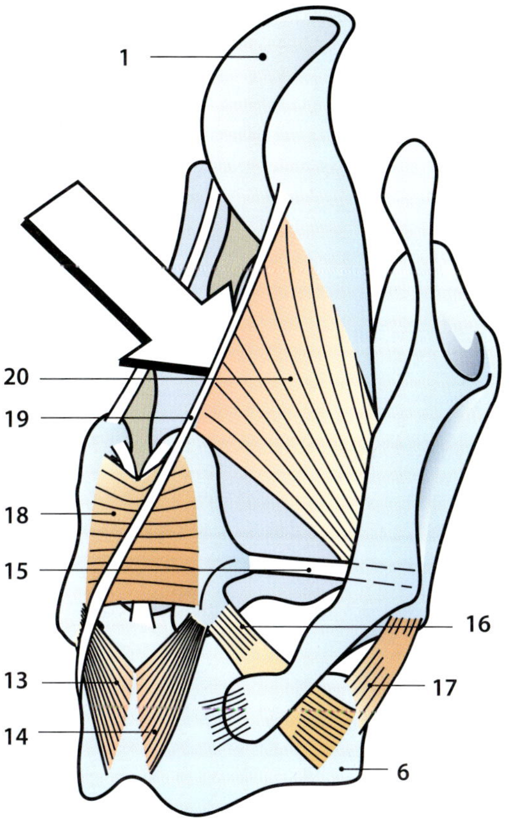

그림 70

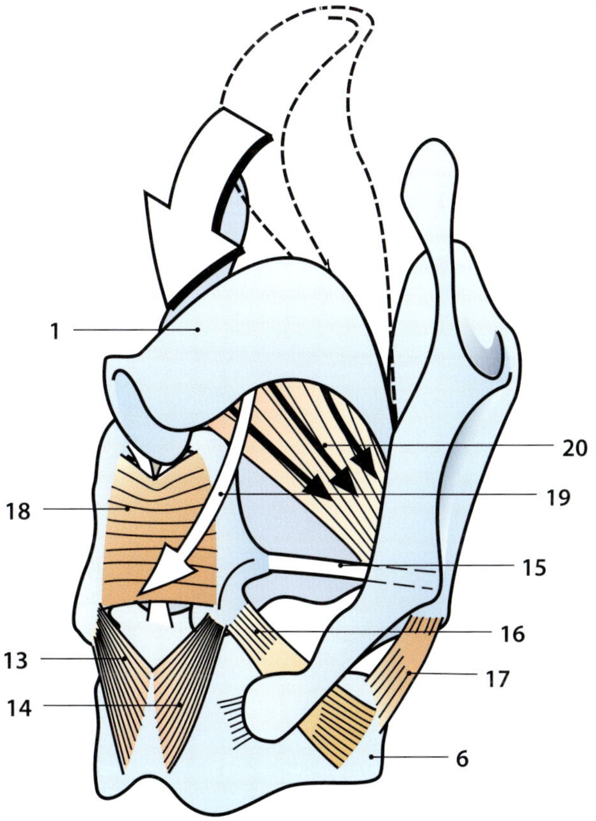

그림 71

성대문과 성대: 발성

성대문은 후두 수준에서 공기 흐름을 조절하는 구멍이다. 성대문은 어떻게 기능하는가? 2개의 **위에서 본 그림**(그림 72, 73)은 그 기전을 이해하는 데 도움이 된다.

인두에서, 즉 위에서 본 성대틈새rima glottidis는 **앞쪽을 꼭짓점으로 하는 세모꼴 틈새**이다(그림 72). 두 모서리는 다음으로 구성된다.

- **성대**(15)는 **방패연골**(3) **속면**과 **모뿔연골 성대돌기**(25) 사이에 뻗어 있다.
- **모뿔연골**(24)은 2개의 수직축 o와 o′을 갖는 2개의 관절에 의해 **반지연골**(7)과 위에서 관절을 형성한다.

뒤반지모뿔근posterior cricoarytenoid(13)의 수축은 모뿔연골을 축 O, O′의 주위에서 돌림시켜 성대돌기(25)가 벌어지면서 성대문이 열린다.

반대로(그림 73) **가쪽반지모뿔근**(16)이 수축하면 모뿔연골은 **반대방향**으로 돌림하고, **성대돌기**(25)는 정중선에 접근하여 **성대**(15′)는 서로 접촉하게 되어 **성대문이 닫힌다.**

성대의 부분적 그림(그림 74)은 다음을 보여준다. 성대문이 열린 위치(g)에서 닫힌 위치(g′)로 이동할 때 성대는 열린 위치(15)에서 닫힌 위치(15′)로 이동하고 모뿔연골(24)의 돌림으로 인한 성대돌기(25)의 변위에 의해 길이 d만큼 늘어난다. 이러한 성대의 **더 큰 긴장은 발성 시 고음을 생성한다.**

마지막 두 그림은 발성 시 **성대문의 폐쇄**(그림 75)와 **성대의 긴장**(그림 76)을 보여준다.

반지연골(6)과 **모뿔연골**(8)의 **앞 왼쪽그림**(그림 75)은 **반지연골판**(7) 위에 있는 모뿔연골이 평형상태에 있으며, **모뿔관절면**(21)에 의해 관절을 형성하고 있음을 보여준다. **윤활관절** 유형인 이 **반지모뿔관절**cricoarytenoid joint**의 축**은 아래에서 위로, 안쪽에서 가쪽으로, 뒤에서 앞으로 비스듬하다(그림에는 표시되지 않음).

가로모뿔근(18)과 **뒤반지모뿔근**(13, 14)이 수축하면(183쪽 그림 71 참조) 모뿔연골은 가쪽으로 돌림하고(그림 75: 진한 파란색 위치), 모뿔연골 **성대돌기**(25)는 정중선에서 멀어진다.

성대(15)는 반대쪽과 함께 앞쪽을 꼭짓점으로 하는 세모꼴의 틈새를 형성한다(그림 72). 반대로 **가쪽반지모뿔근**(16) **수축**은 모뿔연골을 안쪽으로 돌림시켜 **성대**(15′)와 함께 성대돌기를 정중선에 접근시킨다(그림 73).

발성 시, 성대에는 다양한 긴장이 더해진다. 그 기전을 이해하는 것은 쉽다. 그림에서는 성대문의 열림(g)에서 닫힘(g′)으로 성대의 당김이 야기되는 것을 볼 수 있다(그림 74). 더욱이 반지연골(6)이 고정되어 있다고 가정하면(그림 76), **반지방패근**(17. 183쪽 그림 69~71 참조)의 수축은 방패연골 아래뿔과 **반지연골**(5) 사이의 관절 축 주위에서 돌림시켜 앞쪽 부분을 낮추게 된다. 성대의 앞쪽 붙는곳은 **위치 26에서 위치 26′으로 이동하며**, 이는 성대의 신장을 보여주며, 따라서 **수축된 반지방패근**(17′)에 의한 신장과 **긴장**을 나타낸다. 따라서 되돌이후두신경recurrent laryngeal nerve의 연속인 아래후두신경inferior laryngeal nerve에 의해 지배되는 이 근육은 성대의 긴장과 소리의 높낮이를 조절하기 때문에 **발성에서 가장 중요한 근육**이다.

따라서 성대의 긴장을 조정하는 두 가지 기전이 존재한다.

- 가쪽반지모뿔근의 수축에 의한 성대문의 닫힘.
- 반지방패근의 수축에 의한 방패연골의 앞쪽 기울임.

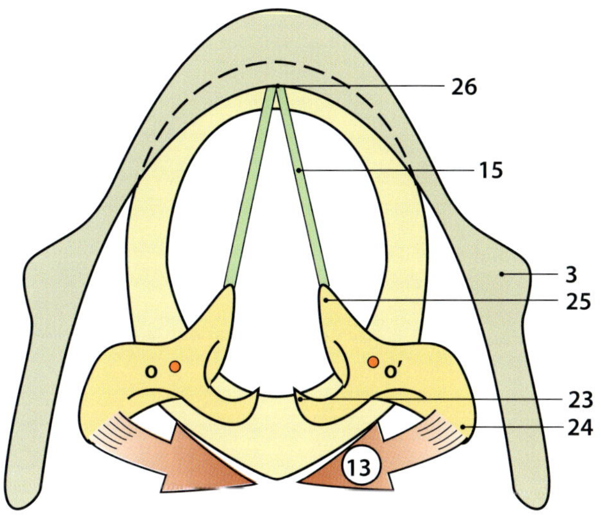

그림 72

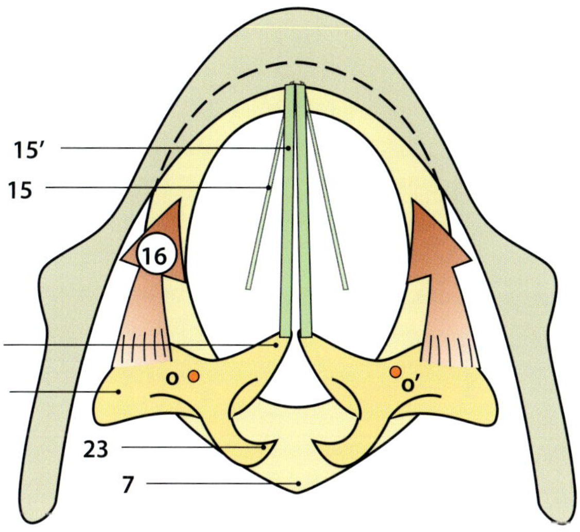

그림 73

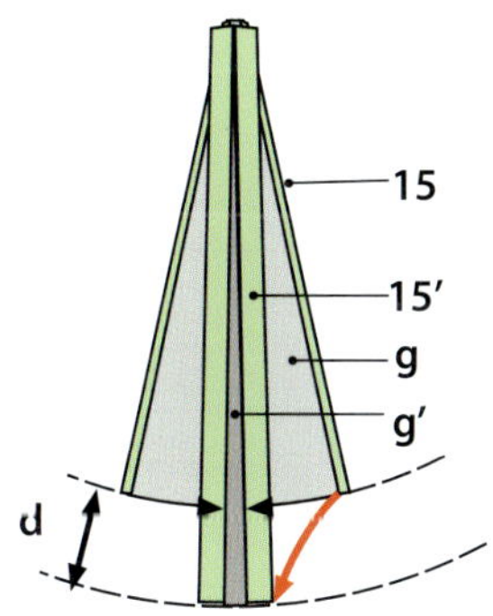

그림 74

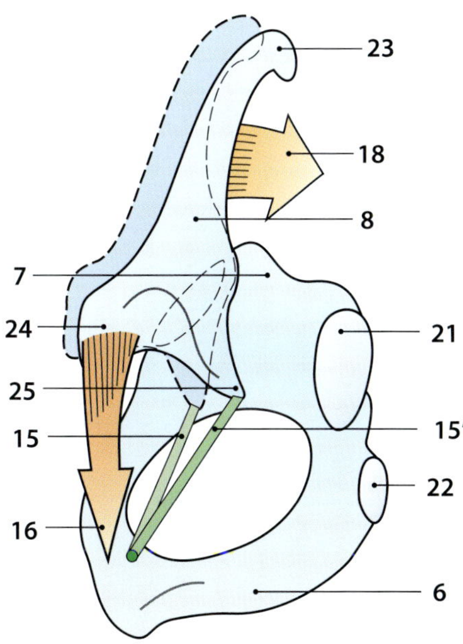

그림 75

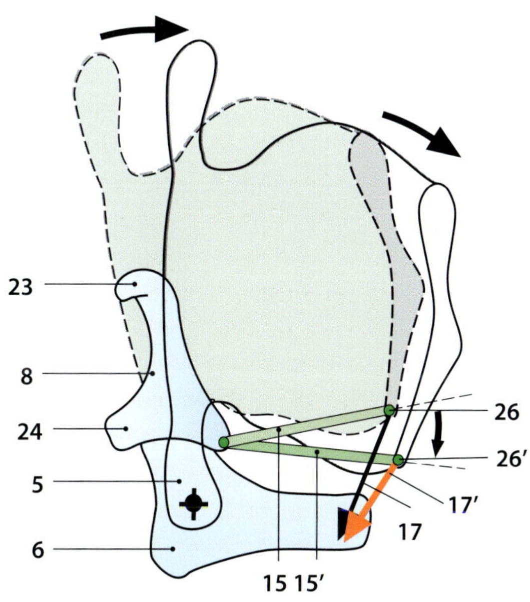

그림 76

Chapter 5

목척주

목척주는 등척주에 이어지는 척주의 윗부분이다. 머리를 지지하고, **목의 뼈대**를 구성한다.

목척주는 척주 중에서 **가장 가동성이 큰 부분**으로, 머리를 거의 180°의 공간 구역에서 수직으로도 수평으로도 **머리를 향하게 하는** 기능을 한다. 이 **가동성에 안구**eyeball**의 가동성이 더해진다**는 것에 주목해야 한다. 실제로 **시각, 청각, 후각**의 주요 감각수용기를 갖추고 있는 머리는 생존을 위해 사람에 대한 잠재적 위협과 관심 지점을 찾을 수 있어야 한다.

머리의 시상면은 좌우 **2개의 반공간**hemispace을 구분한다. 두 반공간에서 오는 자극은 **입체시**stereoscopic vision와 **입체청각**stereoscopic hearing을 달성하고, 위협이나 관심 지점의 위치 파악을 위한 필수 데이터를 제공하기 위해 분리되어야 한다. 따라서 목은 연속 회전으로 공간을 스캔하는 레이더 지지대와 동일하다. 유일한 차이는 목은 170~180° 이상의 돌림은 할 수 없다는 것이다. 예를 들어, 물고기와 같이 목이 없는 동물은 눈의 큰 가동성에도 불구하고 사냥감의 방향으로 향하려면 몸 전체를 돌려야 한다.

척주에서 가장 가동성이 큰 부분인 목척주는 **가장 취약**하기도 하다. 이는 목척주의 가동성 때문만이 아니라 그 구조의 취약함에도 원인이 있다. 특정 인구의 경우에서처럼 머리로 무거운 중량을 이는 경우를 제외하고는 상대적으로 가벼운 머리만 지탱하면 되기 때문이다.

가는 목은 여성에서는 매우 심미적이며, 실제로 목은 **인체에서 가장 많이 노출되는 부분**으로 목조임이나 비틀림, 절단 등에 의한 살인에 이용된다. 따라서 **사고 시** 목척주는 매우 신중하게 다루어야 한다. 이러한 것은 목척주에 대한 모든 치료법에도 적용된다.

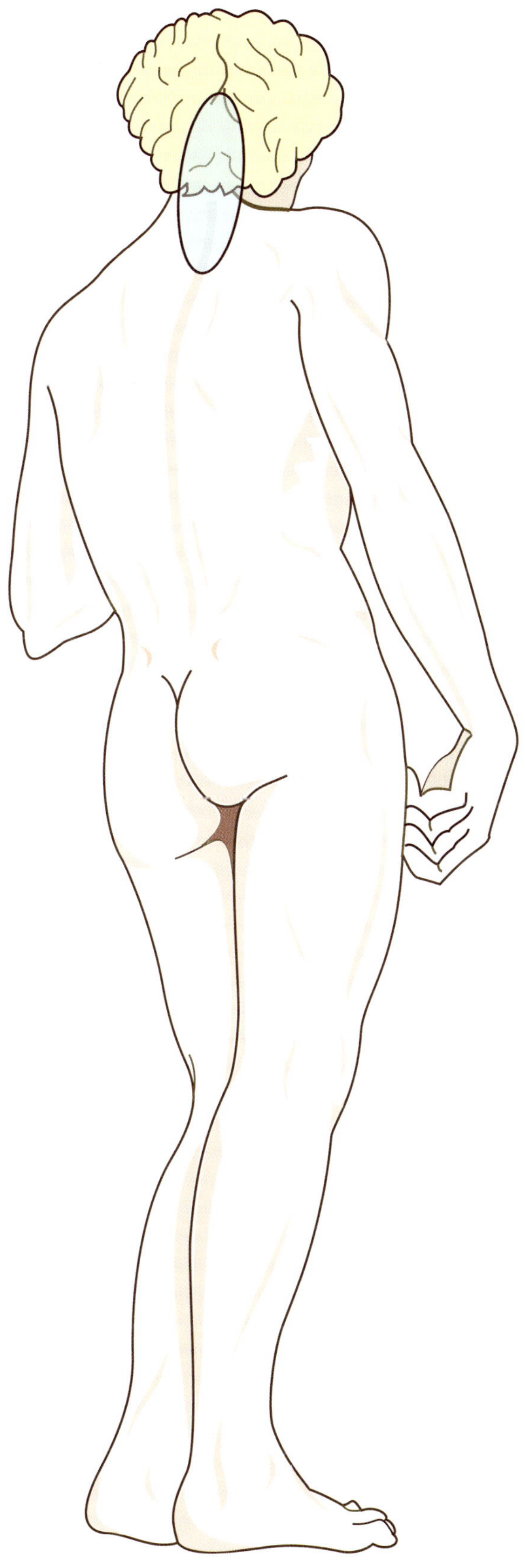

전체적으로 본 목척주

전체적으로 보면(그림 1) 목척주는 **해부학적으로나 기능적으로 구별되는 두 부분**으로 구성된다.

- **위 목척주**(1), 즉 **뒤통수밑분절**suboccipital segment은 **첫째목뼈**(고리뼈)와 **둘째목뼈**(중쇠뼈axis)로 구성된다. 이 뼈대 부분은 또한 **3개의 축과 3개의 자유도**를 가진 복잡한 관절 사슬에 의해 **뒤통수뼈**occipital bone와 결합한다.
- **아래 목척주**(2)는 **중쇠뼈**의 아래 몸통사이면에서 **첫째등뼈**의 위 몸통사이면까지 뻗는다.

목척주는 고리뼈와 중쇠뼈를 제외하고는 모두 같은 유형이지만, 고리뼈와 중쇠뼈는 서로 다르며 또한 다른 목뼈와 매우 다르다. 아래 목척주의 관절은 **두 가지 유형의 운동**을 한다.

- **굽힘-폄 운동**
- 순수한 가쪽굽힘도 돌림도 아닌 **가쪽굽힘-돌림의 복합 운동**

목척주의 이 두 부분은 머리의 **돌림이나 가쪽굽힘 또는 굽힘-폄의 순수한 운동**을 수행하기 위해 기능적으로 **서로 보완**한다.

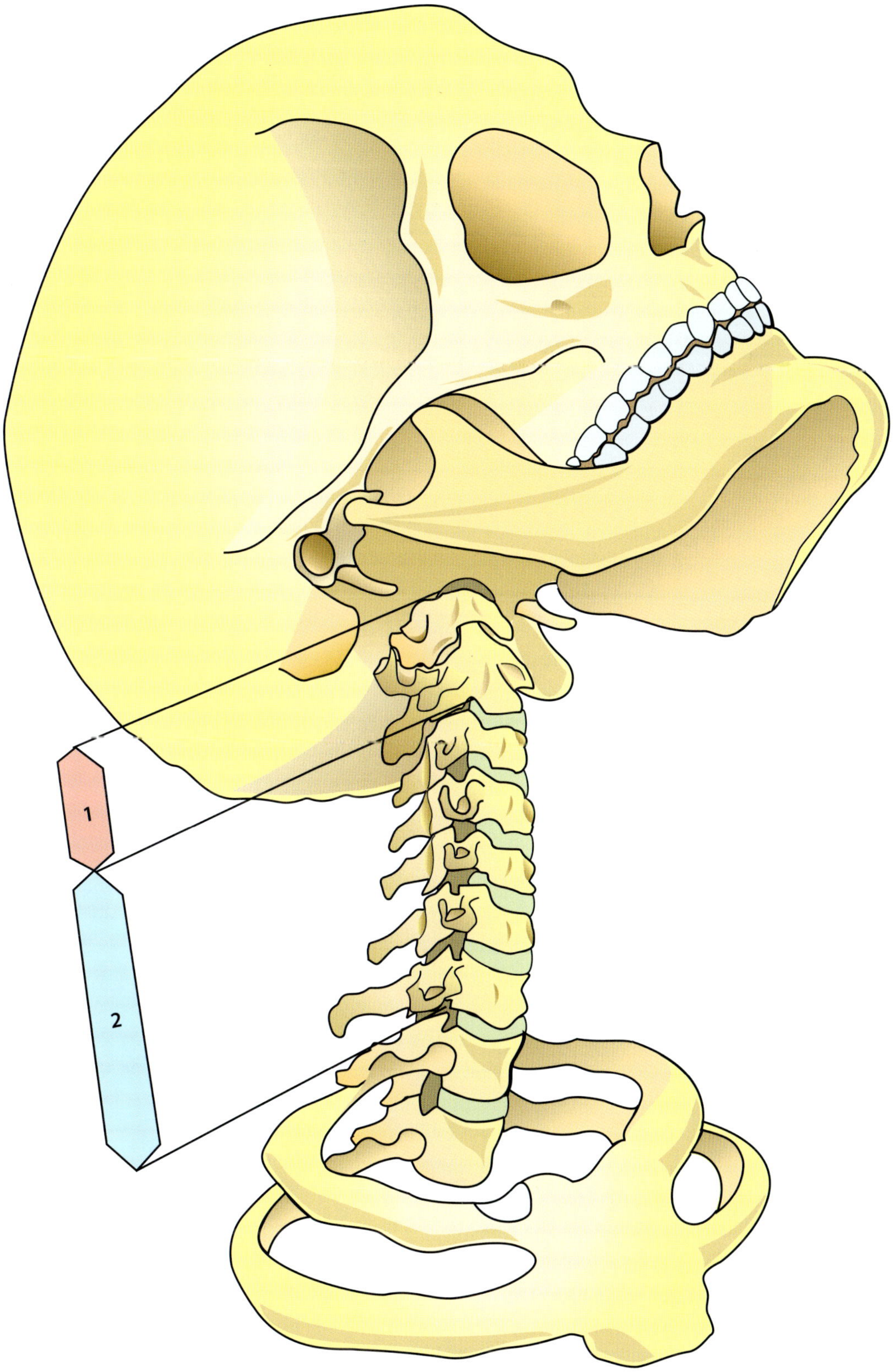

그림 1

처음 세 목뼈의 도식적 구조

그림 2, 3, 4는 세 목뼈를 동일한 수직축에 위에서 아래로 배열하여 매우 도식화하여 보여준다.

- 고리뼈(그림 2)
- 중쇠뼈(그림 3)
- 셋째목뼈(그림 4)

고리뼈

고리 모양의 고리뼈(그림 2)는 세로보다 가로로 더 넓으며 긴축이 앞 안쪽으로 비스듬한 타원형 **가쪽덩이**lateral mass **2개**(1, 1′)를 포함하며, 가쪽덩이는 다음의 관절면을 가진다.

- 위 안쪽을 향하고 **두 방향으로 오목하며 뒤통수뼈관절융기**occipital condyle와 관절을 형성하는 **위관절면**superior articular surface(2, 2)
- 아래 안쪽을 향하고 **앞쪽에서 뒤쪽으로 볼록하며 중쇠뼈의 위관절면**(12, 12′)(그림 3)과 관절을 형성하는 **아래관절면**inferior articular surface

고리뼈의 앞고리anterior arch(3)는 그 뒷면에 **작은 타원형의 연골면인 치아돌기오목**facet for dens(4)을 가지며 **중쇠뼈의 치아돌기**dens(그림3: 11)와 관절을 형성한다. 처음에 위에서 아래로 평평한 **뒤고리**posterior arch(5)는 뒤정중선상에서 넓어져서 수직 능선인 **뒤결절**posterior tubercle(6)이 된다. 가시돌기는 없다. **가로돌기**(7, 7′)에는 **척추동맥**vertebral artery**이 통과**하는 **가로구멍**foramen transversarium(8)이 있고, 가쪽덩이의 뒤쪽에는 **깊은 고랑**groove(8′)이 뻗는다.

중쇠뼈

중쇠뼈(그림 3)에는 **척추뼈몸통**(9)이 있고, 그 윗면(10)의 중심에 **치아돌기**(11)가 있다. 치아돌기는 고리중쇠관절atlantoaxial joint의 축의 역할을 한다. 이 윗면(10)은 또한 어깨심과 같은 방식으로 **2개의 관절면**(12, 12′)을 지지하며 척추뼈몸통 가쪽으로 돌출하여 위가쪽을 향한다. 이것들의 관절면은 **앞뒤로 볼록하고 가로로 평평**하다.

뒤고리는 가늘고 뒤 안쪽으로 비스듬히 뻗는 **2개의 고리판**(15, 15′)으로 구성된다. **가시돌기**(18)는 모든 목뼈 가시돌기와 마찬가지로 **둘로 갈라져** 있다. **고리뿌리**(16)의 **아래에는 아래관절돌기**(17, 17′)가 있으며, 관절돌기의 아래관절면은 연골면으로 아래 앞쪽을 향한다. 이는 **셋째목뼈**(그림 4) **위관절면**(24, 24′)과 관절을 형성한다. **가로돌기**(13, 13′)에는 가로구멍(14)이 있고, 이곳을 통해 척추동맥이 위로 올라간다.

셋째목뼈

셋째목뼈(그림 4)는 마지막 4개의 목뼈와 유사하다. 따라서 이것은 전형적 **목뼈 유형**이다. **척추뼈몸통**(18)을 포함하고 있으며, 이것은 가로로 길쭉한 직육면체이고, 그 윗면에는 **몸통갈고리**uncinate process(22, 22′)에 의해 가쪽이 경계가 지어진 **위 몸통사이면**(20)이 있다. 몸통갈고리의 면은 위 안쪽을 향하고, 중쇠뼈의 아래 몸통사이면의 양쪽에 있는 평평한 부분과 관절을 형성한다.

위 몸통사이면 앞모서리에도 역시 **평평한 부분**(21)이 있으며, 이 부분은 위 앞쪽을 향하고, 위의 인접한 척추뼈, 여기서는 중쇠뼈의 앞모서리에 뻗는 부리 모양으로 돌출한 아랫면과 관절을 형성한다.

아래 몸통사이면은 아래 가쪽으로 향하는 **몸통갈고리관절**uncovertebral joint**의 두 관절면**에 의해 양쪽에 접해 있다. 이것은 다시 앞 아래쪽으로 뻗어 부리 모양으로 돌출하여 있다.

이 전형적 목뼈의 **척추뼈고리**는 **관절돌기**(23, 23′)를 포함하고 있고, 관절돌기는 각각 다음의 관절면을 갖고 있다.

- 위가쪽을 향하는 **위관절면**(24, 24′). **인접하는 위 척추뼈**, 여기서는 **중쇠뼈의 아래관절면**(그림 3: 17, 17′)과 관절을 형성한다.
- **아래관절면**(그림에는 표시되지 않음). 아래 앞쪽을 향하고 넷째목뼈(C4)의 **위관절면**과 관절을 형성한다.

이러한 관절돌기는 **고리뿌리**(25)에 의해 척추뼈몸통으로 연결되며, 고리뿌리는 그 자체로 **척추뼈몸통 가쪽면**에 붙어 있는 **가로돌기**(26, 26′)의 **기저**를 부분적으로 지지한다. 가로돌기는 **위쪽에 오목한 홈**의 형태를 하고 있으며, 척추뼈몸통에 가까운 바닥에는 **둥근 가로구멍**(29)이 있고, 여기를 **척추동맥**이 위로 올라간다. 가로돌기는 최종적으로 **앞결절**anterior tubercle과 **뒤결절**posterior tubercle의 **2개의 결절**로 끝난다. **2개의 고리판**(27, 27′)은 아래 가쪽으로 비스듬히 뻗고, 정중선에서 융합하여 **가시돌기**(28)를 형성한다. 가시돌기는 둘로 갈라져 있다.

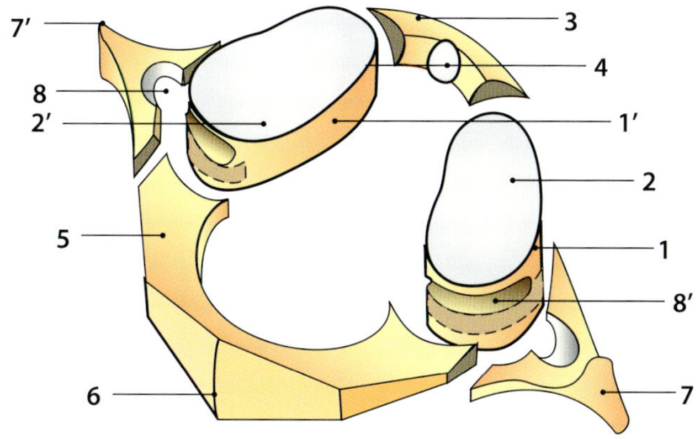
7′
3
4
8
2′
1′
2
5
1
8′
6
7

그림 2

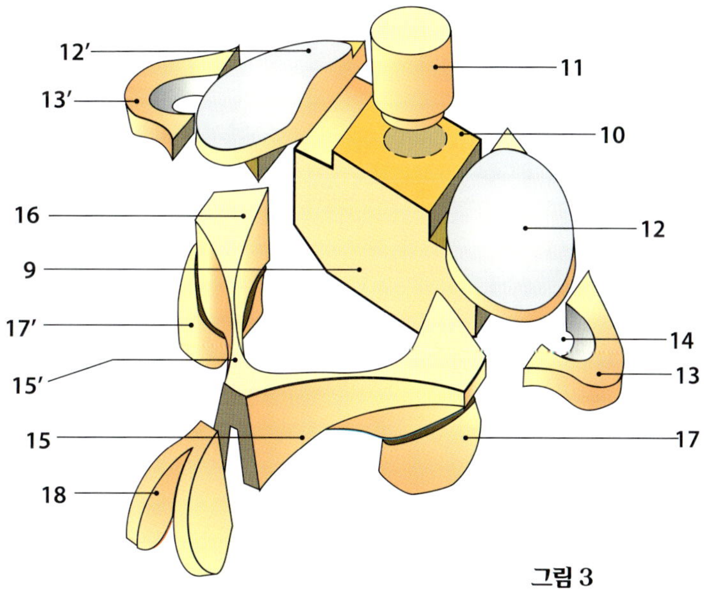
12′
11
13′
10
16
12
9
17′
14
15′
13
15
17
18

그림 3

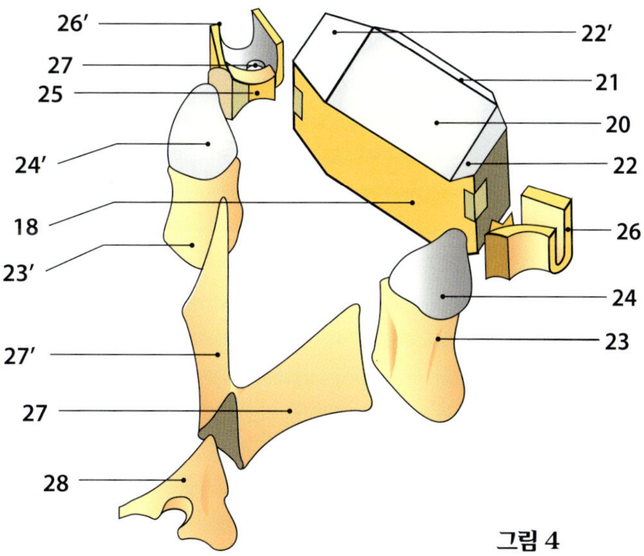
26′
22′
27
21
25
20
24′
22
18
26
23′
24
23
27′
27
28

그림 4

고리중쇠관절

고리뼈와 중쇠뼈 사이의 역학적 연결은 **역학적으로 연결된 3개의 관절**에 의해 보장된다.

- 중쇠관절pivot joint인 **정중고리중쇠관절**median atlantoaxial joint에서는 **치아돌기**가 **축** 역할을 한다(196쪽 참조).
- 가쪽에 2개가 대칭적으로 있는 **가쪽고리중쇠관절**lateral atlantoaxial joint에서는 **고리뼈 가쪽덩이 아래관절면**과 **중쇠뼈 위관절면**이 대응한다.

중쇠뼈를 비스듬히 보거나(그림 5) 가쪽에서 보면(그림 6) 중쇠뼈 **위관절면**(5)의 모양과 방향을 이해할 수 있다. 이 관절면은 앞뒤 축이 긴 타원형으로, 곡면 xx'를 따라 앞뒤로 볼록하지만 가로 방향으로는 직선이다. 따라서 축 z가 가쪽과 약간 아래쪽으로 향하는 (윗면이 군복의 '견장'과 같은 모습을 한) **원주 C의 표면**을 절단하는 것이라고 볼 수 있다. 따라서 두 면이 절단된 원주는 여기에서 축의 가쪽 부분을 둘러싸는 모습으로 투명하게 표현되었다. 이것은 단순히 가로돌기의 끝부분을 넘어간다.

이 두 그림에서 **치아돌기**의 매우 특징적인 모양을 볼 수 있다. 치아돌기는 대략 원주 모양이지만 뒤쪽으로 굽어 있고 다음의 2개의 관절면을 갖고 있다.

- 앞쪽에는 **두 방향으로 약간 볼록한** 작은 방패 모양을 한 **앞관절면**anterior articular facet(1)이 있고, **고리뼈 앞고리 치아돌기오목**과 관절을 형성한다.
- 뒤쪽에는 위에서 아래로 오목한 고랑(7)이 좌우로 볼록한 연골로 덮여 있으며, 기능적으로 매우 중요한 **고리가로인대**transverse ligament of atlas(194, 196쪽 참조)와 관절을 형성한다.

고리뼈 가쪽덩이 수준에서의 **시상 단면**(그림 7)에서는 다양한 관절면의 **굽이와 방향**을 알 수 있다.

- **중쇠뼈 치아돌기 앞관절면**(1)과 **고리뼈 앞고리 치아돌기오목**(2)을 수반하는 **정중고리중쇠관절**의 굽이(이것은 정중면에서 절단되어 있다). 이 굽이는 치아돌기의 뒤쪽에 있는 **중심 Q의 원** 위에 위치한다.
- **고리뼈 가쪽덩이 위관절면**(3)은 앞뒤로 오목하고 똑바로 위를 향한다. **뒤통수뼈관절융기**와 관절을 형성한다.
- **고리뼈 가쪽덩이 아래관절면**(4)은 앞뒤로 볼록하고, **중심 O의 원** 위에 있으며 그 반지름은 중심 Q인 원의 반지름에 비해 짧다.
- **중쇠뼈의 위관절면**(5)은 앞뒤로 볼록하고 반지름이 원 O와 거의 같은 **중심 P의 원** 위에 있다. 따라서 2개의 관절면(4, 5)은 **하나가 다른 하나 위에 있는 두 개의 바퀴처럼** 안착된다. 별(★) 표시는 고리중쇠관절의 굽힘-폄 운동의 중심을 나타낸다(195쪽 그림 9, 10 참조).
- 마지막으로 **중쇠뼈 아래관절면**(6)은 아래 앞쪽을 향한다. 이것은 거의 평평하지만 중심 R이 아래 앞쪽에 있는 **큰 반지름**의 원에 속한다. 이것은 셋째목뼈 관절돌기 위관절면과 관절을 형성한다(210쪽 참조).

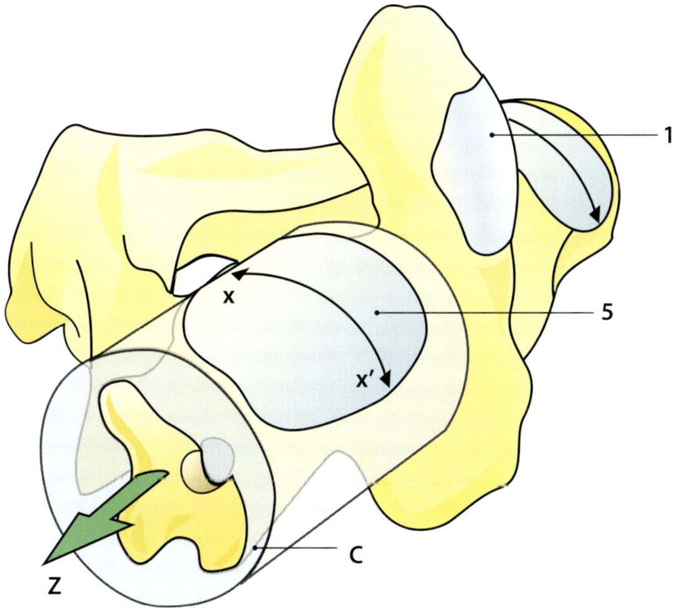

그림 5

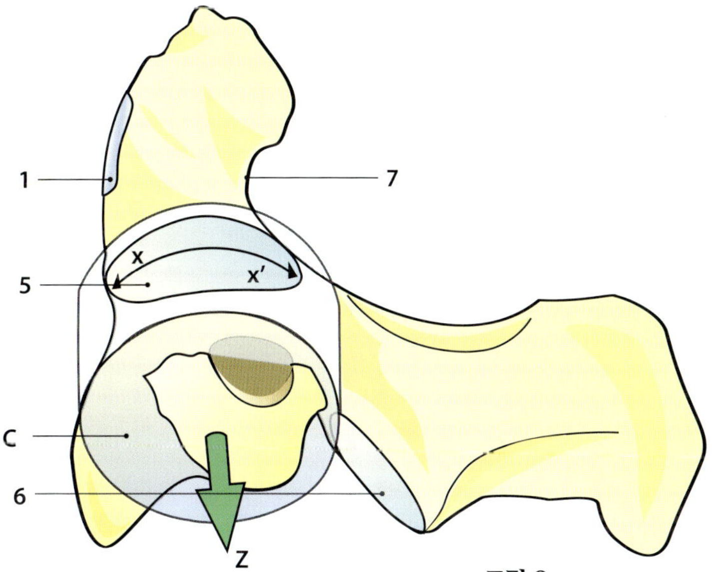

그림 6

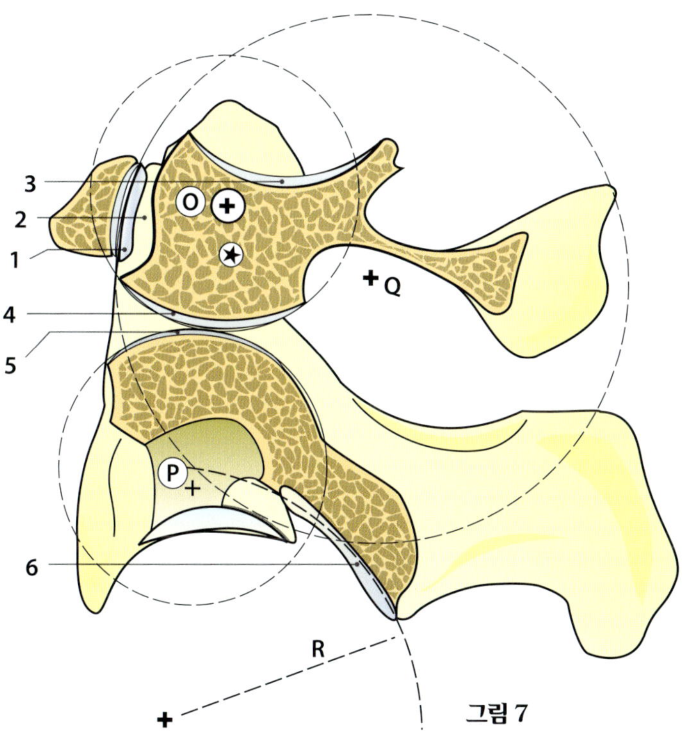

그림 7

가쪽고리중쇠관절과 정중고리중쇠관절의 굽힘-폄

고리뼈 가쪽덩이가 중쇠뼈 위관절면을 미끄럼이 없이 돌림한다고 가정하면, **굽힘 시**(그림 8) 이 두 볼록면 사이의 **접촉점은 앞으로** 이동하고, 곡률중심 P와 이 두 면의 접촉점을 연결하는 선은 PA에서 PA′으로 이동한다. 동시에 고리뼈 앞고리와 치아돌기 앞관절면 사이 관절의 위쪽에 **틈새** b가 나타난다.

마찬가지로 **폄 시**(그림 9) 고리뼈 가쪽덩이가 중쇠뼈 위관절면을 미끄럼이 없이 돌림한다고 가정하면, 이 두 볼록면 사이의 **접촉점은 뒤로** 이동하고, 곡률중심 P와 접촉점을 연결하는 선은 PB에서 PB′으로 이동한다. 동시에 여기서도 역시 고리뼈 앞고리와 치아돌기 앞관절면 사이 관절의 아래쪽에 **틈새** b가 나타난다.

실제로는 **가쪽 영상을 자세히 살펴보면 이 틈새는 존재하지 않는다**는 것을 알 수 있다(그림 10). **고리가로인대**(T)가 존재하기 때문이다. 고리가로인대는 고리뼈 앞고리를 중쇠뼈 치아돌기와 견고하게 접촉시킨다(196쪽 참조).

따라서 중쇠뼈에 대한 고리뼈의 굽힘-폄 운동의 실제 중심(193쪽 그림 7 참조)은 중쇠뼈 위관절면의 곡률중심 P도 아니고, 치아돌기 앞관절면의 곡률중심 Q도 아니다. 여기에 빨간색 별 표시로 나타낸 **제3의 점**이며 가쪽에서 본 치아돌기의 거의 중심에 투영된다. 그 결과, 굽힘-폄 운동 시, 고리뼈 가쪽덩이 아래관절면은 중쇠뼈 위관절면을 돌림하면서 동시에 미끄러진다. 이는 정강뼈 위관절면을 돌림하면서 동시에 미끄러지는 넙다리뼈 관절융기condyle of femur와 똑같다.

그러나 **정중고리중쇠관절의 뒷부분을 구성**하는 고리가로인대의 경우, 변형 가능한 요소의 존재가 이 관절의 기능에서 특정 유연성을 가능케 한다는 것을 주목해야 한다. 치아돌기 뒤쪽의 고랑에 끼워져 있는 이 인대는 활의 줄과 같이 폄에서 위로 휘고, 굽힘에서 아래로 휜다. 따라서 정중고리중쇠관절을 받아들이는 쪽의 공간이 완전한 골성은 아니라는 것을 알 수 있다. 비슷한 이유는 같은 중쇠관절인 몸쪽노자관절proximal radioulnar joint의 노뼈머리띠인대anular ligament of radius(제1권 참조)에서도 찾을 수 있다.

어쨌든, 고리가로인대는 **생명에 관계되는 역할**을 담당한다. 중쇠뼈에 대해 고리뼈가 앞으로 미끄러지는 것을 방지하기 때문이다. 외상으로밖에 일어날 수 없는 이 탈구는 치아돌기에 의한 뇌줄기brain stem의 숨뇌medulla oblongata에 대한 압박으로 인해 즉각 치명적으로 된다(그림 11). 고리뼈의 앞쪽 탈구(빨간색 화살표)는 치아돌기가 밝은 파란색으로 그려져 있는 신경축 안으로 문자 그대로 들어박히게 된다(검은색 화살표).

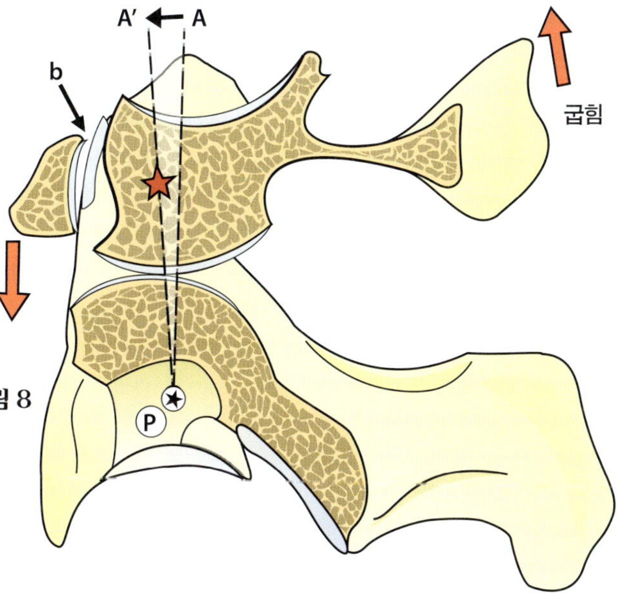

그림 8

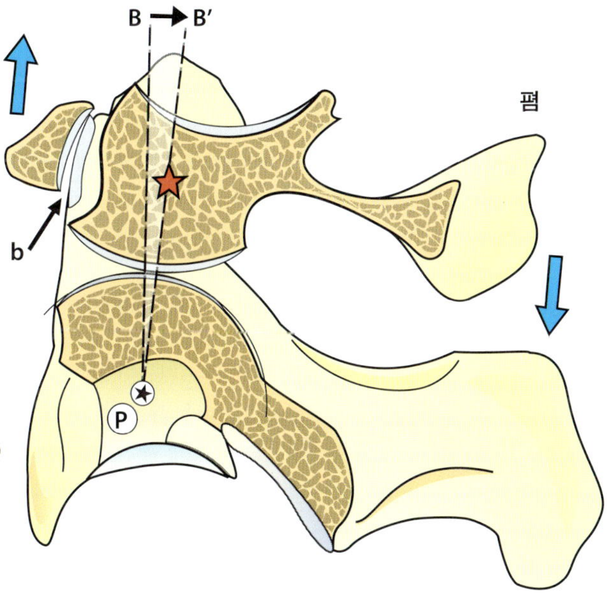

그림 9

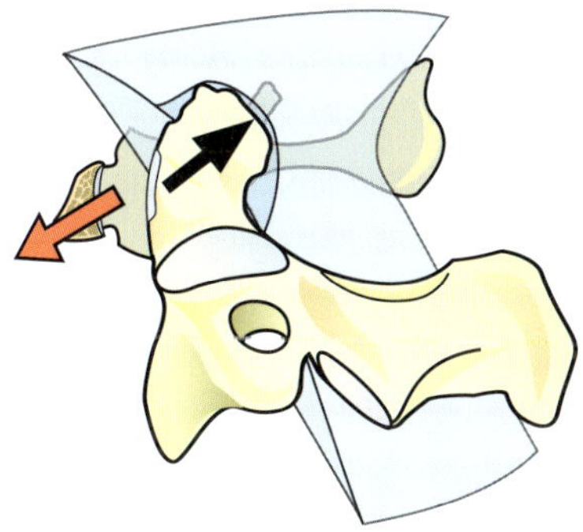

그림 11

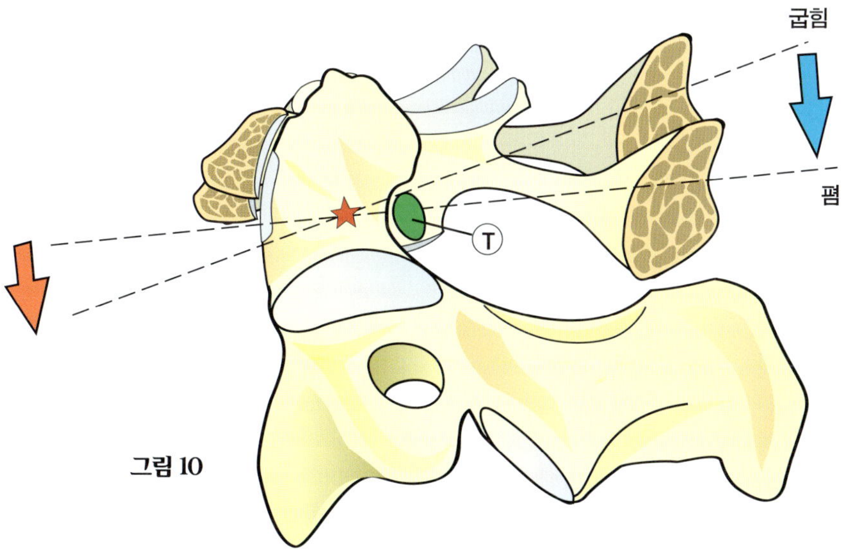

그림 10

가쪽고리중쇠관절과 정중고리중쇠관절의 돌림

우리는 시상 단면에서의 정중고리중쇠관절에 대해 앞에서 연구했다. **위에서 본 고리뼈 전체**(그림 12)와 **확대한 일부분**(그림 13)은 돌림 시 정중고리중쇠관절의 구조와 역할을 이해하는 데 도움이 된다. **정중고리중쇠관절**은 하나의 유사 원주면pseudo-sylindrical surface이 다른 유사 원주면 속에 접한 **중쇠관절**이다.

- 속이 찬 원주 모양의 **치아돌기**(1)는 완전한 원주 모양은 아니다.이것이 **굽힘-폄 운동**에서의 두 번째의 자유도degree of freedom에의 적응을 가능케 한다. 이 치아돌기의 앞쪽과 뒤쪽에 각각 **앞관절면**(4)과 **뒤관절면**(11)이 있다.
- 속이 찬 원주인 치아돌기를 수용하는 부분은 속이 빈 원주로, 치아돌기의 전체 둘레를 둘러싸고 있다. 앞쪽은 **고리뼈 앞고리**(2)에 의해 형성되고, 가쪽에서는 **고리뼈 가쪽덩이**의 안쪽면에 돌출한 **결절**(7, 7)에 의해 형성되며, 이것에 강력한 인대인 **고리가로인대**(6)가 붙어 치아돌기의 뒤쪽을 가로로 뻗는다.

따라서 치아돌기는 **뼈-인대 고리**osteoligamentous ring 내부에 싸여 있으며, 상이한 유형의 **2개의 관절**에 접촉한다.

- **앞쪽에는 관절안**(5)과 **관절주머니**로 구성되는 **윤활관절**이 있다. 오른쪽과 왼쪽에 오목recess(8, 9)이 보인다. 이것은 **치아돌기 앞관절면**(4)과 **고리뼈 앞고리 뒤관절면**(3)을 접촉시킨다.
- **뒤쪽에는** 관절주머니가 없는 관절이 뼈-인대 고리와 치아돌기 사이의 공간을 채우는 섬유-지방조직fibro-adipose tissue(10) 안에 위치한다. 이것은 2개의 **섬유연골면**fibrocartilaginous surface, 즉 **치아돌기 뒤관절면**(11)과 **고리가로인대 앞면**(12)을 접촉시키고 있다.

예를 들어, 왼쪽으로의 **돌림 운동** 시(그림 13) **치아돌기**(1)는 고정된 상태로 유지되고, 중쇠뼈와 고리가로인대에 의해 형성된 **뼈-인대 고리**는 (여기서는 흰색 십자로 나타내고 있는) **치아돌기 축에** 해당하는 중심의 주위를 **반시계방향으로 돌림**한다. 관절주머니는 **왼쪽**(9)은 **이완되고 오른쪽**(8)**은 긴장**된다.

동시에, 역학적으로 연결된 **좌우 가쪽고리중쇠관절**에 **전위**가 일어난다. **왼쪽에서 오른쪽**으로의 돌림 시(그림 14) 고리뼈의 왼쪽 가쪽덩이는 전진하고(빨간색 화살표 L-R) 오른쪽 가쪽덩이는 후퇴한다. **오른쪽에서 왼쪽**으로의 돌림 시(그림 15) 반대가 된다(파란색 화살표 R-L).

중쇠뼈의 윗면은 앞뒤로 볼록하다(그림 16). 따라서 고리뼈 가쪽덩이의 경로는 수평면에 대해 직선이 아니라, **위쪽으로 볼록한 곡선**이다(그림 17). 고리뼈가 수직축 w 주위에서 돌림할 때 고리뼈 가쪽덩이는 경로 xx′ 과 yy′ 을 나타낸다.

고리뼈 가쪽덩이 아래관절면의 곡률을 포함하는 원만 표시하면(그림 16) 돌림 0에 해당하는 중간 위치에서는 중심이 o인 원은 중쇠뼈 위관절면에서 **가장 높은 위치를 차지한다**는 것을 알 수 있다. 고리뼈가 앞쪽으로 이동할 때 이 원은 **중쇠뼈 위관절면의 앞쪽 경사면**을 2~3mm의 높이 e만큼 내려간다. 그 중심은 높이의 절반(e/2)만큼 내려간다. 뒤쪽으로 이동할 때도 같은 현상이 발생한다.

따라서 중쇠뼈에 대한 돌림 시 고리뼈는 **2~3mm 아래로** 수직 전위를 일으키므로 나선 운동이다. 그러나 나선의 이동 거리는 매우 작고, 두 개의 이동 거리가 있습니다. 하나는 오른쪽 돌림이고, 다른 하나는 왼쪽 돌림이다.

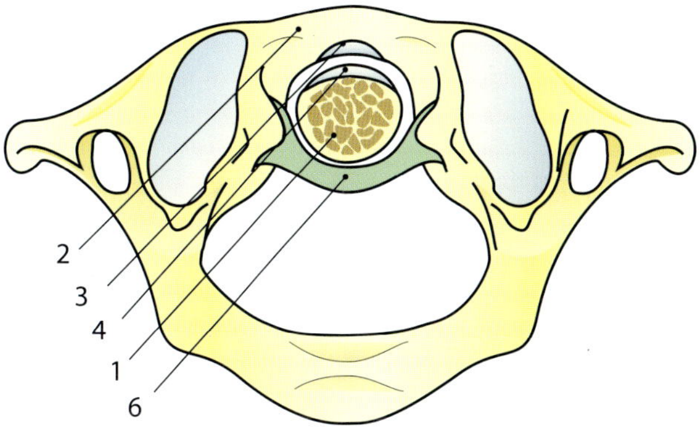

그림 12

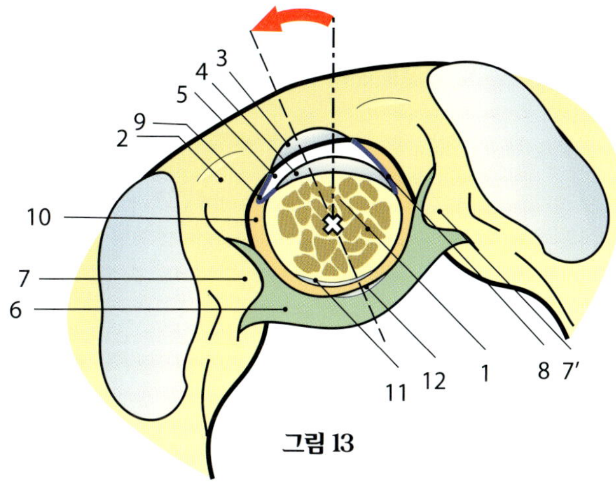

그림 13

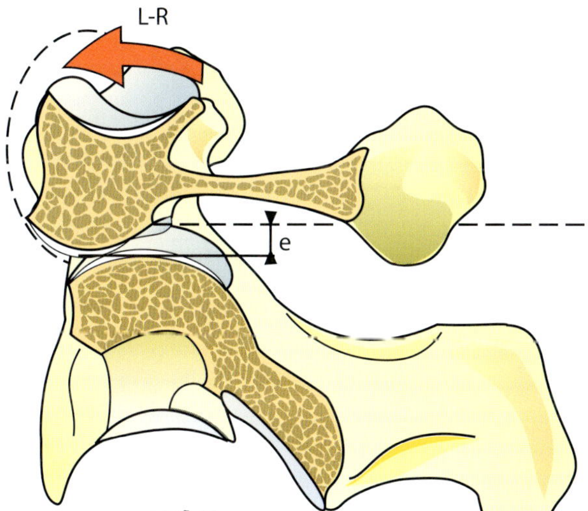

그림 14

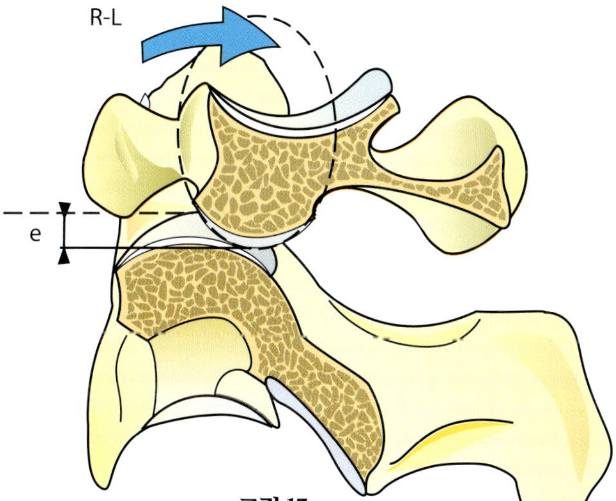

그림 15

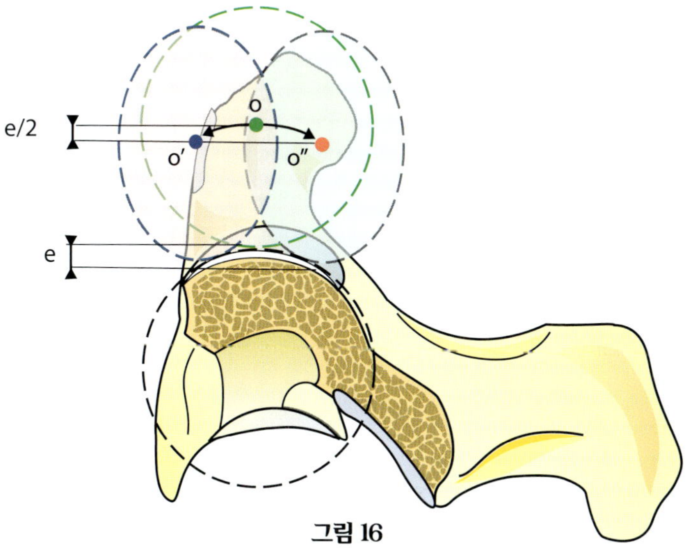

그림 16

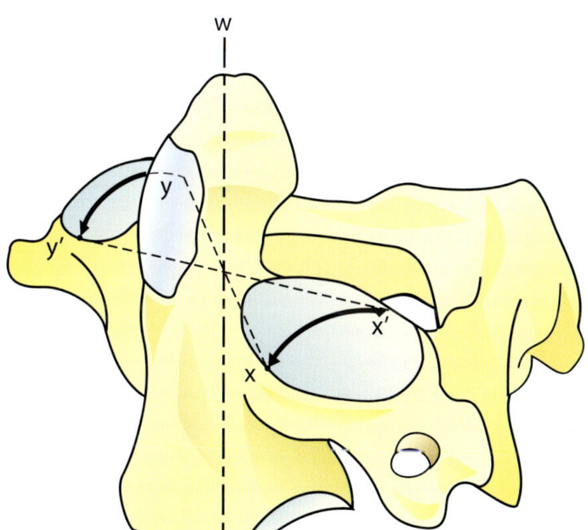

그림 17

고리뒤통수관절의 관절면

사실 역학적으로 연결되고 좌우대칭인 **2개의 고리뒤통수관절**은 **고리뼈 가쪽덩이 위관절면**과 **뒤통수뼈관절융기 관절면**에 의해 형성된다.

고리뼈를 위에서 보면(그림 18) 고리뼈 위관절면은 **긴축이 앞 안쪽으로 비스듬한 타원형**으로 보인다. 이 긴축은 고리뼈 앞고리보다 약간 앞쪽 정중선에 위치한 점 N으로 수렴한다. 때로는 고리뼈 위관절면은 중간이 좁아지고 각각 2개의 별개의 관절면으로 분리될 수도 있다. 이것들은 연골로 덮여 있으며 **두 방향으로 오목**하고, 그 **곡률은 대략 같다.** 따라서 이들은 **중심** O가 위관절면의 위쪽에 위치하는 **구면**에 포함된다고 생각할 수 있다(그림 19). 중심 O는 대칭축과 양쪽 위관절면의 뒤모서리를 연결하는 선의 교차점이다. 또한 점 Q는 **수평 단면에서**의 **위관절면의 곡률중심**을 나타내고, 점 P는 **수직 단면에서의 위관절면의 곡률중심**을 나타낸다. 따라서 그림에서는 고리뼈 가쪽덩이 위관절면에 매우 정확하게 놓여 있는 투명의 구체(녹색 점선)를 보여준다.

고리뒤통수관절을 뒤에서 보면(그림 20) 뒤통수뼈관절융기 관절면도 동일한 구면 위에 위치하며, 그 **중심** O는 큰구멍 바로 위의 머리뼈 속에 있다는 것을 확인할 수 있다. 따라서 고리뒤통수관절은 **절구관절과 동등**하다고 간주될 수 있다.

즉, **구면**을 가진 관절이며 **3개의 축**을 갖고 있으나, 운동범위는 작다(그림 19).

- 수직축 QO를 중심으로 하는 **축돌림**
- 중심 P를 지나는 가로축 zz′을 중심으로 하는 **굽힘-폄**
- 앞뒤축 PO를 중심으로 하는 **가쪽굽힘**

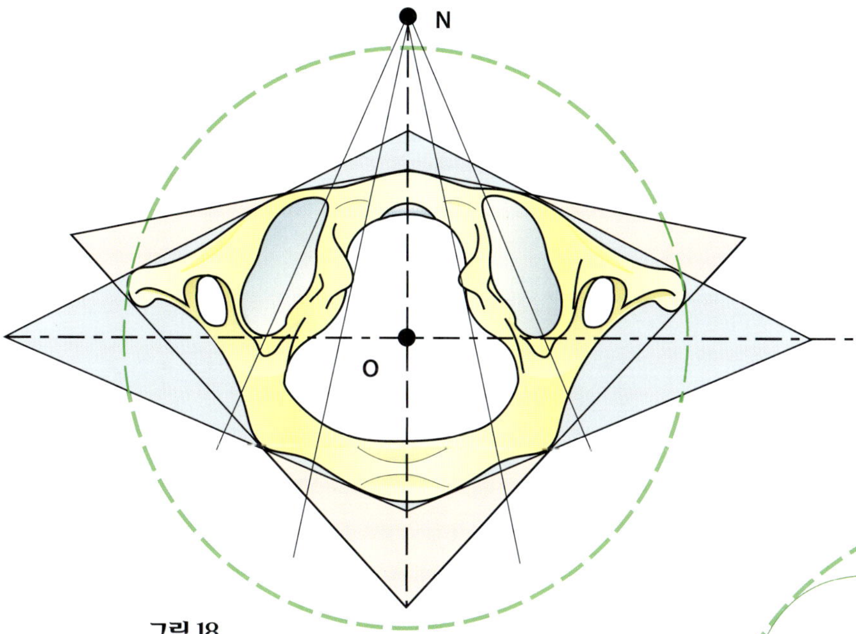

그림 18

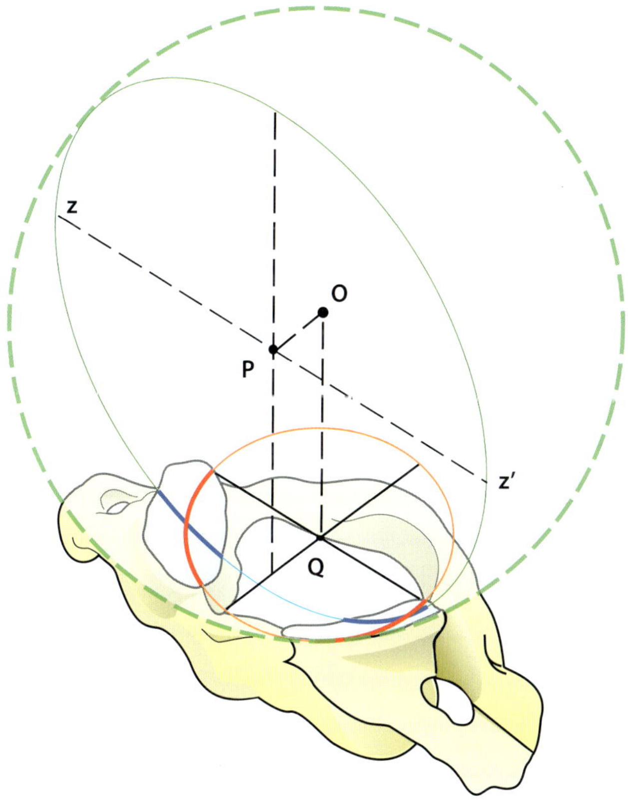

그림 19

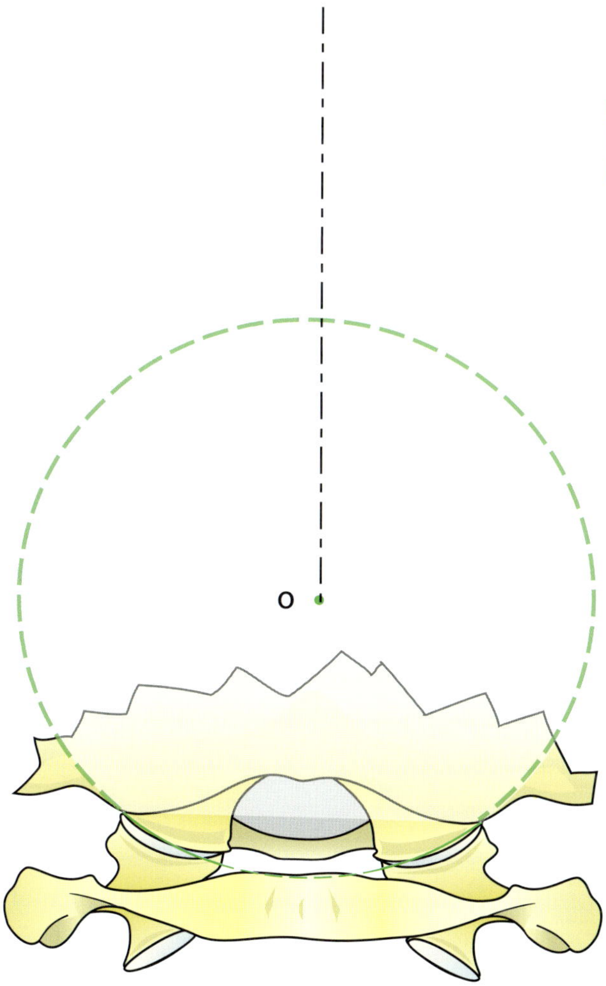

그림 20

고리뒤통수관절의 돌림

고리뼈에 대해 뒤통수뼈가 돌림할 때(그림 21) 중쇠뼈에 대한 고리뼈의 정상적인 돌림 운동이 수반되며, 이것은 치아돌기의 중심을 지나는 수직축 주위에서 일어난다. 그러나 이 돌림은 단순한 현상은 아니다. **인대의 긴장**, 특히 **날개인대**$_{alar\ ligament}$(L)(녹색 화살표)의 긴장을 관여시키기 때문이다. **뒤통수뼈**(A)와 **고리뼈 가쪽덩이**(B)의 수직 단면인 이 그림에서는 고리뼈에 대한 뒤통수뼈의 왼쪽 돌림을 보여준다. 이 왼쪽 돌림 운동은 고리뼈의 오른쪽 가쪽덩이에 대한 오른쪽 뒤통수뼈관절융기의 앞쪽으로의 미끄럼(빨간색 화살표 1)으로 해석되지만, 동시에 **날개인대**(L)가 치아돌기 주위에 **감겨져 긴장하는 움직임이기도 하다.** 이 긴장은 **오른쪽 뒤통수뼈관절융기를 왼쪽으로 당긴다**(흰색 화살표 2).

따라서 왼쪽으로의 돌림(파란색 화살표)은 동시에 **2~3mm의 왼쪽으로의 병진과 뒤통수뼈의 오른쪽으로의 기울임**(빨간색 화살표)을 수반한다. 따라서 고리뒤통수관절 수준에서는 순수한 돌림이 아니라, **병진과 기울임을 수반하는 돌림**이 존재한다.

이제 운동형상학$_{kinematics}$에서 병진을 수반한 돌림은 각도는 같지만 돌림 중심이 다른 또 다른 돌림과 동일하며, 도해로 쉽게 나타낼 수 있다는 것을 안다. **위에서 보면**(그림 22) 고리뼈는 밝게, 큰구멍을 통해서 보이는 중쇠뼈는 어둡게, **고리뼈 가쪽덩이**(at) 위에는 **뒤통수뼈관절융기 관절면**(oc)을 투명하게 해서 겹쳐서 그려져 있다. **치아돌기 중심**(D)의 주위에서 각도 a만큼 왼쪽 돌림 운동 시 **벡터** V를 따라 2~3mm의 뒤통수뼈의 왼쪽으로의 옆쪽 전위가 관찰된다. 따라서 실제 돌림의 중심은 대칭면의 **약간 왼쪽**에서 고리뼈 가쪽덩이 뒤모서리를 연결하는 선 z에 있는 점 P로 구성될 수 있다. 따라서 고리뒤통수관절의 돌림의 실제 **중심**은 두 극점 사이를 이동한다. 즉, 왼쪽 돌림 시 점 P와 오른쪽 돌림 시 (P와 대칭인) 점 P′의 사이를 이동한다. 이 기전은 돌림의 실제 중심을 큰구멍의 중심을 향해서 후퇴시킨다. 결과적으로, 돌림 운동의 실제 축은 신경축의 비틀림에 이상적인 위치인 숨뇌의 해부학적 축과 일치하게 된다.

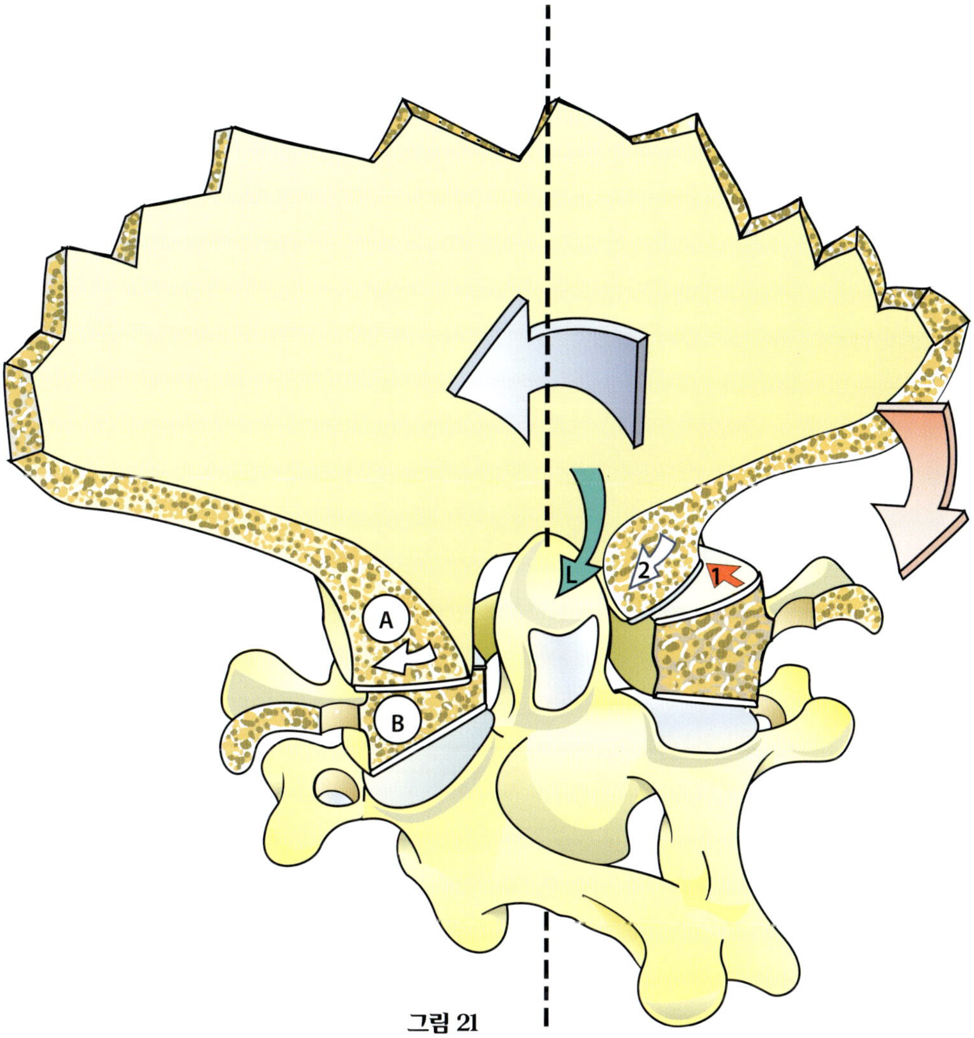

그림 21

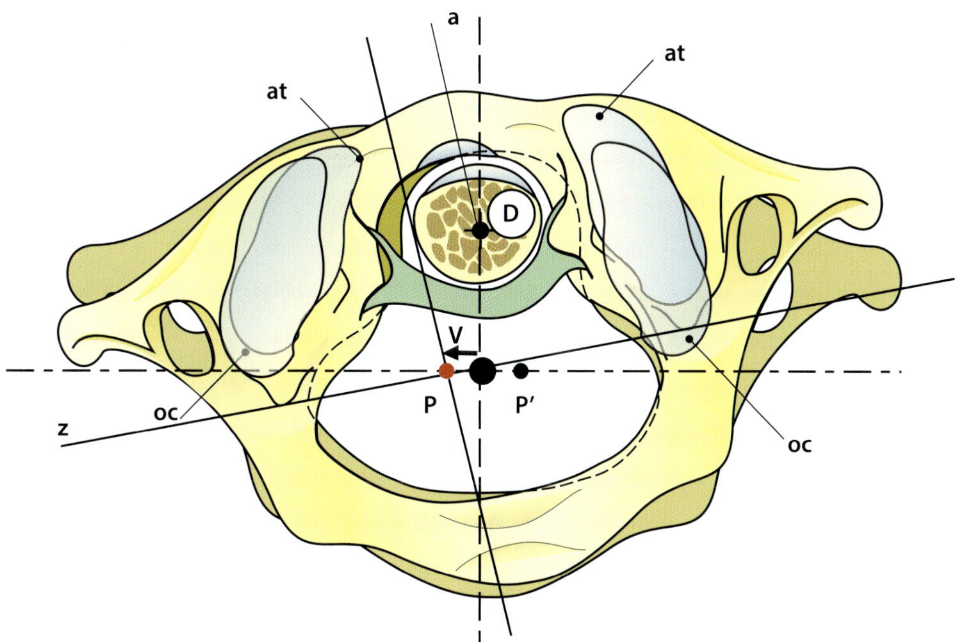

그림 22

고리뒤통수관절의 가쪽굽힘과 굽힘-폄

뒤통수뼈와 고리뼈, 중쇠뼈, 셋째목뼈의 **관상 단면**에서는(그림 23) **가쪽굽힘** 시 **고리중쇠관절에 변위도 없다**는 것을 보여준다. **가쪽굽힘은 중쇠뼈와 셋째목뼈 사이**에서, 그리고 **뒤통수뼈와 고리뼈 사이**에서만 발생한다. 뒤통수뼈와 고리뼈 사이의 운동범위는 작으며, 왼쪽 가쪽굽힘은 **뒤통수뼈관절융기의** 오른쪽으로의 **미끄럼**에 의해 일어나고, 오른쪽 가쪽굽힘에서는 반대가 된다.

여기서는 왼쪽 가쪽굽힘의 경우를 보여주고 있다. 왼쪽 뒤통수뼈관절융기는 **치아돌기에 접근하지만**, 접촉하는 일은 없다. 이 운동은 **고리뒤통수관절 관절주머니의 긴장**, 특히 오른쪽 **날개인대**의 긴장에 의해 **제한되기** 때문이다. 뒤통수뼈~셋째목뼈 사이의 **전체 가쪽굽힘**은 8°로, 중쇠뼈와 셋째목뼈 사이가 5°, 뒤통수뼈와 고리뼈 사이가 3°이다.

고리뼈에 대한 뒤통수뼈의 굽힘-폄 운동은 고리뼈 가쪽덩이에 대한 뒤통수뼈관절융기의 미끄럼에 의해 수행된다.

굽힘 시(그림 24) 뒤통수뼈관절융기는 고리뼈 가쪽덩이에 대해 후퇴한다(검은색 화살표). 동시에 **뒤통수뼈 비늘부분**squamous part of occipital bone이 고리뼈 뒤고리에서 **멀어지는** 것을 볼 수 있다(빨간색 화살표). 이 운동은 항상 **고리중쇠관절의 굽힘**을 수반하고 있으므로 **고리뼈 뒤고리가 중쇠뼈 척추뼈고리에서 멀어지는** 한편, 고리뼈 앞고리는 치아돌기 앞관절면에서 아래쪽으로 미끄럼하는 것도 볼 수 있다(빨간색 화살표). 굽힘은 **관절주머니**와 **뒤쪽의 인대**(뒤고리뒤통수막posterior atlantooccipital membrane과 목덜미인대ligamentum nuchae)의 **긴장**에 의해 제한된다.

폄 시(그림 25) 뒤통수뼈관절융기는 고리뼈 가쪽덩이에 대해 앞쪽으로 미끄러진다(검은색 화살표). 동시에 뒤통수뼈 비늘부분이 **고리뼈 뒤고리와 만나게** 되고(파란색 화살표), 또한 **고리중쇠관절의 폄**을 수반하고 있으므로 고리뼈 뒤고리는 **중쇠뼈 척추뼈고리에 접근한다**(파란색 화살표). 폄은 **이 3개의 골성 요소의 접촉**에 의해 제한된다. **폄이 격렬하게 강제되었을** 때, 고리뼈 뒤고리는, 마치 호두 까는 기구 속 호두처럼, **뒤통수뼈와 중쇠뼈 척추뼈고리 사이에 끼어 부러질** 수 있다.

고리뒤통수관절 굽힘-폄의 전체 운동범위는 15°이다.

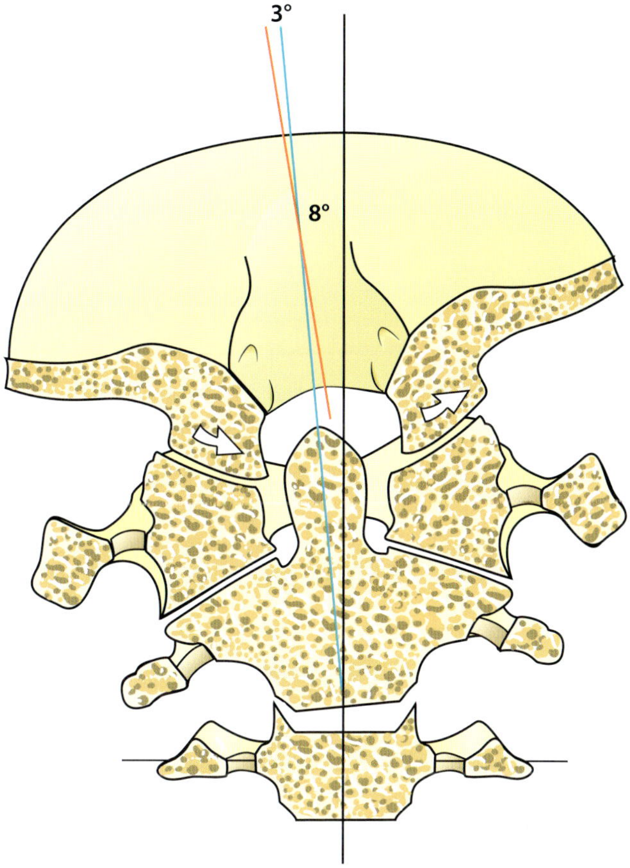

그림 23

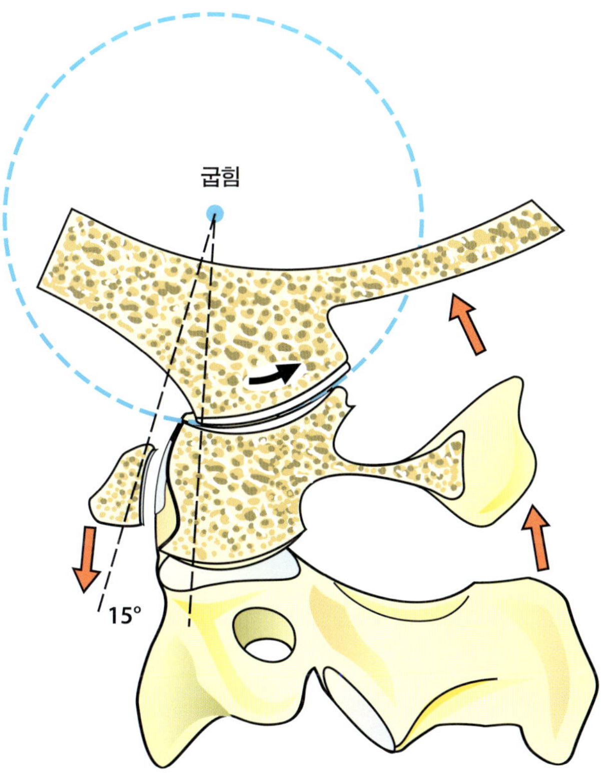

그림 24

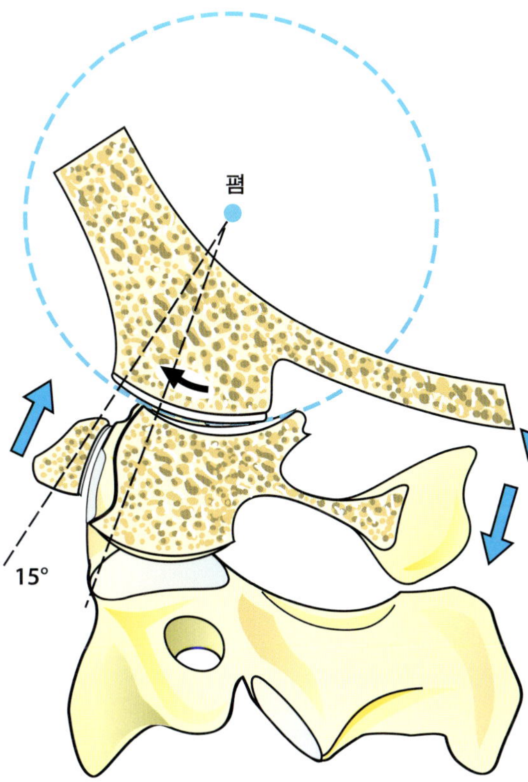

그림 25

목척주의 뒤통수밑인대

개수가 매우 많고 매우 강력한 목척주 뒤통수밑인대suboccipital ligament는 뇌줄기(B), 척수(C) 등의 신경축이 투명하게 표시된 시상단면에서 볼 수 있다(그림 26). 번호는 그림 26~34에서 공통이다. 먼저 뼈 요소를 위에서 아래로 보여준다.

- **뒤통수뼈 바닥부분**(a)과 **뒤통수뼈 비늘부분**(b)
- 고리뼈 앞고리(e)와 고리뼈 뒤고리(f)
- 중쇠뼈의 척추뼈몸통(k)과 **치아돌기**(g)
- 치아돌기 앞관절면(h)은 고리뼈 앞고리 뒤관절면(i)과 접한다.
- **중쇠뼈** 가시돌기(n)와 왼쪽 고리판(o)의 단면
- 중쇠뼈 아래에서는 셋째목뼈의 척추뼈몸통(q), 가시돌기(s), 왼쪽 고리판(r)의 단면
- (투명하게 표시된 부분) **큰구멍**의 위에 있는, 소뇌가 점유하는 소뇌우묵cerebellar fossa, 뇌줄기의 숨뇌 시작 부분(B)

다음으로 **인대**에 대해 살펴본다.

- 뒤통수뼈 바닥부분과 치아돌기끝apex of dens 사이의 짧고 두껍고 수직인 **치아끝인대**apical ligament of dens(1)
- 치아돌기의 뒤관절면에 접하고 있는 **고리가로인대**(3)의 단면
- 고리가로인대의 위모서리와 뒤통수뼈 바닥부분 사이의 **고리십자인대**cruciate ligament of atlas **위세로다발**superior longitudinal band(4)
- 고리가로인대의 아래모서리와 중쇠뼈 척추뼈몸통 뒷면 사이의 **고리십자인대 아래세로다발**inferior longitudinal band(5). 후자 3개의 인대는 **고리십자인대**cruciate ligament of atlas를 형성한다(207쪽 그림 29 참조).
- **정중 뒤통수중쇠인대**occipitoaxial ligament(**덮개막**tectorial membrane)(7)는 고리십자인대의 뒤쪽에 있고 뒤통수뼈 바닥부분에서 중쇠뼈 척추뼈몸통 뒷면으로 뻗는다. 그 가쪽은 **가쪽 뒤통수중쇠인대**로 되어 있으나, 이 단면에서는 볼 수 없다.
- **고리뒤통수관절 관절주머니**(9)
- **뒤세로인대**(12)는 정중 및 가쪽 덮개막의 뒤쪽에 위치하고, 뒤통수뼈 바닥부분이 고랑과 중쇠뼈 아래모서리에 붙은 후 엉치뼈관까지 척주 전체에 걸쳐서 뻗어 있다.
- **앞고리뒤통수막**anterior atlantooccipital membrane은 치아끝인대의 앞쪽에 위치하고, 깊은 층(13)과 얕은 층(14)이 있다. 뒤통수뼈 바닥부분에서 고리뼈 앞고리로 뻗는다.
- 앞고리뒤통수막이 아래로 뻗어 **앞고리중쇠인대**anterior atlantoaxial ligament(16)가 되며 고리뼈 앞고리의 아래모서리에서 중쇠뼈 척추뼈몸통으로 뻗는다. 치아돌기와 치아끝인대의 앞쪽에서 앞고리뒤통수막과 앞고리중쇠인대의 뒤쪽으로 지방조직 공간이 구성되고, 그 안에 정중고리중쇠관절과 그 관절주머니(17)가 있다.
- **앞세로인대**(18)는 앞쪽 모두를 덮고 뒤통수뼈 바닥부분의 아랫부분에서 일고 있으나, 고리뼈 앞고리의 앞쪽을 통과하여 중쇠뼈 척추뼈몸통(18′)에 붙는다. 그리고 엉치뼈까지의 모든 척주 앞면으로 뻗고, 각 수준의 척추사이원반의 앞면(d)과 척추뼈몸통(v)에 붙는다.

척추뼈고리는 다음의 인대에 의해 연결된다.

- **뒤고리뒤통수막**(19)은 큰구멍 뒤모서리와 고리뼈 뒤고리를 연결한다. 이는 **황색인대**(19′)와 동등하다. 고리뼈 가쪽덩이의 바로 뒤쪽으로 구멍(C1)이 뚫려 있으며, 이곳을 통하여 뒤통수동맥이 들어가고, 첫째목신경first cervical nerve이 나온다.
- **뒤고리중쇠인대**posterior atlantoaxial ligament(21)은 황색인대처럼 고리뼈 뒤고리와 중쇠뼈 고리판을 결합한다. 고리중쇠관절의 뒤쪽에 있는 구멍(C2)에서 둘째목신경second cervical nerve이 나온다.
- **가시사이인대**(22)는 고리뼈 뒤고리와 중쇠뼈 가시돌기를 연결한다. 아래 목뼈들 사이에서도 마찬가지이다.
- 매우 두꺼운 섬유성 사이막septum인 **목덜미인대**(23)는 가시끝인대와 같은 동등하며 뒤통수뼈 비늘부분의 정중선에서 붙고, 뒤목근육posterior neck muscles을 왼쪽과 오른쪽의 두 구획으로 나눈다.
- 중쇠뼈와 셋째목뼈 사이의 **돌기사이관절 관절주머니**(24)는 척추사이구멍(C3)의 뒤쪽을 경계가 된다. 이곳을 통해 셋째목신경third cervical nerve이 나온다.
- **황색인대**(29)는 중쇠뼈 고리판과 셋째목뼈 고리판을 연결한다.

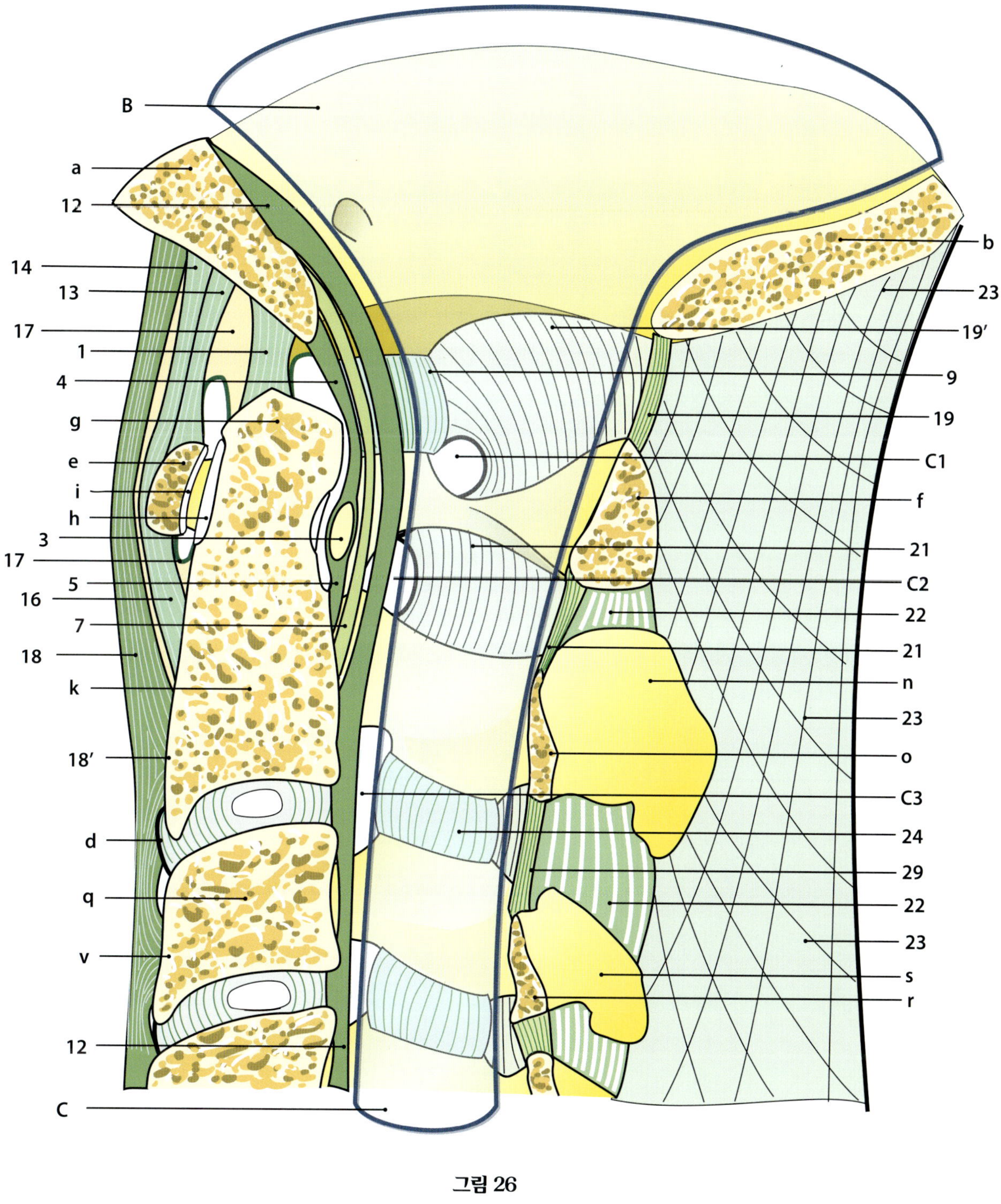
B
a
12
14
13
17
1
4
g
e
i
h
3
17
5
16
7
18
k
18′
d
q
v
12
C
b
23
19′
9
19
C1
f
21
C2
22
21
n
23
o
C3
24
29
22
23
s
r

그림 26

목척주의 뒤통수밑인대(계속)

뒤쪽 뒤통수밑인대의 배열을 이해하기 위해 우선 척추뼈고리 수준(f, t, r)에서 수직 관상 절단을 하여 뒤쪽을 제거한 후 목척주의 **뒷면**을 그렸다(그림 27). 앞 쪽의 그림과 동일한 요소를 볼 수 있다. 다음 사항에 주목해야 한다.

- 뒤통수뼈 비늘부분의 머리속면intracranial surface(a)과 그 단면(b)
- **뒤통수뼈관절융기**(c)
- **고리뼈 가쪽덩이**(d)와 고리뼈 앞고리(e)
- 고리뼈 가쪽덩이 아래관절면(l)과 중쇠뼈 위관절면(m)에 의한 **고리중쇠관절**
- 중쇠뼈 고리뿌리와 관절돌기의 단면(t)
- 중쇠뼈 척추뼈몸통 뒷면(k)과 치아돌기 뒤관절면(h)
- 셋째목뼈 척추뼈몸통 뒷면(q)과 고리판의 단면(r)

이 뼈대 그림에 다음의 인대가 붙어 있는 것을 볼 수 있다.

깊은 층에서는 다음 인대를 볼 수 있다(그림 28).

- **치아끝인대**(1)
- 양쪽의 **날개인대**(2)
- 양쪽 고리뼈 가쪽덩이에 수평으로 뻗는 **고리가로인대**(3)
- **고리십자인대 위세로다발**(4)은 고리가로인대에 거의 스칠 정도로 절단되어 위쪽으로 접혀있다.
- **고리십자인대 아래세로다발**(5)도 마찬가지로 절단되어 아래쪽으로 접혀있다.

중간층에서는 다음을 볼 수 있다(그림 29).

- 고리가로인대와 고리십자인대 위세로다발, 고리십자인대 아래세로다발로 구성되는 완전한 **고리십자인대**(6)
- 가쪽에는 **고리뒤통수관절 관절주머니**(9)가 관찰되고, 그 주변은 다음의 것으로 보강된다.
  - **가쪽고리뒤통수인대**lateral atlantooccipital ligament(10)
  - 인접하는 고리중쇠관절 관절주머니(11)

얕은 층에서는 다음의 인대를 구별할 수 있다(그림 30).

- **정중 덮개막**(7)과 측면 확장
  - 가쪽 덮개막(8)
  - 부분적으로 절단된 **뒤세로인대**(12)

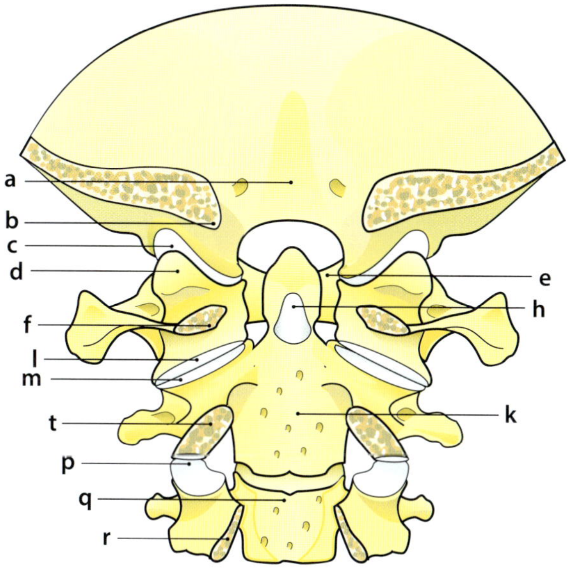

그림 27

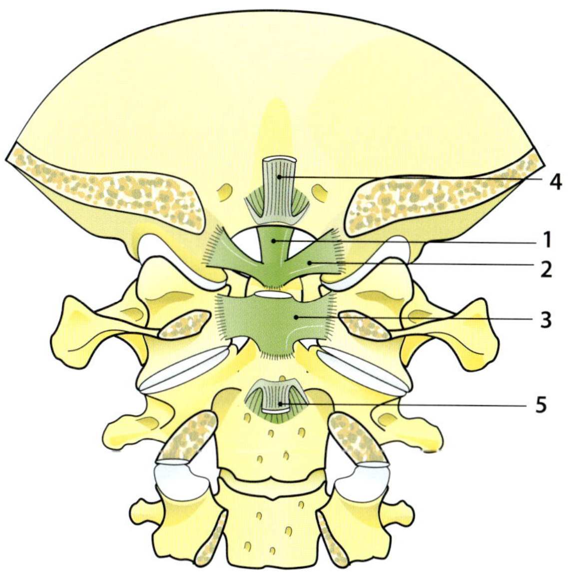

그림 28

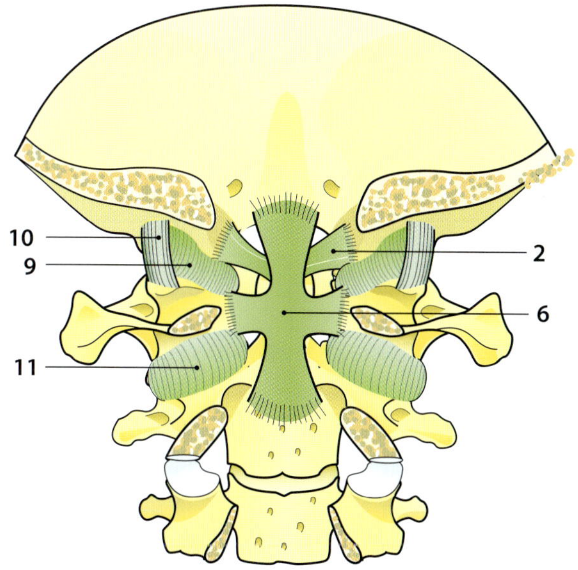

그림 29

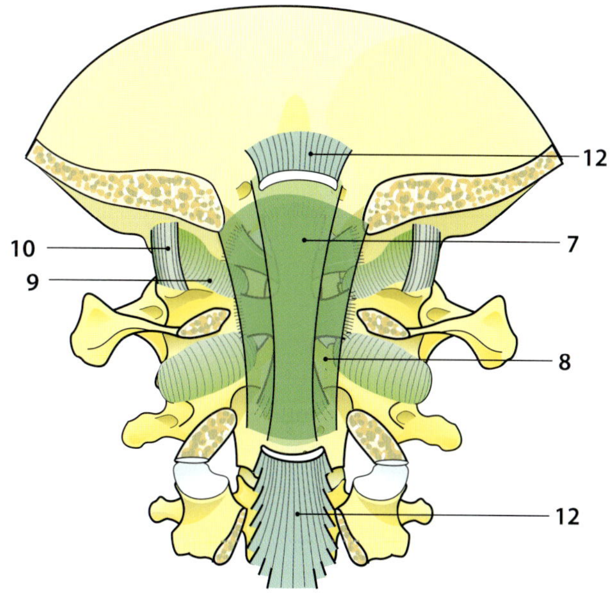

그림 30

목척주의 뒤통수밑인대(끝)

그림 31과 33은 뼈대만 보여주고, 그림 32와 34에는 인대를 추가하였다.

뼈대를 앞에서 보면(그림 31) 이미 언급한 모든 요소를 볼 수 있다.

인대의 앞쪽 그림에는 다음이 포함된다(그림 32).

- **앞고리뒤통수막**의 깊은 층(13)과 얕은 층(14). 후자는 고리뒤통수관절 관절주머니(9) 일부를 덮는다.
- 앞쪽에서는 이중으로 되어 있는 **앞가쪽고리뒤통수막**anterolateral atlantooccipital membrane(15). 뒤통수뼈 바닥부분에서 고리뼈 가로돌기로 비스듬히 뻗는다.
- **앞고리중쇠인대**(16)는 가쪽에서 고리중쇠관절 관절주머니(11)와 연속하여 있다.
- **앞세로인대**(18). 여기서는 왼쪽 절반만 표시하였다.
- 중쇠뼈와 셋째목뼈 사이의 **관절주머니**(23)

뼈대를 뒤에서 보면(그림 33) 고리뼈, 중쇠뼈, 셋째목뼈의 척추뼈고리가 나타나 있다. 이것들 사이에 척주관이 보이고, 뒤통수뼈 비늘부분과 고리뼈 사이에서 큰구멍이 보인다.

인대의 뒤쪽 그림(그림 34)의 오른쪽에는 척주관의 앞면을 덮는 인대가 그려져 있다(207쪽 그림 29 참조).

- 정중덮개막(7)과 가쪽덮개막(8)
- **가쪽고리뒤통수인대**(10)에 의해 보강되는 고리뒤통수관절 **관절주머니**(9).

마지막으로 **척추동맥**(25)이 가로구멍을 통하여 위쪽으로 올라가 고리뼈 가쪽덩이를 우회하여 뒤쪽으로 굽어진 다음 안쪽으로 굽어지는 것을 볼 수 있다.

왼쪽에는 뒤쪽의 인대가 그려져 있다.

- **뒤고리뒤통수막**(19)은 뒤통수뼈 비늘부분에서 고리뼈 가로돌기에 뻗어 있는 고리뒤통수인대atlantooccipital ligament(20)로 덮여 있다.
- **뒤고리중쇠인대**(21)
- **가시사이인대**(22)는 목덜미인대에 덮여 있다. 여기서는 왼쪽 절반만 표시하였다.
- 마지막으로 중쇠뼈와 셋째목뼈 사이의 **관절주머니**(24)

또한 **척추동맥**의 관통 구멍을 통해 나오는 **첫째목신경**(26)과 **둘째목신경**(27)을 볼 수 있다. 후자의 뒤가지posterior ramus는 큰뒤통수신경greater occipital nerve이 된다.

셋째목신경(28)은 척추사이구멍, 즉 돌기사이관절(24)의 앞쪽에서 나온다.

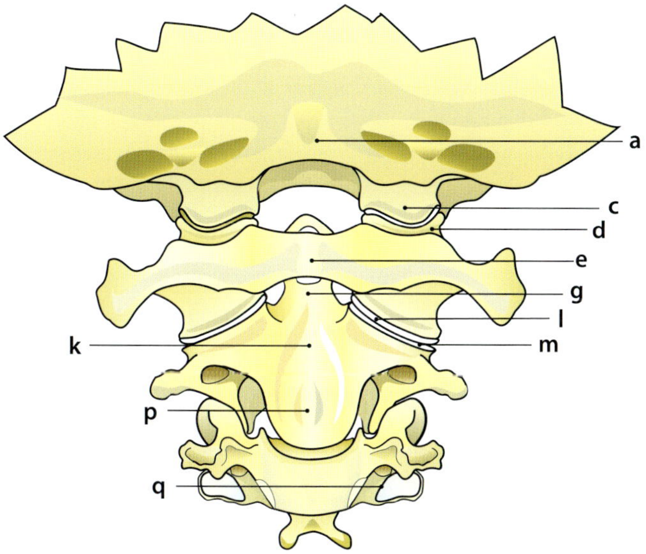

그림 31

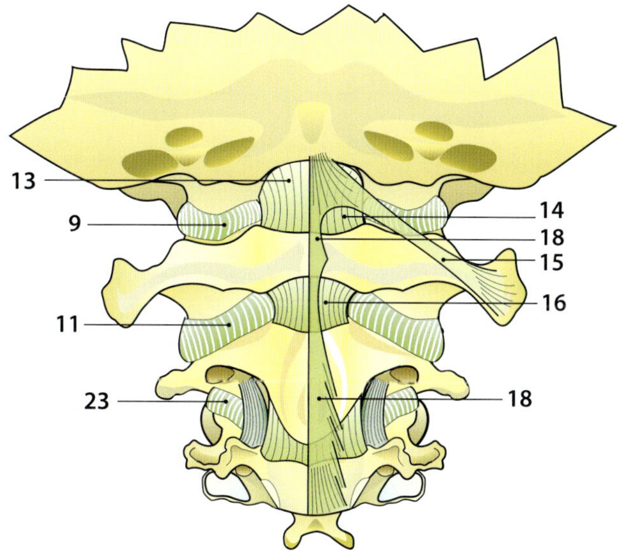

그림 32

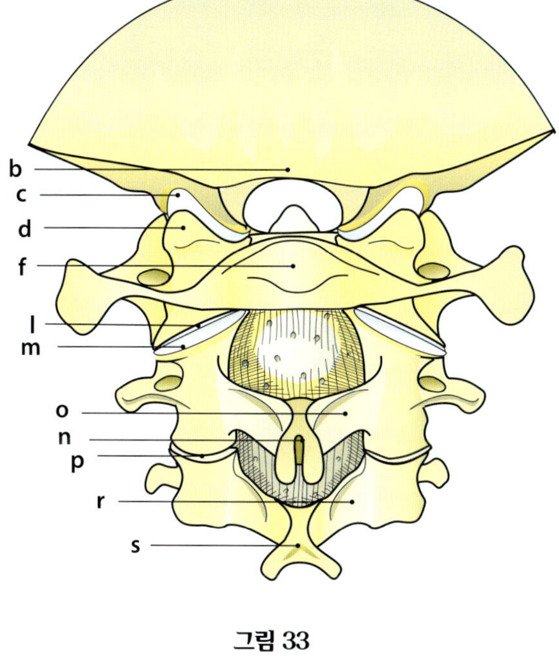

그림 33

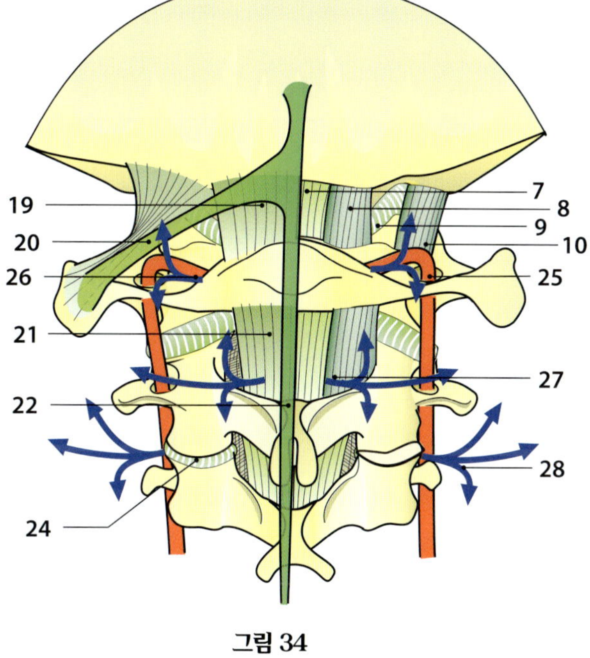

그림 34

전형적 목뼈의 구조

전형적 목뼈를 **뒤위 가쪽에서 보면**(그림 35) '분해한' 그림(그림 36)에서 볼 수 있는 다양한 구성요소를 볼 수 있다.

- **척추뼈몸통**(1)은 **위 몸통사이면**(2) 양 가쪽에 평평한 돌출부인 몸통갈고리(3, 3′)가 있다. 인접한 위 척추뼈몸통의 아래 몸통사이면이 그 사이에 꼭 들어맞는다.
- 또한 척추뼈몸통 위 몸통사이면의 앞쪽 가장자리에 **평평한 부분**(4)과 아래 몸통사면의 앞 쪽 가장자리 아래 앞쪽으로 뻗어 있는 **돌출 부분**(5)도 볼 수 있다.

전체적으로 척추뼈몸통 위 몸통사이면은 **안장 모양**처럼 가로로 오목하고 앞뒤로 볼록하다. 척추사이원반(그림에는 표시되지 않음)의 개재로 같은 모양을 한 인접한 위 척추뼈몸통 아래 몸통사이면과 관절을 형성한다. 이 관절복합체는 안장관절saddle joint과 유사하며 특히 굽힘-폄 운동을 가능케 한다. 가쪽 운동은 몸통갈고리의 존재에 의해 제한되고, 이것이 굽힘-폄이 우선적으로 발생하도록 한다.

- 척추뼈몸통 가쪽면의 뒷부분에는 한편으로는 척추뼈고리의 이는곳인 **고리뿌리**(6, 6′)가 있고 다른 한편으로는 **가로돌기의 앞결절**(7, 7′)이 있다.

목뼈 가로돌기는 그 모양과 방향이 매우 특징적이다(그림 37). 위로 오목한 고랑이 있고, 그 면은 앞가쪽을 향하여 시상면과 60° 각도를 이룬다. 또한 바닥에서 15° 각도로 약간 비스듬히 아래쪽으로 기울어져 있다. 고랑의 뒤 안쪽 끝은 척추사이구멍 수준에서 시작한다. 그 앞가쪽 끝은 **앞결절**과 **뒤결절**로 갈리고, 이곳에 목갈비근이 붙는다. 고랑 바닥은 **가로구멍**에 의해 천공되고, 이곳을 통해 **척추동맥**이 위로 올라간다. 척추사이구멍을 통해 척주관을 빠져나온 **목신경**은 가로돌기 척수신경고랑groove for spinal nerve을 뻗고, 가로돌기의 두 결절 사이를 통과하기 때문에 척추동맥과 직각으로 교차한다.

- 가로돌기 바닥의 구멍은 하나는 **2개의 뿌리**, 즉 하나는 척추뼈몸통에 직접 붙고, 다른 하나는 관절돌기에 붙는 것처럼 보인다.
- **관절돌기**(9, 9′)는 **고리뿌리**(6, 6′)에 의해 연결된 척추뼈몸통의 뒤가쪽에 있다. 관절돌기는 **관절면**을 갖고 있으며, 여기서는 위관절면(10, 10′)이 관찰되고, 인접한 위 척추뼈 아래관절면과 관절을 형성한다.
- **척추뼈고리**는 **가시돌기**(12) 기저 수준의 정중선에서 만나는 **고리판**(11, 11′)에 의해 완성된다. 가시돌기는 끝이 둘로 갈라져 있다.
- 따라서 **척추뼈고리**는 고리뿌리, 관절돌기, 고리판, 가시돌기에 의해 연속적으로 구성된다.
- **척추사이구멍**은 아래쪽은 고리뿌리, 안쪽은 척추뼈몸통과 몸통갈고리, 가쪽은 관절돌기에 의해 경계가 만들어져 있다.
- 세모꼴인 **척주관**(C)은 앞쪽은 척추뼈몸통, 뒤쪽은 척추뼈고리에 의해 경계가 만들어져 있다.

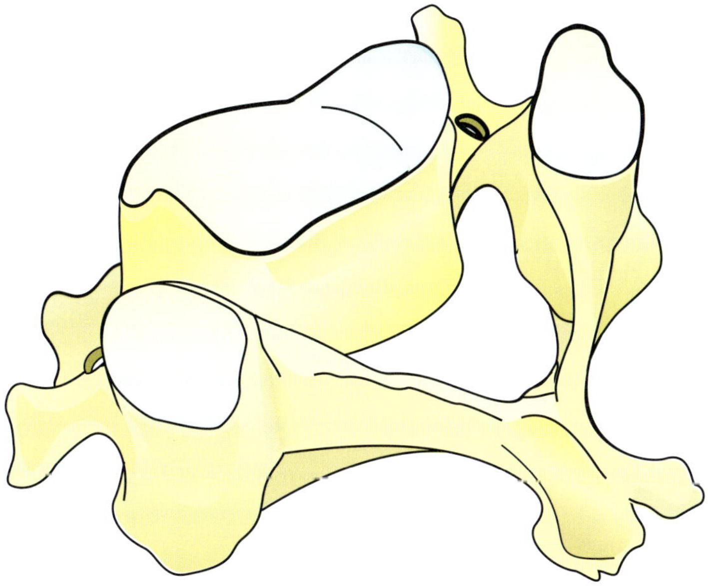

그림 35

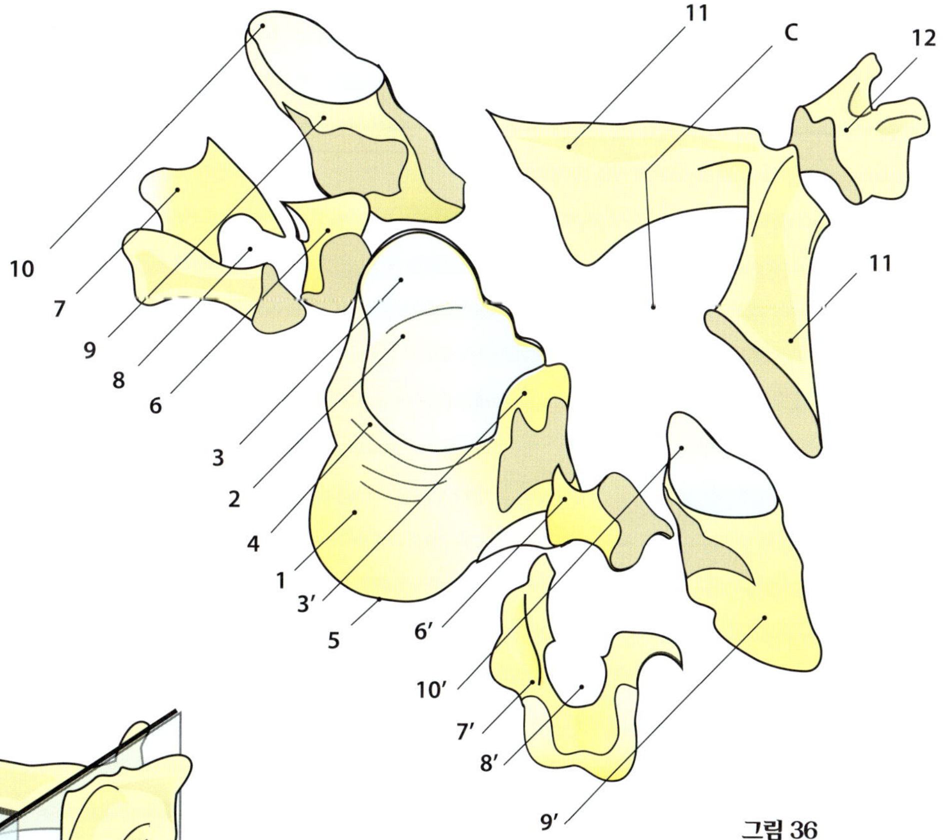

그림 36

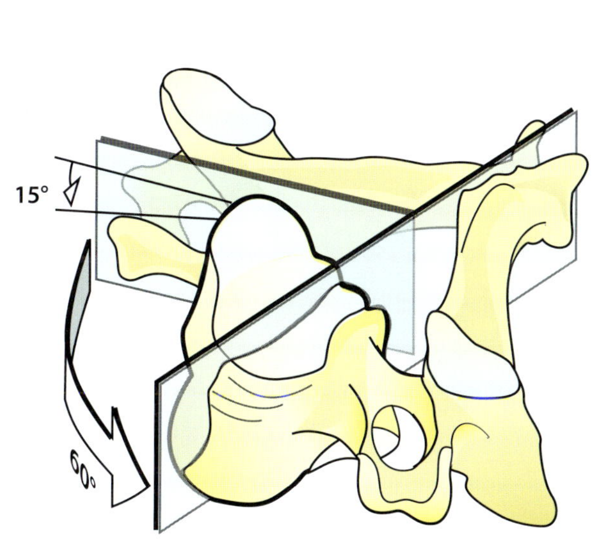

그림 37

아래 목척주의 인대

뒤통수밑 목척주를 결합하는 매우 특별한 인대를 보았다. 이 인대들 중 일부는 아래 목척주 수준에서도 연속된다. 아래 목뼈들을 결합하는 인대는 **왼쪽 뒤쪽에서 본 그림**에서 자세히 볼 수 있다(그림 38). 그림에서 시상면을 따라 절단된 목뼈의 위 몸통사이면(a)과 그 아래 몸통사이면의 가쪽에서 약간 솟은 몸통갈고리(b)를 볼 수 있다. 절단된 목뼈는 절단된 척추사이원반에 의해 그 아래 목뼈에 연결된다. 절단된 척추사이원반에서 섬유테(1)와 속질핵(2)이 명확하게 보인다.

척추뼈몸통의 앞쪽에는 **앞세로인대**(3), 뒤쪽에는 **뒤세로인대**(4)가 뻗어 있다. 양 가쪽에는 **몸통갈고리관절**이 있고 관절주머니(5)로 덮여 있다.

돌기사이관절은 관절주머니(6)로 덮이고, 관절면(d)끼리를 접촉시킨다. 열린 관절주머니(6′)도 보인다. 왼쪽/오른쪽의 위아래 **고리판** 사이에는 황색인대(7)가 뻗어 있으며 그중 하나는 단면(7′)이 보인다.

가시돌기(j)는 서로 가시사이인대(8)에 의해 연결된다. 가시사이인대는 뒤쪽으로 뻗어 가시끝인대로 되어 있다. 가시끝인대는 목척주 수준에서는 매우 잘 발달하여 있으며 **목덜미인대**(9)가 되고, **등세모근**과 **널판근**$_{splenius}$이 붙는 곳이 된다.

앞결절(e)과 뒤결절(f)을 가진 **가로돌기**는 서로 **가로사이인대**(10)에 의해 연결된다.

가로돌기 수준에서 **가로구멍**(g)과 **척추사이구멍**(i)을 볼 수 있다. 척추사이구멍은 다음에 의해 경계가 만들어진다.

- 위쪽은 **고리뿌리**(h)
- 뒤가쪽은 **관절돌기**와 **돌기사이관절**
- 앞안쪽은 **척추뼈몸통**, **척추사이원반**(1), **몸통갈고리**(b)

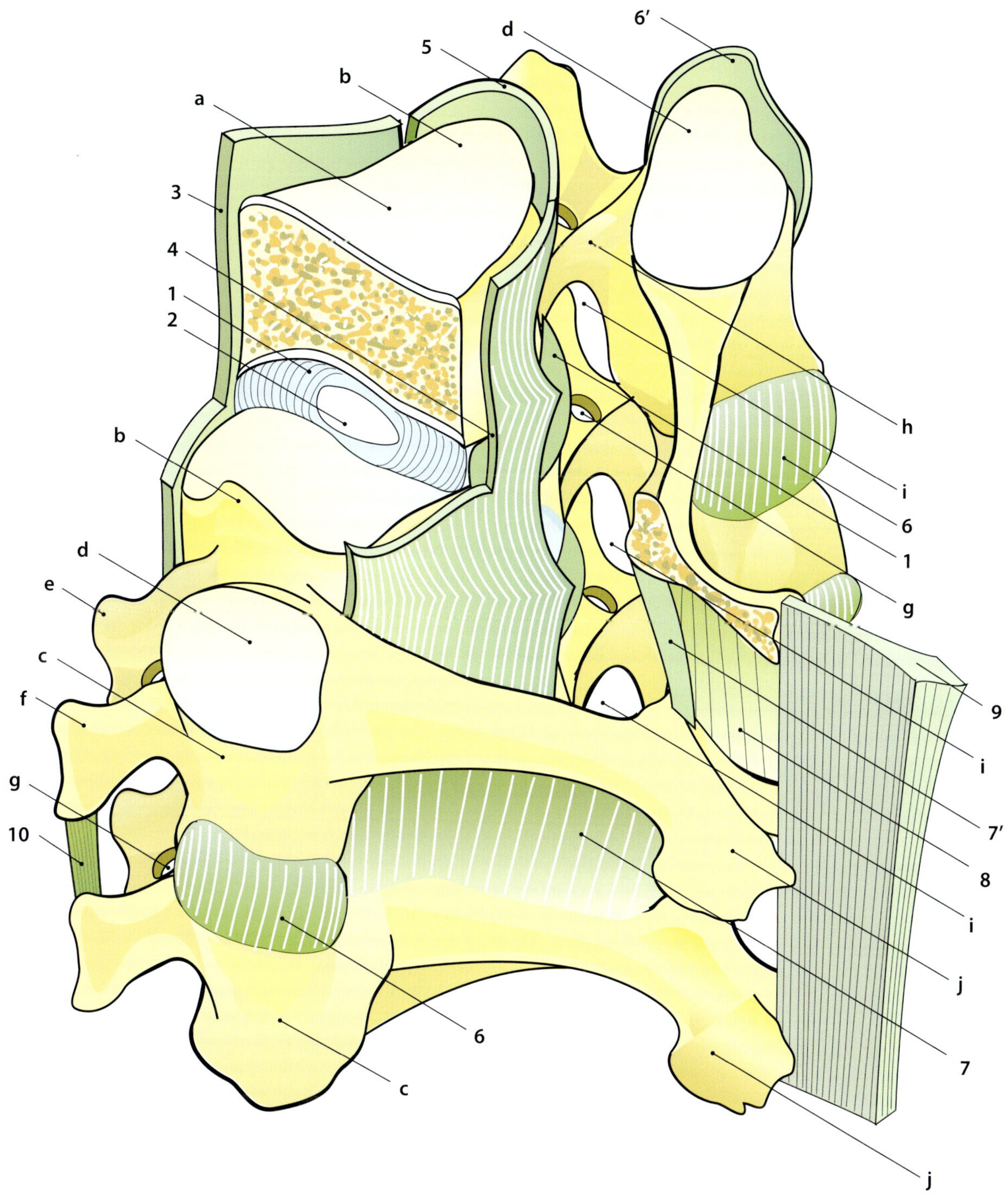

그림 38

아래 목척주의 굽힘-폄

중립 위치에서 척추뼈몸통은 속질핵은 안정적인 위치에 있고 섬유테의 층판은 모두 동일한 장력을 받는 척추사이원반에 의해 결합된다(그림 39: 가쪽 그림).

또한 **목뼈**는 관절돌기에 의해 서로 접촉하게 되며, 관절돌기 관절면은 아래 뒤쪽으로 비스듬한 평면이다(그림 40). 아래 목척주에서 이 관절면들은 시상면에서 앞쪽으로 약간 오목하며 곡률중심은 상당히 아래 앞쪽으로 놓여 있다. 목척주앞굽음의 결과로 이러한 곡률중심은 관절면보다 더 멀리 떨어져 있다. 218쪽에서 이러한 축의 수렴convergence의 중요성을 보게 될 것이다.

폄 운동 시(그림 41) 인접한 위 척추뼈몸통은 **뒤쪽으로** 기울고 미끄러진다(화살표). 척추뼈 사이 공간은 앞쪽보다 뒤쪽이 더 좁아지고, 따라서 속질핵은 약간 앞쪽으로 밀려나고, 따라서 섬유테의 앞쪽 섬유는 더 팽팽해진다. 이 척추뼈몸통의 뒤쪽으로의 미끄럼 운동은 관절면의 곡률중심 주위에서 발생하지 않는다. 그 결과 돌기사이관절 **앞쪽이 벌어진다**(그림 42). 사실 위 척추뼈 아래관절돌기 아래관절면은 아래 척추뼈 위관절돌기 위관절면에 대해 아래 뒤쪽으로 미끄러진다. 이는 각도 x′을 형성하는데, 이 각도는 폄 각도 x와 같고, 또한 관절면에 대한 수선(빨간색)에 의해 형성되는 각도 x″과도 같다.

폄 운동은 **앞세로인대의 긴장**과 특히 **골성 충돌** 때문에 제한된다(파란색 화살표 E). 골성 충돌은 아래 척추뼈 위관절돌기와 위 척추뼈 가로돌기의 충돌과 특히 **척추뼈고리** 인대의 개재로 인한 **접촉**이 있다.

굽힘 운동 시(그림 43) 인접한 위 척추뼈몸통은 **앞쪽으로** 기울고 미끄러진다(화살표). 이것이 척추사이원반 앞쪽의 두께를 감소시키며, 속질핵을 뒤쪽으로 밀어내고(화살표) 섬유테의 뒤쪽섬유를 긴장시킨다. 이 인접한 위 척추뼈몸통의 앞쪽으로의 기울임 운동은 인접한 아래 척추뼈 위 몸통사이면의 평평한 모서리에 의해 촉진되고, 이것이 인접한 위 척추뼈의 아래 몸통사이면의 돌출부를 통과시킨다.

폄과 같은 방식으로 인접한 위 척추뼈의 굽힘은 관절면의 곡률중심의 주위에서 발생하지 않으며(그림 44), 자동으로 돌기사이관절 사이에 **틈새**가 생긴다. 인접한 위 척추뼈 아래관절돌기 아래관절면은 위 앞쪽으로 전위하고, 또한 아래 뒤쪽으로 각도 y′의 **틈새**를 수반한다. 이것은 굽힘 각도 y와 같고, 관절면에 대한 수선(빨간색)에 의해 형성되는 각도 y″과도 같다.

굽힘 운동은 골성 충돌에 의해 제한되는 것이 아니라 인대 긴장에 의해서 제한된다(빨간색 화살표 F). 즉, 뒤세로인대, 돌기사이관절의 관절주머니, 황색인대, 가시사이인대, 가시끝인대 또는 목덜미인대 등의 긴장으로 제한된다.

후방 추돌 또는 전방 충돌로 인한 자동차 사고 시 목척주는 종종 처음에는 폄, 이어서 굽힘 상태에서 매우 강한 충격을 받는다. 이것이 다양한 인대의 폄이나 심지어 파열을 유발하는 **채찍질손상**whiplash injury이며, 극단적인 경우는 **관절돌기의 앞쪽 탈구**를 유발한다. 인접한 위 척추뼈 아래관절돌기는 인접한 아래 척추뼈 위관절돌기의 앞위쪽 돌출 모서리에 걸린다. 이러한 관절돌기의 충돌을 수반한 탈구는 정복이 매우 어려우며, 숨뇌나 목척수cervical part of spinal cord를 손상시켜, **돌연사나 팔다리마비**quadriplegia, **하반신마비**paraplegia**를 일으킬 위험**이 있으므로, 이러한 환자는 주의해서 다루어야 한다.

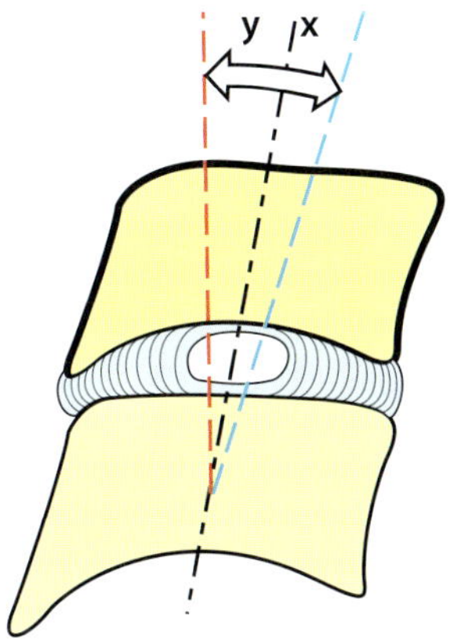

그림 39

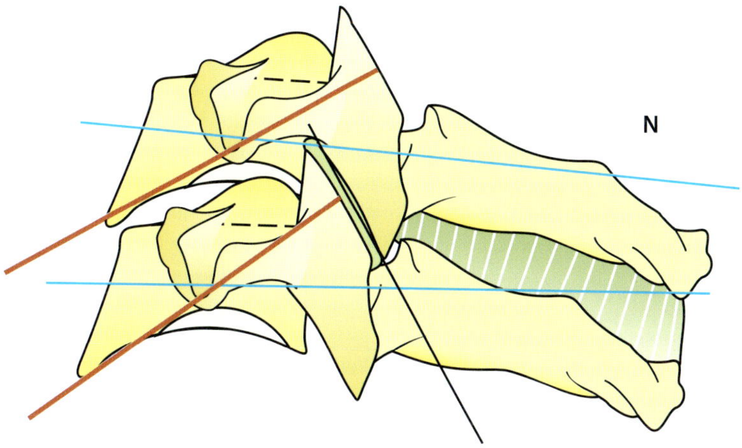

그림 40

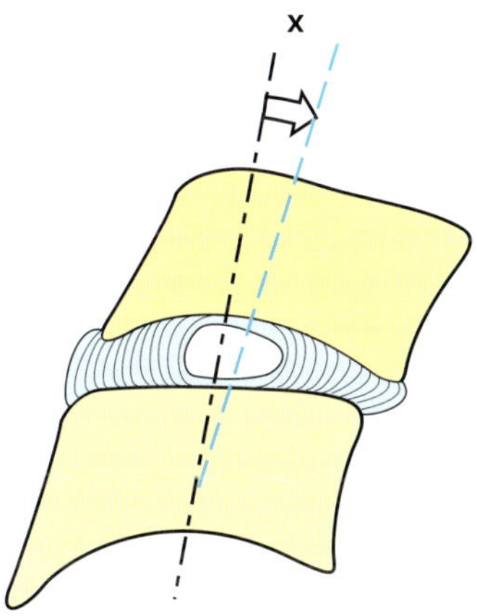

그림 41

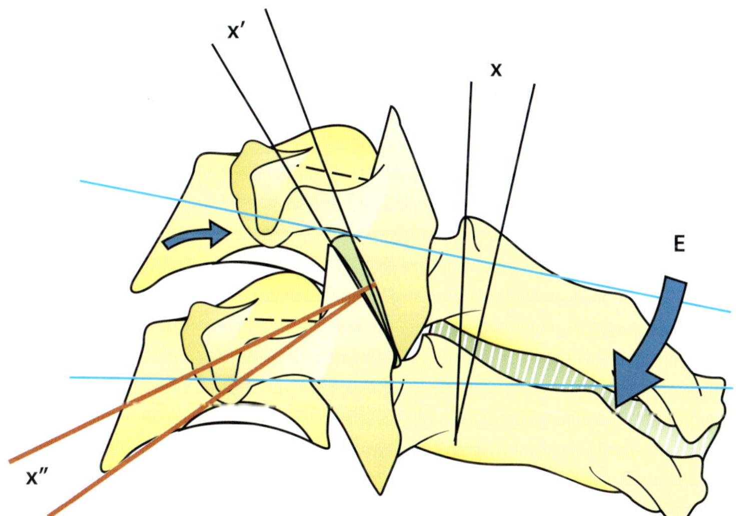

그림 42

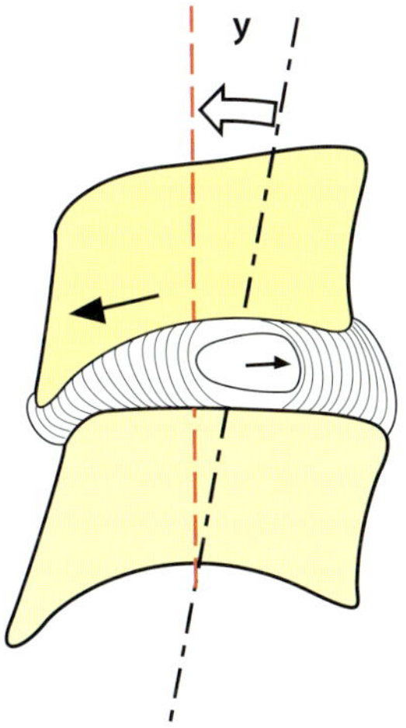

그림 43

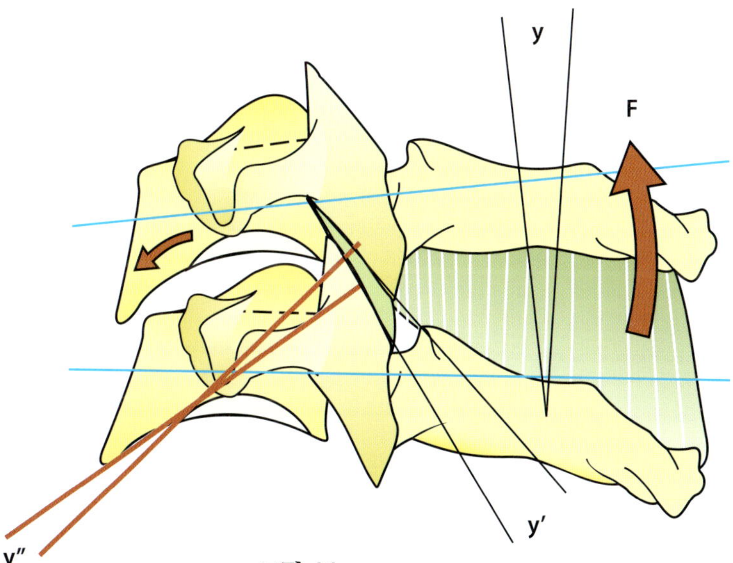

그림 44

몸통갈고리관절의 운동

돌기사이관절과 척추사이원반의 운동 외에도 목척주의 각 수준에서 2개의 작은 보조적 관절돌기, 즉 몸통갈고리관절이 존재한다.
관상 단면에서(그림 45) 2개의 몸통사이면 사이에 속질핵과 섬유테가 있는 척추사이원반이 보이지만, 이 척추사이원반은 척추뼈의 가장자리까지 이르지는 않는다. 실제로 척추뼈몸통 위 몸통사이면은 시상면에 위치한 2개의 돌출부인 몸통갈고리가 솟아 올라 있으며, **위 안쪽**을 향하는 안쪽면은 연골로 덮여 있고, 인접한 위 척추뼈몸통의 아래 가쪽 모서리에 대응한다. 후자에서는 반달 모양의 관절면이 **아래 가쪽**을 향하고 있고, 이 또한 연골로 덮여 있다. 이 작은 관절은 **관절주머니**에 둘러싸이고, 내부에 척추사이원반을 포함한다. 따라서 이것은 **윤활관절**이다. **굽힘-폄 운동**에서 인접한 위 척추뼈몸통이 앞으로 또는 뒤로 미끄러질 때 몸통갈고리관절에서도 관절면 사이에서 **동시에 미끄럼**이 일어난다. 몸통갈고리는 이 운동에서 척추뼈몸통을 이끈다.

가쪽굽힘 운동 시(그림 46), 몸통갈고리관절에서 **틈새의 움직임**이 생겨 그 각도 a′과 a″은 가쪽굽힘 각도 a와 같고, 또한 가로돌기를 지나는 2개의 가로선 nn′, mm′이 이루는 각도와도 같다. 이 그림에서 이 밖에 곡률이 **볼록한 쪽**으로의 속질핵의 전위(화살표)나 볼록한 쪽의 몸통갈고리관절 관절주머니의 긴장 등도 주목된다.
실제로는 몸통갈고리관절의 운동은 훨씬 더 복잡하다. 단순한 가쪽굽힘 운동은 없으며, 항상 **돌림과 폄이 결합된 가쪽굽힘 운동**이라는 것은 나중에 보게 될 것이다(218쪽 참조). 따라서 몸통갈고리관절에는 위쪽 또는 아래쪽으로의 틈새만이 아니라, 뒤쪽으로의 미끄럼이나 앞쪽으로의 벌어짐 등도 존재한다. 그림 47, 48은 이해를 위해 극도로 도식화한 2개의 척추뼈몸통의 **투시도**이다. 가쪽굽힘-돌림 운동의 기전을 숙지한 후 이 부분을 다시 볼 것을 권장한다.

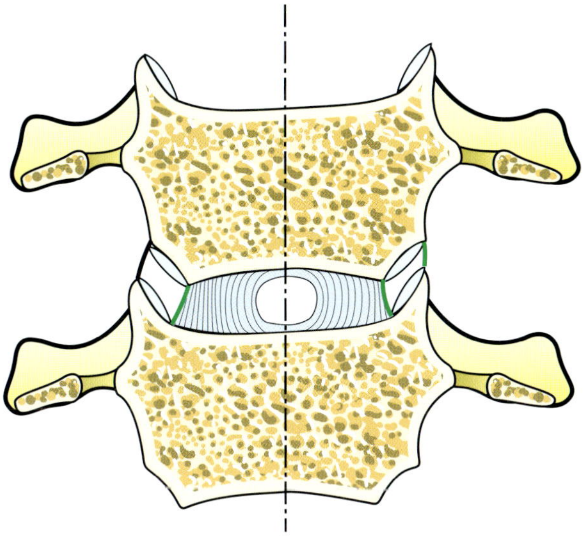

그림 45

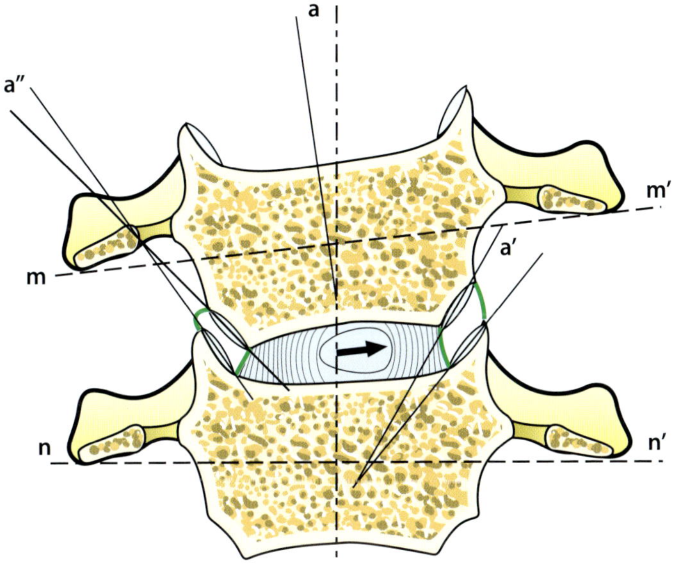

그림 46

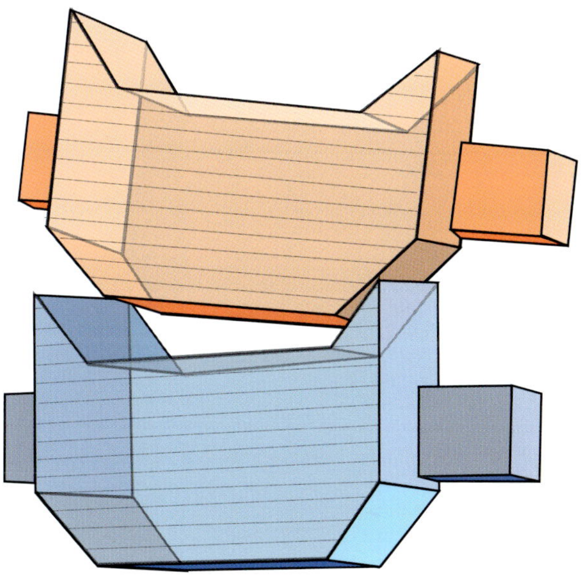

그림 47

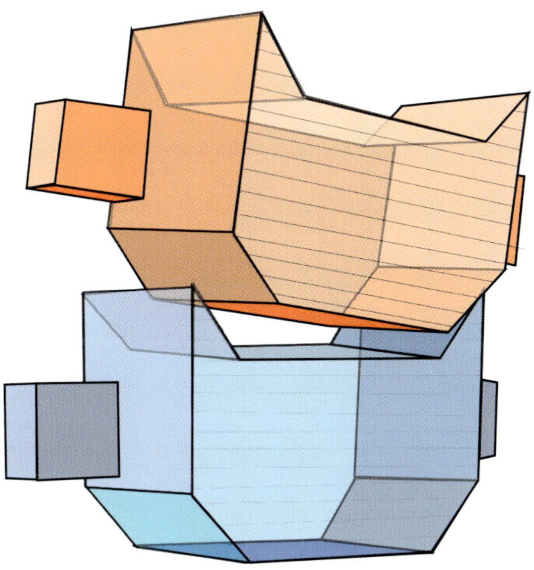

그림 48

관절면의 방향: 가쪽굽힘-돌림의 복합 축

아래 목척주의 가쪽굽힘과 돌림 운동은 관절돌기 관절면의 방향에 의해 결정되며 순수한 돌림 운동도 순수한 가쪽굽힘 운동도 허용되지 않는다.

예를 들어, **다섯째목뼈**fifth cervical vertebra와 같은 중간 위치의 척추뼈를 고려하면 위관절면은 평평하고, 아래 뒤쪽으로 비스듬한 동일 평면 P에 포함된다는 것을 알 수 있다(그림 49). 따라서 돌출된 넷째 목뼈의 미끄러짐은 다음 두 유형일 수밖에 없다.

- **전체의 위쪽으로의 미끄러짐** 즉 **굽힘** 또는 **전체의 아래쪽으로의 미끄러짐** 즉 **폄**
- **좌우에서 상이한 미끄럼**. 넷째목뼈 아래관절돌기 아래관절면의 한쪽, 예를 들어 왼쪽이 위 앞쪽으로 미끄러지고(화살표 a) 오른쪽은 아래 뒤쪽으로 미끄러진다(화살표 b). 따라서 평면 P에서의 좌우의 상이한 미끄럼은 평면 P에 수직이고, 시상면에 위치한 축 A를 중심으로 한 돌림이다. 아래 앞쪽으로 비스듬한 축 A를 중심으로 한 넷째목뼈의 돌림은 돌림-가쪽굽힘의 복합 운동을 일으키며, 이는 축 A의 기울기에 의존한다.

돌기사이관절 수준의 **수평 단면 그림**에서는 관절면의 윗부분도 아랫부분도 엄밀하게 편평한 것은 아니며, 다음과 같은 곡률이 존재함을 알 수 있다.

- 여섯째 · 일곱째목뼈 수준에서는 **뒤로 약간 볼록하다**(그림 50).
- 셋째 · 넷째목뼈 수준에서는 **앞으로 약간 오목하다**(그림 51).

이것은 이전 증명과 전혀 모순되지 않는다. 평면 P(그림 49)는 여섯째 · 일곱째목뼈에서는 곡률중심이 척추뼈몸통의 아래쪽에서 축 A 위에 있고(그림 52), 셋째 · 넷째목뼈에서는 곡률중심이 척추뼈몸통의 위쪽에서 축 A 위에 있는(그림 53) 반지름이 큰 구체로 대체할 수 있기 때문이다. 따라서 가쪽굽힘-돌림의 복합 축은 여전히 그림 49의 축 A에 있다.

목척주의 가쪽 방사선영상에서 **돌기사이관절 관절면**의 방향을 그리는 것은 쉽다(그림 54).

- 이것들의 평면 a, b, c, d, e, f는 수직에 대해 비스듬하다.
- 이 밖에 이것들의 경사는 아래쪽에서 위쪽으로 향함에 따라 증가한다. C7/T1 사이에 해당하는 평면 f는 수평에 대해 10° 밖에 경사져 있지 않다. 한편, C2/C3 사이의 평면 a는 수평에 대해 40~45° 경사져 있다. 따라서 아래쪽 평면 f와 위쪽 평면 a 사이의 각도는 30~35° 이다.

그러나 이러한 평면은 정확히 같은 점에 수렴하지는 않는다. 아래쪽에서 위쪽으로 경사에는 특정한 불규칙성이 있다. 아래 3개의 평면 d, e. f는 거의 평행하지만, 위 3개의 평면 a, b, c는 매우 강하게 수렴한다.

각각의 돌기사이관절 관절면 수준에서 수선을 그린다면, 이것들의 축 1, 2, 3, 4, 5, 6의 경사도 역시 규칙적으로 증가하고, 30~35° 의 각도를 나타낸다. 그러나 중요한 점은 가장 아래의 축 6은 거의 수직으로 거의 순수한 돌림을 의미하지만, 가장 위의 축 1은 수직에 대해 40~45° 경사져 있어 가쪽굽힘과 돌림이 동등하게 일어난다는 것이다.

또한 그림 54에서 **Penning의 다이어그램**diagram of Penning에 의한 운동 중심을 작은 십자로 그리고 있다. 이것은 각각 인접한 위 척추뼈의 굽힘-폄의 가로축의 위치에 해당한다. 목척주의 아랫부분으로 내려갈수록 운동 중심은 척추뼈몸통의 위 앞쪽으로 이동하며, 이는 최대 굽힘과 최대 폄 위치에서 촬영된 가쪽 방사선영상의 투사로 추정되는 작은 별로 표시한 이론적 중심점과는 정확히 일치하지는 않는다.

중요한 개념은 가쪽굽힘-돌림의 축 1~6이 수렴한다는 것이다.

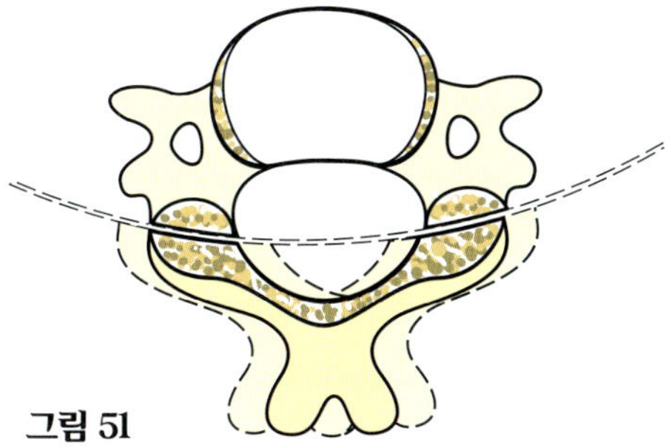

그림 51

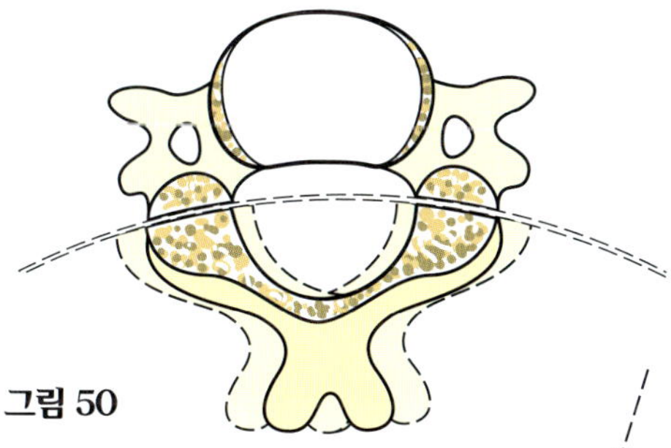

그림 50

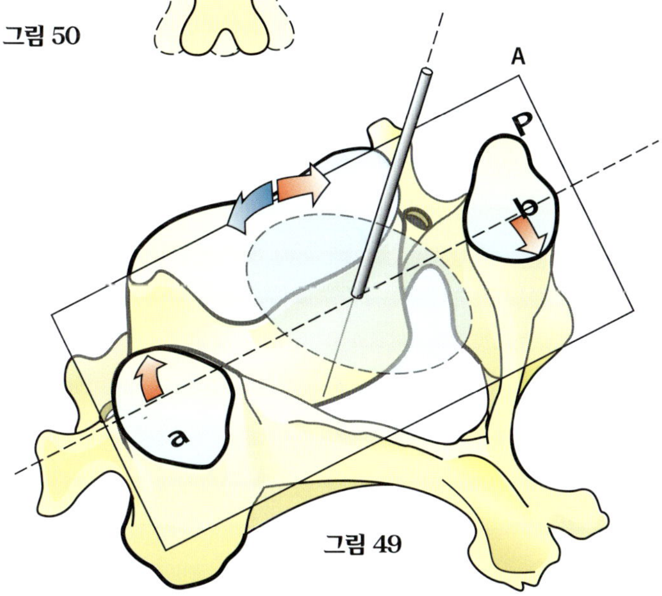

그림 49

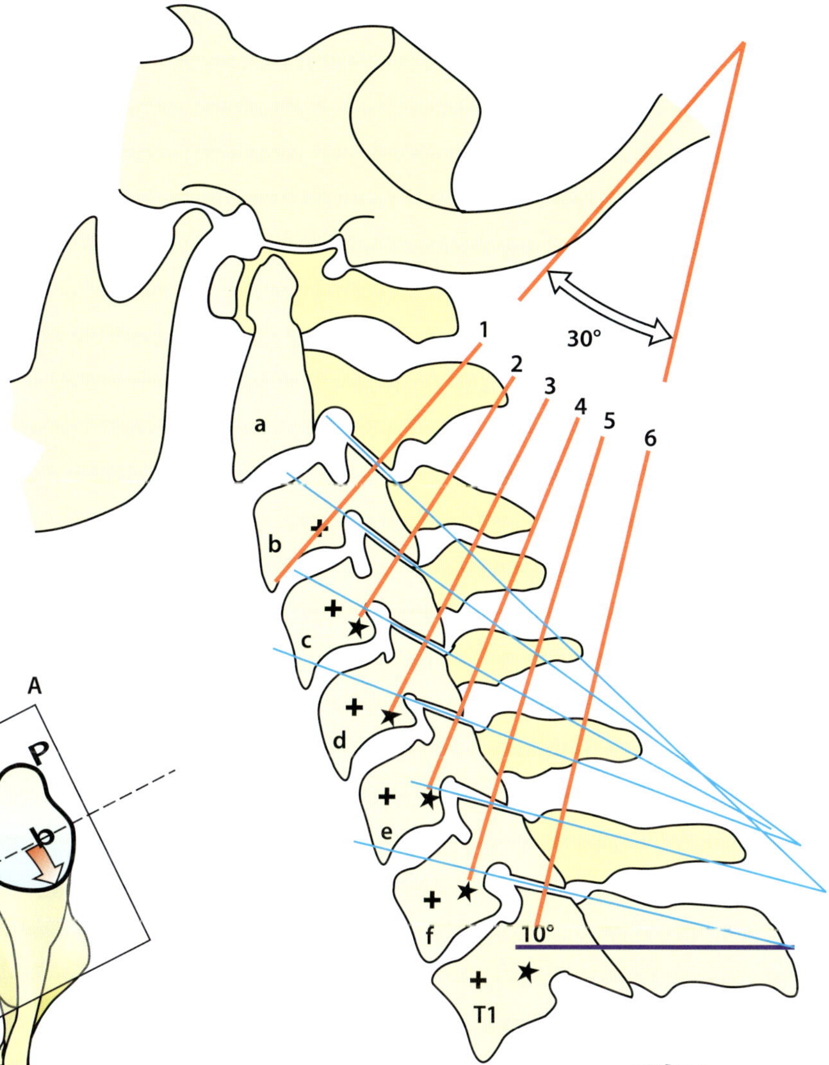

그림 54

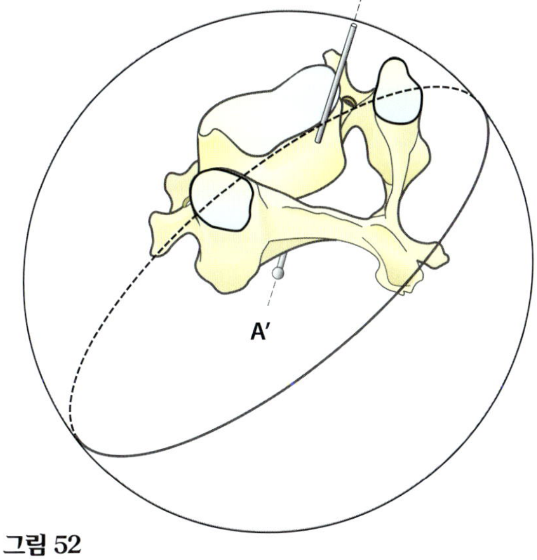

그림 52

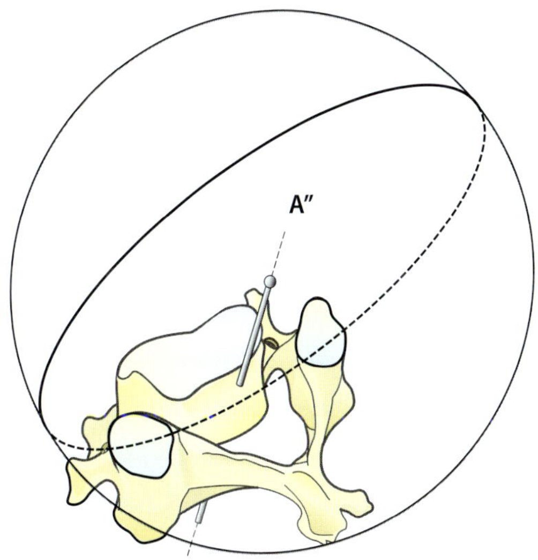

그림 53

아래 목척주에서의 가쪽굽힘-돌림의 복합 운동

각 수준에서 비스듬한 축은 **가쪽굽힘**과 **돌림**의 복합 운동을 일으키며, 여기에 굽힘-폄 운동이 더해진다.

C2에서 T1 사이의 **아래 목척주 전체**(그림 55: 아래 목척주의 도식화)에서는 폄 요소가 부가된다. 실제로 축에 위치한 첫째등뼈(T1)에서 시작하면 C7/T1 사이의 운동은 C7의 가쪽굽힘-돌림 운동을 일으키고, 이미 가쪽굽힘-돌림 위치에서 시작된 C6/C7 사이의 운동은 돌림-가쪽굽힘만이 아니라, **폄**을 일으킨다. 이 기전은 아래에서 위로 올라갈수록 한층 현저해진다. 따라서 전체적으로, 아래 목척주의 복합 운동을 3개의 기준면에 투영하거나, 정면 및 가쪽 방사선 촬영을 하면(불행히도 단면 방사선 촬영은 불가능하다. 하지만 CT는 촬영할 수 있다) 다음 3가지 구성 요소가 나타나는 것을 볼 수 있다.

- 관상면(C)에서의 가쪽굽힘 요소(L)
- 시상면(S)에서의 폄 요소(E)
- 가로면(T)에서의 돌림 요소(R)

따라서 목척주는 굽힘-폄 운동과 별개로 항상 **가쪽굽힘-돌림-폄의 정형화된 복합 운동만을** 수행할 수 있다고 할 수 있다(그림 56). 게다가 폄 요소는 아래 목척주 자체의 굽힘에 의해 어느 정도 자동으로 보상$_{\text{compensation}}$된다. 한편, 폄 이외의 불필요한 요소는 후술하는 것처럼 위 목척주 수준에서만 보상될 수 있음을 알게 될 것이다(228쪽 참조).

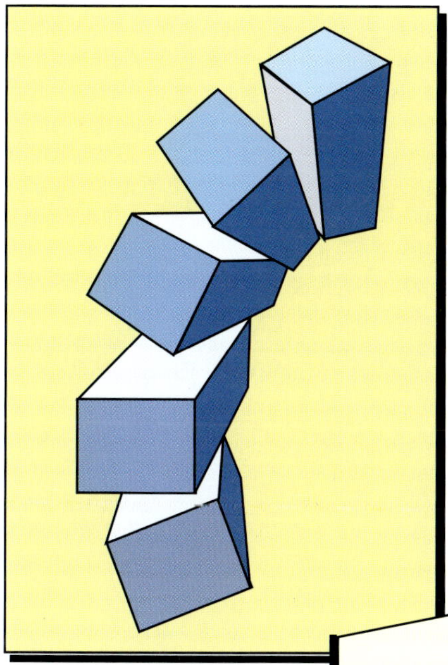

그림 56

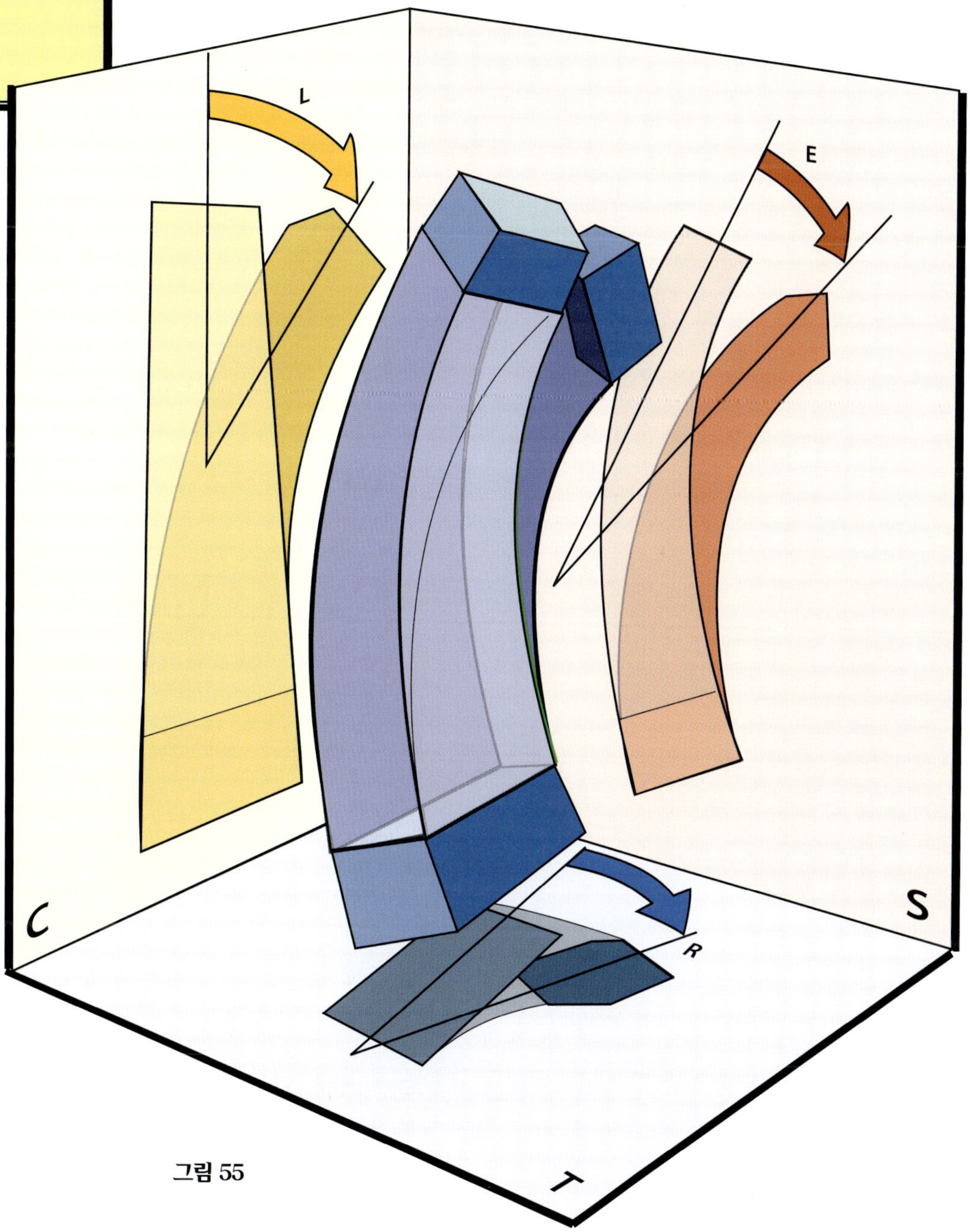

그림 55

가쪽굽힘-돌림 운동의 기하학

가쪽굽힘-돌림 운동의 기하학적 증명(그림 57)은 축 u 주위의 가쪽굽힘-돌림의 평면 R를 나타내는 공간에서의 그림 덕분에 간단하다. 이 평면 R은 이전에 정의된 관절면의 공통 평면에 해당한다. 이 축 u의 경사로 인해 평면 R은 관상면(C)과 가로면(T)의 기준면에 대해 경사져 있다. 이 두 평면에 수직인 시상면(S)에는 축 u를 중심으로 돌림하는 인접한 위 척추뼈의 대칭축을 나타내는 부분 k(빨간색)가 포함된다. 이 부분이 평면 R에서 축 u를 중심으로 오른쪽으로 돌림할 때 최종 위치(l)는 이 부분과 동시에 O를 통과하는 수직 방향으로 돌림한 수직평면 P에 포함된다.

이 새 위치에서 부분 l은 관상면(C)에 l′으로 투영된다. 마찬가지로 가로면(T)에서 이 돌림은 평면 S와 평면 P 사이의 o″에서 형성된 각도 c로 측정된다. 이러한 투영은 다음을 나타낸다.

- 관상면(C)에서의 **가쪽굽힘** 요소
- 가로면(T)에서의 **돌림** 요소

인접한 위 척추뼈가 축 u를 중심으로 돌림할 때 자체 돌림 축을 u′으로 옮기고, 마찬가지로 두 번째 위 척추뼈에 대해 u″으로 옮긴다. 이와 같이 하여 새로운 폄 요소가 나타난다. 이것은 삼각법으로도 계산이 가능하지만, 여기에서는 설명하지 않겠다.

목뼈 2개를 겹쳐 놓은 그림은(그림 58) 축 u를 중심으로 위 척추뼈의 오른쪽 돌림(빨간색 화살표)을 나타내고 있으며, 이는 왼쪽 가쪽덩이의 전진과 오른쪽 가쪽덩이의 후퇴를 수반한다. 돌림은 각 척추뼈 위관절돌기 위관절면을 지나는 2개의 파선(破線) 수준에서 볼 수 있다.

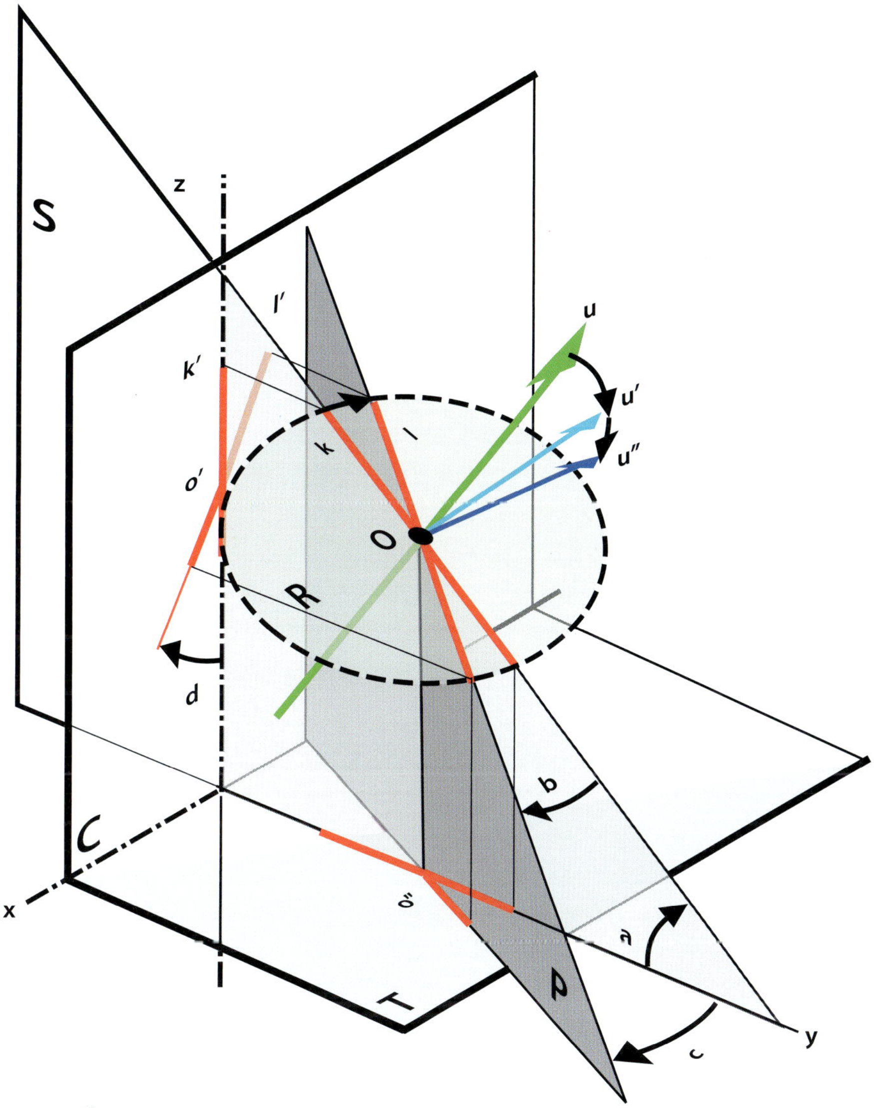

그림 57

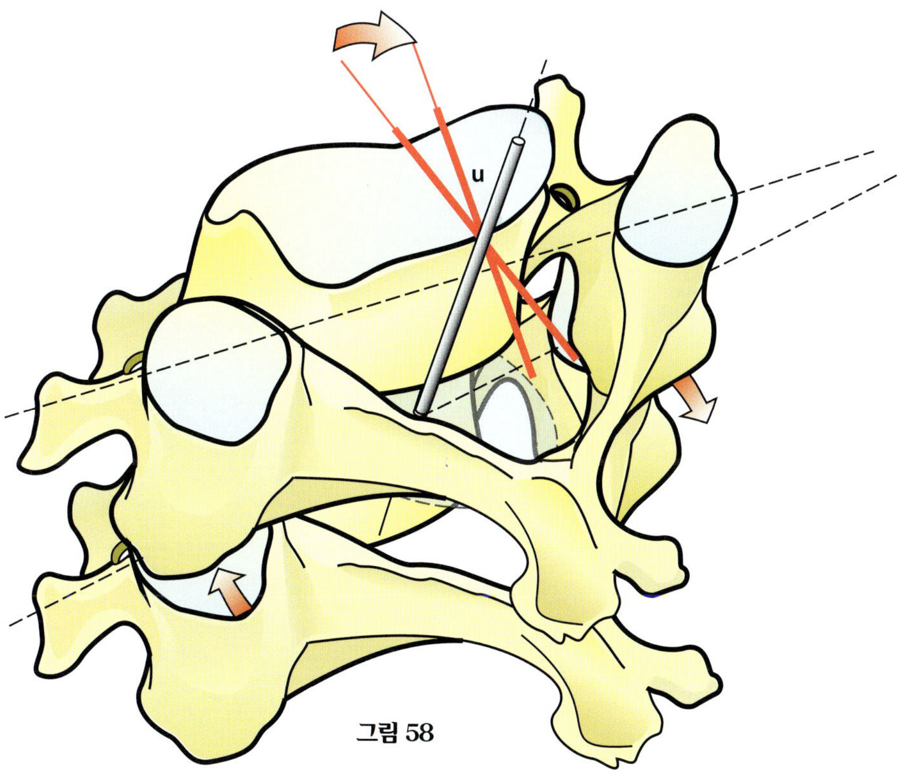

그림 58

목척주의 역학적 모형

앞에서 언급한 역학적 개념과 뒤통수 밑의 위 목척주와 아래 목척주 사이의 기능 분담에 기초하여 목척주의 관절 기능의 상이한 유형을 밝힐 수 있는 **역학적 모형**을 제작했다(그림 59).

아래 목척주 수준, 즉 C2와 T1 사이에서는 비스듬한 축(226쪽 참조)을 중심으로 가쪽굽힘-돌림의 복합 운동만 수행하여, 이들 돌기사이관절의 경사와 척추뼈몸통에 대한 상대적 위치를 유지한다. 이 모형에서는 척추사이원반에 의한 연결이 없다. 한편 이 돌기사이관절들은 그 자체로 가쪽굽힘-돌림 운동의 브레이크를 구성한다. 모형의 이 부분에 굽힘-폄 운동을 의도적으로 배제한 것은 특별한 방법으로 가쪽굽힘-돌림 운동을 명백하게 하기 위해서이다.

뒤통수밑 목척주의 운동은 역학적으로 정확히 동일한 방식으로 실현되어 있다. 실제로 다음을 볼 수 있다.

- 치아돌기에 해당하는 수직축은 돌림 운동 외에도 고리뼈를 나타내는 타원형 판에 어느 정도의 굽힘-폄 운동을 허용한다. 이것은 타원형 판과 둘째목뼈(C2) 척추뼈몸통 사이에 의도적으로 도입된 약간의 역학적 놀이에 의한다.
- 고리뒤통수관절에 해당하는 각각 직교하는 3개의 축
  - 고리뼈 판의 중앙에 있는 수직축
  - 이 그림에서 볼 수 있으며 '카르단 조인트cardan joint'를 형성하는 서로 직교하는 2개의 축. 하나는 고리뒤통수관절의 가쪽굽힘의 축을 나타내고, 또 하나는 굽힘-폄의 축을 나타낸다.

이러한 모든 세부 사항은 231쪽 그림 64에서 훨씬 더 잘 볼 수 있다. 전체적으로 뒤통수밑 목척주는 둘째목뼈(C2)와 뒤통수뼈 사이의 연결을 보장하는, **3개의 축과 3개의 자유도가 있는 관절**의 연결을 나타낸다. 이 모형에서 뒤통수밑 목척주는 머리의 3개의 주요 기준면이 결합된 수평 판으로 표현된다.

- 밝은 회색 시상면
- 흰색 관상면
- 이 두 면의 밑부분에 회색 작은 판으로 표현된 수평면

이 모형은 목척주의 두 부분이 어떻게 기능적으로 서로 보완하는지를 이해하는 데 도움이 된다. 따라서 이 그림에서 아래 목척주의 오른쪽으로의 가쪽굽힘-돌림 운동이 **반대쪽 돌림과 약간의 굽힘**으로 인한 불필요한 요소의 배제 덕분에 뒤통수밑 목척주에서는 순수한 가쪽굽힘 운동으로 전환되는 것을 알 수 있다.

권말의 **단순화한 역학적 모형** 덕분에 판지를 절단하고 접어서 동일한 증명이 가능하다.

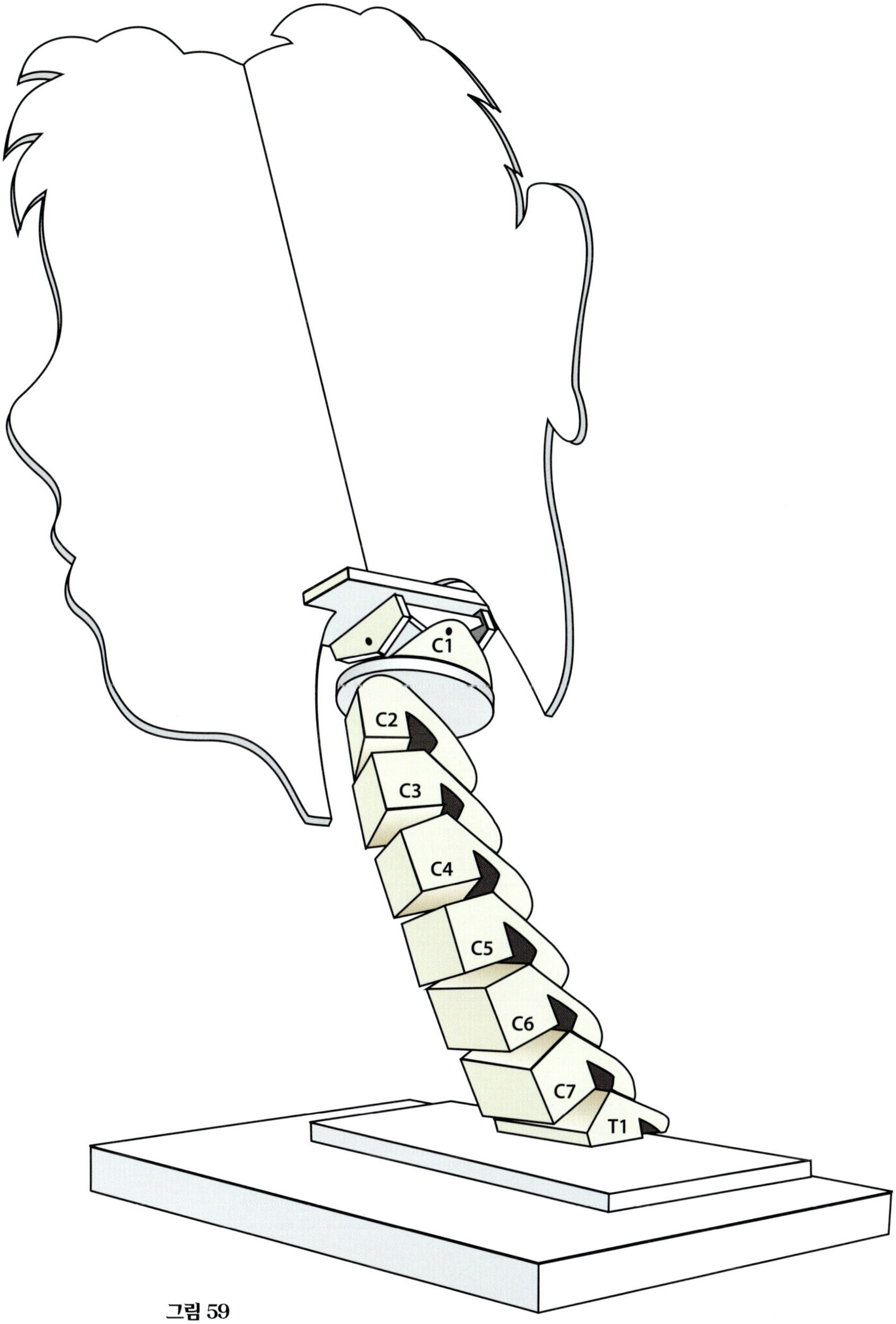

그림 59

목척주 모형의 가쪽굽힘–돌림 운동

아래 목척주를 상세히 묘사한 그림에서(그림 60) 아래 뒤쪽으로 기울어진 널판과 쐐기 모양 지주의 조합으로 묘사될 수 있는, 각 척추뼈몸통에 대한 척추뼈고리의 기능적인 대응을 볼 수 있다.

이 그림을 219쪽 그림 54와 비교하면, 이들 쐐기 모양 지주의 역할은 관절면의 수렴을 재구성하고 **목척주앞굽음**을 실현하는 것임을 알 수 있다.

이러한 각 관절면에 대해 비스듬한 축이 수직으로 존재하게 되어 있다. 비스듬한 축은 여기서는 불완전하게 조여진 나사로 구체화되어 있고, 인접한 위 척추뼈와 결합을 가능케 한다. 따라서 이 인접한 위 척추뼈는 그림54에 묘사된 대로, 이 경사진 축을 중심으로 하는 돌림 운동의 아래에 위치한 척추뼈에 대해서만 움직일 수 있다.

따라서 이 모형의 6개 축을 중심으로 연속적인 돌림을 일으킨다고 하면, **돌림을 수반한** 가쪽굽힘 운동이 벌어지는 것을 볼 수 있다(그림 61). 이곳에서 아래 목척주의 돌림 운동범위는 50°에 해당하며 여기에서는 볼 수 없으나 약간의 폄 요소도 있다.

또한 기능적으로 고리중쇠관절을 나타내는 C2 윗면의 모양에도 주목해야 한다(231쪽 그림 64 참조).

- 앞뒤로 **볼록한 모양**은 중쇠뼈의 위관절면에 해당하고, 중쇠뼈의 굽힘-폄 운동을 가능케 한다.
- 돌출한 **수직축**은 기능적으로 치아돌기를 나타내며 돌림 운동을 가능케 한다.

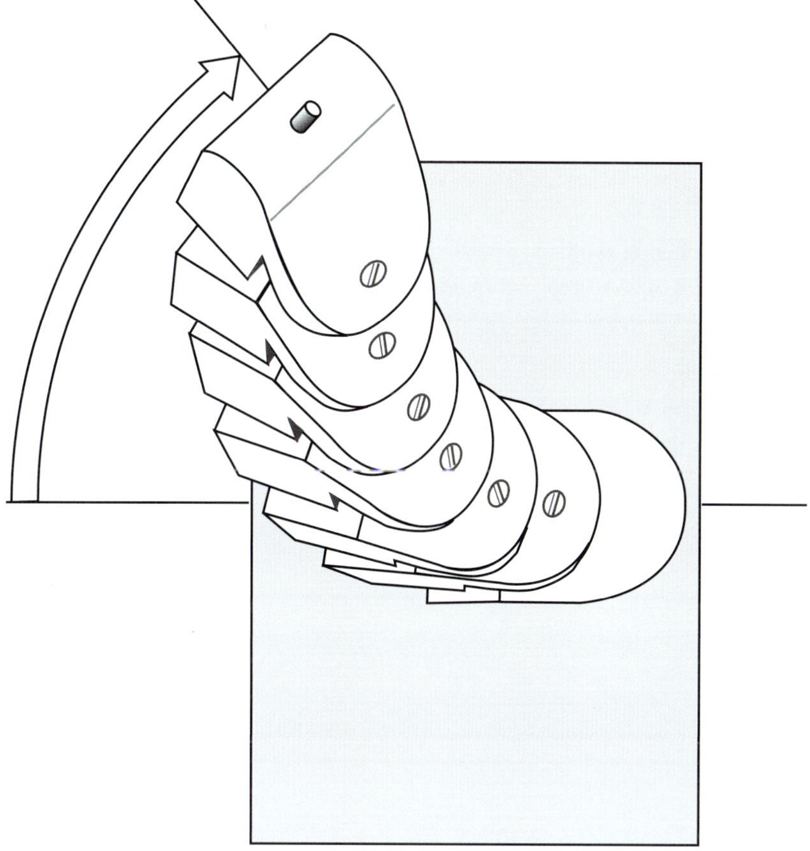

그림 61

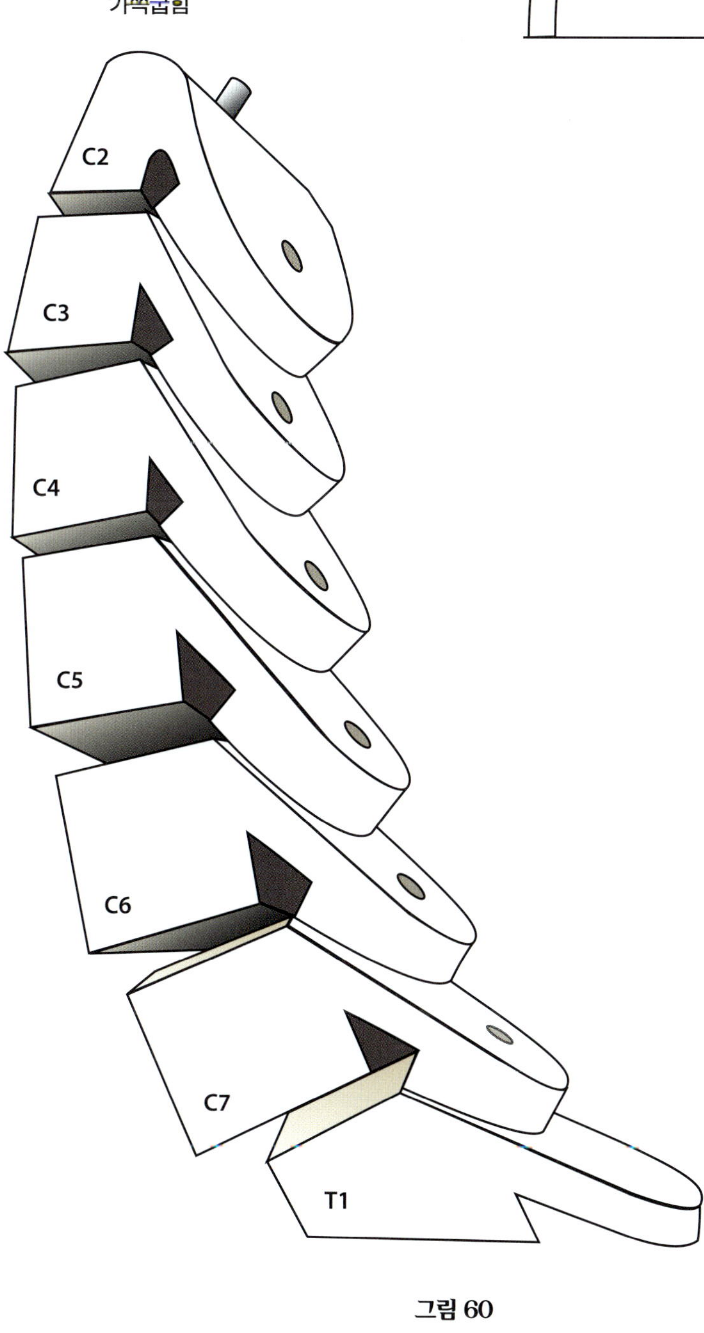

그림 60

가쪽굽힘-돌림 운동 시의 모형과 목척주 비교

모형을 앞에서 보면(그림 62) 순수한 돌림 운동의 종료 시 아래 목척주의 가쪽굽힘-돌림의 일련의 운동은 전체에서 25°의 가쪽굽힘을 실현한다는 것을 알 수 있다. 머리의 순수한 돌림 운동 시 목척주의 **정확한 정면 방사선영상**(그림 63)에서는 이 가쪽굽힘 운동은 중쇠뼈 수준에서 수직선에 대해 정확히 25°의 경사로 나타남을 알 수 있다.

따라서 이 두 실의 비교에서, 19세기 말에 이미 Fick과 Weber가 입증한 것처럼 목척주 수준에서 **가쪽굽힘 운동은 항상 돌림을 수반한다**는 것을 추론할 수 있다. 한편 Penning과 Brugger가 최근에 주장한 바와 같이 아래 목척주의 가쪽굽힘 운동은 순수한 돌림을 얻기 위해 뒤통수밑 목척주에서 보상되고, 또한 반대로 아래 목척주의 돌림 운동은 순수한 가쪽굽힘을 얻기 위해 뒤통수밑 목척주에서 보상될 수 있다고 추론할 수 있다(225쪽 그림 59 참조).

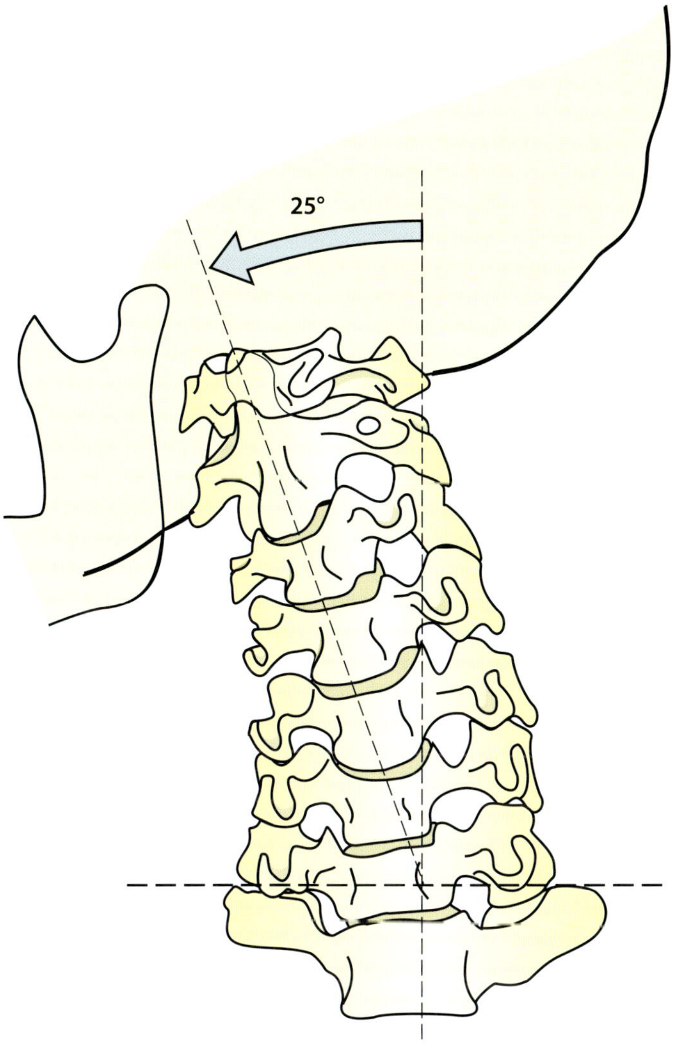

그림 63

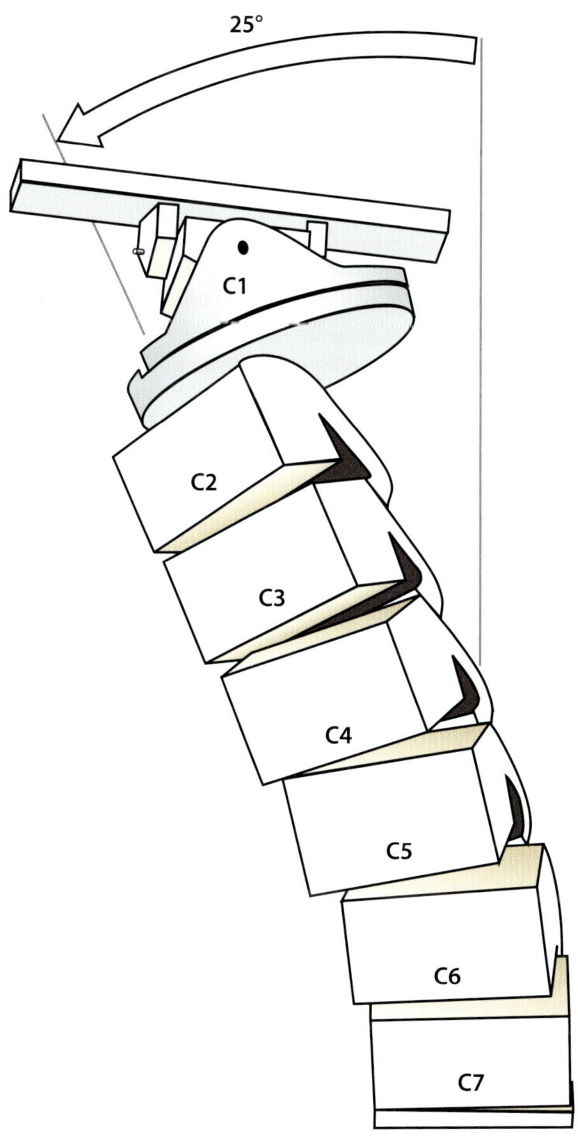

그림 62

뒤통수밑 목척주 수준에서의 보상

순수한 돌림 위치에서 **목척주 모형의 상세한 그림**(그림 64)은 순수한 돌림 운동을 실현하는 보상 기전compensating mechanism과 위 목척주의 역학적 구조를 보여준다.

위에서 아래로, 다음 구조를 볼 수 있다.

- **뒤통수뼈 바닥부분**을 나타내는 수평판 A.
- 중간부분 C와 연결된 고리뒤통수관절의 **가쪽굽힘의 앞뒤 축**(4)에 대한 2개의 관상 지지대 B. 중간부분 C는 고리뒤통수관절의 **굽힘-폄의 가로축**(3)에 의해 관통되어 있고, 2개의 가쪽 수직판 D′에 의해 지지된다. 중간부분 C는 수평판 D와 일체로 되어 있다. 수평판 D는 고리뒤통수관절의 돌림 축을 나타내는 수직축(2) 덕분에 받침대 E의 주위를 돌림할 수 있다. 이 그림에서 수직축(2)은 중간부분 C에 의해 가려져 있다. 축 3과 축 4는 카르단 조인트를 구성한다.
- 기능적으로 고리뼈에 해당하는 받침대 E는 수직축 1에 의해 중쇠뼈 F와 관절을 형성한다. 수직축 1은 치아돌기를 구현하고, 여기서는 불완전하게 조인 나사로 표시되어, 이것이 돌림 운동 외에도 중쇠뼈 F의 볼록한 윗면에 대해 굽힘-폄을 허용한다.

이 모형의 그림에서(그림 64) 뒤통수밑 목척주의 다양한 요소에 해부학적으로 해당하는 역학적 요소들을 볼 수 있다.

- 치아돌기(축 1)를 포함한 중쇠뼈 F
- 치아돌기와 중쇠뼈의 윗면과 관절을 형성하는 고리뼈 E
- 서로 직교하는 3개의 축을 가진 기능적 집합체 위에 있는 뒤통수뼈 A. 세 축은 돌림 축(2)과 서로 카르단 조인트를 형성하는 굽힘-폄의 축(3)과 가쪽굽힘의 축(4)이다.

가쪽굽힘-돌림 위치에 있는 아래 목척주는 뒤통수뼈의 순수한 돌림을 얻기 위해 3개의 축과 3개의 자유도를 가지는 뒤통수밑관절의 연쇄에서 **3개의 요소를 교정**해야 한다.

- 축 1, 2를 중심으로 **오른쪽으로의 돌림 요소**는 고리중쇠관절에서의 각도 a와 고리뒤통수관절에서의 각도 b의 대부분을 담당한다.
- 축 3을 중심으로 각도 c의 **폄**이 이루어지고 축 1에서 오른쪽으로 순수한 돌림의 결과로 발생하는 굽힘을 상쇄한다.
- 마지막으로 축 4를 중심으로 각도 d의 약간의 **반대쪽 가쪽굽힘 요소**가 관찰된다.

해부학적으로 뒤통수밑 목척주의 운동은 **작은 뒤통수밑근육** suboccipital muscles(250쪽 참조)에 의해 수행된다. 이 근육은 **미조정(微調整) 근육**이라 부를 수 있다. 뒤통수밑근육은 고정된 경계표에 대해 인공위성의 자세를 제어하는 작은 제어 로켓 사이에는 놀라운 유사성이 있기 때문이다.

뒤통수밑 목척주의 오른쪽으로의 보상적 돌림은 오른쪽 아래머리빗근obliquus capitis inferior, 큰뒤머리곧은근rectus capitis posterior major, 그리고 동시에 폄근육이기도 한 왼쪽 위머리빗근obliquus capitis superior이 관여한다(252쪽 참조). 왼쪽으로의 가쪽굽힘은 왼쪽 아래머리빗근, 왼쪽 가쪽머리곧은근rectus capitis lateralis, 왼쪽 앞머리곧은근rectus capitis anterior이 관여한다.

오른쪽으로의 머리의 **순수한 가쪽굽힘** 운동 시(225쪽 그림 59) 왼쪽으로의 반대돌림 요소는 오른쪽 아래머리빗근, 왼쪽 큰뒤머리곧은근과 작은뒤머리곧은근rectus capitis posterior minor이 관여하고, 오른쪽으로의 **보상적 가쪽굽힘**은 오른쪽 큰뒤머리곧은근과 작은뒤머리곧은근, 오른쪽 위머리빗근이 관여한다.

마지막으로 이 근육들의 **폄 요소**는 오른쪽 앞머리곧은근과 오른쪽 가쪽머리곧은근에 의해 보상된다.

따라서 독자가 단순화된 방식으로 구성할 수 있는 이러한 역학적 모형을 통해 다음 사이의 해부학적, 기능적 연결을 이해할 수 있다.

- 한편으로, 가쪽굽힘, 돌림, 폄을 결합한 전형적인 비틀림 운동을 보여주고, 이러한 유형의 움직임에 이상적으로 위치한 근육, 즉 아래쪽, 가쪽, 뒤쪽으로 비스듬한 긴 근육이 배열된 아래 목척주
- 3개의 축과 3개의 자유도가 관절의 연쇄를 실현하고 **미조정 근육**에 의해 움직이는 위 목척주

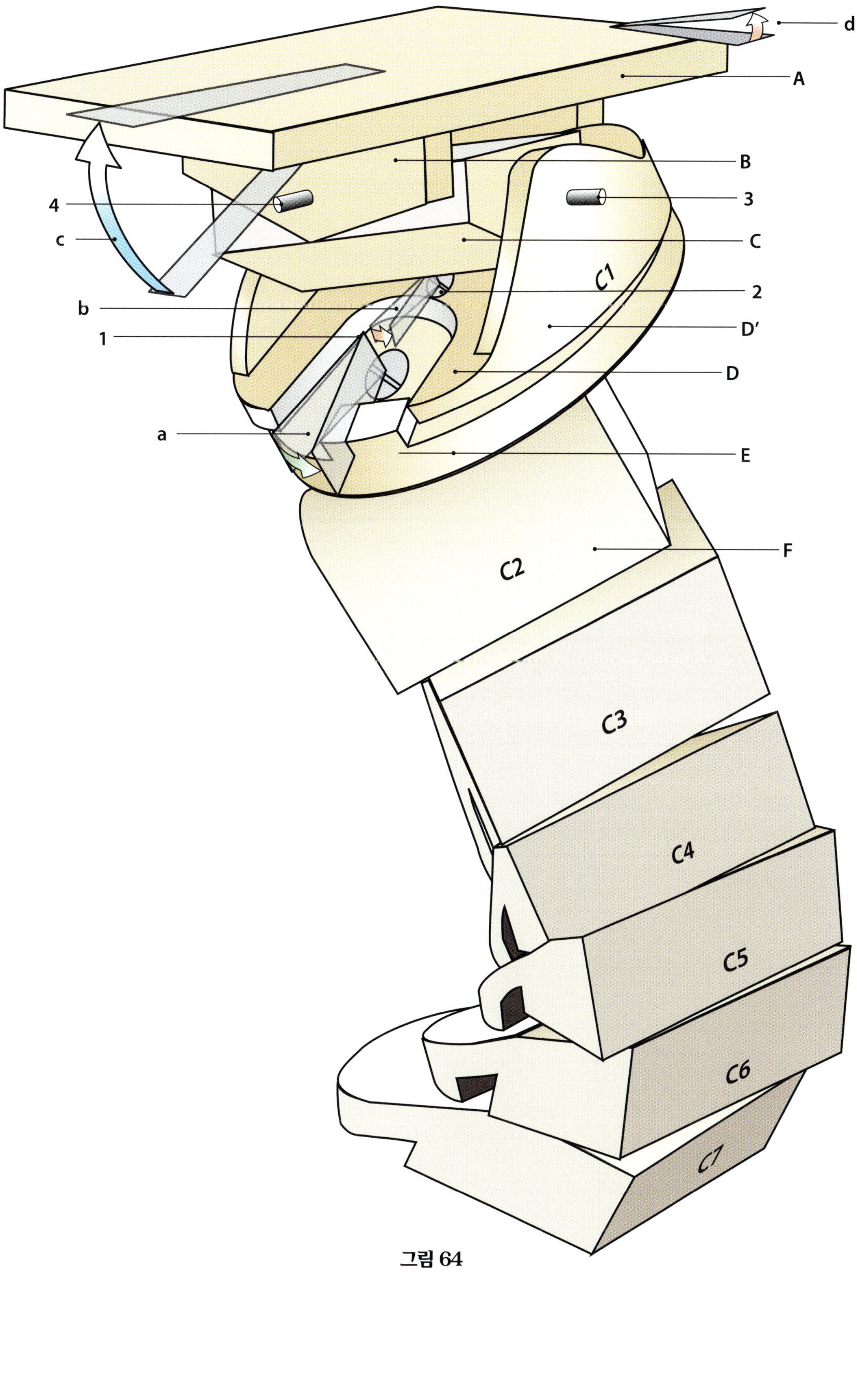

그림 64

목척주의 운동범위

최대 **굽힘-폄** 운동 시 **가쪽 방사선영상**(그림 65)을 비교하면 다음을 알 수 있다.

- 아래 목척주 수준에서의 굽힘-폄의 전체 운동범위 LCS = 100~110°
- 맞물림면을 기준으로 한 목척주 전체의 굽힘-폄의 전체 운동범위 ECS = 130°
- 빼셈에 의해 뒤통수밑 목척주의 참의 굽힘-폄 운동범위 SOS = 20~30°로 추정할 수 있다.

마찬가지로 머리의 가쪽굽힘 위치에서 촬영된 **정면 방사선영상**으로 **가쪽굽힘의 전체 운동범위**를 측정할 수 있고 약 45°이다(그림 66). 고리뼈의 양쪽 가로돌기를 연결하는 선과 양쪽 꼭지돌기의 밑부분을 연결하는 선을 그음으로써 뒤통수밑 목척주, 즉 **고리뒤통수관절만의** 가쪽굽힘 운동범위가 약 8°라는 것을 알 수 있다.

돌림 운동범위는 평가하기 어렵다. 특히 다양한 분절 구성 요소와 관련하여 평가하기는 더 어렵다(그림 67). 머리의 전체 돌림 운동범위는 양쪽으로 80~90°이다. 이 운동범위 중 12°는 고리뒤통수관절에, 12°는 고리중쇠관절에 기인한다.

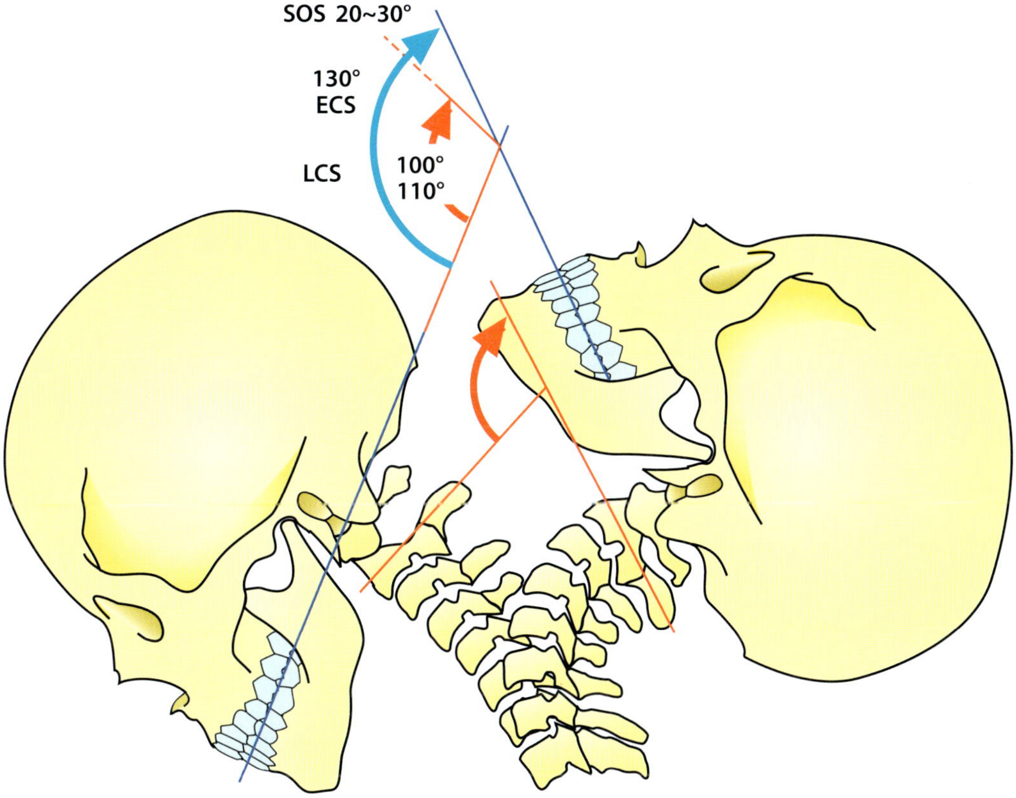

그림 65

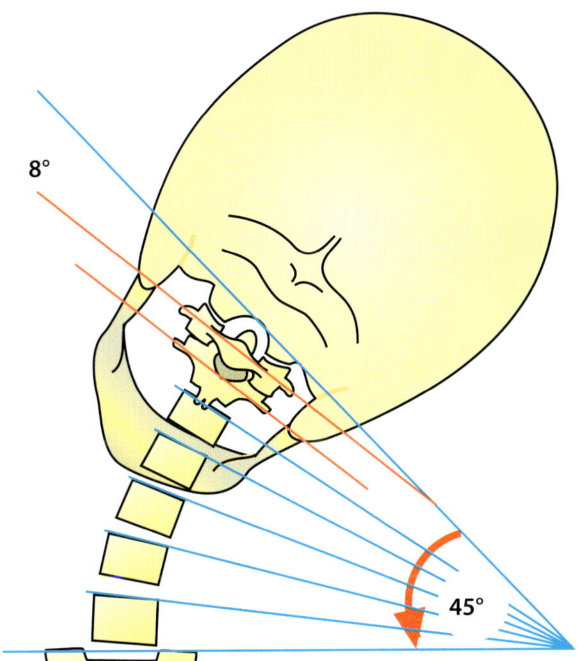

그림 66

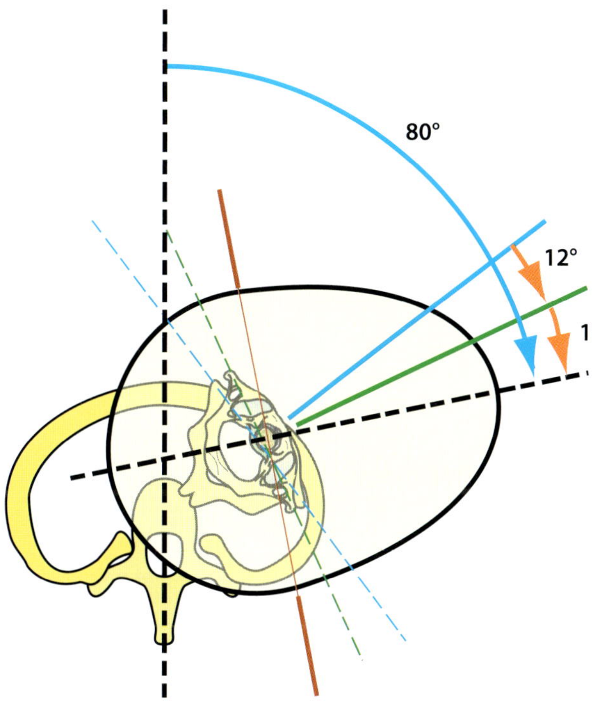

그림 67

목척주에 대한 머리의 균형

시선이 수평선을 향할 때 머리는 **균형 상태**에 있다(그림 68). 이 자세에서 치아 사이에 물린 판지로 구현되는 맞물림면(PB)은 그 자체로 수평이며, 구현하기 쉽지 않은 바깥귀길$_{\text{external acoustic meatus}}$의 위 가장자리와 콧구멍 가장자리를 지나는 귀코면$_{\text{aurinasal plane}}$(AN)도 또한 수평이다.

전체적으로 머리는 제1형 지레에 해당한다.

- **지렛점**(O)은 뒤통수뼈관절융기의 수준에 위치한다.
- **저항**(G)은 머리의 무게에 의해 생기고 안장$_{\text{sella turcica}}$ 부근의 중력중심에 가해진다.
- **힘**(E)은 뒤목근육에 의해 제공되고, (기차에서 승객이 잠들 때처럼) 끊임없이 머리를 앞쪽으로 넘어뜨리는 머리의 무게와 균형을 이루어야 한다.

머리의 중력중심이 앞쪽에 있다는 것은 뒤목근육이 목의 굽힘근육에 비해 강력하다는 것을 의미한다. 실제로 폄근육은 중력에 저항하지만, 굽힘근육은 중력에 의해 보조된다. 이는 또한 머리가 앞쪽으로 떨어지는 것을 막기 위해 뒤목근육의 **지속적 긴장도**가 있음을 의미한다. 앉은 자세에서 잠을 자면 이 긴장도가 감소하여 머리가 떨어지고 아래턱뼈가 가슴에 닿게 된다. 목척주는 직선이 아니며, 뒤쪽으로 오목한 굽이, 즉 **목척주앞굽음**을 나타낸다. 이것은 다음과 같은 특징이 있다.

- **활시위**(C): 뒤통수뼈관절융기에서 일곱째목뼈의 뒤 아래모서리에 이르는 직선
- **수선**(p): 이 활시위에서 넷째목뼈의 뒤 아래모서리에서 내린 수선

목척주앞굽음이 심해질수록 수선이 길어진다. 한편 목척주가 직선이면 수선의 길이는 0이 된다. 굽힘 시 목척주가 앞쪽으로 오목해질 때 수선은 음이 될 수 있다. 한편 활시위는 목척주의 전체 길이보다 짧다. 오로지 목척주가 직선일 때 활시위는 목척주의 전체 길이와 같아진다. 여기서 우리는 제1장에서 논의한 Delmas 지수(14쪽 참조)와 유사한 목 지수$_{\text{cervical index}}$를 설정할 수 있다.

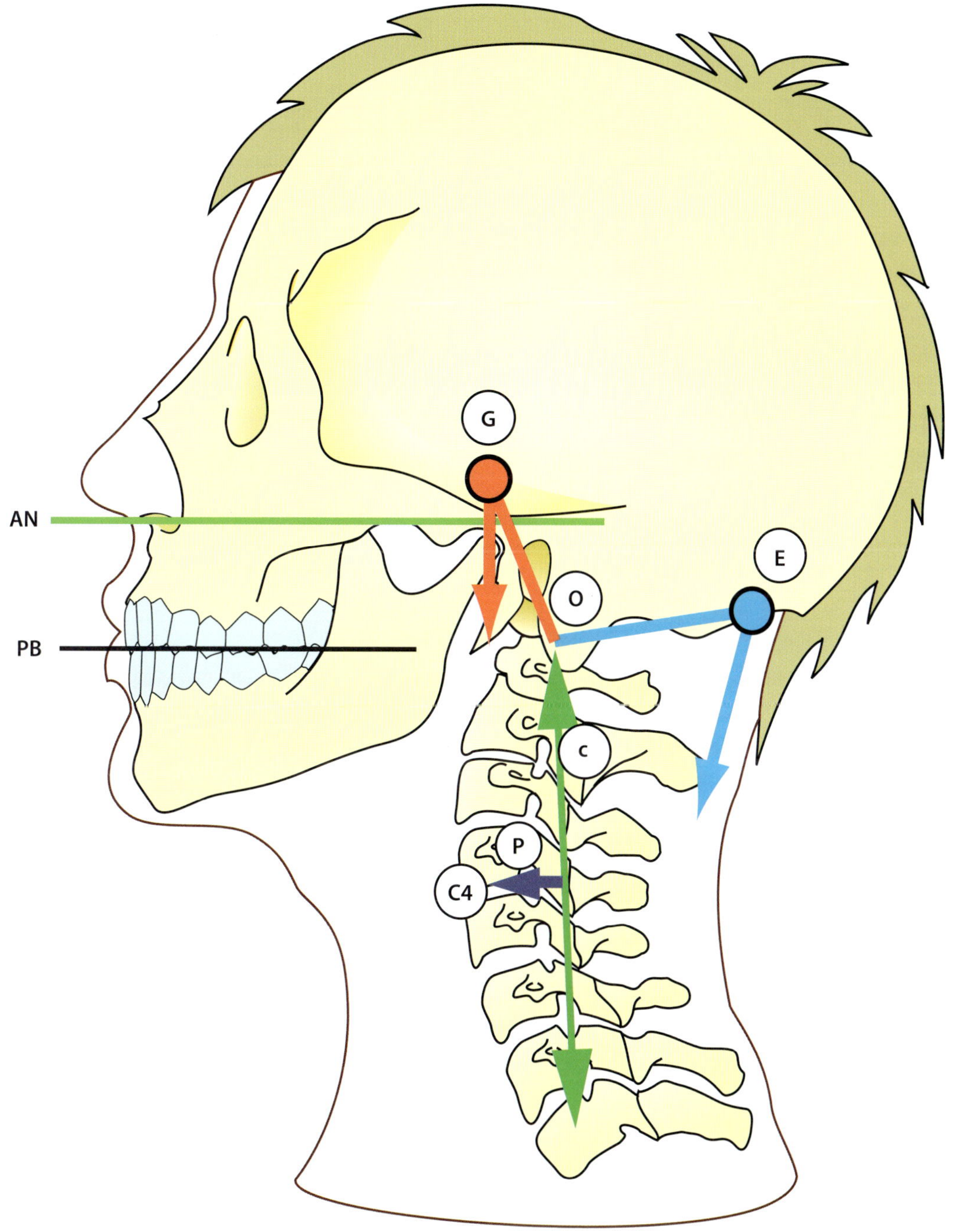

그림 68

목빗근의 구성과 작용

목빗근은 오히려 **복장빗장뒤통수꼭지근**sternocleidooccipitomastoid이라 불러야 한다. 실제로 목빗근은 4개의 갈래head를 가지고 있다(그림 69).

- **깊은갈래**deep head인 **빗장꼭지 갈래**cleidomastoid head(Cm)는 꼭지돌기에서 빗장뼈의 안쪽 1/3로 뻗는다. 이것은 다른 3개의 얕은 갈래에 덮여 있다.
- 다른 3개의 갈래는 분리되면 N자 모양으로 도드라져 보이지만, 실제로 이것들은 서로 밀착해 있다. 예외는 빗장뼈의 안쪽 끝에 가까운 아래 안쪽 부분이며, 여기서는 **Sédillot의 삼각**Sédillot's triangle이 형성되며, 이곳을 통해서 빗장꼭지 갈래가 보인다.

이 3개의 갈래는 다음과 같다.

- **빗장뒤통수 갈래**cleidooccipital head(Co): 빗장꼭지 갈래의 가장 큰 부분을 덮고 있으며, 붙는곳은 뒤통수뼈 위목덜미선superior nuchal line의 훨씬 뒤쪽으로 뻗어 있다.
- **복장뒤통수 갈래**sternooccipital head(So): 복장꼭지 갈래와 결합한다.
- **복장꼭지 갈래**sternomastoid head(Sm): 복장뒤통수 갈래와 온힘줄로 복장뼈자루manubrium of sternum의 위모서리에 붙어 있다. 복장뒤통수 갈래는 빗장뒤통수 갈래가 붙는곳에 합류한다. 복장꼭지 갈래는 **꼭지돌기**의 위모서리와 앞모서리에 붙는다.

전반적으로, 목빗근은 폭넓은 근육 띠를 형성하고, 목의 앞가쪽 면에서 아래 앞쪽으로 비스듬히 뻗는 것을 항상 흔히 관찰할 수 있다. 가장 돌출해 있는 부분은 복장뒤통수 갈래와 복장꼭지 갈래의 온힘줄에 의해 아래 앞쪽으로 향한다. 이 2개의 근육은 방추형의 근육덩이를 형성하고, 피부 밑에서 잘 관찰할 수 있다. 좌우 2개의 힘줄은 그 사이가, 비만자일지라도, 항상 매우 뚜렷한 목아래파임jugular notch에 의해 경계가 된다.

목빗근의 **한쪽 수축**(그림 70)은 다음 **3개의 요소**를 포함하는 복잡한 운동을 일으킨다.

- 수축과 반대쪽으로의 머리의 **돌림**(R)
- 수축 쪽으로의 **가쪽굽힘**(LF)
- 폄(E)

이 운동은 시선을 위쪽 및 근육이 수축하는 방향과 반대쪽으로 돌리게 한다. 이 머리의 자세는 흔히 힘줄의 하나가 지나치게 짧기 때문에 발생하는 **선천기운목**congenital torticollis에 매우 특징적이다.

양쪽 목빗근이 동시에 수축하는 효과에 대해서는 후술하지만(262쪽 참조), 이것은 목척주의 다른 근육의 수축 상태에 의존한다.

- 목척주가 유연한 상태라면 양쪽 목빗근이 동시에 수축하면 머리의 폄과 등척주에 대한 목척주의 굽힘을 수반하는 **목척주 과다앞굽음**을 일으킨다(263쪽 그림 99 참조).
- 반면에 척주앞근육의 수축 때문에 목척주가 경직되고 곧게 되면 근육의 동시수축cocontraction으로 인해 등척주에 대해 목척주는 굽힘되고 머리도 굽힘된다(263쪽 그림 100, 265쪽 그림 104 참조).

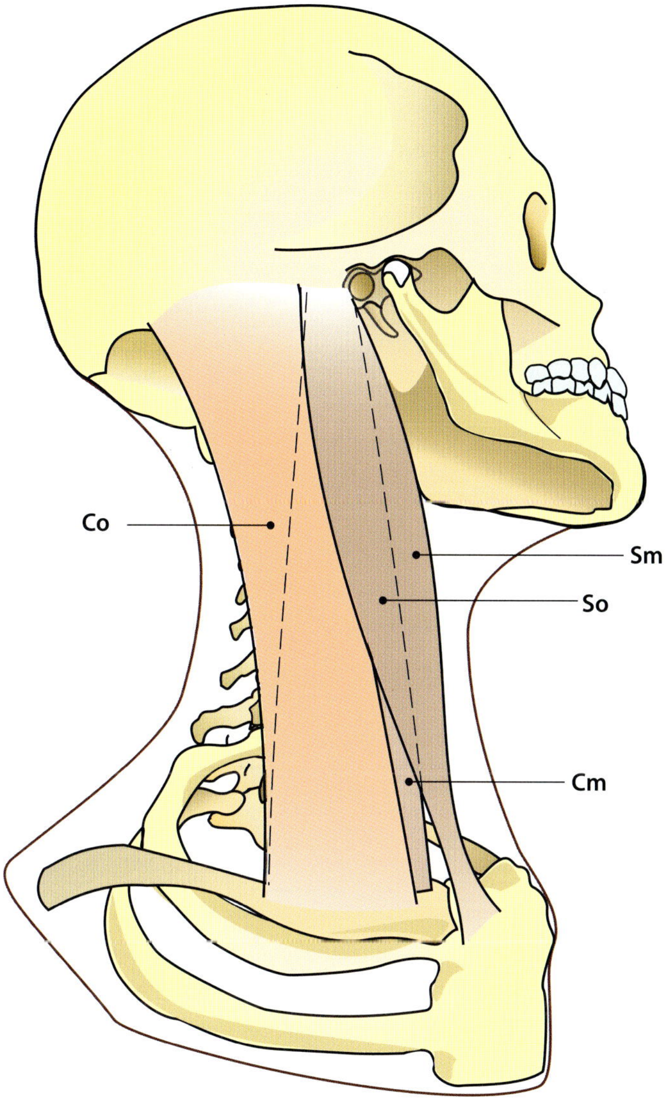

그림 69

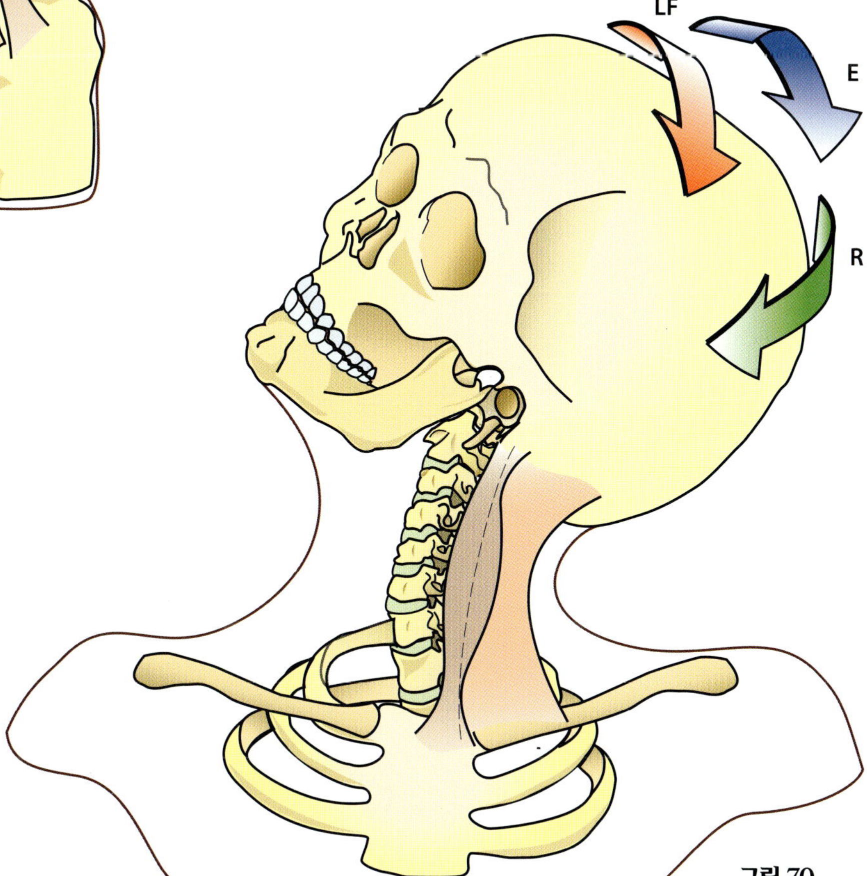

그림 70

척주앞근육: 목긴근

목긴근longus colli(그림 71)은 척주앞근육 중에서 가장 깊은 곳에 위치한다. 목긴은 고리뼈 앞고리에서 셋째등뼈까지 척주의 앞면에 뻗어 있다. 해부학자는 **3개의 부분**을 구별한다.

- **비스듬히 내려가는 부분**(d): 고리뼈 앞결절에서 일고 셋째 · 넷째 · 다섯째 · 여섯째목뼈 가로돌기 앞결절에 붙는다.
- **비스듬히 올라가는 부분**(a): 둘째 · 셋째등뼈의 척추뼈몸통에서 일고 넷째 · 다섯째 · 여섯째 · 일곱째목뼈 가로돌기 앞결절에 붙는다.
- **세로 부분**(l): 앞 두 부분의 안쪽에서 정중선의 약간 가쪽에 위치하고, 첫째 · 둘째 · 셋째등뼈와 둘째~일곱째목뼈의 척추뼈몸통에 붙어 있다.

따라서 목긴근은 정중선 양쪽의 목척주 앞면 모두를 덮는다. 양쪽의 대칭적인 수축은 목척주앞굽음을 곧게 하고 **목 굽힘**을 일으킨다. 따라서 목긴근은 목척주 안정화에 매우 중요한 역할을 한다.

목긴근의 한쪽 수축은 **같은 쪽 목척주의 굽힘과 가쪽굽힘**을 일으킨다.

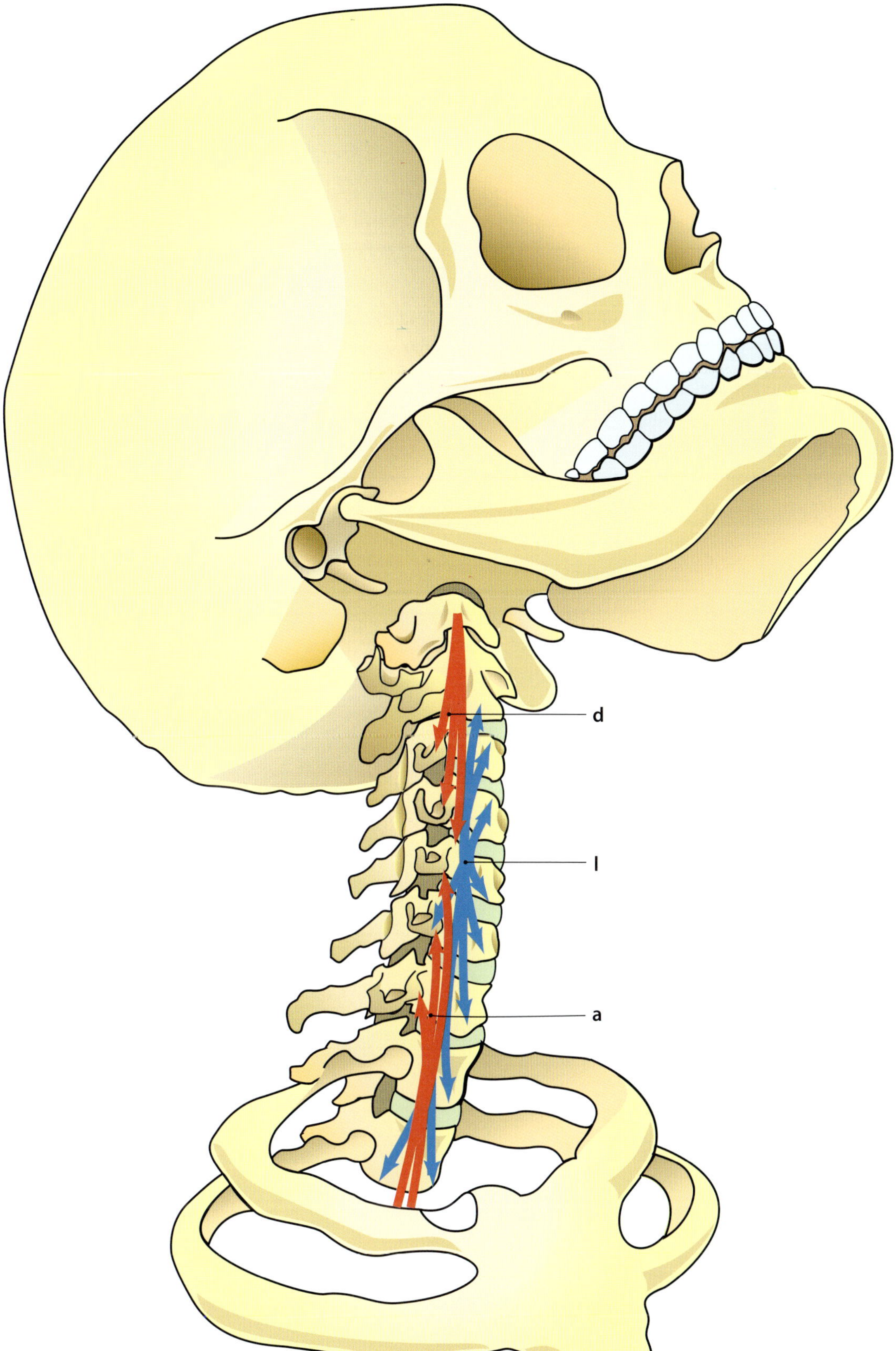

그림 71

척주앞근육: 머리긴근, 앞머리곧은근, 가쪽머리곧은근

이 세 근육은 목척주의 윗부분에 위치한다(그림 72). 이것들은 목긴근의 3개의 근육다발(d, a, l)의 윗부분을 거의 모두 덮는다.

머리긴근

머리긴근longus capitis(lc)은 세 근육 중에서 가장 중앙에 있다. 머리긴근은 반대쪽의 같은 근육과 접하여 큰구멍의 앞쪽에서 뒤통수뼈 바닥부분 아랫면에 닿는다. 머리긴근은 목긴근의 윗부분(d)을 덮고, 셋째 · 넷째 · 다섯째 · 여섯째목뼈 가로돌기 앞결절에서 인다.
머리긴근은 뒤통수밑 목척주와 아래 목척주 윗부분을 움직인다.
양쪽 머리긴근이 동시에 수축하면 목척주에 대한 **머리의 굽힘**을 초래하고 **목척주 윗부분의 앞굽음을 곧게 만든다.**
한쪽 머리긴근 수축은 **머리의 굽힘과 수축하는 쪽으로의 가쪽굽힘**을 일으킨다.

앞머리곧은근

앞머리곧은근(ra)은 머리긴근의 뒤가쪽에 위치하고, 뒤통수뼈관절융기 바로 앞에서 고리뼈 가쪽덩이와 가로돌기의 앞면 사이에 뻗는다. 그 방향은 약간 가쪽, 아래쪽으로 비스듬하다. 양쪽 앞머리곧은근이 동시에 수축하면 목척주의 윗부분, 즉 **고리뒤통수관절** 수준에서 **머리의 굽힘**을 일으킨다. 한쪽 수축은 머리의 **굽힘**과 수축하는 쪽으로의 **돌림, 가쪽굽힘**의 세 가지 운동을 일으킨다.

가쪽머리곧은근

가쪽머리곧은근(rl)은 가로돌기사이근육intertransversarii 중에서 가장 높은 곳에 위치한다. 가쪽머리곧은근은 위쪽에서는 뒤통수뼈 목정맥구멍돌기jugular process, 아래쪽에서는 고리뼈 가로돌기 앞면에 붙는다. 앞머리곧은근의 가쪽에 위치하고, 고리뒤통수관절의 앞면을 덮는다.
양쪽 수축은 목척주에 대한 머리의 굽힘을 일으킨다. 한쪽 수축은 수축하는 쪽으로의 약간 가쪽굽힘을 일으킨다. 이 두 운동은 고리뒤통수관절에서 일어난다.

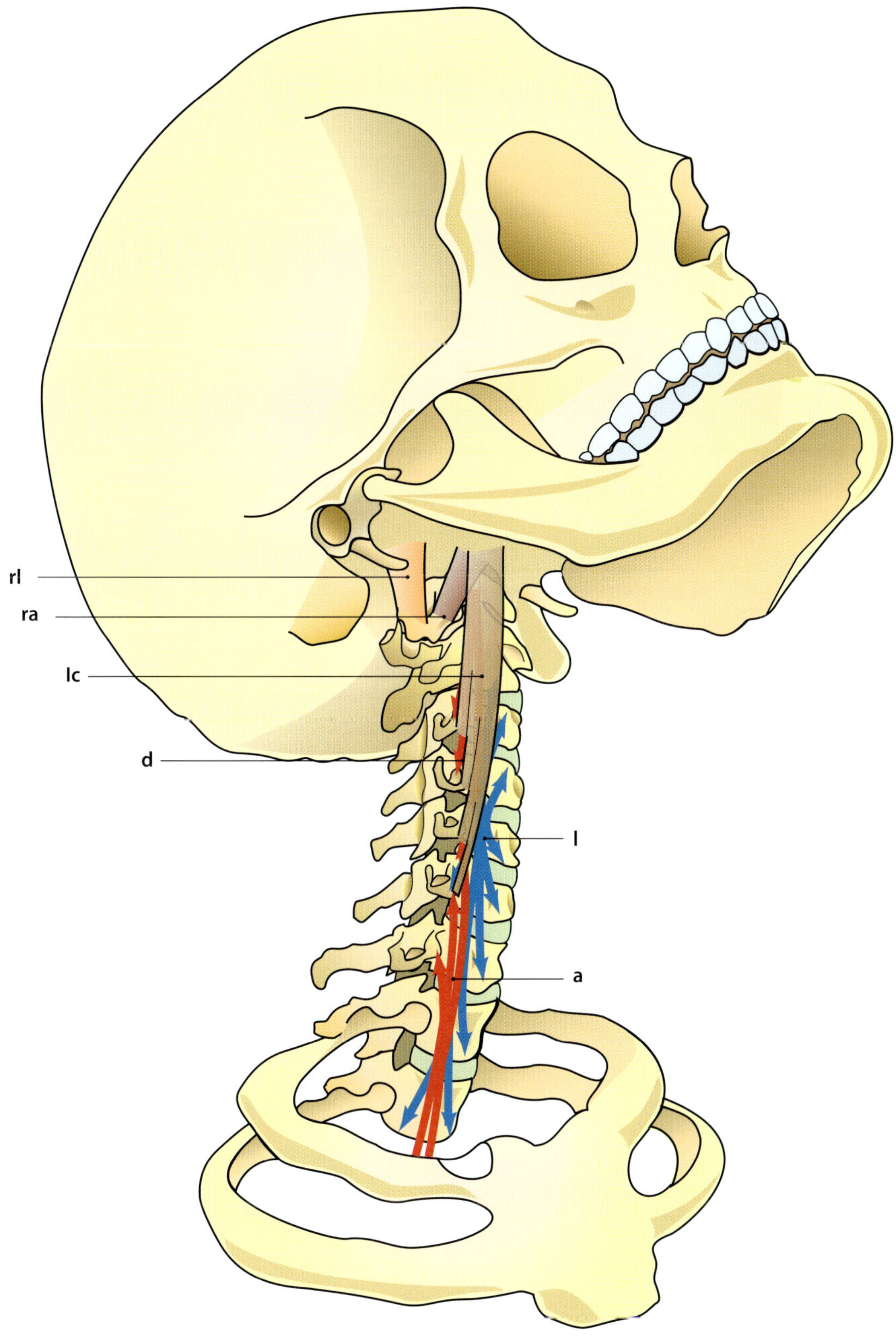

그림 72

척주앞근육: 목갈비근

3개의 **목갈비근**은 진정한 **근육 버팀줄**과 같이 목척주의 앞가쪽 면에 붙어 있다. 목갈비근은 목뼈 가로돌기와 첫째 · 둘째갈비뼈를 연결한다.

앞목갈비근

앞목갈비근(sa)은 아래쪽을 꼭짓점으로 하는 세모꼴을 하고 있으며 셋째 · 넷째 · 다섯째 · 여섯째목뼈 가로돌기 앞결절의 4개의 힘줄에서 인다. 앞목갈비근의 근섬유는 하나의 힘줄로 수렴하고, 첫째갈비뼈의 앞쪽 윗면에 있는 Lisfranc 결절Lisfranc's tubercle, 즉 목갈비근결절scalene tubercle에 닿는다. 앞목갈비근의 전체적 방향은 아래 앞가쪽으로 비스듬하다.

중간목갈비근

중간목갈비근(sm)은 앞목갈비근의 뒤쪽에 접하여 있으며, 몸쪽에서는 둘째~일곱째목뼈 가로돌기에서 인다.

앞뒤로 평평하고 아래쪽을 꼭짓점으로 하는 세모꼴을 하고 있는 근육덩이는 아래 가쪽에서 약간 앞쪽을 향하고 첫째갈비뼈의 윗면에 닿는다. 중간목갈비근은 **빗장밑동맥**subclavian artery의 통과에 의해 만들어진 빗장밑동맥고랑groove for subclavian artery의 바로 뒤쪽에 있다.

뒤목갈비근

뒤목갈비근(sp)은 중간목갈비근 뒤쪽에 위치한다. 몸쪽에서는 넷째 · 다섯째 · 여섯째목뼈 가로돌기 뒤결절에서 인다. 그 근육덩이는 가로로 평평하고, 중간목갈비근과 약간 융합되어 있으며, 중간목갈비근의 가쪽, 뒤쪽에 위치한다. 평평한 힘줄에 의해 둘째갈비뼈의 위모서리 가쪽면에 닿는다.

앞목갈비근과 중간목갈비근 사이에는 **팔신경얼기**brachial plexus의 줄기trunk와 **빗장밑동맥**이 통과한다.

목갈비근의 **대칭적 수축**은 등척주에 대한 목척주의 굽힘을 일으키고, 목긴근의 수축에 의해 목척주가 경직되지 않으면 **목척주 과다 앞굽음**을 일으킨다. 반면에 목긴근에 의해 목척주가 경직되면 목갈비근의 대칭적 수축은 등척주에 대한 목척주의 **굽힘**만을 일으킨다.

목갈비근의 **한쪽 수축**은 수축하는 쪽으로의 가쪽굽힘과 돌림을 일으킨다(245쪽 그림 75 참조).

목갈비근은 또한 보조 들숨근육으로, 목뼈 붙는곳이 고정되면 첫째 · 둘째갈비뼈를 들어 올린다.

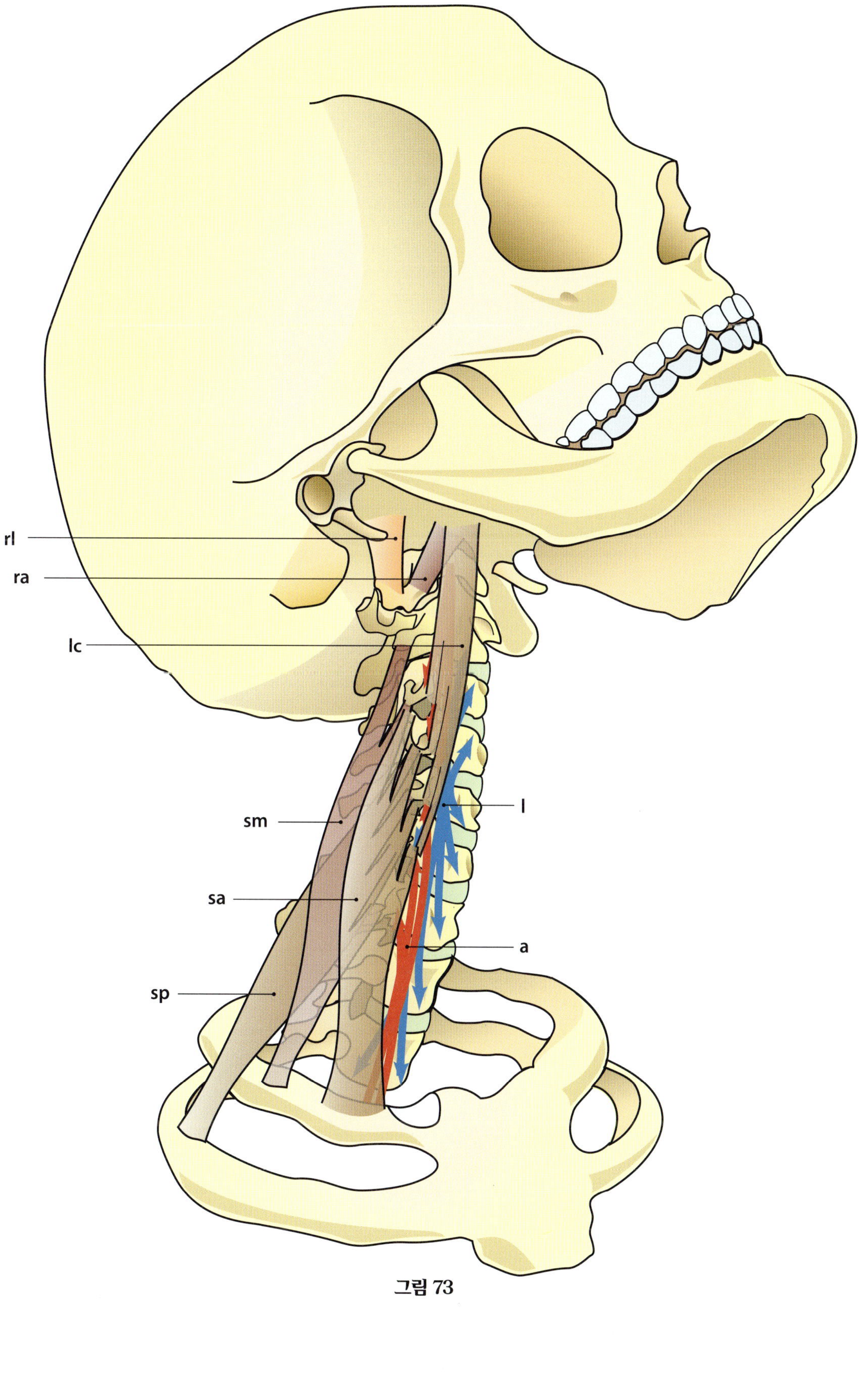

그림 73

척주앞근육 전체

목척주를 앞에서 보면(그림 74: Testut에 의함) 모든 척주앞근육을 찾을 수 있다.

- **목긴근**의 세로 부분(lcl), 비스듬히 올라가는 부분(lca), 비스듬히 내려가는 부분(lcd)
- **머리긴근**(lc)
- **앞머리곧은근**(ra)
- **가쪽머리곧은근**(rl)
- **가로돌기사이근육**은 두 면으로 나뉜다. 즉, 앞가로돌기사이근육(ita)과 뒤가로돌기사이근육(itp). 가로돌기사이근육의 작용은 오로지 **수축하는 쪽으로의 목척주 가쪽굽힘**이다(그림 75). 이것은 **목갈비근**의 한쪽 수축에 의해 보조된다.
- **앞목갈비근**(sa)은 오른쪽만 그려져 있다. 왼쪽 절반은 힘줄 붙는곳만 그려져 있고, **중간목갈비근**(sm)이 관찰된다.
- **뒤목갈비근**(sp)은 가장 아랫부분만 중간목갈비근에서 벗어나서 둘째갈비뼈에 닿는다.

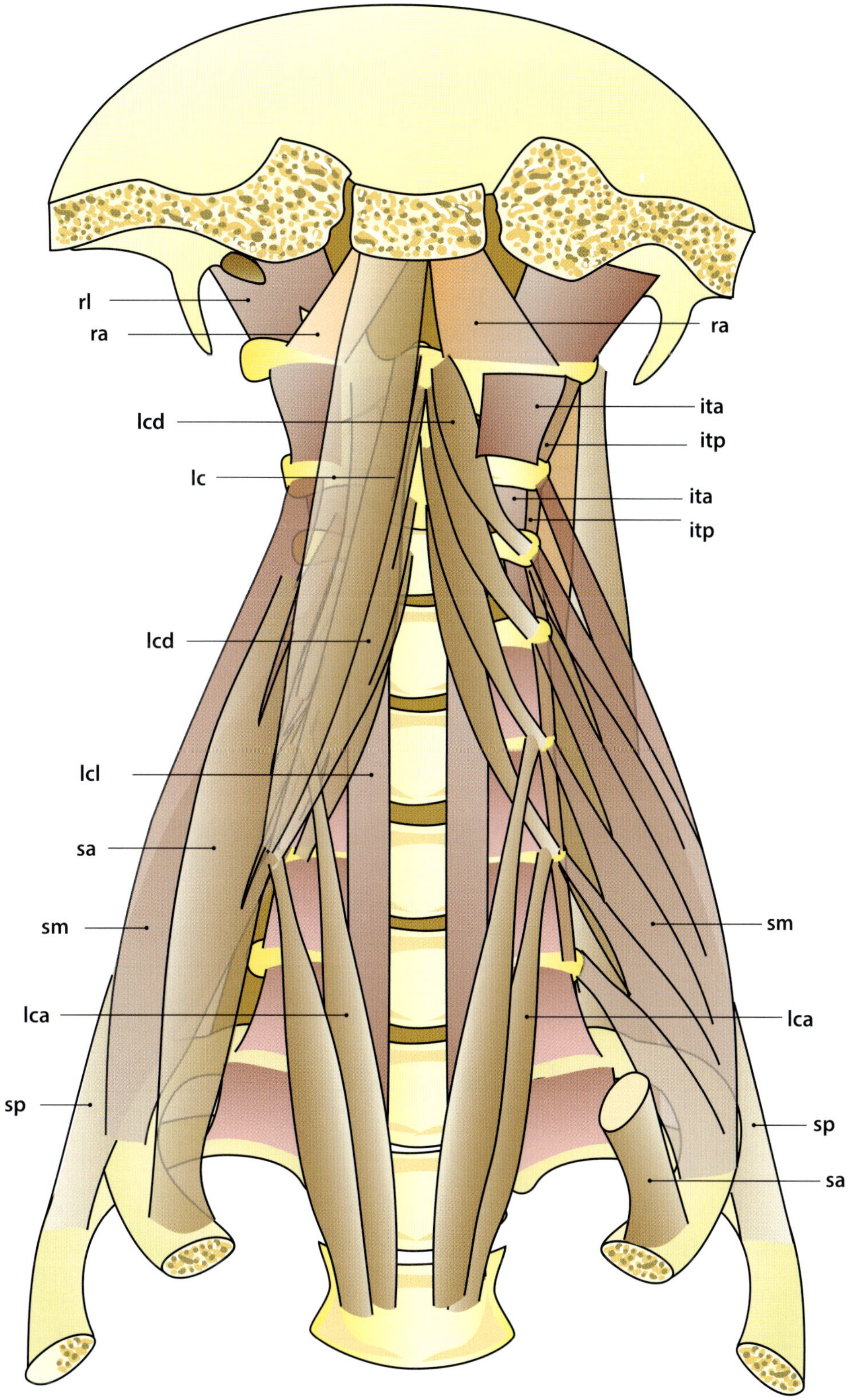

그림 74

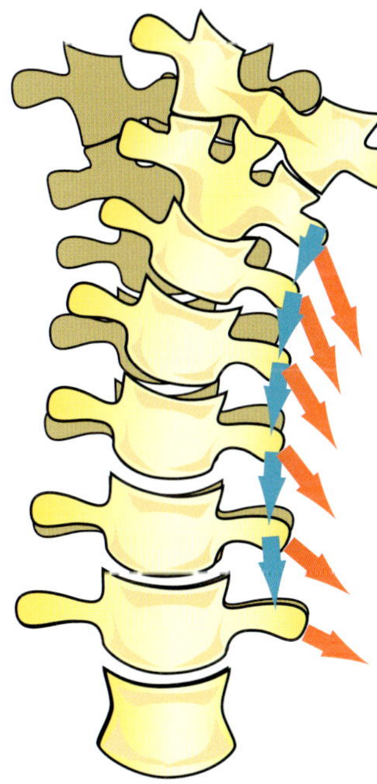

그림 75

머리와 목의 굽힘

목척주에 대한 머리의 굽힘과 등척주에 대한 목척주의 굽힘은 앞목근육anterior neck muscles에 달려 있다.

위 목척주 수준에서(그림 76) 앞머리곧은근과 머리긴근(lca)은 고리뒤통수관절에서 굽힘을 일으킨다. 목긴근(lc 1, lc 2)과 머리긴근은 인접한 아래 관절에서 굽힘을 일으키지만, 중요한 점은 목긴근이 **목척주를 곧게 하고 안정화시킨다**는 것이다(그림 77).

목척주에서 멀리 떨어져 있어 더 긴 지레팔을 갖는 **앞목근육**(그림 78)은 머리와 목척주의 강력한 굽힘근육이다. 이것들은 목뿔위근육suprahyoid과 목뿔아래근육infrahyoid이다.

- **턱목뿔근**mylohyoid(mh)과 **턱두힘살근**digastric의 앞힘살antery belly(그림에는 표시되지 않음)은 아래턱뼈mandible를 목뿔뼈에 결합시킨다.
- **목뿔아래근육**에는 방패목뿔근thyrohyoid(그림에는 표시되지 않음), 복장목뿔근sternohyoid(sch), 복장방패근sternothyroid(그림에는 표시되지 않음), 어깨목뿔근omohyoid(oh) 등이 있다.

이 근육들이 동시에 수축하면 아래턱뼈를 끌어내리지만, 아래턱뼈가 위턱뼈maxilla에 대해 **깨물근**masseter(m)이나 **관자근**temporalis(t) 등의 **씹기근육**masticatory muscle의 동시수축에 의해 닫히게 되면 목뿔위근육과 목뿔아래근육의 수축은 목척주에 대한 머리의 굽힘과 등척주에 대한 목척주의 굽힘을 일으키며, 동시에 목척주앞굽음을 곧게 만든다. 따라서 이 근육들은 목척주의 정역학에서 필수적인 역할을 한다.

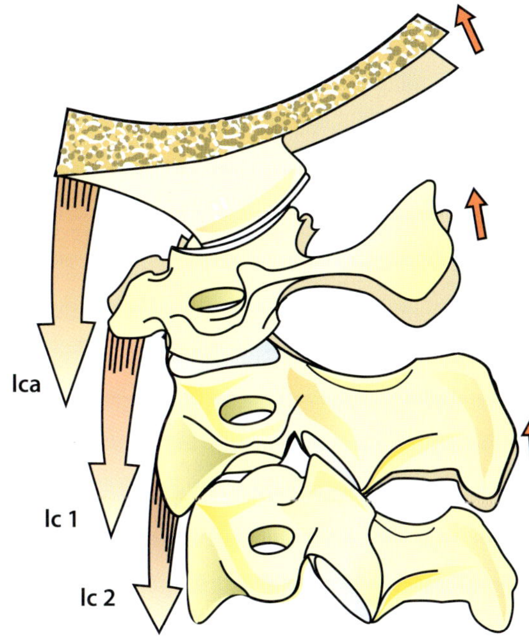

그림 76

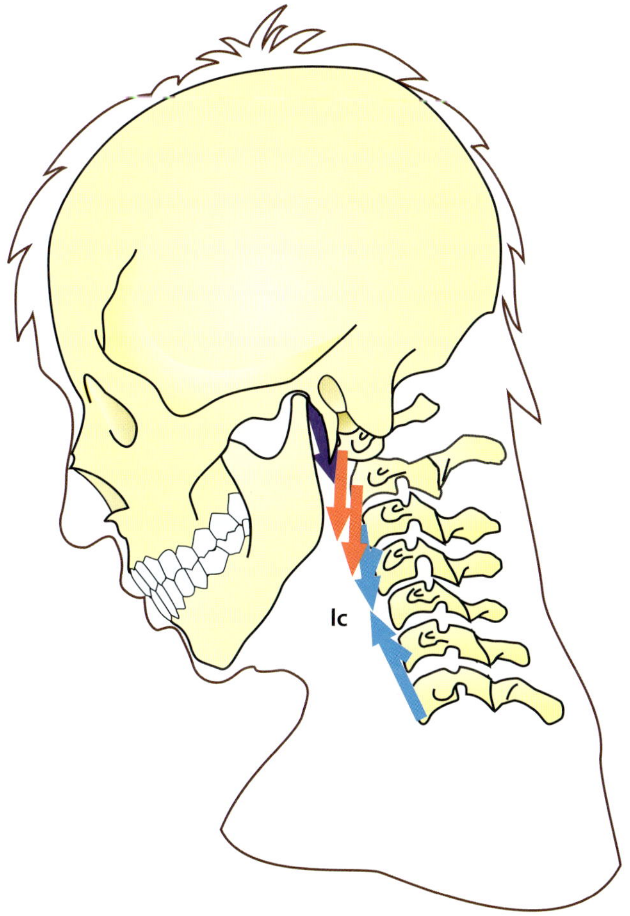

그림 77

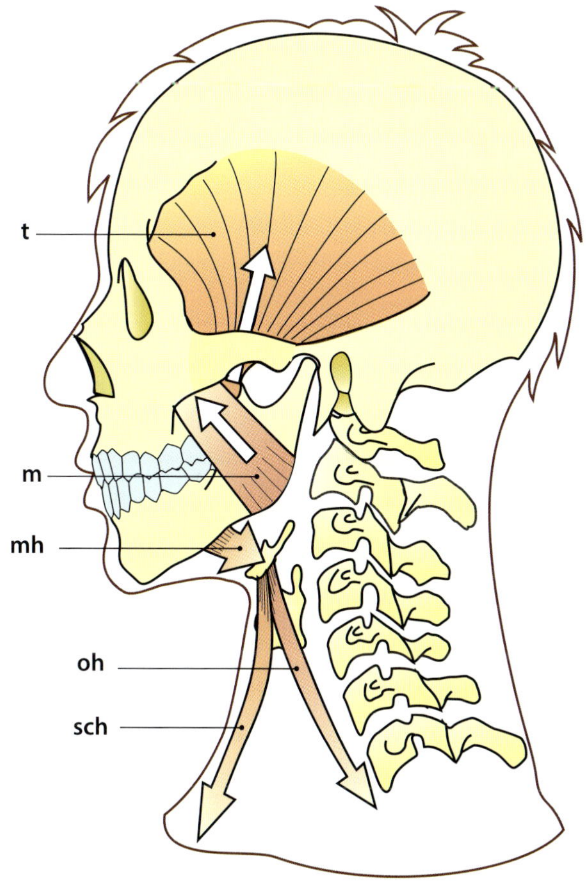

그림 78

뒤목근육

뒤목근육의 기능을 연구하기 전에 **그림**으로 배열을 잘 이해하는 것이 필수적이다(그림 79). 여기에서는 **목덜미의 오른쪽 뒤쪽**이 그려져 있다. 여러 층을 보여주기 위해 얕은 층의 근육은 일부 제거하였다.

뒤목부위posterior cervical region는 **4개의 겹친 근육층**으로 구성된다. 깊은 층에서 얕은 층까지 다음의 층들을 볼 수 있다.

- 뒤통수밑근육(250쪽 참조)과 여러 근육이 있는 깊은 층
- 복합 층
- 널판근과 어깨올림근의 층
- 얕은 층

깊은 층

뼈대와 관절에 직접 붙고, 다음 근육으로 구성된다.

- 뒤통수뼈, 고리뼈, 중쇠뼈 사이에 있는 뒤통수밑근육(251쪽 그림 80, 81, 82에서도 볼 수 있다)
- **큰뒤머리곧은근**(1)
- **작은뒤머리곧은근**(2)
- **아래머리빗근**(3)과 **위머리빗근**(4)
- **가로돌기가시근육**의 목척주 부분(5)
- **가시사이근육**(6)

복합 층

잘린 부분은 2개의 근육으로 구성된다.

- **머리반가시근**semispinalis capitis(7)(잘린 부분 사이로 1, 2, 3, 4가 보인다)
- **머리가장긴근**longissimus capitis(8)

동일한 층에는 보다 가쪽에 목가장긴근longissimus cervicis, 등가장긴근, 목엉덩갈비근iliocostalis cervicis(11)의 가장 윗부분도 보인다.

널판근과 어깨올림근의 층

이것은 또한 절제 부분이며 다음으로 구성된다.

- **널판근**은 **머리널판근**splenius capitis(9)과 **목널판근**splenius cervicis(10)의 두 부분으로 나뉜다. 후자의 가로돌기 뒤결절에 붙는곳의 힘줄(10′)은 그대로 있으나 첫째 · 둘째목뼈 가로돌기 뒤결절에 붙는 다른 2개는 제거되어 그림에는 보이지 않는다.
- **어깨올림근**(12)

이 근육들은 깊은 층의 근육에 밀착해 있으며, 그 주위에 도르래 주위의 밧줄처럼 감겨있다. 따라서 이 근육들의 수축은 **강력한 돌림 요소**가 된다.

얕은 층

다음 근육들로 구성된다.

- **등세모근**(15). 이 그림에서는 거의 모두 잘라 내어져 있다.
- **목빗근**. 뒤 윗부분만이 목덜미 부분에 속한다. 여기서는 얕은갈래(14)와 빗장꼭지 갈래의 깊은갈래(14′)가 보이도록 부분적으로 잘라 내어 그려져 있다.

근육 사이의 깊은 부분에서 **중간목갈비근**과 **뒤목갈비근**(13)의 위쪽 붙는곳을 볼 수 있다.

전체적으로

깊은 층 근육을 제외하고 대부분의 뒤목근육은 아래, 안쪽, 뒤쪽으로 비스듬히 뻗고, 깊은 층에 밀착해 있다. 이 근육들은 동시에 **폄**, **돌림**, 수축하는 쪽으로의 **가쪽굽힘**을 일으킨다. 즉, 앞에서 언급한 비스듬한 축 주위의 **아래 목척주의 복합 운동의 3요소**가 매우 정확히 나타난다.

한편, **얕은 층**은 중간층에 대해서 교차하여 뻗는다. 즉, 아래, 앞, 가쪽으로 향하는 근육을 포함한다. 이것은 아래 목척주에 직접 작용할 뿐만 아니라, **머리**와 **뒤통수밑 목척주**에도 작용한다. 뒤통수밑 목척주 수준에서는 폄과 수축하는 쪽으로의 가쪽굽힘을 일으키지만, 돌림은 반대쪽을 향한다. 따라서 이 근육들은 동시에 완전히 기능하는 깊은 층의 **협동근**이며, 또한 **대항근**이기도 하다.

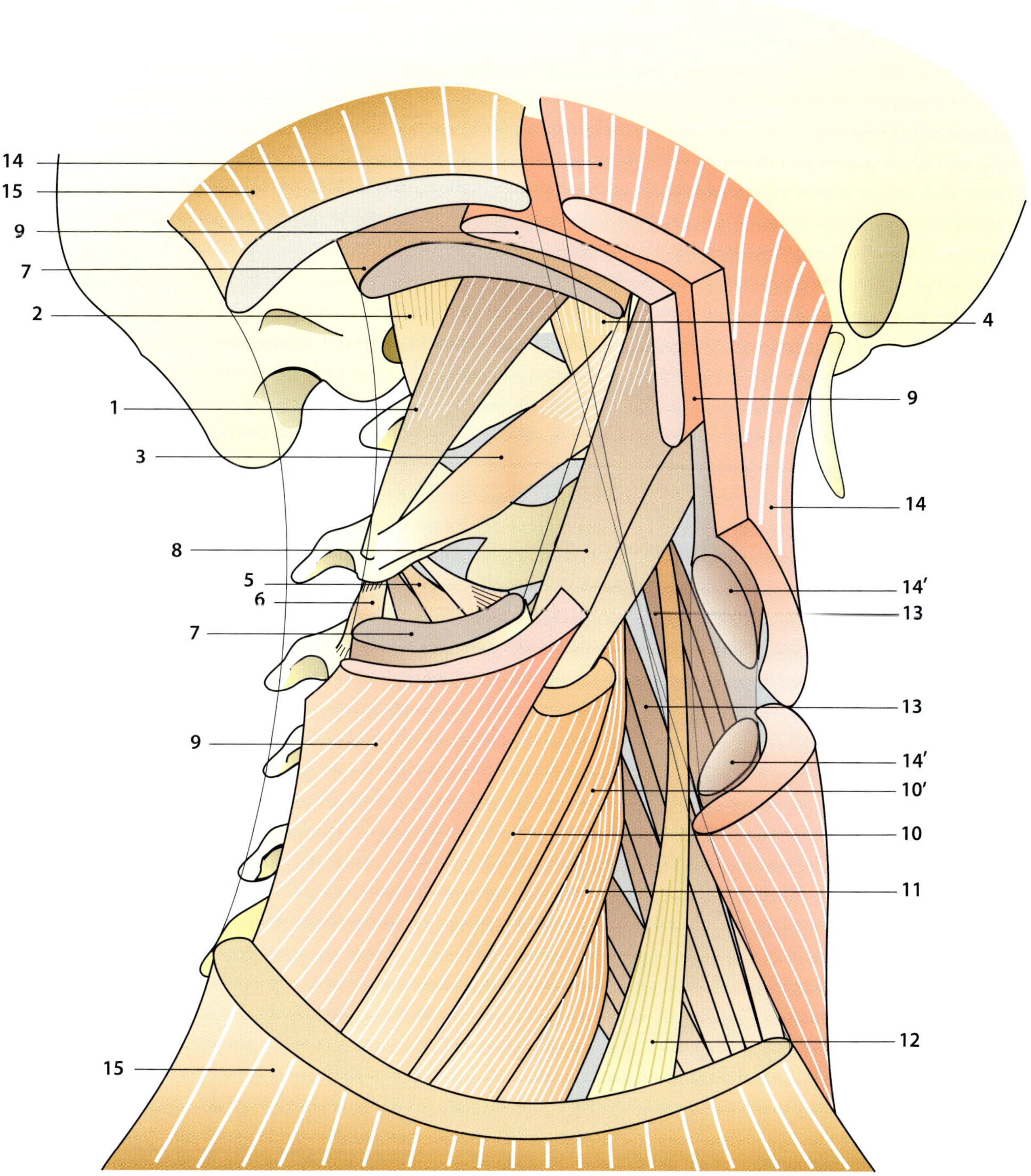

그림 79

뒤통수밑근육

작은 뒤통수밑근육의 기능은 별로 알려지지 않았다. 이것은 아래 목척주의 기능과는 달리 완전히 이해되어 있지 않기 때문이다. 사실, 이 4쌍의 **미세조정 근육**의 역할은 머리의 자세에서 중요하며, 아래 목척주의 일련의 운동을 기반으로 필요한 요소를 증폭하거나 불필요한 요소를 제거한다.

해부학적 배열의 연구로 공간에서의 방향과 기능을 이해하는 것이 가능하다. 3개의 그림이 필요하다.

- **뒤쪽 그림**(그림 80)
- **가쪽 그림**(그림 81)
- **오른쪽 뒤쪽 아래쪽 그림**(그림 82)

다음 근육이 관찰된다.

- **큰뒤머리곧은근**(1). 위쪽을 밑변으로 하는 세모꼴의 근육이고, 중쇠뼈 가시돌기에서 뒤통수뼈 아래목덜미선inferior nuchal line까지 뻗는다. 근육의 방향은 위쪽, 약간 가쪽, 뒤쪽으로 비스듬하다.
- **작은뒤머리곧은근**(2). 이것도 역시 세모꼴을 하고 있지만, 큰뒤머리곧은근보다 짧으며, 깊은 곳에 있다. 정중선의 바로 가쪽에 위치하고, 고리뼈 뒤고리 뒤결절에서 뒤통수뼈 아래목덜미선의 안쪽 1/3까지 뻗는다. 근육의 방향은 위쪽, 약간 가쪽, 큰뒤머리곧은근보다 뒤쪽에 붙는다. 작은뒤머리곧은근은 고리뼈 뒤고리가 중쇠뼈 가시돌기보다 더 깊은 곳에 있다는 사실에 의해 설명된다.
- **아래머리빗근**(3). 길고 두꺼운 방추형의 근육이며, 큰뒤머리곧은근의 아래 가쪽에 위치하고, 중쇠뼈 가시돌기에서 고리뼈 가로돌기 아랫면과 뒤모서리에 뻗는다. 근육의 방향은 위쪽, 가쪽, 앞쪽으로 비스듬하다. 따라서 아래머리빗근은 앞의 두 근육, 특히 작은뒤머리곧은근에 대해서 교차한다.
- **위머리빗근**(4). 짧고 평평한 세모꼴 근육이고, 고리뒤통수관절의 뒤쪽에 있으며, 고리뼈 가로돌기에서 뒤통수뼈 아래목덜미선의 가쪽 1/3에 뻗는다. 근육의 방향은 위쪽, 뒤쪽으로 비스듬하다. 사실상 시상면 방향으로 뻗는다. 방향이 전혀 가쪽으로는 향하지 않기 때문이다. 위머리빗근은 작은뒤머리곧은근과 평행하며 큰뒤머리곧은근과는 직교한다.
- **가시사이근육**(5). **중쇠뼈의 아래쪽**에서 목뼈 가시돌기 사이의 정중선의 양쪽에 위치한다. 따라서 큰뒤머리곧은근과 작은뒤머리곧은근은 가시사이근육과 같은 작용을 하는 근육이라 생각된다.

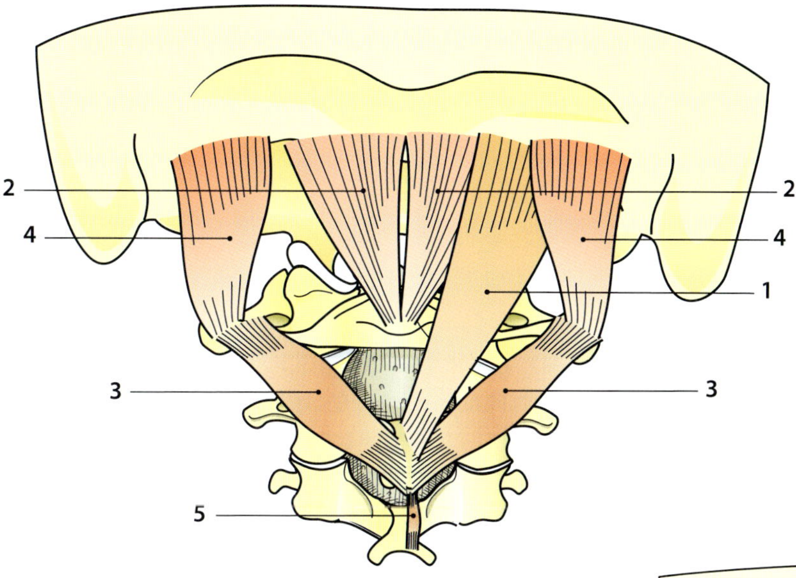

그림 80

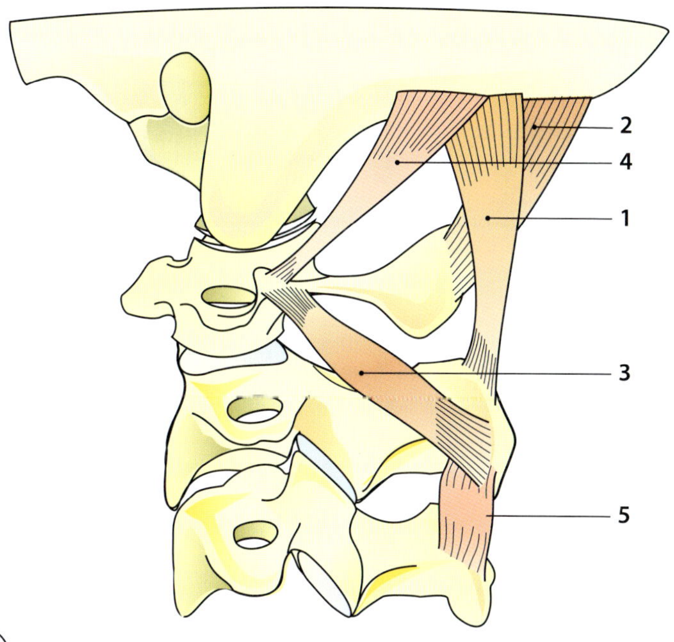

그림 81

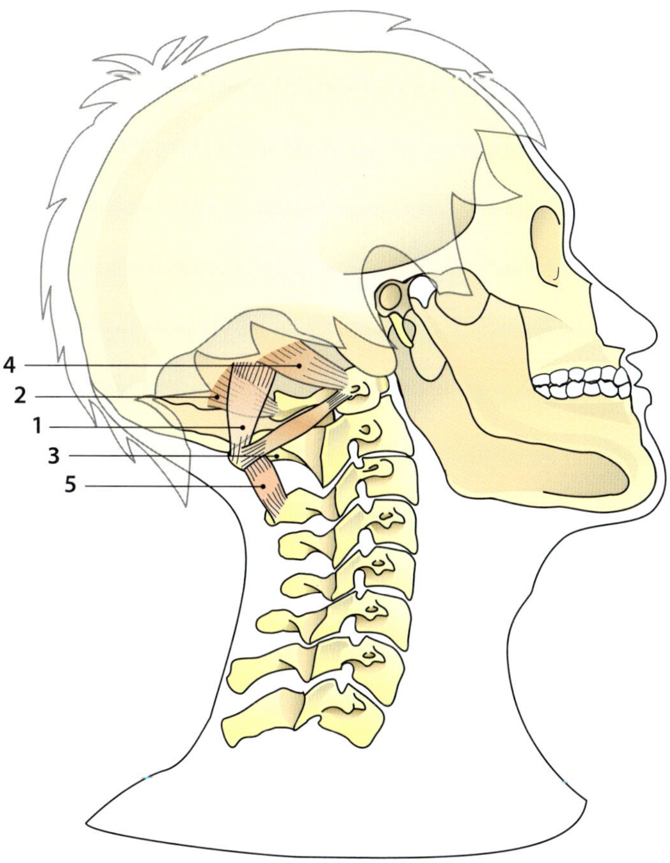

그림 82

뒤통수밑근육의 작용: 가쪽굽힘과 폄

아래머리빗근은 배열에 의해 고리중쇠관절의 정역학과 동역학에서 중요한 역할을 한다. 실제로 **왼쪽 그림**(그림 83)은 고리뼈 가로돌기를 뒤쪽으로 당겨 양쪽의 아래머리빗근이 대칭적으로 수축할 때 중쇠뼈에 대한 고리뼈의 후퇴와 폄이 일어나는 것을 보여준다. 이 폄은 가쪽 방사선영상에서 고리뼈 가쪽덩이 수준에서 각도 a, 고리뼈 뒤고리 수준에서 각도 a′ 으로 측정할 수 있다. **위쪽 그림**(그림 84)에서는 양쪽 아래머리빗근의 대칭적 수축으로 인한 후퇴 운동 b를 잘 알 수 있다. 아래머리빗근은 활의 화살처럼 작용하여 중쇠뼈를 앞쪽으로 밀어내고 반동에 의해 고리뼈를 뒤쪽으로 끌어당긴다. 따라서 치아돌기의 수동적 고정을 확보하여 후방탈구backward dislocation를 예방하는 고리가로인대의 부담을 경감시킬 수 있음을 알 수 있다.

고리가로인대 파열(그림 85)은 외상에 의해서만 발생한다(검은색 화살표). 정상적일 때는 양쪽 아래머리빗근이 동시에 작용하고, 따라서 고리중쇠관절의 동역학적 유지에 중요한 역할을 하기 때문이다. 더 밝은 색의 고리뼈와 중쇠뼈에 의한 척주관을 위쪽 그림에 겹침으로써(그림 86) 이러한 고리중쇠관절의 불안정성이 치명적인 결과를 초래한다는 것을 알 수 있다. 시가 커터나 단두대 기전에 의해 숨뇌가 압박하거나 절단된다. 회색 구역은 숨뇌가 압박되는 좁아진 척주관을 나타낸다.

4개의 뒤통수밑근육의 한쪽 수축(그림 87: 뒤쪽 그림)은 고리중쇠관절의 움직임에 의해 수축하는 쪽으로 가쪽굽힘을 일으킨다. 이 가쪽굽힘 각도 f는 양쪽 고리뼈 가로돌기를 연결하는 수평선과 꼭지돌기를 연결하는 사선이 이루는 각도로도 측정할 수 있다.

이러한 가쪽굽힘 근육 중에서 가장 효과적인 근육은 **위머리빗근**(4)이고, 그 수축은 반대쪽의 같은 근육의 신장(e)을 초래한다. 위머리빗근은 고리뼈 가로돌기에 의해 지지되고, 고리뼈 가로돌기 자체는 **아래머리빗근**(3)의 수축에 의해 안정화된다. **큰뒤머리곧은근**(1)은 위머리빗근 보다 효과적이지 않으며, **작은뒤머리곧은근**(2)은 거의 효과가 없다. 작은뒤머리곧은근이 정중선에 매우 가깝기 때문이다.

뒤통수밑근육의 양쪽 동시수축(그림 88: 오른쪽 그림)은 위 목척주에 대한 머리의 폄을 일으킨다. 이 폄은 고리뒤통수관절 수준에서는 작은뒤머리곧은근(2)과 위머리빗근(4)의 수축에 의해, 고리중쇠관절 수준에서는 큰뒤머리곧은근(1)과 아래머리빗근(3)의 수축에 의해 일어난다(그림 87).

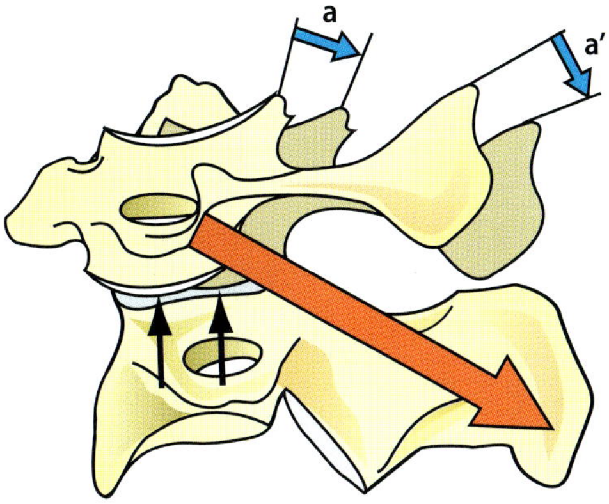

그림 83

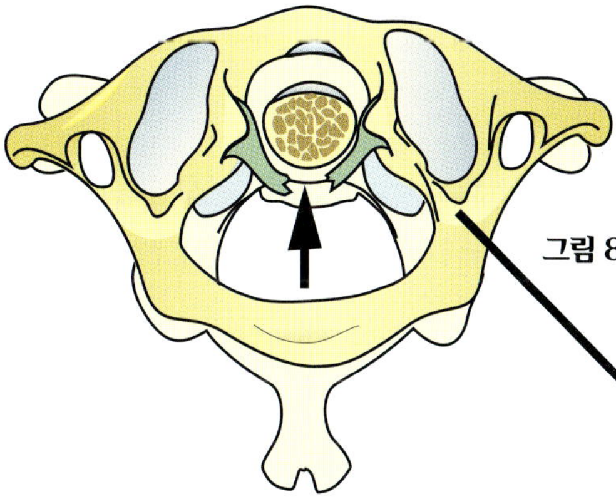

그림 85

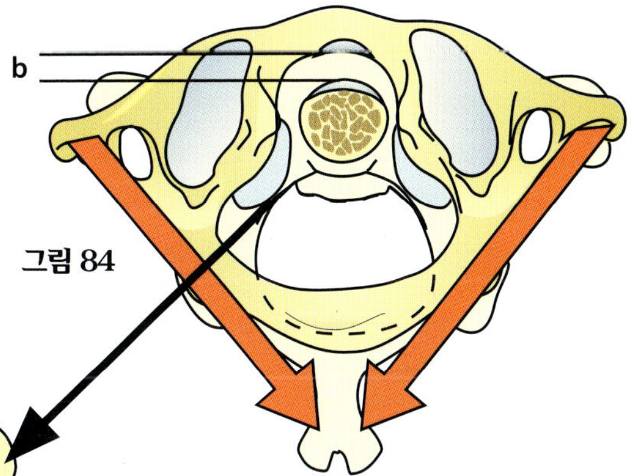

그림 84

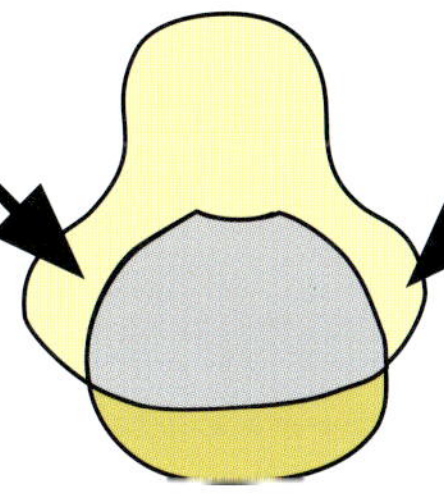

그림 86

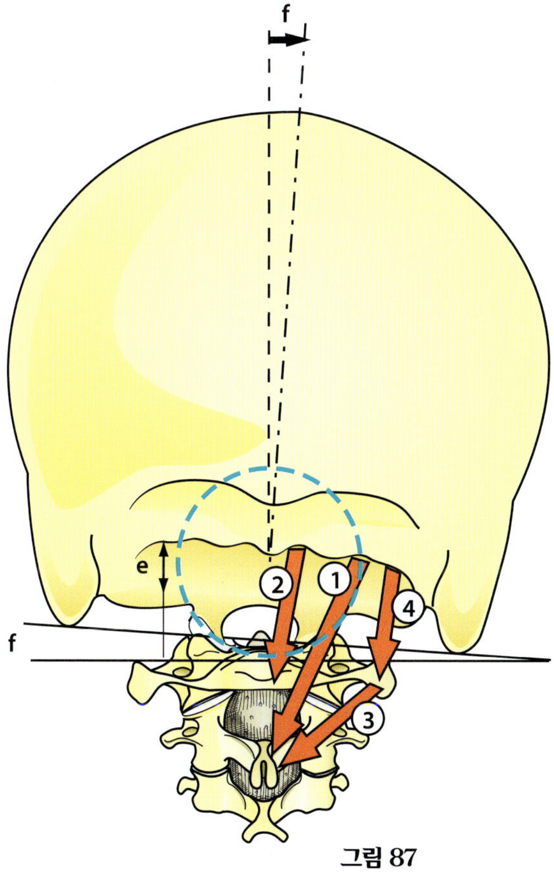

그림 87

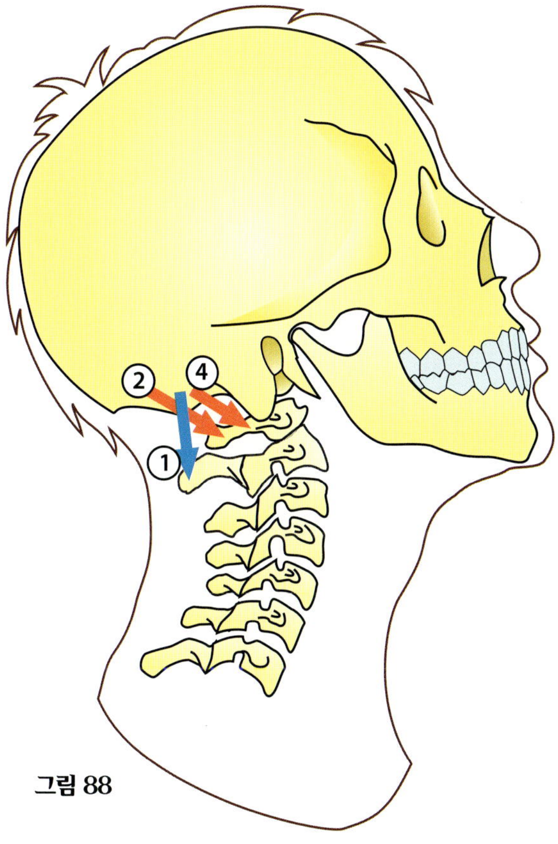

그림 88

뒤통수밑근육의 돌림 작용

뒤통수밑근육은 폄과 굽힘 작용 외에도 머리의 돌림 작용을 한다. **뒤통수밑의 위 계층의 아래쪽 그림**(그림 89)은 고리뒤통수관절에서 **위머리빗근**(4)의 작용을 잘 보여준다. 위머리빗근의 수축은 반대쪽으로 10° 의 머리 돌림을 일으킨다. 여기에 제시된 예에서는 왼쪽 위머리빗근의 수축이 오른쪽으로의 머리 돌림을 일으키고 있다. 따라서 오른쪽 위머리빗근(4′)과 작은뒤머리곧은근(2)이 수동적으로 긴장한다. 이 두 근육은 **머리를 중립 위치로 되돌리는 것**에 관여한다.
인접한 아래 계층의 아래쪽 그림(그림 90)은 고리중쇠관절을 보여주며, 고리뼈에 대해 중쇠뼈는 빨간색으로 둘러싸여 있다. **큰뒤머리곧은근**(1)과 **아래머리빗근**(3)의 수축은 수축하는 쪽으로 12° 의 머리 돌림을 일으킨다. 여기에 제시된 예에서는 오른쪽 큰뒤머리곧은근(1)의 수축은 고리뒤통수관절과 고리중쇠관절에서 머리를 동시에 오른쪽으로 돌림시킨다. 동시에 왼쪽 큰뒤머리곧은근이 길이 a만큼 신장되고, 그 결과 이 근육은 머리를 중립 위치로 되돌리는 데에 도움이 된다. 오른쪽 **아래머리빗근**(3)의 수축은 고리중쇠관절에서 오른쪽으로 머리를 돌림시킨다.
오른쪽, 뒤쪽, 위쪽에서 보면(그림 91) 중쇠뼈 가시돌기와 오른쪽 고리뼈 가로돌기 사이를 비스듬히 뻗는 **오른쪽 아래머리빗근**(OCI)의 수축은 고리뼈를 오른쪽으로 돌림시키고, 왼쪽 아래머리빗근을 길이 b만큼 신장시키고(그림 90), 이것이 복귀의 근육이 된다. 고리뼈의 대칭 시상면 S가 아래머리빗근의 작용으로 중쇠뼈의 시상면 A에 대해 12° 돌림한다는 것을 알 수 있다.
뒤통수밑근육의 작용에 대한 이러한 설명은 역학적 모형에서 입증된 바와 같이 순수한 머리 운동 동안 가쪽굽힘이나 돌림의 불필요한 구성 요소를 제거하는 역할을 더 잘 이해하는 데 도움이 된다.

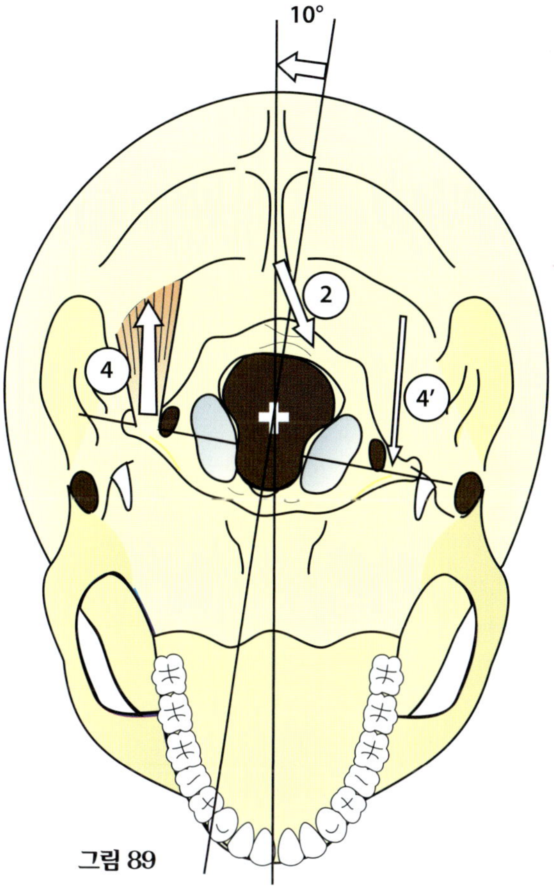

그림 89

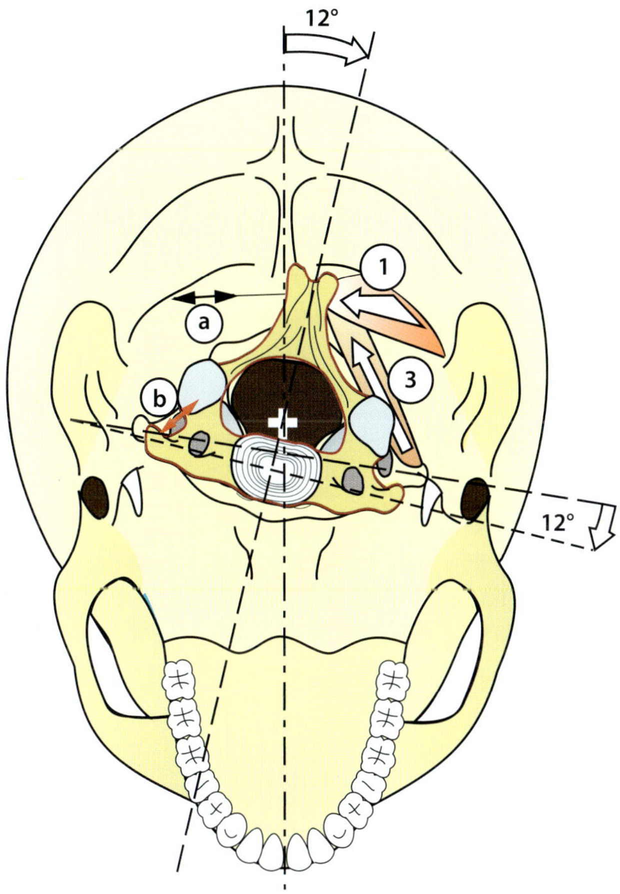

그림 90

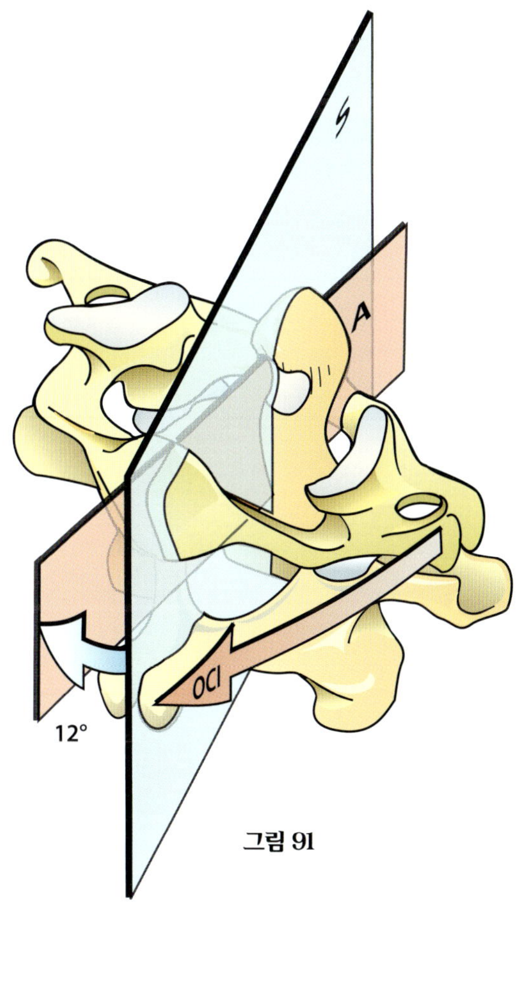

그림 91

뒤목근육: 첫째 층과 넷째 층

뒤목근육의 깊은 층

깊은 층에는 다음 근육들이 포함된다.

- 위 목척주 수준에서는 앞에서 언급한 **뒤통수밑근육**
- 아래 목척주 수준에서는 **가로돌기가시근육**

이 근육들은 고리뼈에서 엉치뼈까지 가시돌기, 고리판, 가로돌기에 의해 형성된 고랑에 대칭으로 배열되며 지붕 기와 방식 모양을 형성한다.

이 근육의 배열에 대한 두 가지 다른 설명이 있다(그림 92).

- Trolard의 고전적 설명에 따르면(오른쪽 T) 근섬유는 둘째~다섯째목뼈 가시돌기와 고리판에서 일고, 여섯째목뼈 가로돌기에 수렴한다.
- Winckler의 최근 설명에 따르면(왼쪽 W) 근섬유는 역배열을 가진다.

이 두 가지 개념은 동일한 사실을 위쪽 붙는곳에서 시작하는지 또는 아래쪽 붙는곳에서 시작하는지에 따라 설명하는 두 가지 다른 접근법이다. 어쨌든, 근섬유의 방향은 항상 아래쪽, 가쪽, 약간 앞쪽으로 비스듬하며, 가로돌기가시근육의 수축은 다음 현상을 일으킨다.

- 수축이 **양쪽**에서 **대칭적**으로 일어나면 목척주의 **폄**과 **과다앞굽음**을 가져온다. 이것은 목척주의 세움근이다.
- 수축이 **한쪽**에서 **비대칭적**으로 일어나면 폄, 수축하는 쪽으로의 가쪽굽힘, 반대쪽으로의 돌림을 일으킨다. 이는 목빗근의 작용과 유사하다. 따라서 가로돌기가시근육은 목빗근의 협동근이다. 그러나 가로돌기가시근육이 목척주의 각 수준에 대해 부분적으로 작용하는 한편 목빗근은 가로돌기가시근육의 방향과 비슷한 방향을 가지면서도, **2개의 큰 지레팔**을 통해 목척주 전체에서 부착된 말단까지 전체 목척주에 작용한다.

뒤목근육의 얕은 층

이 뒤가쪽 **얕은 층**(그림 93)은 **등세모근**(2)에 의해 형성되며, 부채꼴로 배열된 근섬유는 한편으로는 뒤통수뼈 위목덜미선 안쪽 1/3에서 일고, 또한 다른 한편으로는 열두째등뼈까지의 가시돌기와 가시끝인대를 포함하는 연속된 선에서 인다.

이 연속된 이는 선에서 윗부분에 위치한 섬유는 아래, 가쪽, 앞쪽으로 비스듬히 내려가서 빗장뼈 가쪽 1/3, 봉우리, 어깨뼈가시spine of scapula에 닿는다. 이처럼 목의 아랫부분의 윤곽은 등세모근 섬유의 연속된 방향으로 **덮이는 곡선**에 의해 형성된다. 등세모근은 팔이음뼈의 운동에서 중요한 역할을 하지만(제1권 참조), 팔이음뼈가 고정되어 있으면 목척주와 머리에 **강력한 작용**을 발휘한다.

- 등세모근의 **대칭적인 양쪽 수축은 목척주앞굽음의 심화**를 수반하는 목척주와 머리의 폄을 일으킨다. 이 폄이 앞목근육의 대항작용에 의해 저지될 때 등세모근은 버팀줄 역할을 하여 전체 목척주를 안정시킨다.
- 등세모근의 **한쪽 또는 비대칭적 수축**(그림 94)은 **왼쪽 등세모근**이 수축하여 있는 뒤쪽 그림에서 볼 수 있듯이 **과다앞굽음**을 수반하는 목척주와 머리의 **폄**, 수축하는 쪽으로의 **가쪽굽힘**, 그리고 반대쪽으로의 **돌림**을 초래한다. 따라서 등세모근은 같은 쪽 목빗근(1)의 협동근이다.

목빗근(1)의 위쪽 끝은 목덜미 위가쪽에서 볼 수 있다(그림 93: 왼쪽). 목덜미 위가쪽 윤곽은 목빗근의 연속적인 섬유가 아래쪽으로 향하고, 그 축을 중심으로 꼬일 때 형성되는 구부러진 곡선에 의해 형성된다.

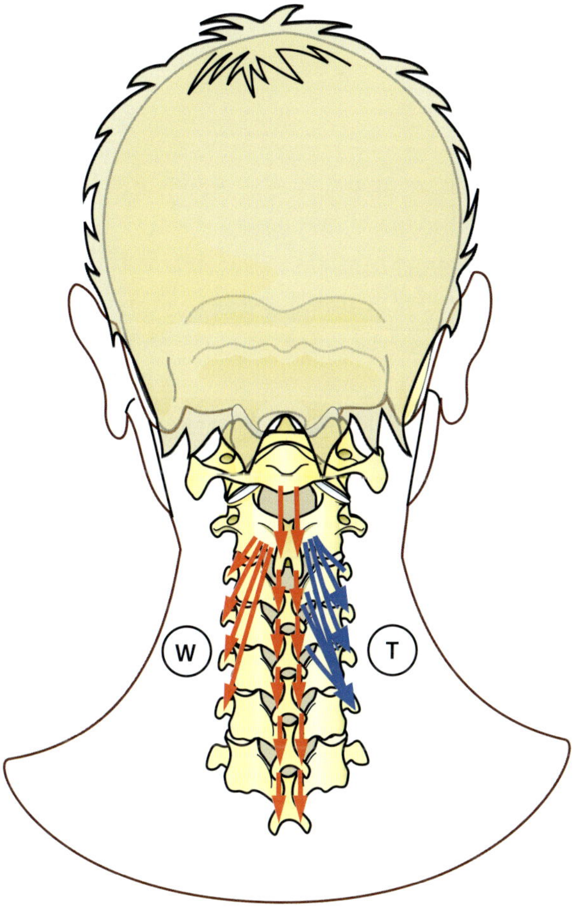

그림 92

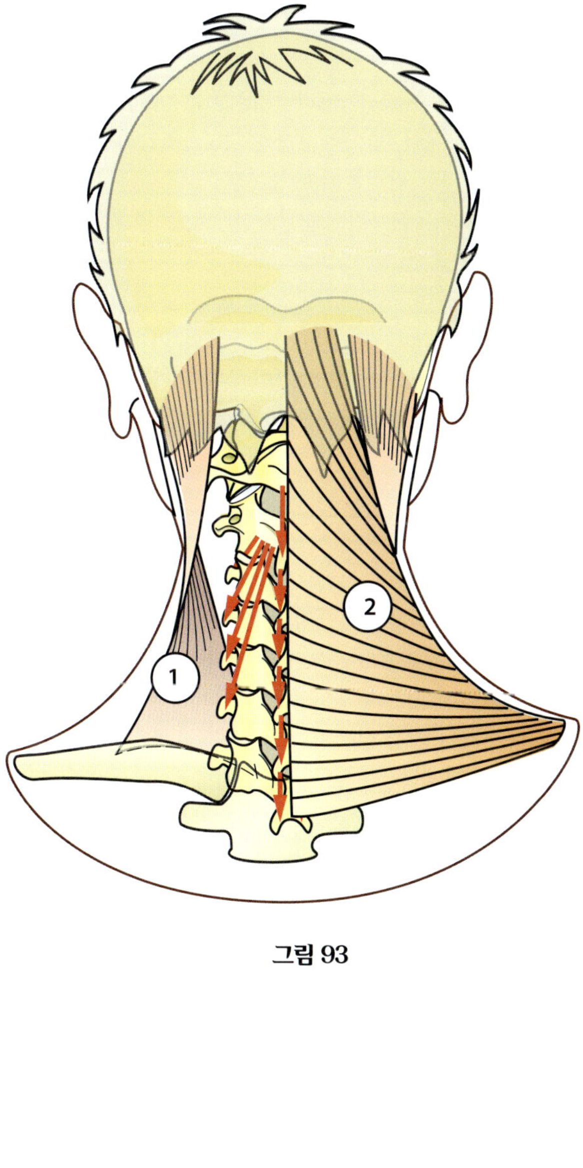

그림 93

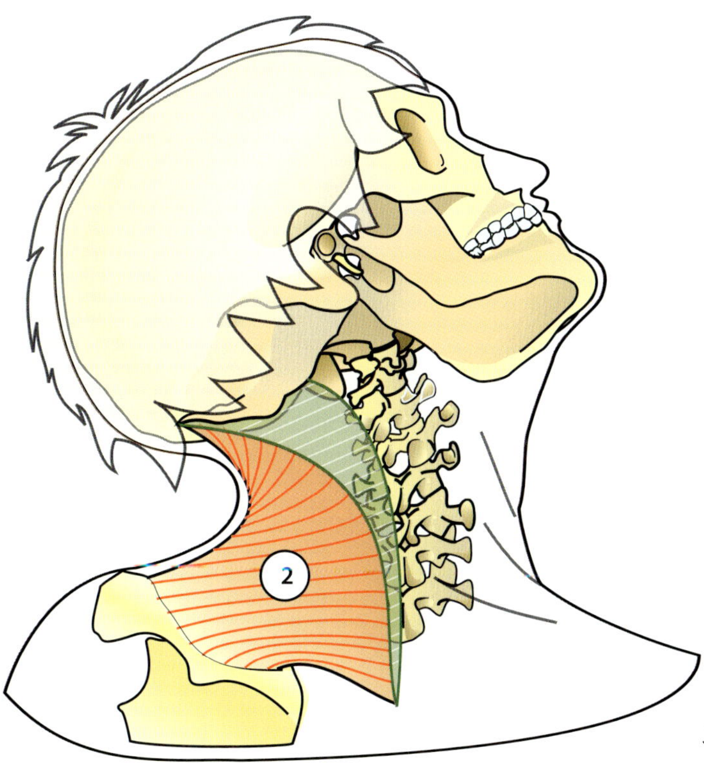

그림 94

뒤목근육: 둘째 층

가장 깊은 층을 덮고 있는 이 층(그림 95)은 머리반가시근, 목반가시근, 등가장긴근, 목가장긴근, 엉덩갈비근의 윗부분으로 형성된다.

머리반가시근(7)은 정중선의 바로 가쪽에 위치하고, 수직인 근육띠를 형성한다. 이것은 나눔힘줄에 의해 구분되고, '목덜미 두힘살근nuchal digastric'이라 불린다. 머리반가시근은 아래쪽에서는 위 6개 등뼈(T1~T6)의 가로돌기, 아래 4개 목뼈(C4~C7)의 가로돌기, 일곱째목뼈와 첫째등뼈의 가시돌기에 붙는다.

두껍고 둥근 근육덩이는 가로돌기가시근육을 덮고, 목덜미인대에 의해 반대쪽과 분리된 척주고랑을 메운다. 머리반가시근의 볼록한 면에 2개의 널판근(9, 10)(261쪽 그림 96)이 있다. 머리반가시근은 바깥뒤통수뼈융기external occipital protuberance의 가쪽에서 위목덜미선과 아래목덜미선 사이의 뒤통수뼈 비늘부분에 붙는다.

양쪽의 머리반가시근의 **대칭적 수축**은 **목척주 과다앞굽음**을 수반하는 목척주와 머리의 **폄**을 일으킨다.

머리반가시근의 **비대칭적 또는 한쪽 수축**은 수축하는 쪽으로 **약간의 가쪽굽힘**을 수반하는 머리의 폄을 일으킨다.

머리반가시근의 가쪽에 위치하는, 길고 가는 **머리가장긴근**(8)은 위쪽, 약간 가쪽으로 향하며, 아래쪽에서는 아래 4개의 목뼈와 첫째등뼈(C4~C7, T1)의 가로돌기 기저에서 일고, 위쪽에서는 꼭지돌기의 정점과 뒤모서리에 닿는다. 그 근육덩이는 꼬여 있다. 가장 아래의 섬유는 위쪽에서는 가장 안쪽으로 닿고 있는 것에 반해서 목척주에서 일고 있는 가장 위의 섬유는 꼭지돌기의 가장 가쪽에 닿고 있기 때문이다.

양쪽의 머리가장긴근의 **대칭적 수축**은 머리의 **폄**을 일으킨다. 이 폄이 앞목근육의 대항작용에 의해 제한될 때 머리가장긴근은 거꾸로 된 버팀줄처럼 머리를 가쪽에서 안정시킨다.

머리가장긴근의 **한쪽 또는 비대칭적 수축**은 머리반가시근보다도 두드러진 같은 쪽으로의 **가쪽굽힘**을 수반하는 머리의 **폄**과 같은 쪽으로의 **돌림**을 일으킨다.

목가장긴근(11)은 길고 가는 머리가장긴근의 가쪽에 위치하며, 위쪽에서는 아래 5개 목뼈 가로돌기의 정점에 붙고, 아래쪽에서는 위 5개 등뼈(T1~T5) 가로돌기 정점의 기저에 붙는다. 가장 안쪽 섬유는 가장 짧고 C7~T5 사이에 뻗으며, 가장 가쪽 섬유는 가장 길고 C3~T5 사이를 뻗는다.

양쪽 목가장긴근의 **대칭적 수축**은 아래 목척주의 **폄**을 일으킨다. 이 폄이 대항근의 작용에 의해 저지될 때 목가장긴근은 버팀줄 역할을 한다.

목가장긴근의 **한쪽 또는 비대칭적 수축은 폄과 같은 쪽으로의 가쪽굽힘**을 일으킨다.

등가장긴근은 가장 윗부분이 마지막 목뼈 가로돌기에 붙기에 뒤목근육에 속한다. 또한 이 근육은 목엉덩갈비근(11′)과 다소 혼동된다. 후자는 처음 6개의 갈비뼈의 위모서리에서 일고, 목가장긴근과 함께 마지막 5개의 목뼈 가로돌기 뒤결절에 붙는다. 그 작용은 목가장긴근의 작용과 매우 유사하다. 게다가 목엉덩갈비근은 아래 목척주 근육의 버팀줄과 **처음 6개 갈비뼈의 올림근육** 역할을 한다 (162쪽 참조).

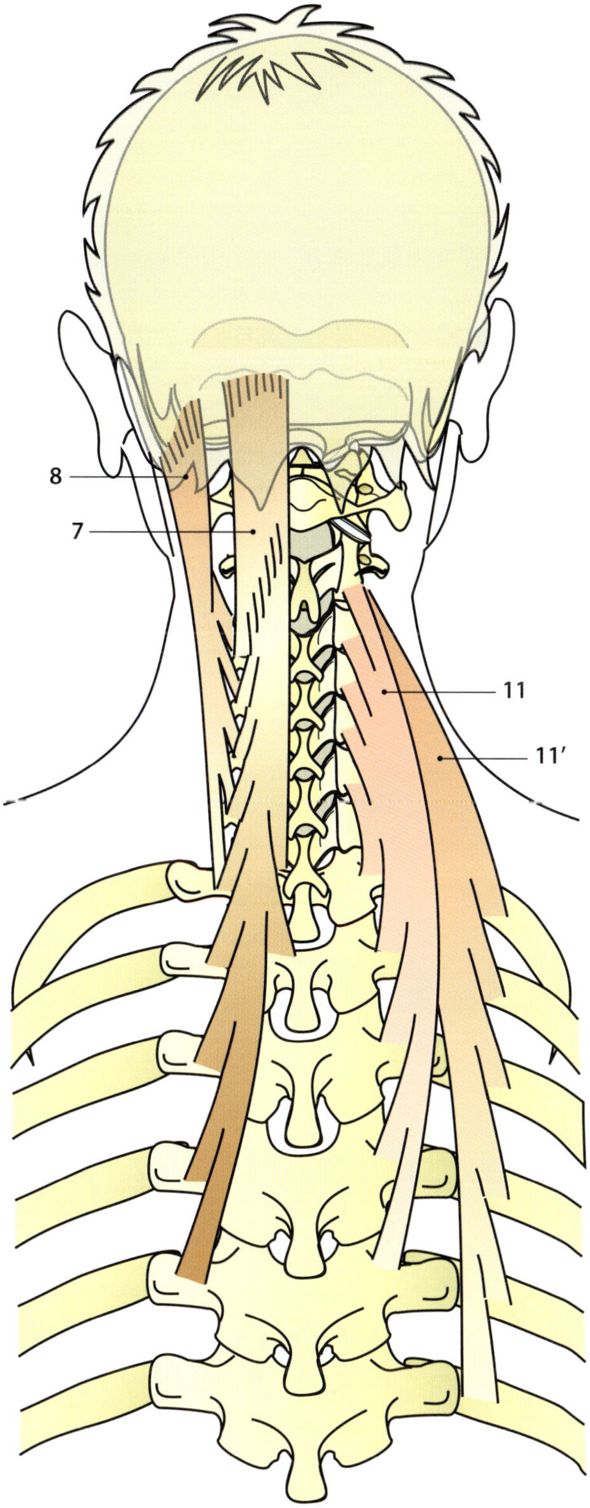

그림 95

뒤목근육: 셋째 층

뒤목근육의 셋째 층은 등세모근이 덮고 있는 널판근과 어깨올림근으로 구성된다(그림 96).

널판근(9, 10)의 아래쪽은 등 부위까지 뻗는다. 이것은 둘째~일곱째목뼈(C2~C7) 가시돌기와 그 목덜미인대, 위 4개의 등뼈(T1~T4) 가시돌기와 가시사이인대에 붙는다. 근섬유의 방향은 위쪽, 가쪽, 앞쪽으로 뻗어, 깊은 층의 근육을 감싸고 **2개의 뚜렷한 부분**으로 끝난다.

- **머리널판근**(9)의 **머리 부분**은 목빗근 아래의 뒤통수뼈, 즉 뒤통수뼈 위목덜미선 가쪽 1/2과 꼭지돌기에 붙는다. 이 근육은 양쪽 널판근의 안쪽모서리에 의해 형성되는 삼각 속에 보이는 머리반가시근과 머리가장긴근을 불완전하게 덮는다.
- **목널판근**(10)의 **목 부분**은 그림의 왼쪽에서는 머리널판근과의 연관성이 그려져 있으며, 오른쪽에서는 그 감겨 붙은 상태와 고리뼈, 중쇠뼈, 셋째목뼈의 가로돌기로의 힘줄을 보여준다.

양쪽 널판근의 **대칭적** 수축은 목척주의 **과다앞굽음**을 수반하는 머리와 목척주의 **폄**을 일으킨다.

널판근의 **비대칭적 또는 한쪽 수축**은 **폄**, **가쪽굽힘**, 수축하는 쪽으로의 돌림을 일으킨다. 이것은 아래 목척주의 일련의 운동 방향과 같다.

어깨올림근(12)은 목널판근의 가쪽에 위치하며, 이것과 함께 위 4개 목뼈(C1~C4) 가로돌기에 대한 공통의 붙는곳을 가지고 있다. 이 평평한 근육덩이는 널판근과 같은 상태로 감겨지지만, 이것은 오히려 아래쪽, 약간 가쪽으로 향해서 비스듬히 뻗어 넓어지고 어깨뼈에 붙는다.

목척주가 고정되어 있을 때 어깨올림근은 어깨뼈를 올라가게 한다. 이 때문에 그 명칭이 붙여졌다(제1권 참조). 한편 어깨뼈가 고정되면 어깨올림근은 목척주를 움직인다.

양쪽 어깨올림근의 대칭적 수축은 과다앞굽음을 수반하는 목척주의 폄을 가져온다. 이 폄이 대항근에 의해 저지될 때 어깨올림근은 목척주를 가쪽에서 안정시키는 버팀줄이 된다.

어깨올림근의 한쪽 또는 비대칭적 수축은 목널판근과 같이 수축하는 쪽으로의 가쪽굽힘과 돌림을 수반하는 폄을 일으킨다. 따라서 이것은 아래 목척주의 일련의 운동 방향과 같다.

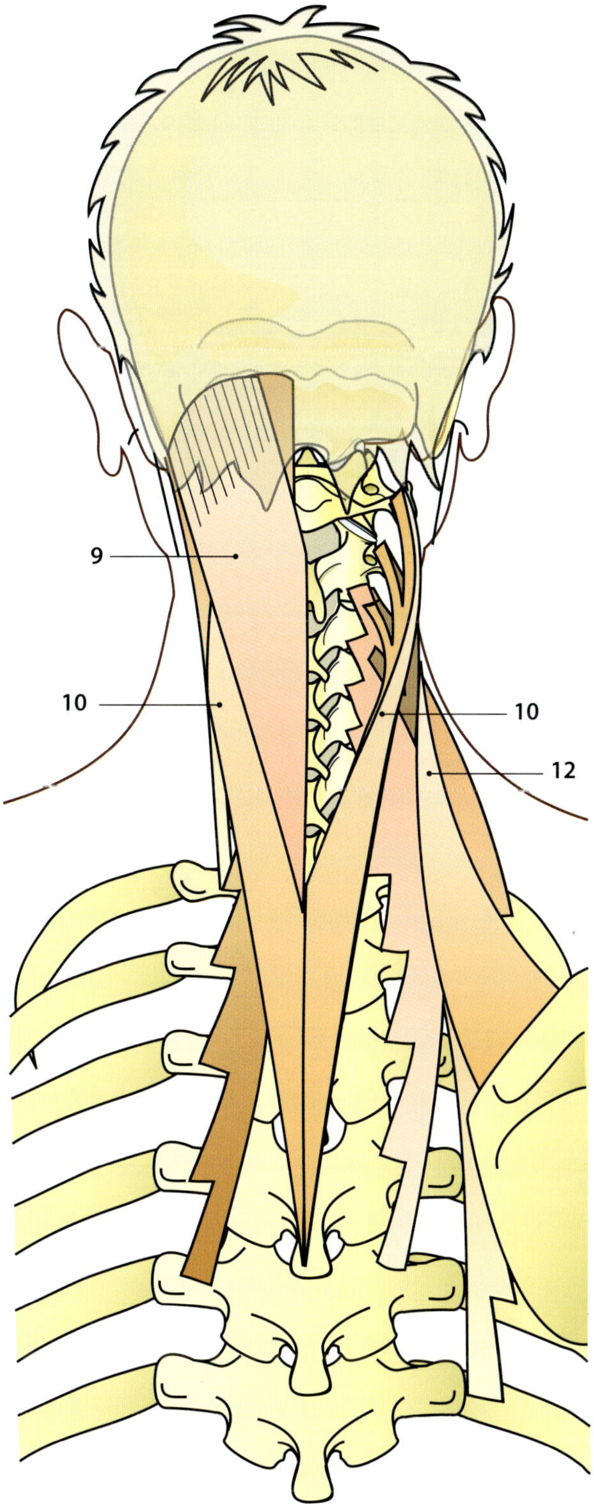

그림 96

뒤목근육에 의한 목척주 폄

뒤목근육은 모두 **목척주와 머리의 폄근육**이지만, 그 배열에 따라 **세 그룹**으로 분류할 수 있다.

첫째 그룹(그림 97)은 목뼈 가로돌기에서 일고, 등으로 향해서 아래 뒤쪽으로 비스듬히 뻗는 모든 근육이며 다음 근육이 포함된다.

- **목널판근**(1)
- **목가장긴근**과 **목엉덩갈비근**(2)
- **어깨올림근**(3)

이 근육들은 목척주 과다앞굽음을 수반하는 목척주의 폄근육이다. 또한 한쪽 수축은 수축하는 쪽으로의 가쪽굽힘과 돌림을 일으킨다. 즉, 아래 목척주의 전형적인 움직임 조합을 만든다.

둘째 그룹(그림 98)에는 아래 앞쪽으로 비스듬히 뻗으므로 첫째 그룹과 교차한다.

- 하나는 아래 목척주 **가로돌기가시근육**(4)
- 또 하나는 뒤통수뼈와 아래 목척주를 연결하는 근육으로 **머리반가시근**(6), **머리가장긴근**(7), **머리널판근**(그림에는 표시되지 않음) 등이 포함된다.
- 마지막으로 뒤통수밑근육(그림에는 표시되지 않음. 250~255쪽 참조)이 있다.

이 모든 근육은 **목척주 과다앞굽음**을 수반하는 목척주의 폄근육이며, 뒤통수뼈에 직접 붙기 때문에 목척주에 대한 머리의 **폄근육**이기도 하다.

마지막으로 목척주에는 전혀 붙지 않고, 따라서 그 위를 완전히 가교역할을 하는 **셋째 그룹**이 있다. 이 근육들은 뒤통수뼈와 꼭지돌기를 팔이음뼈에 직접 연결한다. 다음의 근육이 포함된다.

- 하나는 **등세모근**(8)(그림 98)
- 또 하나는 **목빗근**(그림 99). 목척주의 방향과 교차하는 대각선의 시스템이며 그 양쪽 및 대칭적 수축은 목척주에 대한 머리의 **폄**(10), 등척주에 대한 목척주의 **굽힘**(9), **목척주 과다앞굽음**(11)을 수반하는 목척주의 **폄**이라는 3개의 결과를 초래한다.

따라서 목척주의 시상면에서의 안정성(그림 100)은 다음 근육 사이의 **영구적인 동적 평형**에 의존한다.

- 한편으로는 널판근(S), 목가장긴근, 엉덩갈비근, 등가장긴근(Lt), 등세모근(T) 등의 **뒤목근육의 폄 작용**. 이 모든 근육은 목척주앞굽음의 오목한 부분에서 부분적 또는 전체에 걸친 활시위처럼 작용한다.
- 또 한편으로 다음의 **앞쪽 및 앞가쪽의 근육**
  - 굽힘근육이고 목척주앞굽음을 곧게 하는 근육인 목긴근(Lc)
  - 목갈비근(Sc). 등척주에 대한 목척주의 굽힘근육이지만, 그 작용이 목긴근이나 목뿔위근육과 목뿔아래근육(247쪽 그림 78 참조)에 의해 평형상태가 되지 않으면 목척주 과다앞굽음을 일으키는 경향이 있다.

이 모든 근육 그룹이 동시에 수축하면 중립 위치에서의 **목척주 안정화**를 가져온다. 따라서 이 근육들은 시상면과 경사면 위에 있는 버팀줄처럼 작용한다. 이 근육들은 **머리의 평형**에서 필수적인 역할을 하며, 머리에 짐을 올려놓고 운반할 수도 있다. 이는 어떤 사람들에게는 양손을 자유로이 하면서 물건을 운반하는 일상의 수단이다. 이 습관은 목척주의 구조와 목의 모든 근육의 힘을 강화하는 효과가 있다.

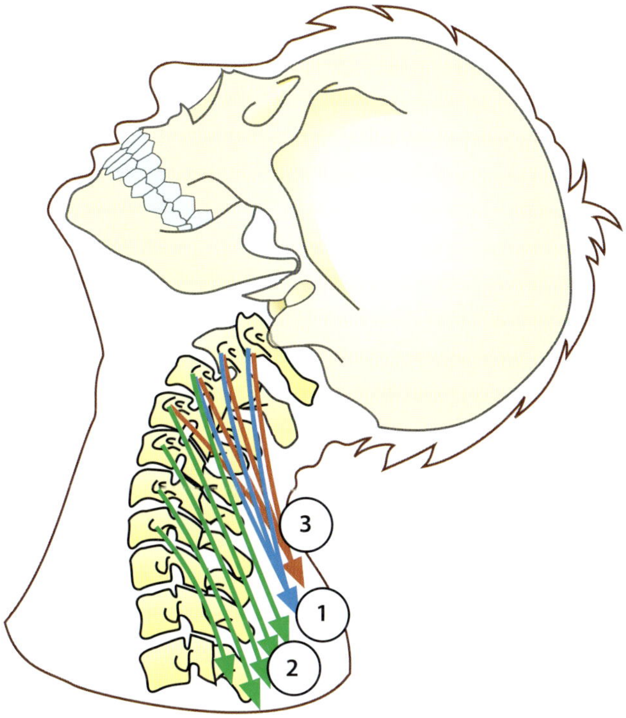

그림 97

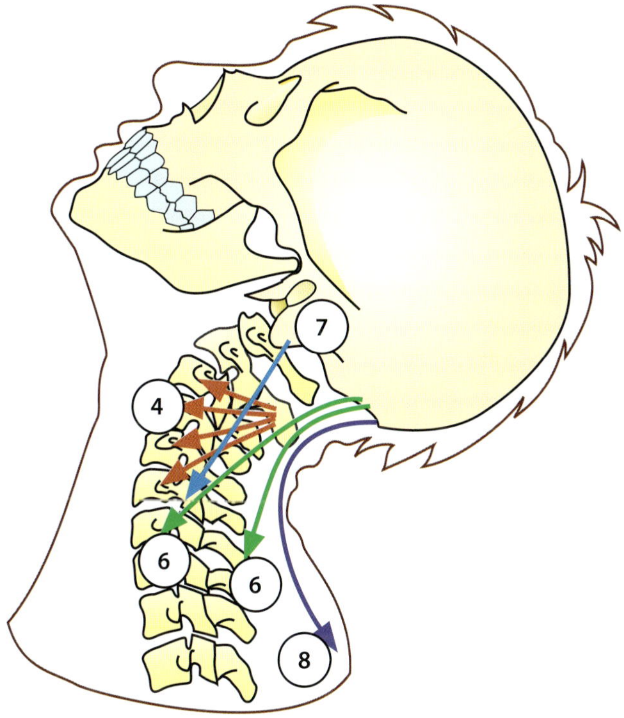

그림 98

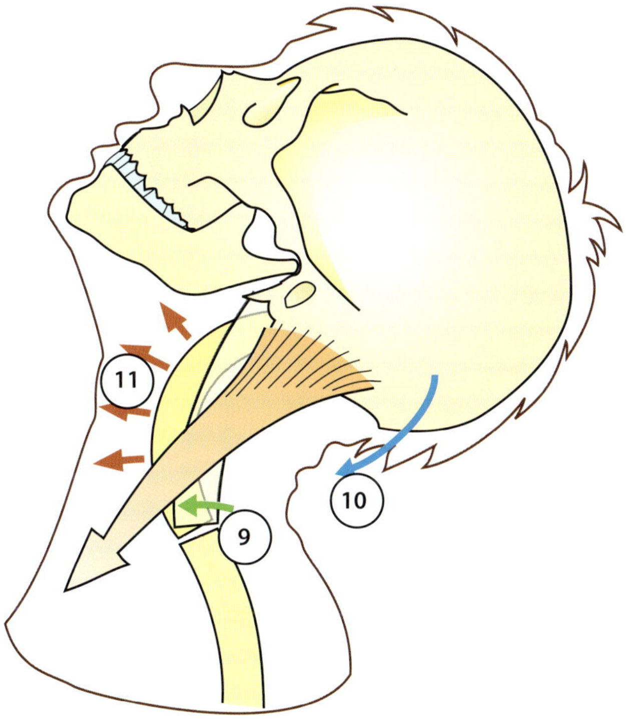

그림 99

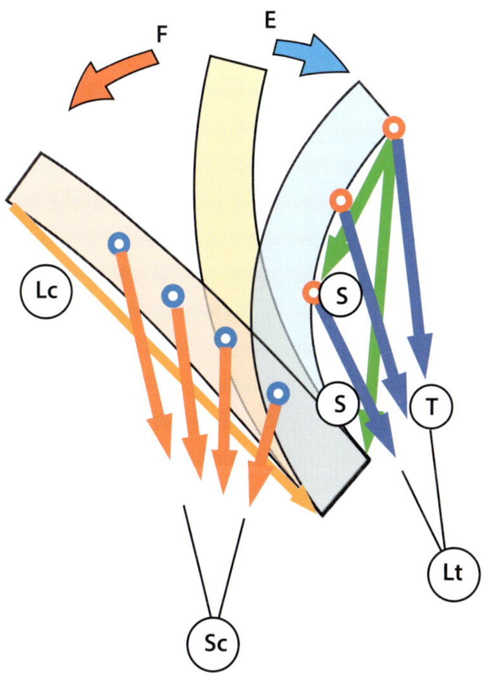

그림 100

척주앞근육과 목빗근의 협동-대항작용

263쪽 그림 99에는 목빗근의 대칭적 수축의 결과가 완벽하게 그려져 있지만, 이것 단독으로는 머리의 평형과 목척주의 안정성을 유지하는 효과는 없다. 이를 위해서는 미리 목척주앞굽음을 곧게 한 다음, 아래에 제시된 협동근-대항근의 도움이 필요하다(그림 101).

- 무엇보다도, 척추뼈몸통 바로 앞에 있는 **목긴근**(Lc). 목긴근은 목척주앞굽음에 의해 형성된 아치의 볼록한 쪽에 위치한 덕분에 목척주앞굽음을 곧게 할 수 있다.
- 뒤통수뼈 수준에 위치한 목척주에 대한 머리의 굽힘근육(그림 102). 즉, **머리긴근, 앞머리곧은근, 가쪽머리곧은근**.
- 기타 **목뿔위근육과 목뿔아래근육**은 씹기근육의 수축에 의해 아래턱뼈가 위턱뼈에 대해 고정되면 목척주의 앞쪽에서 지레의 긴 팔에 의해 더 멀리 작용한다.

목척주가 안정화되고 목척주앞굽음이 곧게 되며(그림 103) 목척주에 대한 머리의 폄이 뒤통수밑근육과 목뿔위근육, 목뿔아래근육에 의해 저지된 순간부터 양쪽 목빗근이 **동시에 수축하면**(그림 104) 등척주에 대한 목척주의 **굽힘**을 일으킨다. 따라서 한편으로는 목빗근과 다른 한편으로는 척주앞근육(목척주에 접촉하고 있든, 더 앞에 위치하든) 사이에 많은 협동-대항작용이 존재한다.

머리에 짐을 올려놓을 때 이 모든 근육들은 동시에 수축하여 지속적인 동적 평형상태가 된다. 이러한 것은 머리와 목을 척주의 꼭대기에서 견고하고 동시에 유연한 하나의 구조물로 전환시킨다. 이것은 두발보행 동물의 승리다!

'여왕의 걸음걸이'를 얻고자 하는 여성들에게 이 운동을 강력히 추천한다.

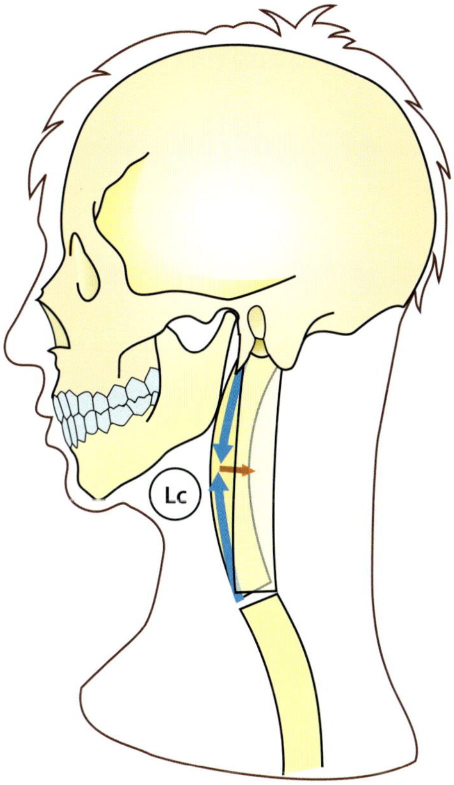

그림 101

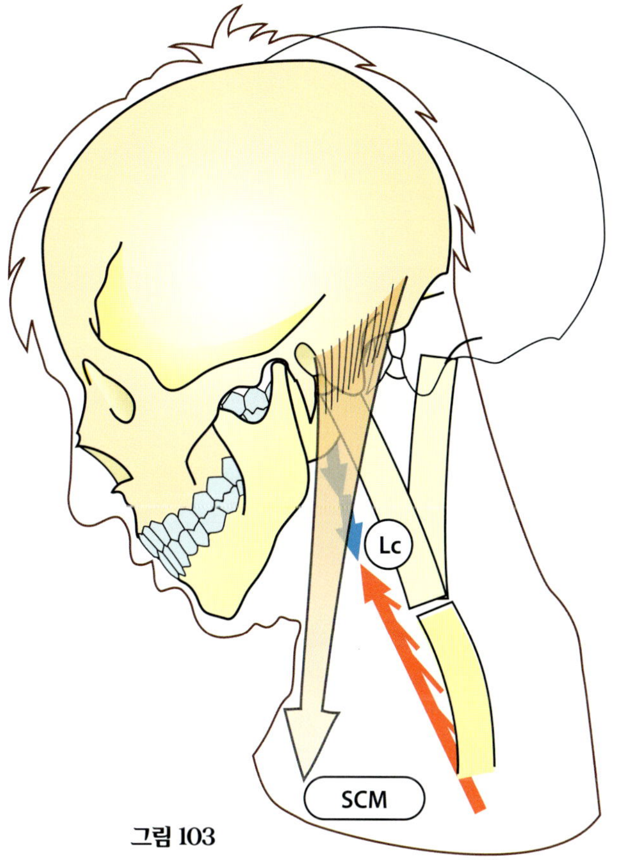

그림 103

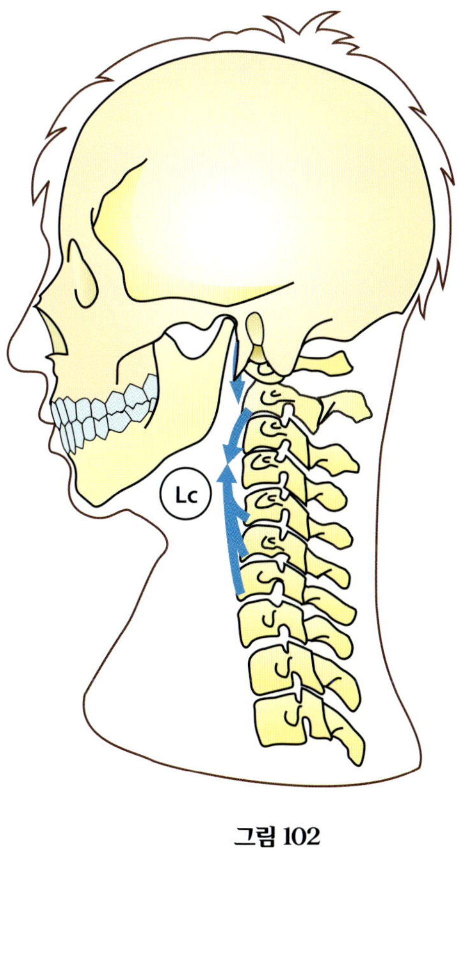

그림 102

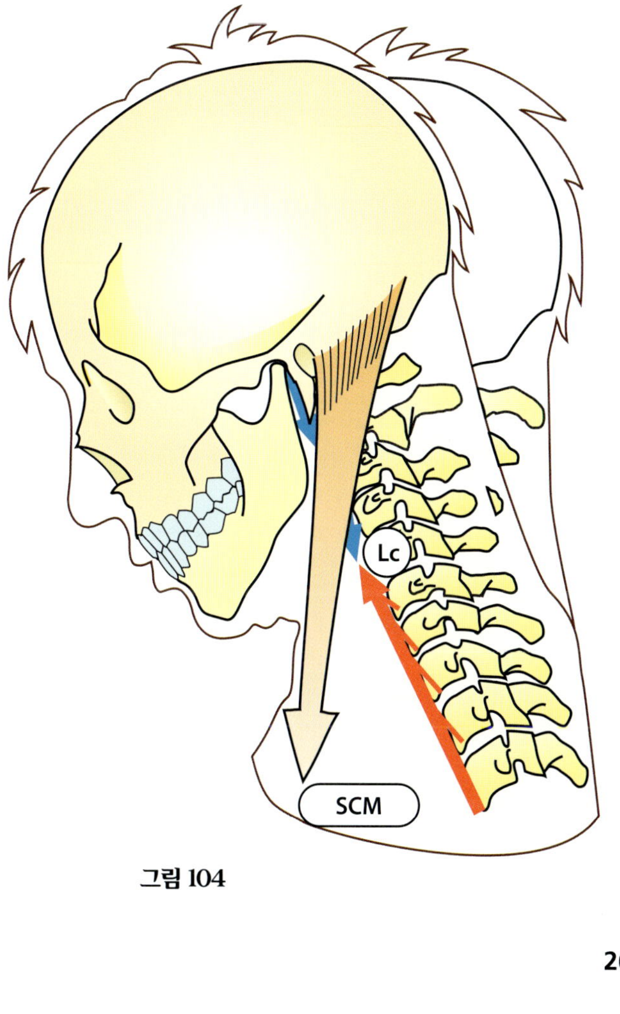

그림 104

목척주의 전체 운동범위

실제로 어떻게 목척주의 운동범위를 측정할 수 있을까? 굽힘-폄과 가쪽굽힘에 대해서는 가쪽 및 정면 방사선영상으로 정확한 측정이 가능하다. 그러나 돌림의 측정은 어렵고, CT나 MRI의 힘을 빌려야 한다.

그러나 체표의 임상적 경계표는 **굽힘-폄**의 기준으로 사용할 수도 있다(그림 105). 기준면은 중립 위치에서 수평인 맞물림면이다. 맞물림면은 판지를 위아래 치아 사이에 끼움으로써 구현할 수 있다. 따라서 폄(E)은 맞물림면과 수평면에 의해 형성되는 위로 열린 각도이다. 굽힘(F)은 맞물림면과 수평면에 의해 형성되는 아래로 열린 각도이다. 운동범위는 일정하지만, 실제는 개인에 따라 매우 차이가 있다.

머리와 목의 돌림의 측정(그림 106)은 대상자를 의자에 앉히고 팔이음뼈를 정확히 고정함으로써 시행할 수 있다. 그래서 앙어깨를 연결하는 선을 기준선으로 사용한다. 돌림은 이 기준선과 양 귀를 지나는 관상면에 의해 형성되는 각도(R) 또는 머리와 몸통의 시상면이 이루는 각도(R′)에 의해 측정된다. 더욱 정확한 측정은 대상자가 단단한 수평의 바닥에 바로 누운 자세를 취하게 하여 가로면에서 이마에 고정한 **기포 수준기**spirit level[5]에 의해 시행할 수 있다.

가쪽굽힘(LF)의 측정에는 양 빗장뼈를 연결하는 선과 양 눈을 지나는 선에 의해 형성되는 각도를 사용한다(그림 107).

굽힘-폄과 가쪽굽힘의 더욱 정확한 측정은 **기포 수준기**를 사용해서 시행할 수 있다. 굽힘-폄에는 이것을 머리의 시상면에 고정하고 또한 가쪽굽힘에는 머리의 관상면에 고정하여 측정한다.

또한 서양에서는 거의 사용되지 않지만, **발리섬의 무용수들** 사이에서는 흔한 또 다른 머리 움직임이 있다(그림 108). 그것은 가쪽굽힘이 없는 머리의 옆쪽 병진(T) 운동이다. 일부 여성은 사교적 재능으로 이 동작을 수행할 수 있다. 주목! 이 움직임은 시선이 평행을 유지하는 경우에만 성공한 것으로 간주된다. 이 움직임을 이해하려면 이 단원의 시작 부분에서 논의한 뒤통수밑관절의 보상적 운동의 역학을 철저히 이해하는 것이 필수적이다. 비결은 역-역-보상counter-counter-compensation을 수행하는 것이다. 따라서 오른쪽 가쪽굽힘-돌림-폄의 아래 목척주의 일련의 자세에서 출발하면 정중선을 수직선으로 되돌리기 위해서는 뒤통수밑 복합체 수준에서 왼쪽으로의 돌림, 약간의 굽힘, 특히 왼쪽을 향하는 반대쪽 가쪽굽힘이 필요하다. 대회가 열려 있다….

참고: 목척주의 역학적 모형에서 발리섬 무용수의 동작을 수행하는 것은 매우 쉽다.

이른바 발림섬 무용수의 동작은 목척주의 역학적 모형으로 매우 쉽게 구현할 수 있다(337쪽 도판 I 참조).

5) 기포 수준기는 기능해부학에서는 거의 사용되지 않지만, 수직에 대한 각도를 나타내므로 매우 유용하다. 한편 이것은 비행기 계기판에 있으며, 비행기의 측면 기울기를 나타낸다.

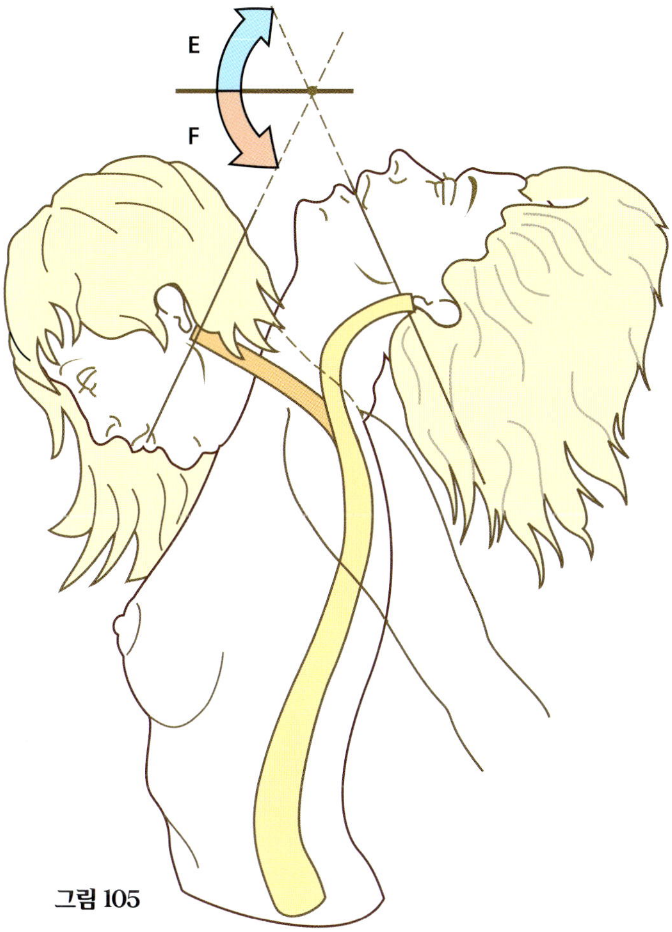

그림 105

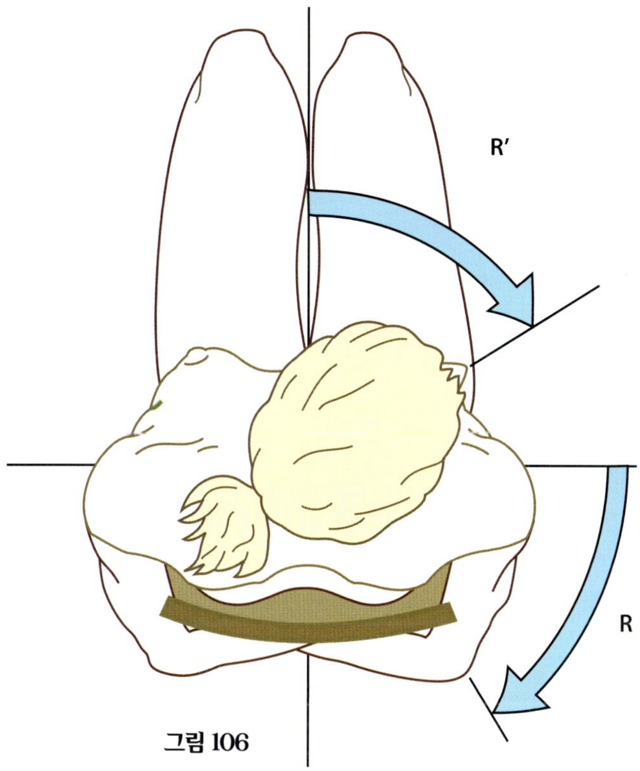

그림 106

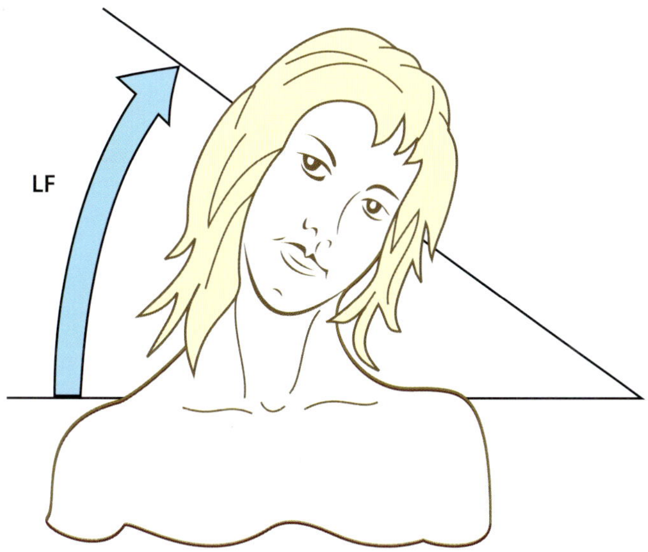

그림 107

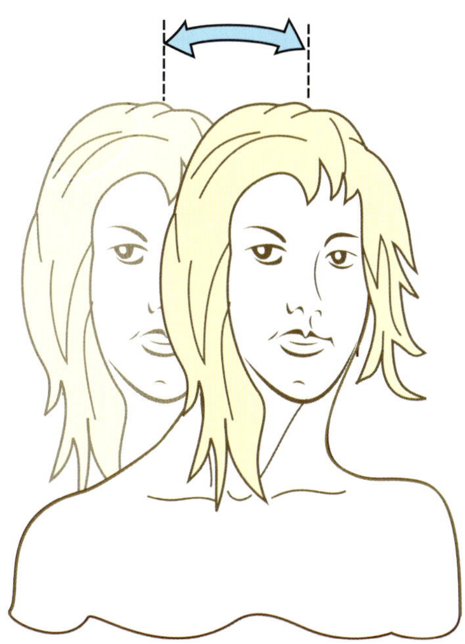

그림 108

신경축과 목척주의 관계

중추신경계통은 머리뼈와 척주관 속에 위치한다. 목척주는 큰구멍을 통해 머리뼈에서 나온 숨뇌와, 목신경얼기와 팔신경얼기의 신경뿌리를 내는 척수를 보호한다.

따라서 숨뇌와 척수는 목척주의 매우 가동성이 큰 요소와 밀접한 관련이 있다. 이는 특히 뒤통수밑 목척주 수준에서 매우 특수한 **역학적 이행 구역**에서 두드러진다(그림 109: 왼쪽 뒤쪽에서 본 영상). 실제로 숨뇌(M)는 큰구멍을 나온 후 양쪽 뒤통수뼈관절융기(C, C) 사이에서 약간 뒤쪽에 위치하고, 그 연장이 척수(SC)가 된다. 양쪽 뒤통수뼈관절융기는 이 수준에서 목척주에 대해서 **머리뼈의 2개의 지지점**을 형성한다. 그러나 뒤통수뼈관절융기와 셋째목뼈 사이에서는 고리뼈와 중쇠뼈가 머리의 무게를 3개의 기둥에 분산시키고 있으며, 우선 양쪽 뒤통수뼈관절융기의 2개의 기둥(C, C)에 의해 지지된다. 전체 척주에 걸쳐서 연속하여 있는 이 3개의 기둥은 다음과 같다.

- 척수 앞쪽에 있는 척추뼈몸통에 의한 **주된 기둥**(1). 주된 기둥은 작은 기둥에 가려져 있다.
- 척수의 양쪽에 있는 관절돌기에 의한 **2개의 가쪽 작은 기둥**(2, 3) 중쇠뼈 수준에서 이루어진다.

힘선$_{\text{line of force}}$은 한편으로는 머리뼈와 고리뼈 사이에서, 다른 한편으로는 목척주의 나머지 부분 사이에서 진정한 **힘의 분배자**$_{\text{distributor of forces}}$인 중쇠뼈 수준에서 분할된다. 실제로 **가쪽 그림**에서는 각각의 뒤통수뼈관절융기(C)에 의해 지지되는 부하는 다음의 2개로 분배된다는 것을 알 수 있다(그림 110).

- 하나는 앞 안쪽으로 향하는 주된 **정적 요소**$_{\text{static component}}$이고, 중쇠뼈 척추뼈몸통몸통을 통과하여 아래쪽 척추뼈몸통(CV) 쪽으로 향한다.
- 또 하나는 관절돌기 기둥(A)으로 향하는 **동적 요소**$_{\text{dynamic component}}$이고, 뒤가쪽으로 향하고, 중쇠뼈 고리뿌리와 고리뼈 뒤고리 아래에 위치한 아래관절돌기를 통과한다.

따라서 이 뒤통수밑 영역은 동시에 **축**, 즉 목척주의 가장 가동성이 있는 지점, 그리고 가장 역학적으로 작용하는 부위라는 것을 나타낸다. 이것은 이 부위를 안정화시키는 인대와 뼈 구조가 중요하다는 것을 뜻한다. 가장 중요한 뼈 구조는 **치아돌기**이다. 치아돌기 밑부분의 골절은 중쇠뼈에 대한 고리뼈의 완전한 불안정을 야기하고 뒤쪽 또는 훨씬 중증인 앞쪽으로의 탈구를 일으킨다. 중쇠뼈에 대한 고리뼈의 앞쪽 탈구는 숨뇌의 압박을 수반하여 즉사를 초래할 수 있다.

중쇠뼈에 대한 고리뼈의 안정성에 매우 중요한 또 하나의 요소는 **고리가로인대**이다. 고리가로인대 파열은 중쇠뼈에 대한 고리뼈의 앞쪽 탈구를 허용하는 반면 손상되지 않은 치아돌기는 뒤로 이동하여 숨뇌를 압박하고 심각한 손상을 주게 된다(253쪽 그림 84~86 참조). 고리가로인대 파열도 역시 즉사를 피할 수 없다. 그러나 고리가로인대 파열은 치아돌기 골절보다 훨씬 드물다.

아래 목척주 수준에서 가장 불안정한 부위는 C5/C6 사이이다. C5/C6의 앞쪽 탈구가 가장 자주 발생하며 C6 위관절돌기에 대해 C5 **아래관절돌기가 걸린다**(그림 111). 이 위치에서 척수가 C5 척추뼈 고리와 C6 척추뼈몸통 뒤쪽 위모서리 사이에서 압박된다. 척수압박$_{\text{spinal cord compression}}$은 그 수준에 따라 하반신마비 또는 급성 사망을 초래할 수 있는 팔다리마비를 유발한다.

말할 것도 없이 척주의 큰 불안정을 초래하는 이러한 모든 병터는 특히 부상자를 들어오릴 때의 부주의한 조작으로 인해 악화될 수 있다. 따라서 목척주를 굽히거나 목척주에 대해서 머리를 굽히거나 하는 모든 운동은 숨뇌나 척수의 압박을 악화시킬 수 있다는 것을 이해할 것이다. 그러므로 노상의 부상자를 들어올릴 때 구조자 중 한 명은 척주 축에서 머리를 부드럽고 지속적으로 당기면서, 약간 폄 위치로 하여 운반하는 것에 전념해야 한다. 이는 뒤통수밑 수준 또는 그보다 아래 수준에서의 골절 전위를 피하기 위한 것이다.

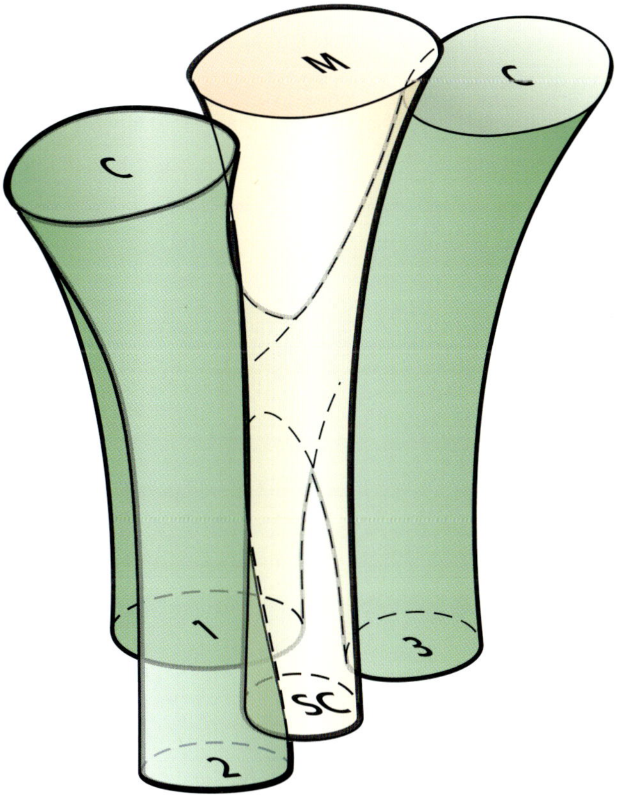

그림 109

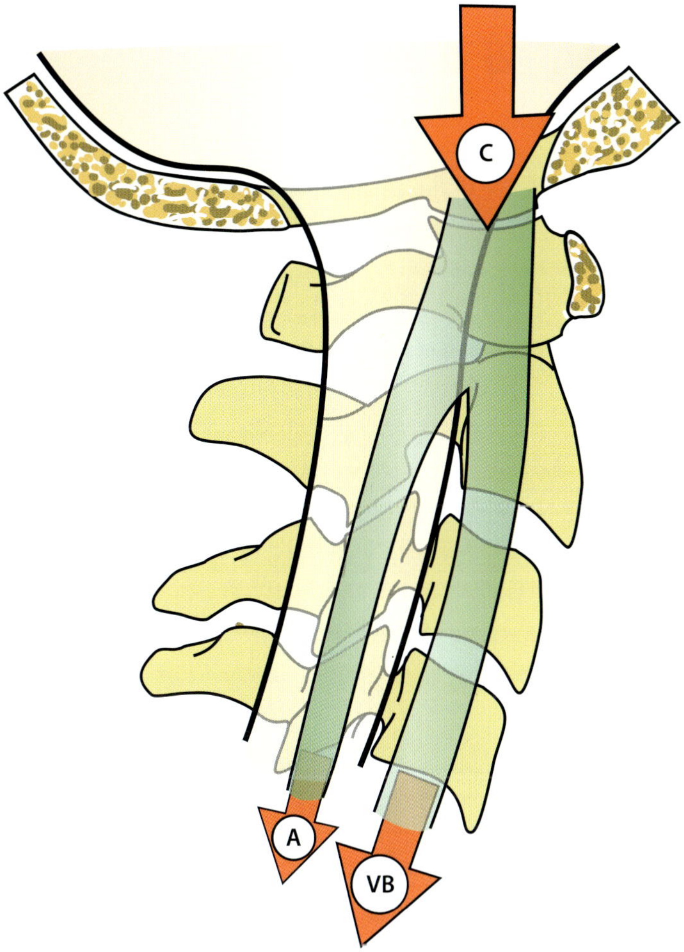

그림 110

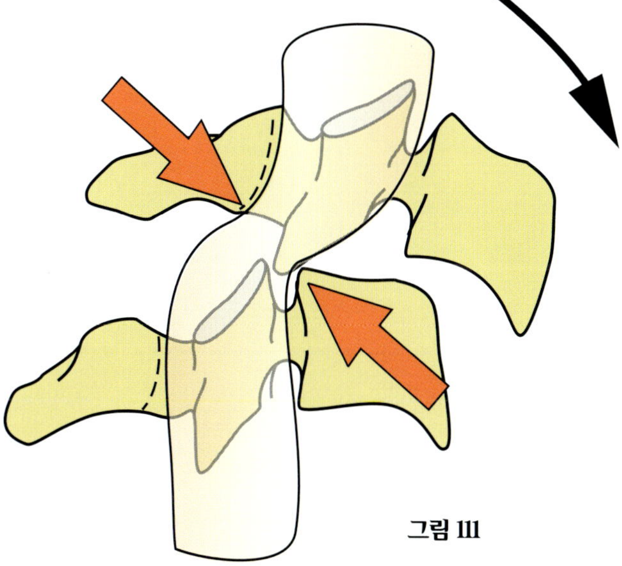
그림 111

목신경뿌리와 목척주의 관계

숨뇌나 척수와 목척주의 연관성을 검토한 후, 그다음에는 목척주와 신경뿌리와의 연관성에 관심을 가질 수 있다.

목척주의 각 수준에서 **목신경뿌리**cervical nerve root는 **척추사이구멍**에서 나온다. 이 신경뿌리는 **병적 과정**pathological process에 의해 손상받을 수 있다(그림 112). **척추사이원반 탈출**disc herniation은 목척주 수준에서는 드물며 뒤 가쪽 출구는 몸통갈고리에 의해 차단된다(화살표 1). 그 결과 척추사이원반 탈출이 존재할 때 목척주에서는 허리척주 수준보다 훨씬 더 중앙으로 치우친 것을 볼 수 있다(화살표 2). 따라서 척추사이원반 탈출은 오히려 **척수압박**을 일으킨다.

가로돌기 가로구멍에 **척추동맥**(빨간색)이 있음에 주목해야 한다.

그러나 목척주 수준에서 가장 빈도가 높은 압박 과정은 몸통갈고리관절의 **뼈관절염**osteoarthritis으로 인해 발생한다(화살표 3).

목척주를 가쪽에서 보면(그림 113) 척추사이구멍을 통해 빠져나오는 목신경뿌리와 뒤쪽의 **돌기사이관절**, 앞쪽의 **몸통갈고리관절**과의 밀접한 관계를 볼 수 있다(그림의 윗부분). 목뼈관절염cervical osteoarthritis이 시작되면(그림의 아랫부분), 몸통사이면의 앞부분에 뼈곁돌기(1)가 보일 뿐만 아니라, 특히 경사 방사선영상에서 몸통갈고리관절(2)에서 출발하여 척추사이구멍으로 돌출을 형성하는 뼈곁돌기의 증식이 관찰된다. 마찬가지로 뼈곁돌기는 뒤쪽의 돌기사이관절(3)에서 발생한다. 따라서 목신경뿌리는 몸통갈고리관절에서 나오는 앞쪽 뼈곁돌기와 돌기사이관절에서 나오는 뒤쪽 뼈곁돌기와의 사이에서 압박받는다. 이처럼 **목뼈관절염의 신경뿌리 증상**을 설명할 수 있다.

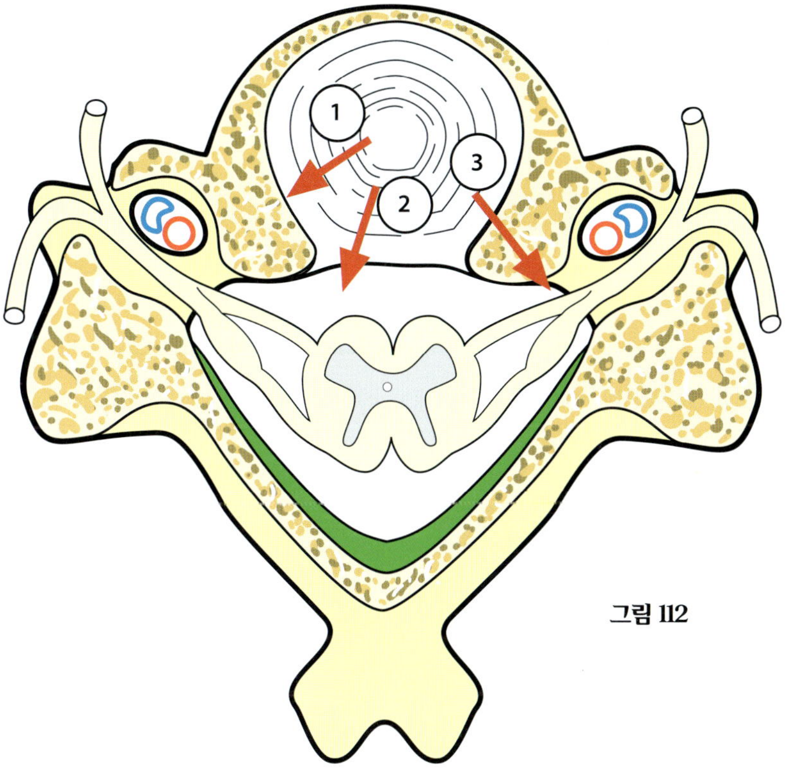

그림 112

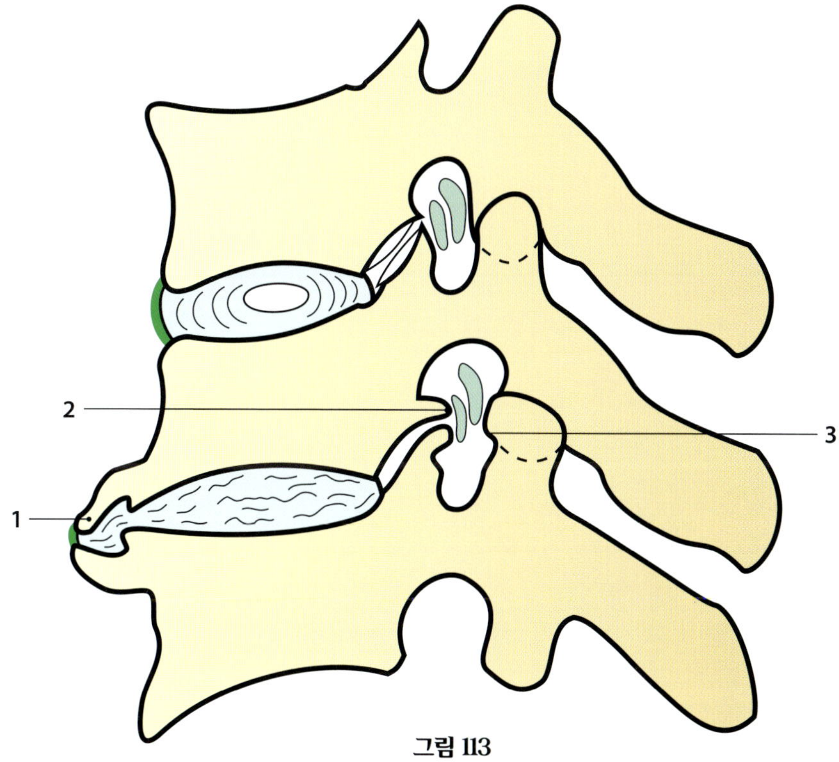

그림 113

척추동맥과 목의 혈관

목척주와의 밀접한 연관성을 고려하여 척추동맥과 목척주 사이의 밀접한 관계, 그리고 뇌와 얼굴 전반에 영양을 보내는 목의 혈관과의 관계를 밝히는 것이 중요하다고 생각한다.

머리와 목의 혈관은 대동맥활aortic arch에서 분기된다(그림 114: 오른쪽 가쪽 그림).

- **오른쪽**에서는 팔머리동맥brachiocephalic trunk(1)에서 직접 오른빗장밑동맥right subclavian artery(2)과 오른온목동맥right common carotid artery(3)으로 나뉜다.
- **왼쪽**에서는 팔머리동맥에서 각각 왼온목동맥left common carotid artery, 이어서 왼빗장밑동맥left subclavian artery이 분기된다.

척추동맥(4′)을 분기하는 것은 빗장밑동맥이다. 척추동맥은 빗장위오목supraclavicular fossa 안에서 여섯째목뼈 가로돌기를 향해 주행한다. 척추동맥(4)은 이어서 **목뼈 가로돌기의 연속**에 의해 가로구멍을 아래에서 위로 고리뼈까지 올라간다(그림 115: 뒤쪽 오른쪽에서 본 그림). **고리뼈 수준**에 도달하면, 척추동맥은 주행 방향을 완전히 바꿔 가로돌기 위에서 곡선을 그린다(그림 116). 뒤쪽에서 고리뼈 가쪽덩이를 우회하고, 거기서 아치(6)를 이룬다. 따라서 척추동맥은 척주관을 숨뇌의 가쪽면을 접촉하면서 관통하여 위쪽, 앞쪽, 안쪽으로 향한다. 이어서 반대쪽 척추동맥과 결합함으로써 뇌줄기의 앞면에서 머리뼈 뒤쪽에 있는 큰구멍을 관통하는 중요한 동맥인 **뇌바닥동맥**basilar artery(5)을 형성한다.

이 모든 경로에서 척추동맥은 외상에 노출될 수 있다.

- 우선 첫째는 **가로구멍에 의해 형성된 관** 속에서 척추동맥은 목척주의 곡률과 방향 변화에 적응하여 자유롭게 미끄러져야 한다. 어떠한 척추뼈라도 인접한 척추뼈에 대한 배열 이상은 척추동맥을 손상시킬 수 있다.
- 다음으로, 반대쪽 척추동맥과 합류할 때, 척추동맥은 고리가로인대에 의해 분리된 치아돌기와 접촉하여 통과한다.

뒤에 2개로 분기하는 뇌바닥동맥 구성은 오컴[6]의 보편적 경제 원리Occam's principle of universal economy를 따르고 있다는 것에 주목해야 한다. 2개의 척추동맥이 따로 큰구멍을 관통할 수 있기 때문이다.

이 밖에(그림 114), 온목동맥common carotid artery(3)은 목의 앞가쪽 면을 위로 올라가서 바깥목동맥external carotid artery(9)으로 갈리고, 다시 얼굴의 모든 2개의 동맥인 얕은관자동맥superficial temporal artery(10)과 위턱동맥maxillary artery(11)으로 갈린다. 한편, 속목동맥internal carotid artery(7)은 머리뼈바닥을 지나서 머리뼈안cranial cavity으로 들어가고, 뇌를 관류하는 종말 가지를 분기하기 전에 **목동맥사이펀**carotid siphon(8)이라 불리는 곡선을 그린다.

기억해야 할 중요한 점은 뇌바닥동맥이 대뇌동맥고리cerebral arterial circle, circle of Willis라는 **문합 시스템**을 통해 속목동맥과 교통한다는 것이다. 따라서 척추동맥은 소뇌와 뇌줄기가 있는 **뒤머리뼈우묵**posterior cranial fossa**의 동맥 공급**을 보장할 뿐만 아니라, 속목동맥의 관류가 부족할 때는 보충하면서 **앞뇌**anterior cerebrum**의 혈액순환**blood circulation에도 관여한다.

척추동맥의 필수적인 역할은 분명하므로 목척주에 대한 모든 동작에서 보호가 중요하다는 것을 알 수 있다. 우리는 목척주에 대한 다소 격렬한 수기manipulation에 의한 척추동맥의 병터를 보았다.

6) Guilaume d'Occam: 프란시스코회의 수도사, 스콜라 신학자, 철학자이며 '무적의 박사'라고 일컬어진 영국의 논리학자이다. 오컴은 1290년경 서리에 태어나 1330년에 파문되었으며 1349년에 뮌헨에서 흑사병으로 사망하였다. 그는 "이론의 진리는 최소의 가정과 도리, 논증에 근거해야 한다"라는 검약 법칙 또는 보편적 경제 법칙을 말했다. 이 법칙은 또한 '오컴의 면도날(Occam's razor)'이라는 표현으로도 알려져 있으며 논리 구축의 논증에서 모든 쓸데없는 가정을 배제한다. 코페르니쿠스의 사고 방법은 바로 이 혈통에 있었고, 태양계 행성의 역방향 운동을 설명하기 위한 프톨레마이오스의 시스템은 매우 복잡하다는 것을 발견하고, 태양을 중심으로 한 시스템에 의해 문제를 해결했다. 그는 아인슈타인처럼 논증의 아름다움에 민감했다.

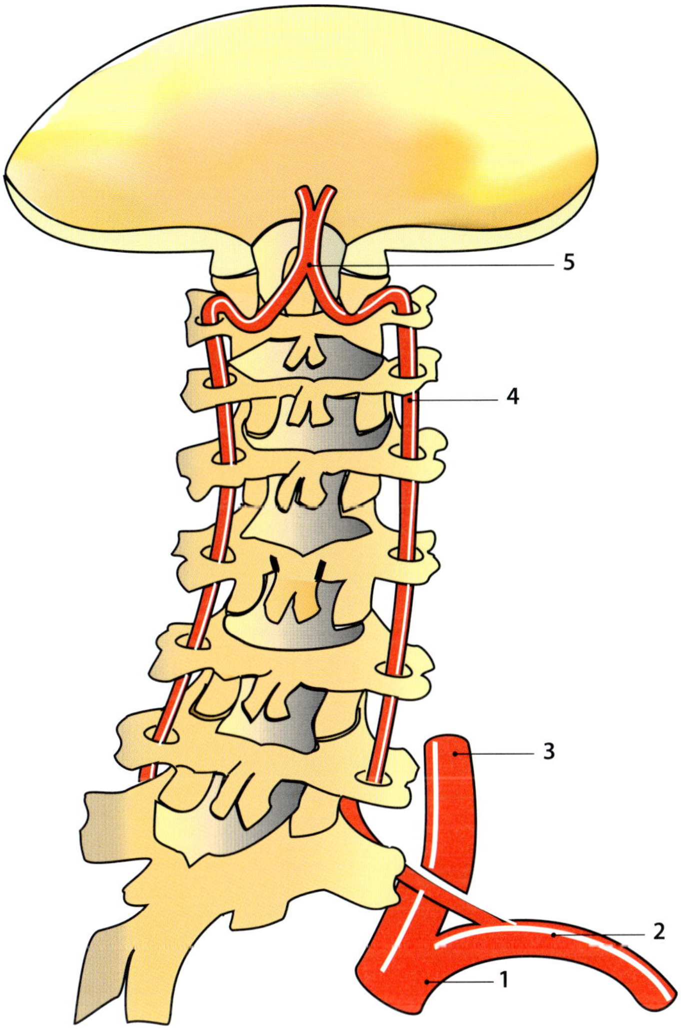

그림 115

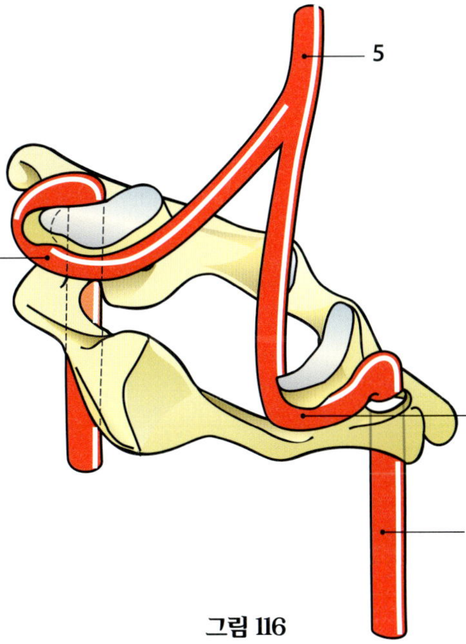

그림 116

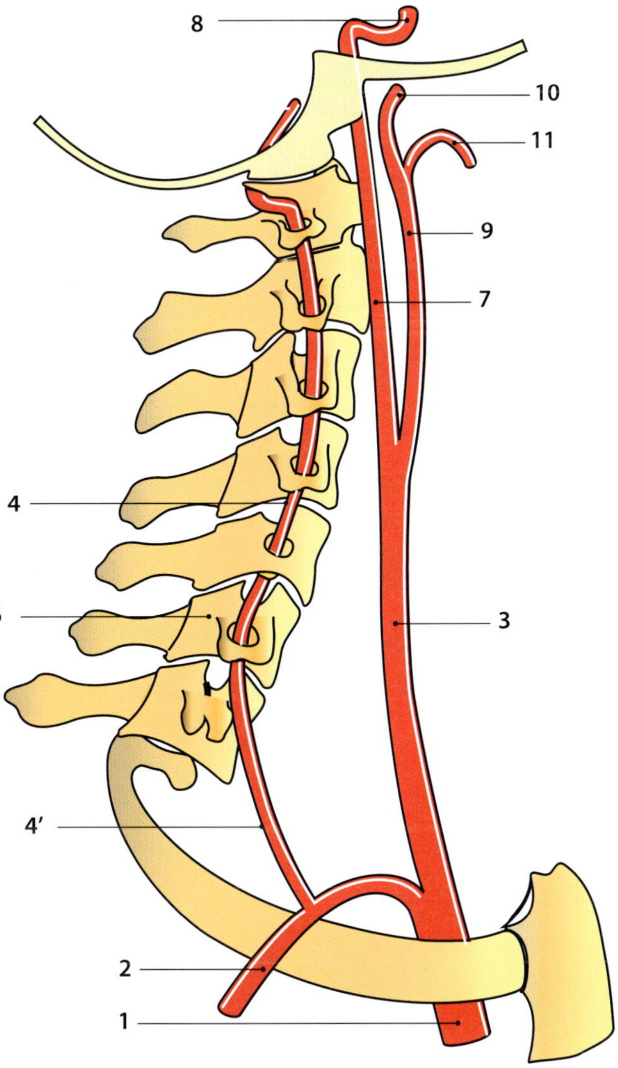

그림 114

척추뼈 고리뿌리의 중요성: 척주의 생리와 병리에서의 역할

척주의 모든 척추뼈 수준에서 **척추뼈 고리뿌리**는 필수적인 역학적 역할을 한다. 즉, 근육의 붙는곳에 위치한다는 것 때문에 동적 역할과 신경축 보호 역할을 하는 **척추뼈고리**와 정적 응력을 지지하는 **척추뼈몸통 기둥과의 사이의 연결**을 보장한다.

척추뼈 고리뿌리는 **관강 구조**를 하고 있으며 해면뼈로 충전된 골수공간medullary cavity을 견고한 피질골이 둘러싸고 있다. 이 원통은 비교적 짧고 그 방향은 척추 수준에 따라 다르지만, 일정한 성질을 갖고 있다.

고리뿌리는 **경사 방사선영상**에서 완전하게 볼 수 있다(그림 117). 그것은 '강아지의 눈'이다(십자 표시). 그러나 면밀히 살펴보면 **척주의 모든 수준**에서 이것을 볼 수 있다(그림 118). 각 척추뼈에는 '2개의 눈이 있고' '눈으로 척추뼈를 보는' 방법을 알아야 한다. 따라서 고리뿌리 축에 나사를 박아 척추뼈고리를 척추뼈몸통과 결합시키거나 하나 이상의 척추뼈에 **견고한 고정**을 하는 Roy-Camille(1970)의 매우 독창적인 착상이 나왔다(그림 119). 수술 전에 방사선영상을 통해 고리뿌리의 형태학적 평가가 가능하며, 대부분의 경우 **시상면**에서 '똑바로 앞쪽으로' 나사를 박을 수 있다(그림 120).

이 기술은 척추 수술 초보자에게는 권장되지 않는다. 관통 지점을 결정하려면 정확한 경계표를 찍는 것이 정말로 필요하다. 이어서 수직면에서의 방향도 역시 척추뼈 수준에 따라 결정해야 한다. 그 방향은 **허리척주 수준에서는** 수평이며(그림 121), 동시에 때때로 약간 안쪽으로 비스듬하다(그림 122). 지금까지는 올바른 방향을 보장하는 것은 외과의사의 기술과 경험이었다. 척추사이구멍의 아래위에서 나오는 신경뿌리와의 근접성을 고려해야 하기 때문이다(그림 122). 요즘은 컴퓨터 지원 덕분에 조준이 훨씬 더 정확하고 더 안전하게 고리뿌리 나사를 박을 수 있다. 아마도 컴퓨터 지원 덕분에 고리뿌리가 더 얇고 방향도 상이한, 다른 척주 수준, 측히 목척주 수준에 나사를 박는 것이 가능해질 것이다(그림 123~125). 그러나 현재로서는 C2와 C7 수준에서만 가능하다.

고리뿌리 나사의 도입은 어떤 이유로든 골절을 고정하고, 플레이트를 설치하고, 하나 이상의 척추뼈를 지지하는 **척추 수술에서 매우 중요한 진전**을 가져왔다. 이 **혁신적인 착상**은 본질적으로 **해부학에 대한 완벽한 지식**에서 비롯된다.

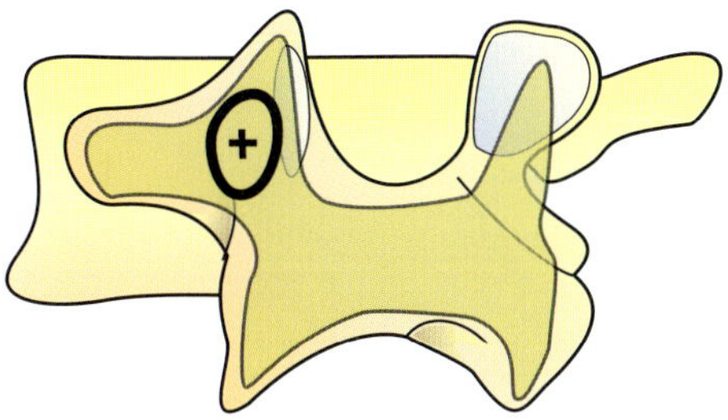

그림 117

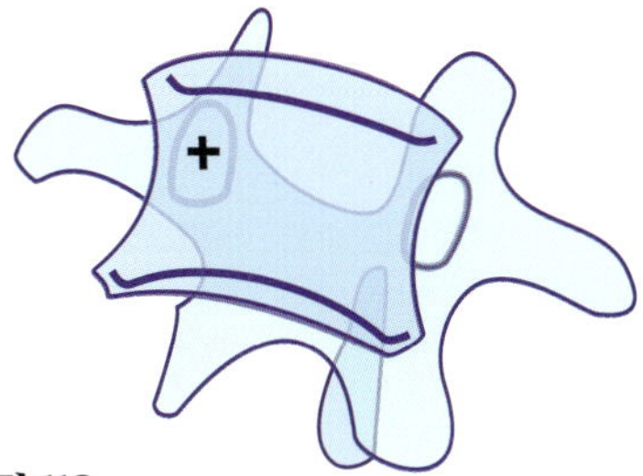

그림 118

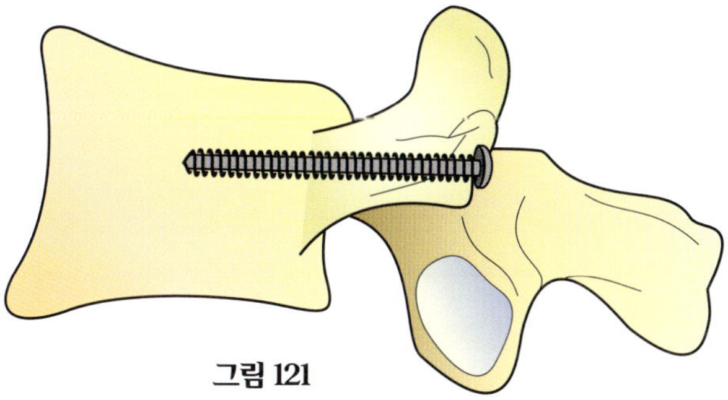

그림 121

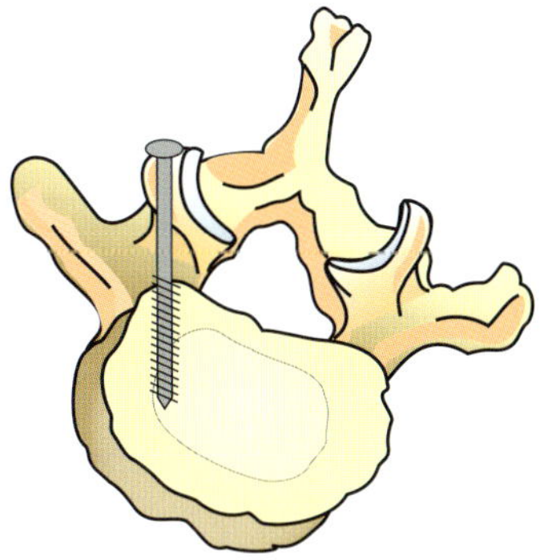

그림 119

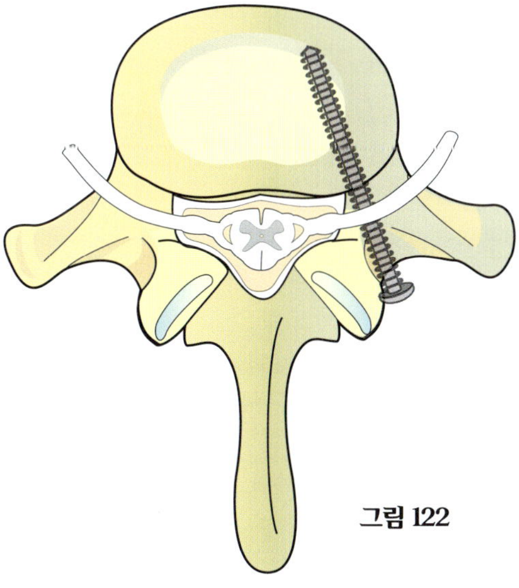

그림 122

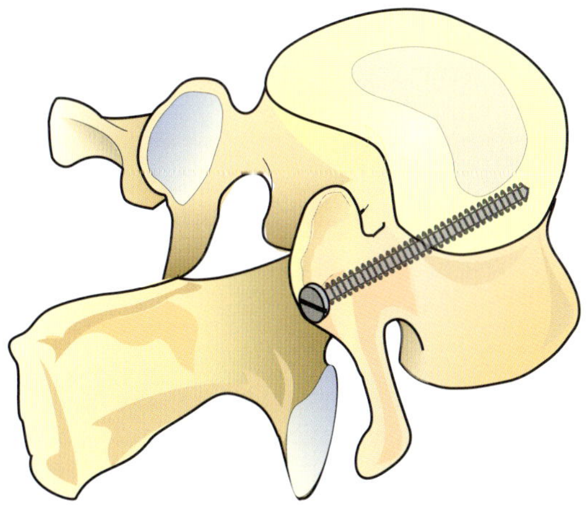

그림 120

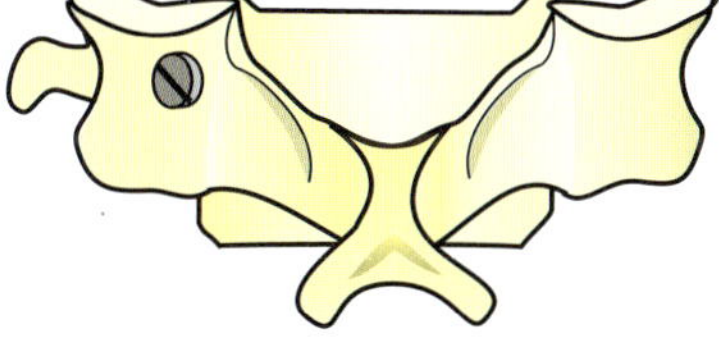

그림 123

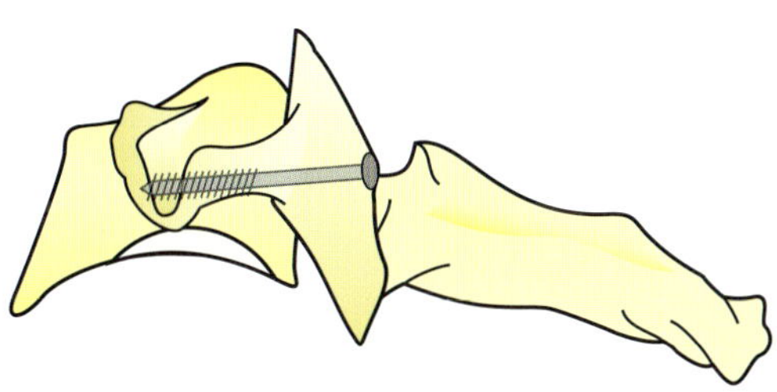

그림 124

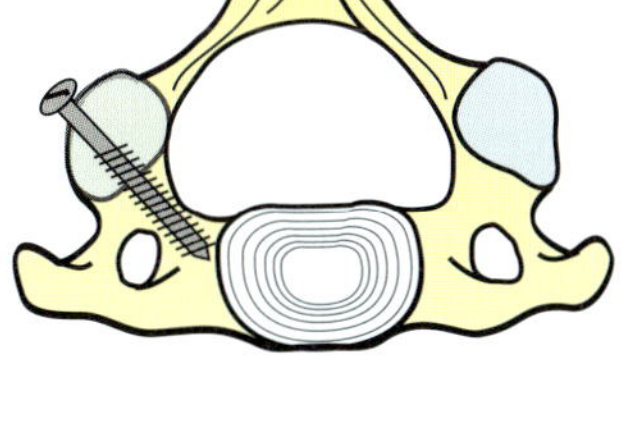

그림 125

Chapter 6

머리

머리는 **척주라는 구조물**의 꼭대기를 장식하고 우리 성격의 가장 귀중한 부분인 뇌, 즉 단단한 뼈 상자인 **머리덮개뼈**calvaria 속에 보호되는 중앙컴퓨터를 포함한다. 이것은 직접 척주에 연결되며, 척주는 전신에 정보와 명령을 전달하는 섬유다발인 척수를 포함한다. 달걀 모양의 머리덮개뼈는 **어떤 가동성도 없는 봉합**suture에 의해 서로 결합하고 있는 뼈 판으로 구성된다.

머리의 부분인 **얼굴**에는 환경에 대한 정보를 담당하는 두 가지 **주요 감각수용기**인 눈과 귀가 있다. 이러한 감각수용기가 근접하여 있음으로써 뇌로의 정보 전달 시간이 단축된다. 이는 Guillaume d'Occam에 의해 밝혀진 보편적 경제 법칙의 예이다. **목척주**는 가동성 덕분으로 **감각수용기의 방향 부여**를 가능케 하고 효과를 향상시킨다.

머리에는 영양과 공기가 들어가는 두 개의 입구가 있다.

- **입**은 매우 적절하게 코 아래에 위치한다. 따라서 **음식 냄새**에 의해 입에 넣기 전에 제어할 수 있다. 두 번째 제어는 **맛**에 의해 이루어지고, 그 화학적 성질을 명확히 하면서 직관적으로 또는 종(種)이 얻은 경험으로 유해한 물질이나 독을 먹는 것을 피할 수 있다.
- **코의 역할**은 우리가 들이마시는 공기를 조절하고, 여과하고, 데우는 것이다. 기도는 인두와 후두 수준에서 소화관을 가로지른다. 후두는 매우 정확한 기전으로 고체나 액체가 기도로 유입되는 것을 방지하는 **보호 밸브** 역할을 한다.

그러나 그 작용을 앞에서 언급한(182쪽 참조) **후두**는 인간 종에서 중요한 역할을 한다. 즉, 입과 혀를 연계시켜 소리를 변화시킴으로써 **발성**을 실현시킨다. 따라서 인간은 소리를 이용하는 의사소통 체계인 **언어**를 갖추어 동료 인간과 정보와 감정을 공유할 수 있다. 이 말에 의한 전달은 문자에 의한 전달로 발전하였다.

머리에도 근육과 관절이 있지만 매우 특수한 유형이다. Duchenne de Boulogne에 의해 상세하게 연구된 **얼굴근육**facial muscles은 어떤 뼈 요소도 움직이지 않는다. 표정facial expression은 언어를 보완하며, **제2의 준국제적 의사소통 체계**의 도구이다. 얼굴근육은 **둘레근**orbicularis으로 얼굴의 구멍(눈, 입 등)을 제어한다. 입둘레근orbicularis oris은 입을 다물고, 눈둘레근orbicularis oculi은 눈을 감는다. 반면에 코에는 확장근dilator인 콧구멍확장근dilator naris(코근 콧방울부분alar part of nasalis, dilator naris)이 존재한다.

바깥귀길은 열려 있고, 바깥귀external ear가 소리를 수집하는 데 도움이 된다. 인간의 바깥귀는 방향 인식 능력을 상실했지만 동물에서는 명확하게 볼 수 있다.

고막과 속귀 사이에 진동을 전달하는 역할을 하는 뼈, 즉 **가운데귀**middle ear의 **3개의 귓속뼈**auditory ossicle**의 연쇄**(여기서는 더 이상 언급하지 않음)도 존재한다.

또한 **윤활관절인 양쪽의 턱관절**temporomandibular joint은 음식물 섭취나 발성에 필요한 아래턱뼈의 운동을 가능케 한다. 마지막으로, 뼈가 없는 2개의 관절, 즉 시선의 방향을 조절하는 **눈확**orbit **안의 안구의 관절**에 주목해야 한다.

턱관절(294쪽 참조)이나 안구의 관절의 가동성(306쪽 참조)에 대해서는 후술한다.

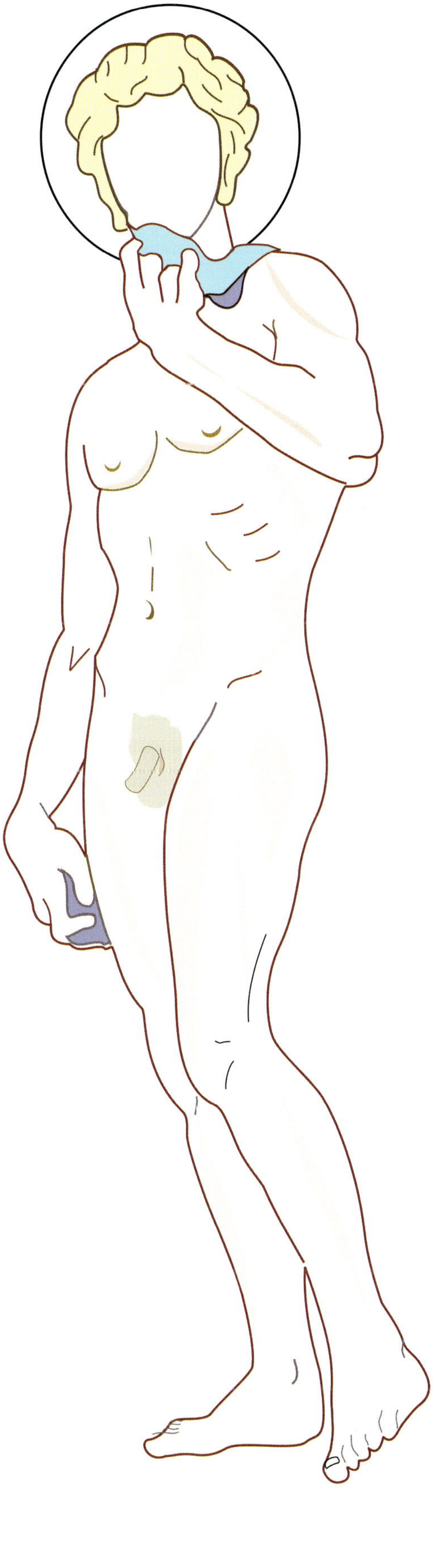

머리뼈

머리뼈의 뼈대(그림 1)는 초기 12몸분절배아12 somite embryo의 뼈형성중심에서 파생된 22개의 납작뼈flat bone로 구성되어 있지만, 뇌머리뼈neurocranium와 얼굴머리뼈facial skeleton를 구성하는 기능의 특수성 때문에 크게 변형되었다.

머리덮개뼈calvaria는 치밀뼈인 바깥판outer table과 속판inner table이 있고, 그 사이에 있는 판사이층diploe이라는 해면뼈로 구성된다. 머리뼈바닥 수준에서 이 뼈들은 더 큰 부분과 합쳐져서 얼굴뼈와 목척주와 연결된다.

타원형의 **머리뼈**는 6개의 판으로 구성된다.

- **뒤통수뼈**(1)는 뒤쪽에 있으며, 뒤통수를 형성하는 큰 비늘부분으로, 큰구멍이 관통하는 바닥부분과 연결된다. 큰구멍에는 신경축(여기서는 숨뇌와 척수)이 머리뼈에서 나와 척주관을 점유하게 된다. 큰구멍의 양쪽에는 2개의 뒤통수뼈관절융기가 있고, 고리뼈 수준에서 목척주와 연결된다.
- **마루뼈**parietal bone(2)는 1쌍이고 대칭적인 판이며, 머리뼈의 위가쪽 부분을 형성하고, 뒤쪽에서 뒤통수뼈와 연결된다.
- **이마뼈**frontal bone(3)는 중앙에 있는 하나의 큰 비늘부분으로 이마를 형성하고, 뒤쪽에서는 2개의 이마뼈와 연결된다. 앞쪽에서 이마뼈는 눈확의 아치를 형성하고, 뒤쪽으로 뻗어 눈확 위벽(천장roof)으로 된다.

이 4개의 뼈는 머리덮개뼈를 형성한다.

머리뼈바닥은 앞에서 뒤로 다음 뼈들로 구성된다.

- **벌집뼈**ethmoid bone(4)는 하나로 중앙에 위치하며, 이마뼈 중앙의 뒤쪽에 위치하고, 코안의 가장 큰 부분을 구성한다. 그 윗부분은 **체판**cribriform plate이 되고, 체판구멍cribriform foramina은 후각기관olfactory organ인 2개의 **후각망울**olfactory bulb의 감각신경을 통과시킨다. 벌집뼈는 구조를 가볍게 하는 다수의 공동인 벌집뼈벌집ethmoidal cells으로 구성되고, 시상면에는 위코선반superior nasal concha과 중간코선반middle nasal concha에 의해 점유되는 2개의 코안을 분리하는 수직판perpendicular plate이 있다.
- **나비뼈**sphenoid bone(5)는 하나로 중앙에 위치하며 그 몸통에 의해 벌집뼈와 뒤통수뼈를 연결한다. 이것은 머리뼈바닥의 뼈 중 가장 복잡한 뼈다. 기체가 몸통으로 구성된 복엽 비행기에 비유할 수 있다. 몸통의 윗부분에는 조종석[7]이 되는 **안장**이 있다. 위쪽 **양쪽의 작은날개**lesser wing는 이마뼈와 연결된다. 아래쪽 **양쪽의 큰날개**greater wing는 관자우묵temporal fossa의 바닥floor을 구성한다. 양쪽의 작은날개와 큰날개는 눈확의 안 깊숙이 있는 위눈확틈새superior orbital fissure에 의해 분리되어 있다. 날개돌기pterygoid process는 복엽 비행기의 양쪽에 있는 착륙장치에 해당한다.
- **관자뼈**temporal bone(6)는 양쪽에 있으며, 그 비늘부분으로 머리뼈덮개를 완성하고, 또한 관자뼈 바위부분petrous part으로 머리뼈바닥을 완성한다.
- **입천장뼈**palatine bone(7)는 양쪽에 있으며 나비뼈 날개돌기와 연결된다. 입천장뼈는 코안과 입천장palate 형성을 완성한다.
- **광대뼈**zygomatic bone(8)는 양쪽에 있으며 눈확을 완성하고 광대뼈를 형성한다.
- 2개의 **코뼈**nasal bone(9)는 콧등nasal bridge을 대칭성으로 형성한다.
- **위턱뼈**(10)는 단독으로 얼굴머리뼈 대부분을 형성한다. 위턱뼈는 위턱굴maxillary sinus을 둘러싸고 있기 때문에 사실상 속이 거의 비어 있다. 위턱뼈는 눈확 바닥을 형성하고, 그 아랫부분은 **위치아활**upper dental arcade과 입천장의 거의 모두를 형성하는 입천장돌기palatine process로 되어 있다.
- **아래턱뼈**(11)는 하나로 중앙에 위치하며 말굽 모양을 하고 있고, 양쪽에 지주를 가지며 **턱관절**이 움직이는 표면인 **관절돌기**condylar process, condyle를 지지한다. 이것은 또한 위치아활에 대응하는 **아래치아활**lower dental arcade을 형성한다.

완벽함을 도모하기 위해 우리는 구조적 역할을 하지 않는, 이 그림에 표시되지 않은 보습뼈vomer, 눈물뼈lacrimal bone, 아래코선반inferior nasal concha 등의 작은 뼈도 언급해야 한다.

이 뼈들의 관계와 자세한 설명은 해부학책을 참조하기를 바란다.

7) 조종사는 내분비계통(endocrine system)의 지휘자인 뇌하수체(pituitary gland)를 가리킨다.

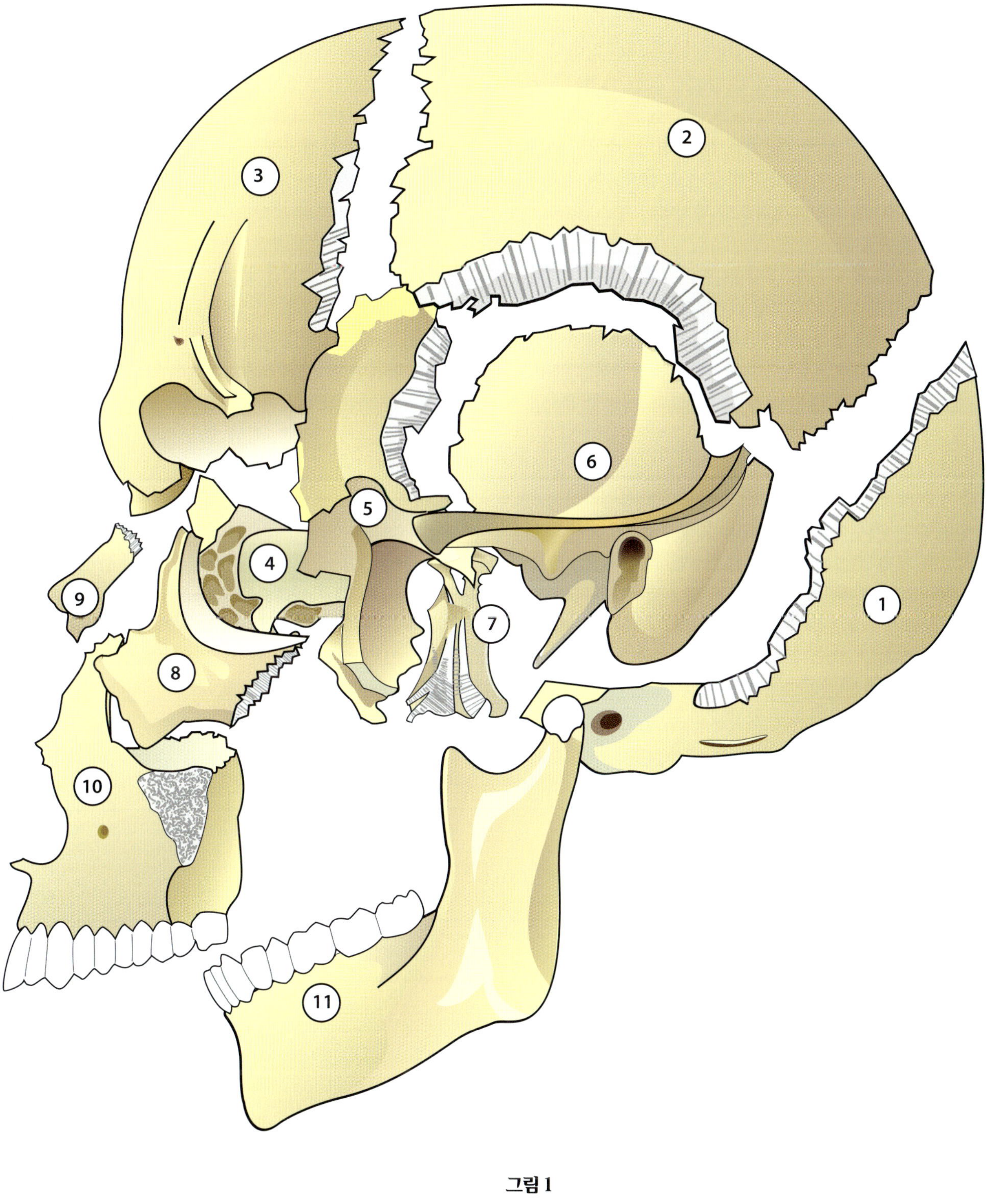

그림 1

Andràs Szunyoghi에게서 영감을 받은 그림

머리봉합cranial suture

위턱뼈와 아래턱뼈를 제외하고 머리뼈는 **봉합**으로 연결된다. 태아의 머리뼈, 심지어 신생아의 머리뼈도 완전히 봉합되지 않았기 때문에 서로 상대적으로 움직일 수 있다. 8~18개월 지날 때까지 완전히 골화되지 않는 앞숫구멍anterior fontanelle의 존속에 의해 입증되는 것처럼 머리뼈는 융합되지 않기 때문이다. 영유아 머리뼈의 가동성은 생후에도 계속되는 뇌 부피의 급격한 증가로 설명된다. 결과적으로 뼈의 성장은 머리뼈가 최종적적으로 발달하는 청소년기까지 뇌의 성장을 동반할 수 있다.

뼈판bony plate을 서로 결합하는 **뼈 봉합**은 매우 구불구불한 모양을 하고 있다(그림 2). 이것들이 **서로 맞물리면 뼈판 면**에서의 모든 움직임이 차단된다(그림 3). **조각 맞추기 퍼즐**(그림 4)과 비교하면 퍼즐 조각 사이의 고정성(그림 5)은 이것들이 같은 평면에서, 즉 테이블에 놓여 있면 매우 견고하다는 것을 알 수 있다. 이러한 추론으로 인해 고전 해부학자들은 이러한 봉합에 모든 이동성이 없다고 말했다.

이러한 독단은 현재 봉합의 움직임으로 전체 병리를 설명하려는 일부 전문가에 의해 논란이 되고 있다. 그러나 생각해보면 퍼즐 조각 사이의 움직임은 평면 밖에서 일어난다고 하면 가능하다(그림 6). 단면을 보면 수직의 미끄러짐이 가능하다는 것은 명백하다(그림 7). 여기서 279쪽 그림 1을 참조하면 이러한 봉합의 대부분이 **평면에 수직이 아닌 비스듬하고**, 모두 동일한 경사라는 것을 알 수 있다! 따라서 지진을 설명하기 위해 Wegener가 밝혀낸 **판 구조론**plate tectonics(그림 9)을 연상시키는 섭입subduction 운동으로 뼈판이 서로 비스듬히 미끄러지는 것이 불가능하지 않다(그림 8).

그림 1을 관찰해보면, 봉합의 경사 덕분에 좌우 관자뼈 비늘부분이 비늘부분에 대해 확장되는 공간에서 가쪽으로 전위하는 것이 가능하다고 추측할 수 있다. 머리뼈 구조론에 대한 이 이론은 머리의 앞뒤 압박과 압박 전후의 관상 밀도측정 CT 스캔을 사용하는 실험에서 입증되어야 한다. 그러면 봉합의 이동성으로 인해 발생할 수 있는 병태생리학을 설명하는 문제는 여전히 있을 것이다. 연구는 해부학 표본에 대해 수행될 수 있다.

단순한 이론은 이러한 봉합에 미세한 움직임이 있다는 것을 지지한다. 만일 미세한 움직임이 존재하지 않았다면 진화의 과정에서 이러한 봉합은 사라졌을 것이기 때문이다.

사람과Hominidae의 머리뼈, 특히 원숭이의 머리뼈, 그리고 무엇보다도 인간의 머리뼈는 직립 자세로 전환되는 특징을 갖고 있다. 예를 들어, 개와 같은 동물의 경우(그림 10: 파란색 선이 뇌머리뼈, 빨간색 선이 얼굴머리뼈), 네발은 거의 수평인 목척주로 이어지며, 따라서 큰구멍은 아래 뒤쪽에 위치한다. 한편 진화 과정에서 두발보행은 인간의 큰구멍이 앞 아래쪽으로 이동이 일어나게 하고, 따라서 인간에게서는 큰구멍이 뇌머리뼈의 아래쪽에 위치한다(그림 11).

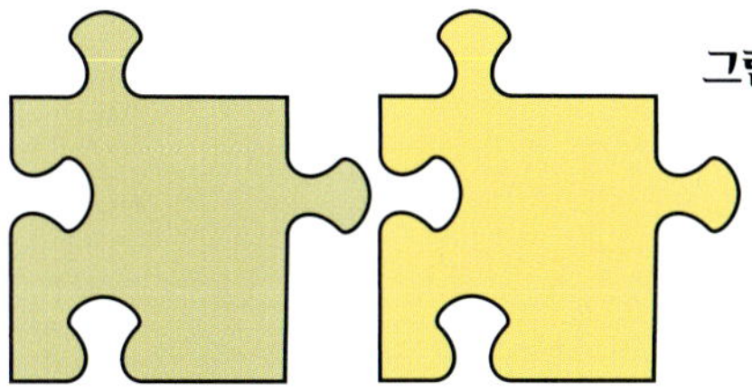

그림 4

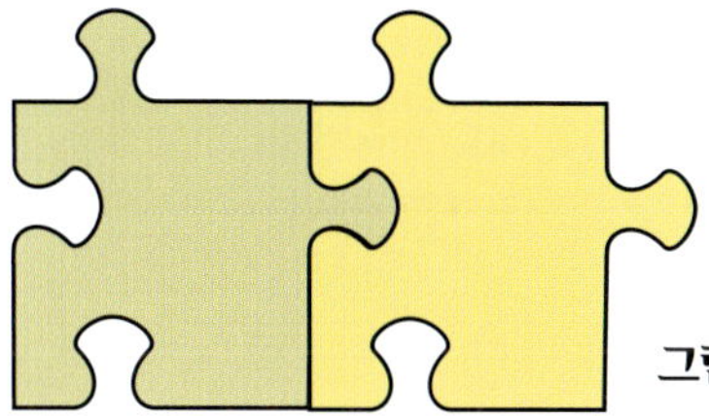

그림 5

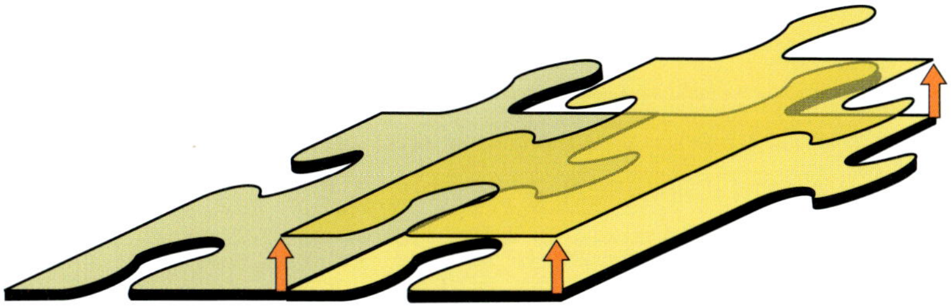

그림 6

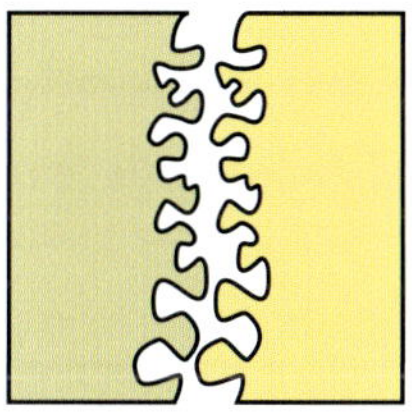

그림 2

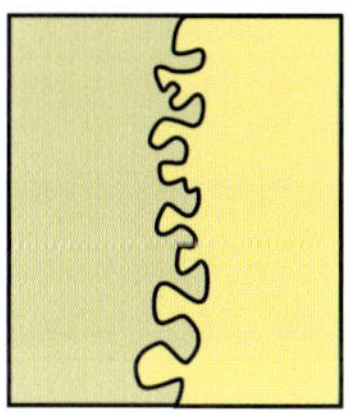

그림 3

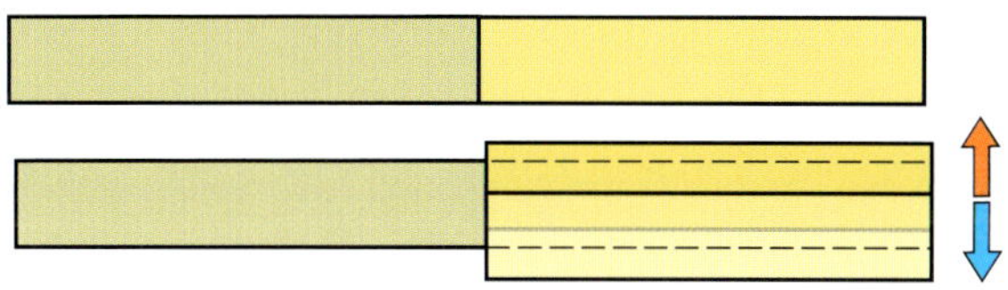

그림 7

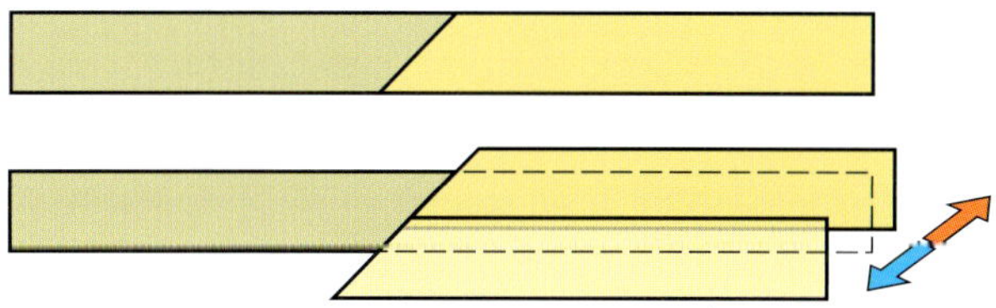

그림 8

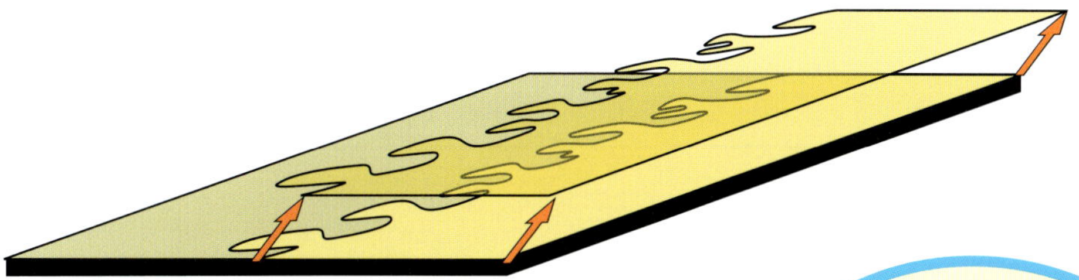

그림 9

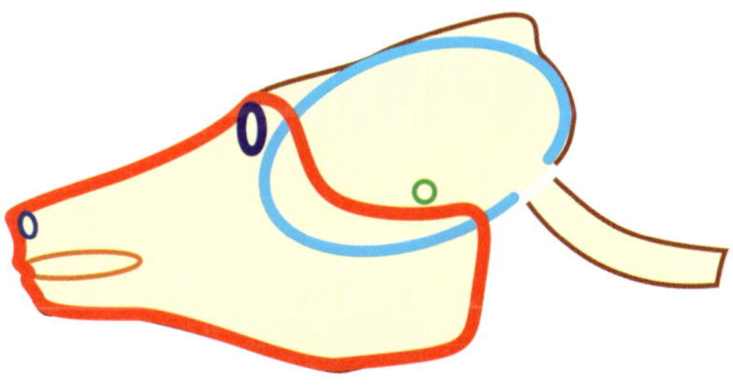

그림 10

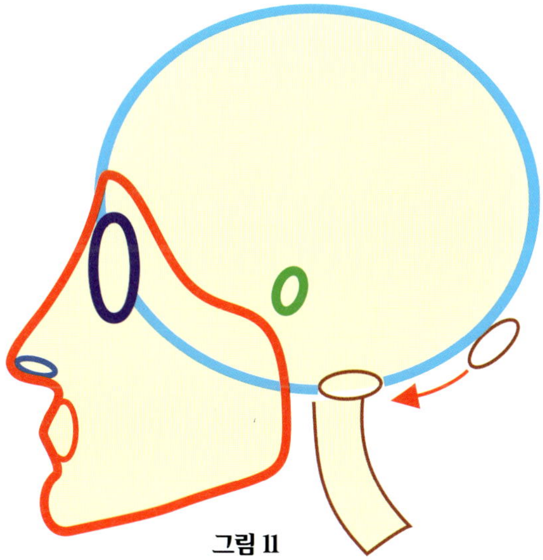

그림 11

뇌머리뼈와 얼굴머리뼈

머리뼈의 구조(그림 12, 13)는 **뇌머리뼈**(파란색 선)와 **얼굴머리뼈**(빨간색 선)를 일체화한다. **뇌는 인체의 중앙컴퓨터**로, 우리의 성격과 개성을 부여하고 **뇌머리뼈**에 들어있다. **얼굴머리뼈**(빨간색 선)는 우리에게 주변 환경에 대해 알려주는 시각, 청각, 미각, 후각 등 주요 **감각수용기**를 지지한다. 정보를 처리하는 뇌에 대한 이러한 감각수용기의 근접성은 전달시간을 단축한다. 이것은 최대 효과는 최소 구조에 의해 달성되어야 한다는 보편적 경제 법칙의 한 예이다.

목척주와 비교하여 머리의 가동성은 **감각수용기의 방향 부여**를 가능케 하고, **두발보행 동물**이 직립한 결과로 **높은 위치**와 함께 그 효과를 향상시킨다. 뇌머리뼈 속 소뇌는 대뇌에서 전달되는 명령을 정리하고 조정하는 데 필수적 요소이다. 대뇌는 결정을 내리고, 소뇌는 실행 가능하게 만든다.

이 밖에 머리에는 **2개의 입구**(그림 14), 즉 음식물을 위한 입과 공기를 위한 코가 있다.

입은 매우 적절하게 코 아래에 위치한다. 따라서 **음식 냄새**에 의해 입에 넣기 전에 제어할 수 있다. 두 번째 제어는 **맛**에 의해 이루어지고, 그 화학적 성질을 명확히 하면서 직관적으로 또는 종(種)이 얻은 경험(독성 요소에 대한 지식)으로 유해한 물질이나 독을 먹는 것을 피할 수 있다. **아래턱뼈의 활동**으로 일어나는 **씹기**mastication에 의해 입은 음식물을 잘게 부수고, 침을 분비하여 더 잘 흡수되도록 하는 음식물 분쇄기 역할도 한다.

코의 역할은 우리가 들이마시는 공기를 조절하고, 여과하고, 데우는 것이다. 필터 역할은 필수적이다. 입구의 배열과 기관이 앞쪽에 있고 소화관digestive tract이 뒤쪽에 있다는 사실로 인해 **기도**는 **인두와 후두 수준에서 소화관을 가로지른다.** 후두는 매우 정확한 **성대문**과 **후두덮개** 기전으로 고체나 액체가 기도로 유입되는 것을 방지하는 **보호 밸브** 역할을 한다. 그러나 그 작용을 앞에서 언급한(182쪽 참조) **후두**는 인간 종에서 중요한 역할을 한다. 즉, 입과 혀를 연계시켜 소리를 변화시킴으로써 **발성**을 실현시킨다. 따라서 인간은 소리를 이용하는 의사소통 체계인 언어를 갖추어 동료 인간에게 유익한 정보, 지식, 경험, 명령, 감정을 공유할 수 있다.

따라서 머리는 매우 우수한 기능적 통합 모형을 상징한다. 머리는 또한 매우 특수한 유형의 관절(예를 들어 **턱관절**)과 근육(**표정근**)을 갖고 있다. 표정은 제2의 준국제적 의사소통 체계의 도구로서 구어를 보완하며 본질적으로 느낌과 감정을 전달한다. 따라서 때로는 말과 표정이 다를 수 있다.

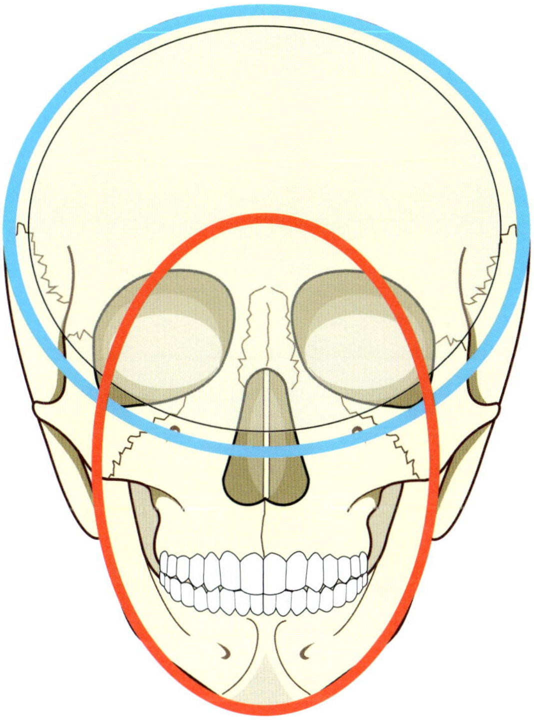

그림 12

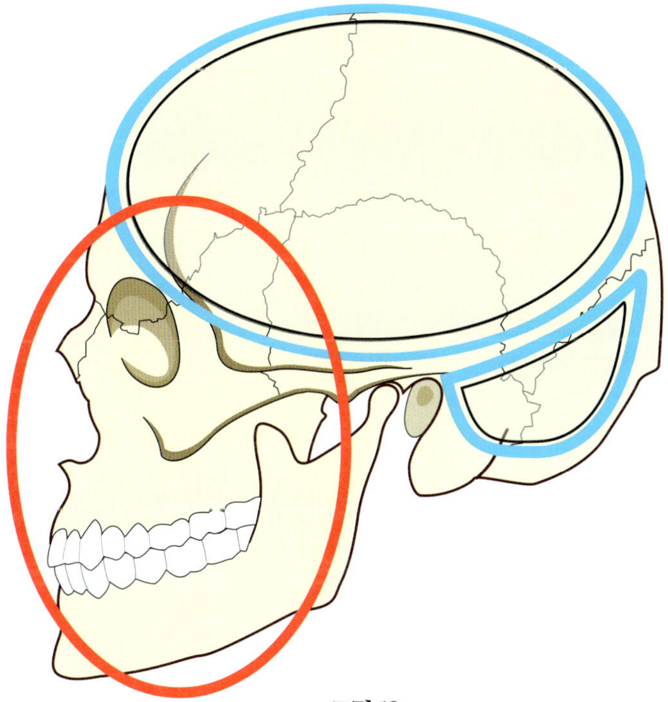

그림 13

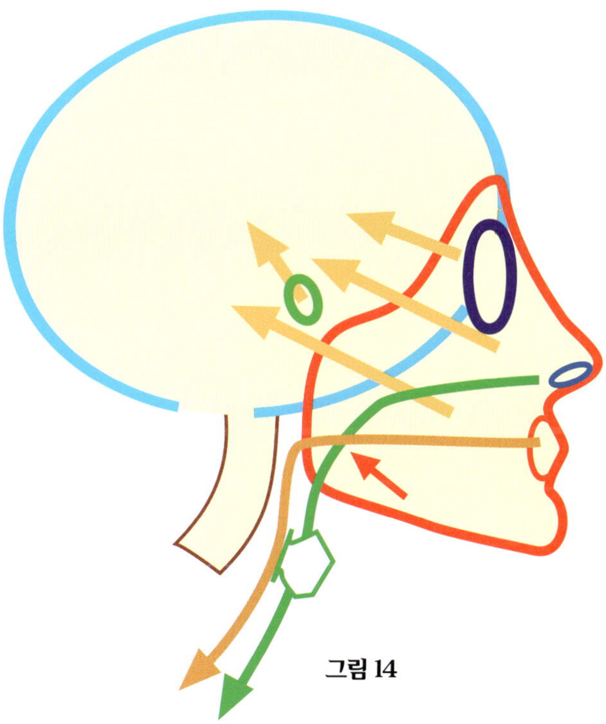

그림 14

시야와 소리 위치 인식

머리는 목척주의 꼭대기에 위치하여 거의 180° **돌림**이 가능하다. 이는 시각과 청각의 효율성에 매우 유리하다. 이러한 돌림을 통해 자극의 발생원 쪽으로 몸을 움직일 필요 없이 머리, 즉 감각수용기를 향하게 하는 것이 가능하다. 이것은 물고기와 같이 목이 없는 동물에서는 불가능하다.

시야

중립 위치(A)에서의 시야visual field는 약 160°(a)에 달한다(그림 15). 두 눈 각각의 시야는 머리 앞에서 중첩되어 손으로 작업할 수 있는 **입체시**stereoscopic vision **구역**을 형성한다. 머리(H)를 오른쪽(r)이나 왼쪽(l)으로 돌리면, **전체 시야**(T)가 상당히 증가하여 270°에 달한다. 그 결과 90°의 **뒤쪽의 사각**(P)만 남는다. 이 사각의 내부를 관찰하려면 몸통을 돌려야 한다. 기린과 같은 목이 긴 동물은 간단히 목을 돌려서 360°의 시야를 얻을 수 있다.

소리 위치 인식

음원(音源) **위치 인식**(그림 16, 17)은 머리뼈의 용적에 의해 분리된 양 귀의 양쪽 위치 덕분에 가능하다.

대칭면의 밖에 있는 음원은 각 귀에서 같은 방식으로 감지되지 않는다(그림 16).

- 음원(S)과 반대쪽의 귀는 장애물이 되는 얼굴을 우회하므로 약간 약해진 소리를 감지한다.
- 이 귀는 반대쪽 귀와 관련하여 위상이 다른 소리를 감지한다. 실제로 음파가 이동하는 경로는 약간 길고 이것이 위상차phase difference(d)를 발생시킨다.

본능적으로 소리가 가장 큰 쪽으로 머리를 돌리면 수신 강도가 같아지며 위상차가 없어진다(그림 17). 이때 음원(S)은 정확히 머리의 대칭면에 위치하며, 눈은 **원격측정**telemetry(310쪽 참조)에 의해 음원과의 거리를 파악할 수 있다.

이 음원 위치 인식 과정에서 흥미로운 점은 음원 위치 인식이 **머리의 앞쪽만이 아니라 뒤쪽에서도**, 덜 효과적이기는 하지만, **마찬가지로 잘 작용한다**는 것이다. 이는 예상치 못한 위협 위치를 인식하는 데 엄청나게 유리하다!

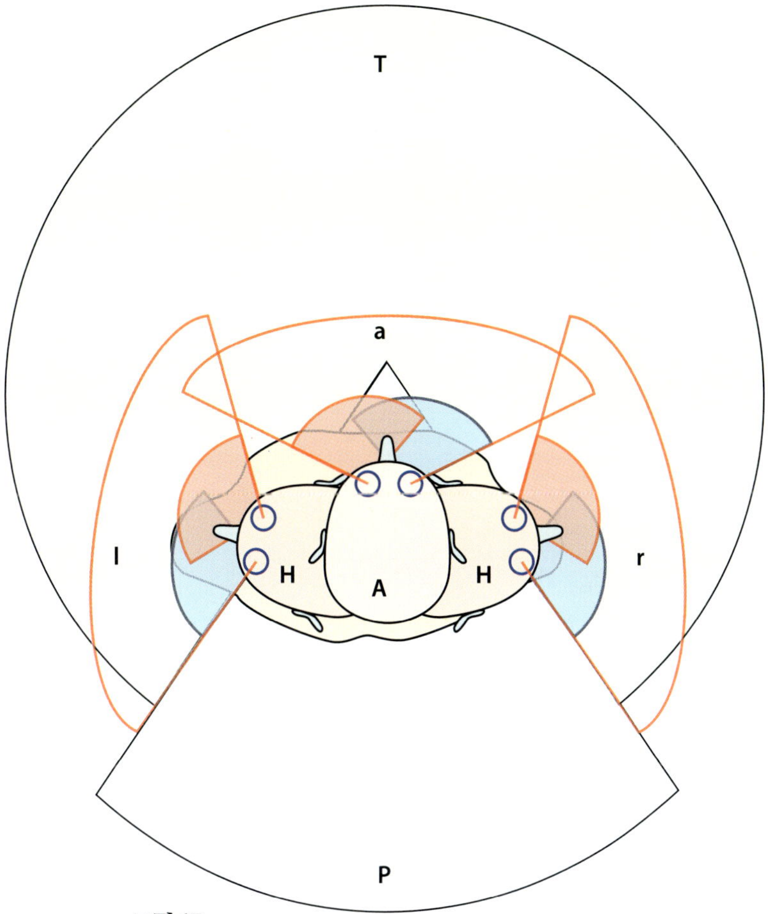

그림 15

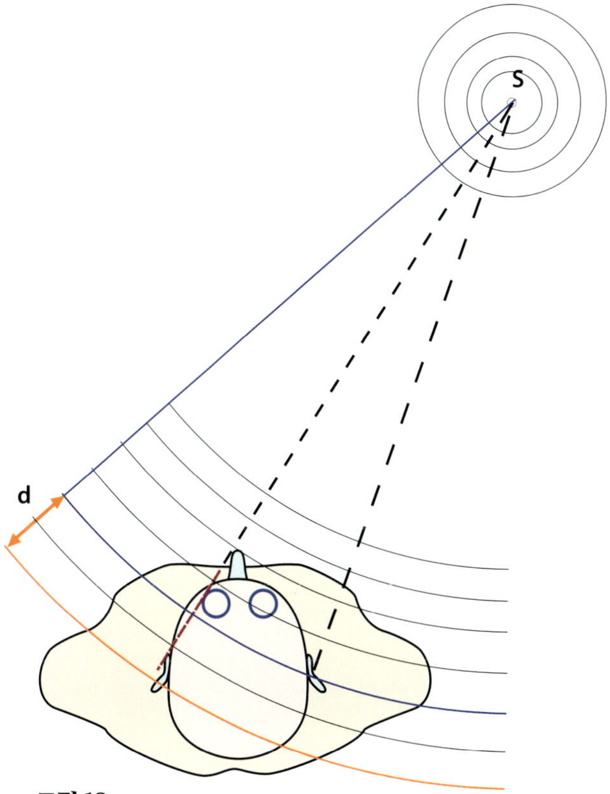

그림 16

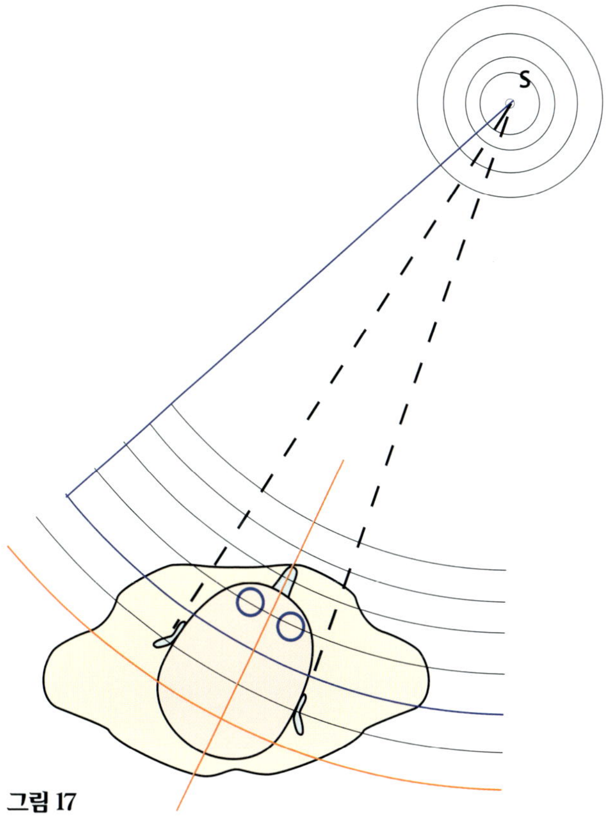

그림 17

얼굴근육

얼굴근육facial muscles은 매우 특별하다. 뼈끼리 연결하는 다른 근육뼈대계통 근육과는 대조적으로 얼굴근육은 어떠한 뼈도 움직이지 않고, 머리뼈의 한쪽에만 붙어 있으며, 또한 어떤 근육은 뼈에 전혀 붙지 않기 때문이다. 사실, 얼굴근육은 피부의 깊은 부분에 붙어 피부를 움직인다. 얼굴근육의 기능은 Duchenne de Boulogne에 의해 상세하게 연구되었다. 얼굴근육의 **기본 기능**은 **얼굴의 뚫린 부분을 제어**하는 것이다. 얼굴근육은 기본적으로 눈과 입을 열거나 닫을 수 있다. 콧구멍은 조금 가능할 수 있다. 그러나 바깥귀길은 할 수 없다.

두 번째 기능은 **감정을 표현**하기 위해 **표정을 변화**시키는 것이다. 표정은 전 세계에 이해되는 보편적인 언어로, 구어를 보완한다. 이 얼굴 언어는 거의 항상 손을 사용하는 **보편적인 표현 제스처**를 동반한다. 구체적으로는 얼굴근육이 제어하는 뚫린 부분의 주위, 즉 눈, 코, 입에 의해 묘사될 수 있다(그림 18, 19).

눈 주위

- **눈둘레근**orbicularis oculi은 눈확부분orbital part(2)과 눈꺼풀부분palpebral part(3)이 있다. 이 둘레근이 수축하면 눈꺼풀eyelid이 닫힌다. 따라서 눈을 감는 것은 **능동적 현상**이다. 수면 중에도 눈둘레근은 눈을 감는 데에 충분한 긴장도를 유지한다. 이 긴장도는 사망 시에 소실되므로 사자(死者)의 눈은 감겨주어야 한다. 일상생활에서 눈꺼풀의 빠르고 자동적이고 무의식적인 눈의 깜박임인 **눈깜박**blink은 눈물에 의한 **안구의 보습** 유지에 매우 중요하다.
- 눈을 뜨는 것도 역시 능동적 현상이며 눈확에 있는 **눈꺼풀올림근**levator palpebrae superioris(307쪽 그림 52 참조)의 수축에 의한다.
- 두 눈 사이의 코뿌리root of nose 부분에는 **눈살근**procerus(4)과 **눈썹주름근**corrugator supercilii(5)이라는 2개의 근육이 있고, 눈썹eyebrow을 찌푸리거나 가까이 할 수 있다.
- 눈썹 위에는 **이마힘살**frontal belly(1)이 있으며 머리덮개scalp를 앞쪽으로 움직일 수 있다. 이마힘살은 **뒤통수힘살**occipital belly(1′)과 함께 머리덮개를 지지하는 머리덮개널힘줄epicranial aponeurosis에 붙는 온힘줄을 공유함으로써 두힘살근육two-bellied muscle인 **뒤통수이마근**occipitofrontalis을 형성한다. **뒤통수힘살**은 머리덮개를 뒤쪽으로 움직일 수 있다.

콧구멍 주위

작은 **확장근**(그림에는 표시되지 않음)이 존재하며, 그리고 특히 코에 주름이 가게 하는 **코근**nasalis(6)의 곁에 **위입술올림근**levator labii superioris(7)이 관찰된다.

입 주위

- **입둘레근**(12)도 역시 뼈의 붙는곳이 전혀 없는 둘레근으로, 입을 닫는다.

다른 모든 근육은 입을 벌린다.

- 윗입술을 올리는 근육에는 **입꼬리올림근**levator anguli oris(8)이 있으며, 그 수축은 송곳니canine를 드러낸다.
- 또는 윗입술을 위가쪽으로 잡아당기는 근육에는 **작은광대근**zygomaticus minor(9)과 **큰광대근**zygomaticus major(10)이 있다.
- 입술연결labial commissure을 가쪽으로 당기는 것은 **볼근**buccinator(17)과 **입꼬리당김근**risorius(13)이다. 입꼬리당김근은 **깨물근**(11)에 붙으며, 깨물근은 **관자근**(18)과 마찬가지로 씹기 근육이다. 이 근육들은 입술을 얇게 하여 트럼펫을 불 때 진동을 가능케 한다. 트럼펫은 라틴어로 'buccin'이라 불리며, 이 단어에서 'buccinator'라는 명칭이 생겼다.
- 입꼬리angle of mouth를 내리는 것은 **입꼬리내림근**depressor anguli oris(14)이고, 경멸의 근육이다.
- 키스 시 **아래입술내림근**depressor labii inferioris(15)이 아래입술을 내린다.
- 작은 **턱끝근**mentalis(16)은 울기 전에 슬픔의 첫 징후인 턱의 피부에 주름이 가게 한다.

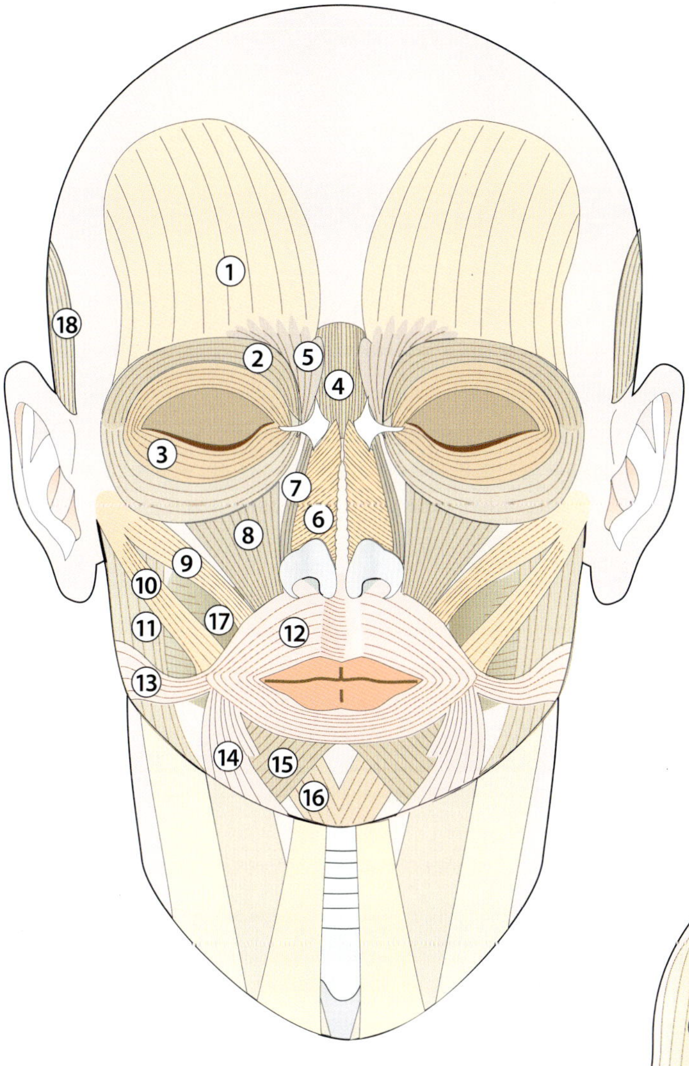

그림 18

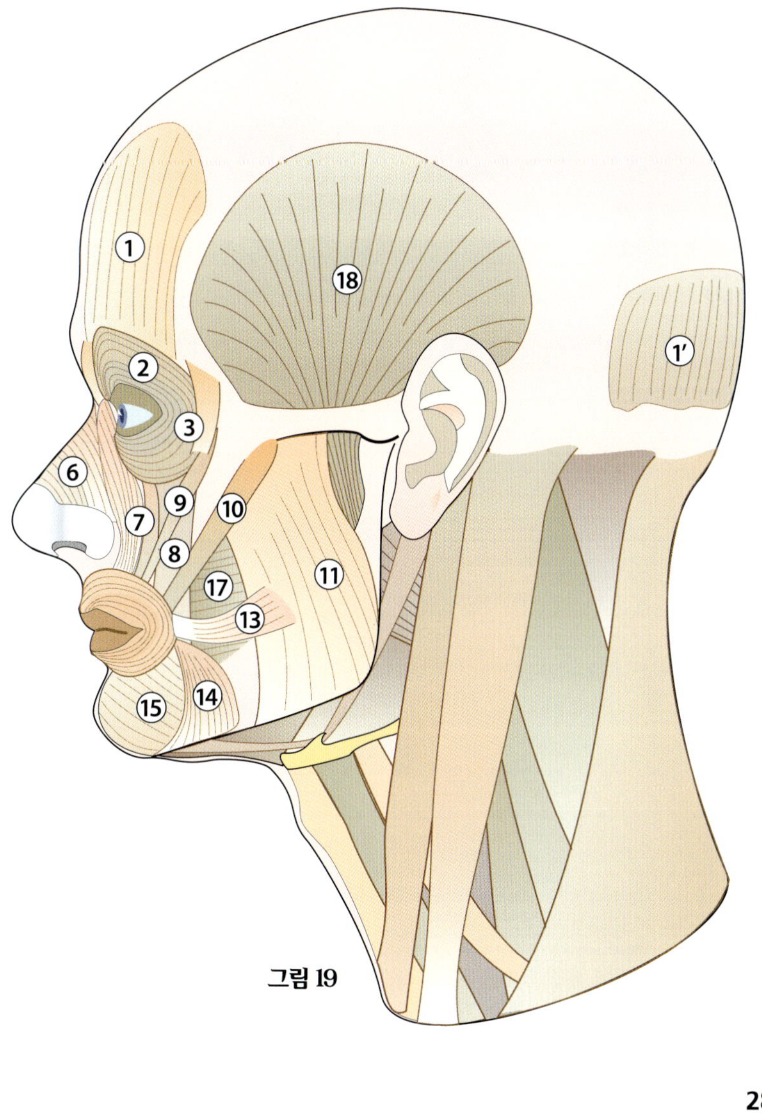

그림 19

Andràs Szunyoghi에게서 영감을 받은 그림

입술의 운동

입술의 운동은 모든 **음식물 섭취**의 동작, 즉 입을 열고, 입술로 음식물을 잡고, 씹는 동안 입을 다물어두는 것과 같은 모두에서 작용한다. 인간이 마실 준비를 할 때 입술은 컵이 있는 방향으로 튀어나온다. 이 동작은 원숭이 이외의 동물은 할 수 없다. 따라서 고등 포유류는 혀를 사용해서 핥고 마시는 것이다. 입술은 또한 웃음, 미소, 경멸, 혐오, 불쾌감, 의혹, 거절 등의 **표정**에서 큰 역할을 한다. 이 모든 감정과 더 많은 감정이 우선 입술 모양에 의해 표현된다.

입술은 또한 **키스**와 같은 애정을 교환하거나 **노래**를 부를 때도 관여한다.

입술을 오므림으로써 **휘파람 소리**를 낼 수 있다. 휘파람 불기는 **얼굴마비**facial paralysis **검사**에 사용된다.

이러한 운동은 다음 근육에 달려 있다.

- **큰광대근**은 입꼬리를 위가쪽으로 올리고, 당기고 **다문 입에 미소**를 띠게 한다(그림 20).
- 깊이 있는 **볼근**(그림 21)과 얕은 층의 **입꼬리당김근**은 입꼬리를 가쪽으로 강하게 당겨 입술을 얇게 하고, 바람을 불 때 진동을 가능케 한다. 이것이 **나팔**, 트럼펫, 호른, 트롬본 등을 **연주되는 방식**이다.

미소(그림 22)는 입을 반쯤 벌린 결과이며, 입꼬리는 **작은광대근**과 **큰광대근**, **입꼬리당김근**에 의해 위가쪽으로 당겨지고, 반면에 아래입술은 **아래입술내림근**과 턱끝근에 의해 내려진다.

마지막으로 **입꼬리내림근**(그림 23)은 입꼬리를 내려서 **경멸**을 표현한다.

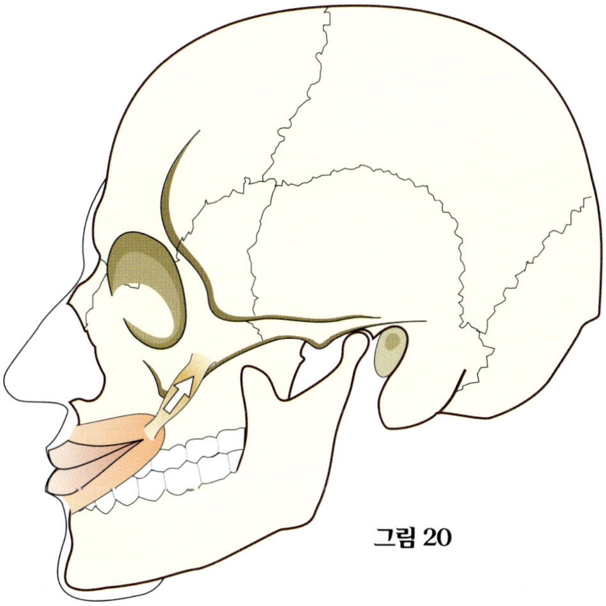

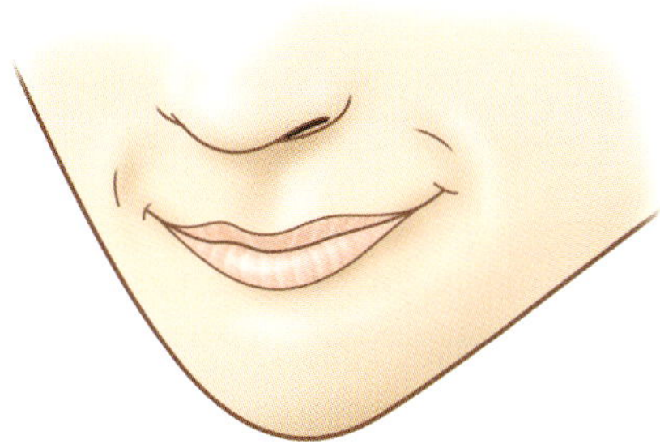

J. P. Lamerand에게서 영감을 받은 그림

그림 20

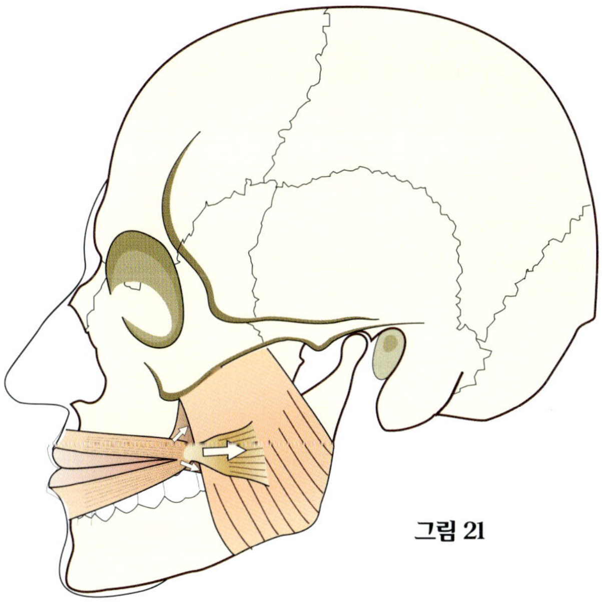

그림 21

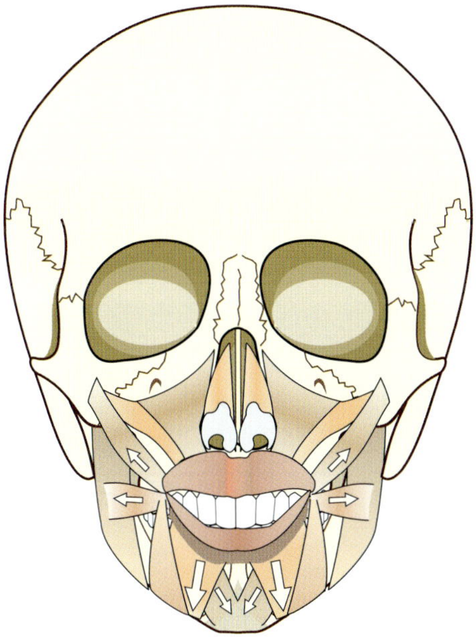

그림 22

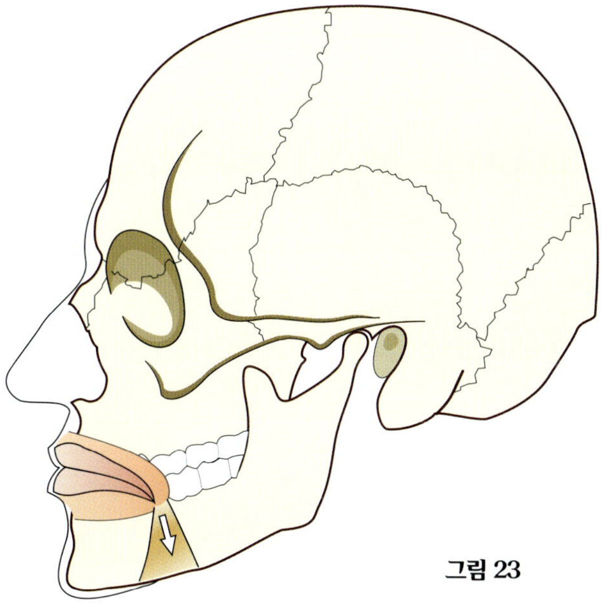

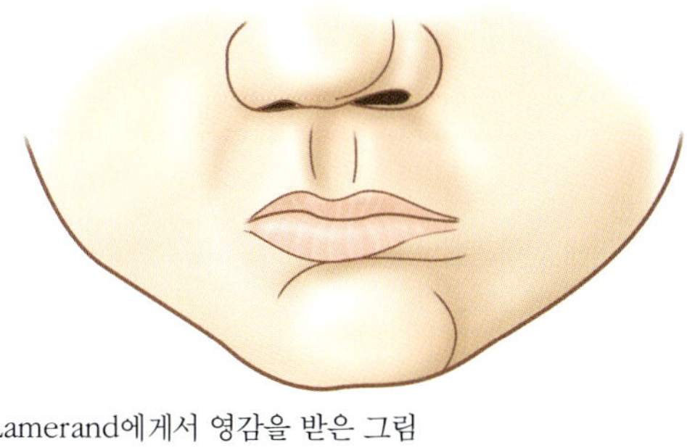

그림 23

J. P. Lamerand에게서 영감을 받은 그림

입술의 운동(계속)

입을 반쯤 벌린 **미소**(그림 24)는 크게 벌려서 모음 /A/를 발음할 수 있고, 겨우 벌린 채로 모음 /I/를 발음할 수 있다. 사진을 찍을 때 'ouistiti[8)]'라고 발음함으로써 입이 웃는 모양이 된다.
한편 **입둘레근**의 더욱 현저한 수축(그림 25)은 입을 둥글게 오므리게 하고, /E/나 /O/ 또는 심지어 /U/를 발음할 수 있게 한다.

발음 /U/의 입 모양은 최대한 닫히고 둥글다. 이때 일반적으로 입을 벌리는 근육들은 이완되어 있다.
그림 25에서는 왼쪽 눈은 눈둘레근의 수축으로 감겨있고, 휘파람을 불면서 윙크하고 있는 사람을 상상할 수 있다.

8) 우리가 사진 찍을 때 '김치'나 '치즈'라고 하는 것과 같다. — 옮긴이 주

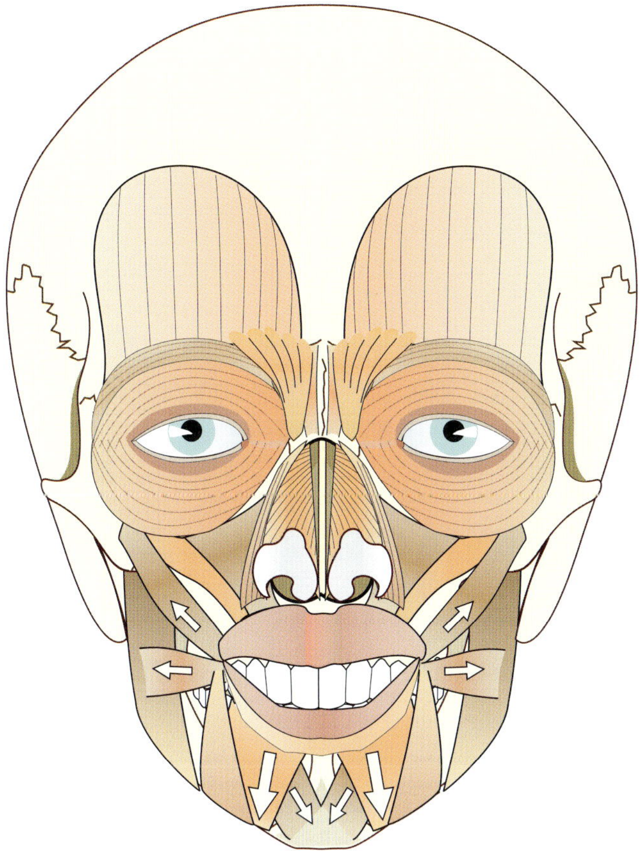

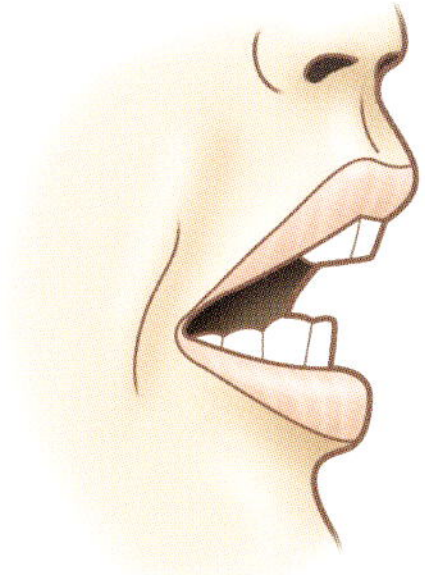

A

J. P. Lamerand에게서
영감을 받은 그림

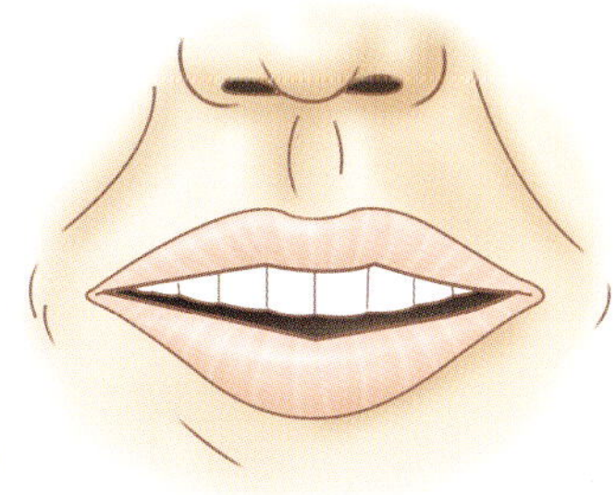

I

그림 24

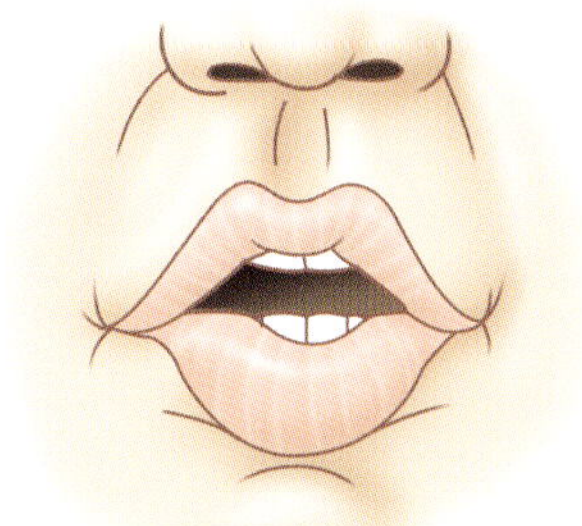

E

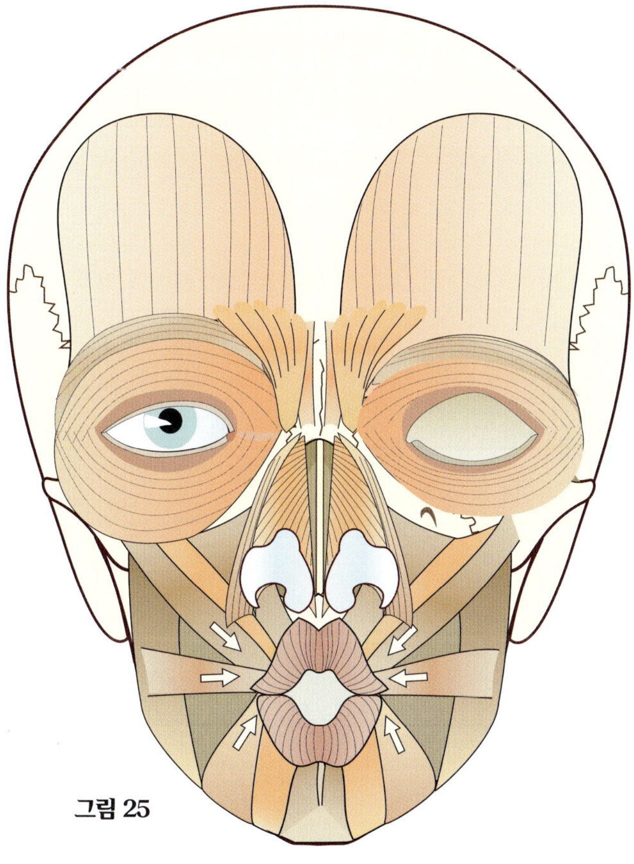

그림 25

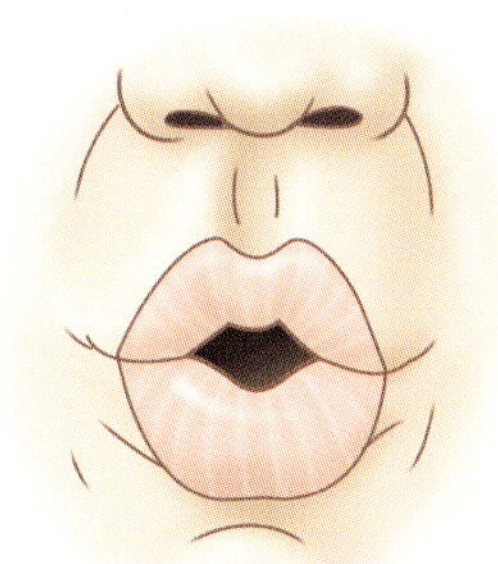

O

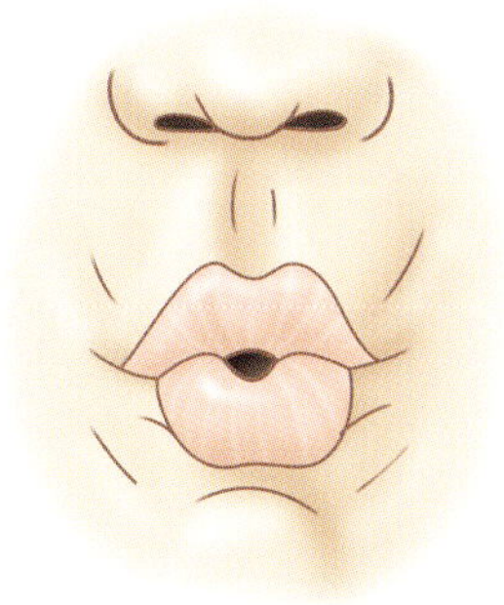

J. P. Lamerand에게서 영감을 받은 그림

U

표정

다음은 방금 습득한 지식을 확인할 수 있는 가장 일반적인 표정 중에서 선택한 몇 가지 표현이다. 각각의 표정에 대해 다양한 동작을 설명하는 연습을 할 수 있다.

혐오(그림 26)

- 입 주위
  - 입꼬리내림근의 수축에 의해 입꼬리가 내려가 있다.
  - 턱끝근의 수축에 의해 턱의 피부에 주름이 져 있다.
- 눈 주위
  - 눈둘레근의 수축에 의해 부분적으로 눈이 감겨 있다.
  - 눈썹주름근의 수축에 의해 눈썹이 찌푸려져 있다.

울음(그림 27)

- 입 주위
  - 입꼬리내림근의 수축에 의해 입꼬리가 내려가 있다.
  - 입둘레근은 약간 수축하여 있다.
  - 턱끝근의 수축에 의해 턱의 피부에 주름이 져 있으나, 혐오의 표정만큼 두드러지지는 않는다.
- 눈 주위
  - 눈둘레근의 수축은 없다.
  - 눈썹주름근의 수축에 의해 눈썹이 찌푸려져 있다.

피로(그림 28)

- 입 주위
  - 입꼬리내림근의 수축에 의해 입꼬리가 내려가 있다.
  - 턱끝근의 수축에 의해 턱의 피부에 주름이 져 있으나, 혐오의 표정만큼 두드러지지는 않다.
  - 입둘레근은 이완하여 있다.
- 눈 주위
  - 눈둘레근의 수축은 없다.
  - 이마힘살의 수축에 의해 눈썹이 올라가 있다.

웃음(그림 29)

- 입 주위
  - 광대근과 입꼬리당김근의 수축에 의해 입꼬리가 올라가 있다.
  - 아랫입술내림근의 수축에 의해 아래입술이 젖혀져 말려 있다.
  - 입둘레근은 이완하여 있다.
- 눈 주위
  - 눈둘레근이 눈확부분과 눈꺼풀부분에서 수축하여 있다.
  - 위입술콧방울올림근levator labii superioris alaeque nasi의 수축에 의해 콧방울이 부풀어 있다.

분노(그림 30)

- 입 주위
  - 입꼬리올림근의 수축에 의해 윗입술이 젖혀져 말려 있다.
  - 아래입술내림근의 수축에 의해 아래입술이 젖혀져 말려 있다.
- 코 주위
  - 눈살근과 눈썹주름근이 수축하여 있다.
  - 위입술콧방울올림근의 수축에 의해 콧방울이 부풀어 있다.
- 눈 주위
  - 눈둘레근이 눈확부분에서 수축하여 있다.
  - 눈꺼풀올림근의 수축에 의해 위눈꺼풀upper eyelid이 올라가 있다.
  - 이마힘살의 수축에 의해 눈썹이 올라가 있다.

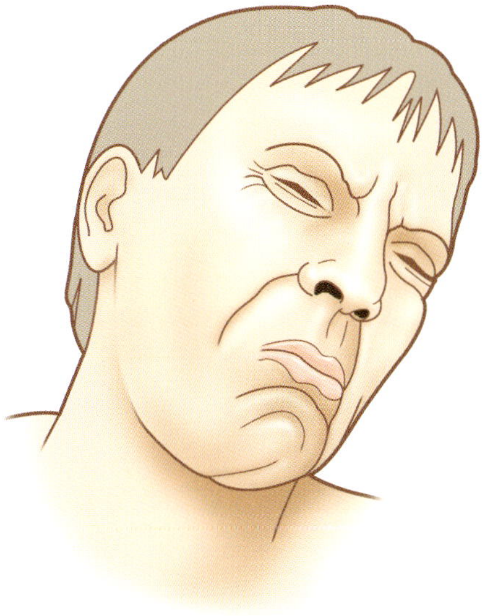

그림 26

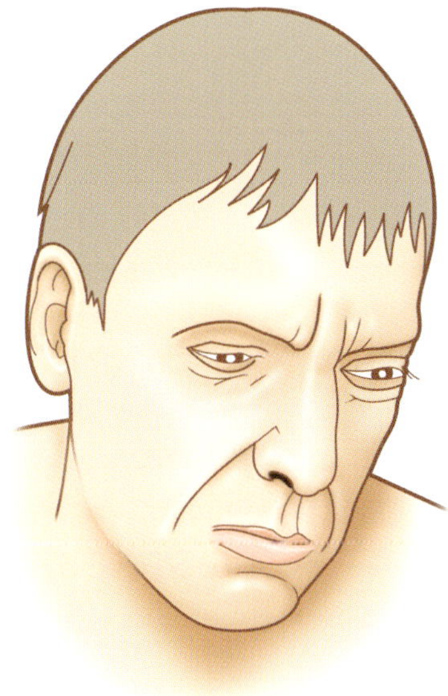

그림 27

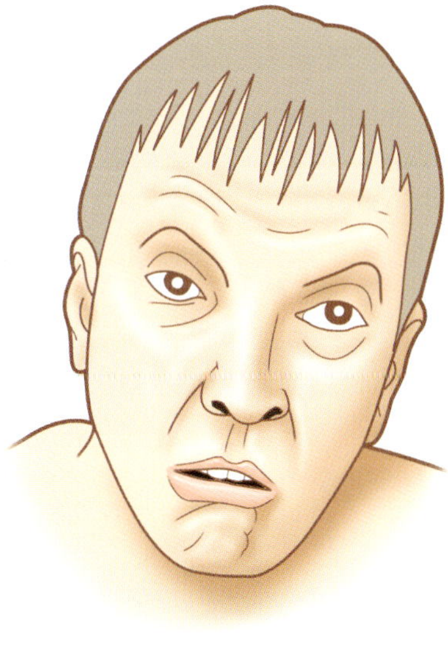

그림 28

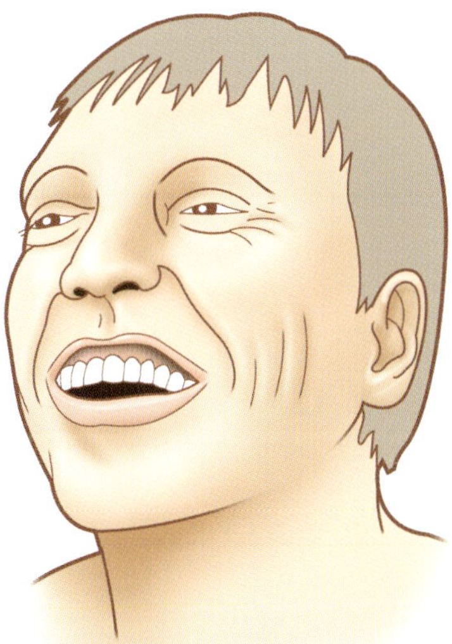

그림 29

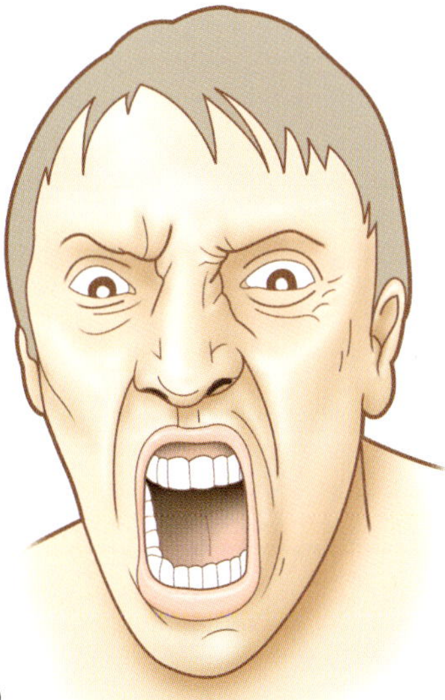

그림 30

J. P. Lamerand에게서 영감을 받은 그림

턱관절

턱관절은 거의 이야기되지 않는 관절이지만 **생사와 관련된 중요성**을 가지고 있다. 턱관절이 없으면 인간은 먹을 수 없기 때문이다. 턱관절은 턱운동mandibular joint을 가능케 한다. 실제로 턱관절은 운동이 자유로운 **윤활관절**(갈색 화살표)로, 바깥귀길(A) 바로 앞 아래쪽에 있는 아래턱뼈 관절돌기 턱뼈머리head of mandible와 관자뼈 턱관절오목mandibular fossa 사이에서 이루어진다(그림 31). 관절원반articular disc을 중심으로 볼 때 턱관절오목과 관절원반 사이는 평면관절plane joint이며, 관절원반과 턱뼈머리 사이는 경첩관절로 분류된다.

양쪽 턱관절은 **역학적으로 연결**되어 있으므로 다른 쪽이 없이는 기능할 수 없다. 양쪽 턱관절이 **씹기 기능**을 제공한다.

아래턱뼈의 턱뼈몸통body of mandible(1)은 가로로 평평한 말굽을 연상시키는 굽은 모양을 하고 있으며, 그 위모서리(2)에 **아래치아활**(3)을 가지고 있다. 뒷부분은 **2개의 턱뼈가지**ramus of mandible(4)에 의해 위 뒤쪽으로 뻗어있고, 그 끝은 **턱뼈머리**(5)로 되어 있으며, 그 자체는 좁은 부분인 **턱뼈목**neck of mandible(6)에 의해 지지된다. 관절돌기 앞쪽에서 턱뼈가지는 평평한 **근육돌기**coronoid process(7)로 끝난다.

아래턱뼈의 운동은 **복잡**하다. 여기서는 6개의 화살표로 도식화되어 있다.

- 가장 단순한 것은 다음과 같은 **수직 방향 운동**이다.
  - 이틀활alveolar arch 사이에 음식물을 도입할 수 있는 **턱이 벌어지는** 운동(O)
  - 음식물을 잡을 수 있고, 특히 씹을 수 있게 해 주는 **턱이 닫히는** 운동(C)
- 음식물을 으깨고 갈기 위해 맷돌처럼 위쪽 큰어금니molar tooth 표면에 아래쪽 큰어금니 표면을 가로로 미끄러지게 할 수 있는 오른쪽과 왼쪽으로의 가쪽 운동(S)
- 앞뒤 방향의 **내밈**protrusion(P) 또는 **들임**retrusion, retraction(R) **운동**. 큰어금니 사이의 원형 **분쇄 운동**grinding movement을 가장 효과적으로 얻기 위해 가쪽 운동과 결합할 수 있다.

이러한 모든 운동은 고정된 축이 없다. 턱운동은 생체역학의 규칙과 같이 **순간적으로 변화하는 축** 주위에서 발생하는 운동의 예이다.

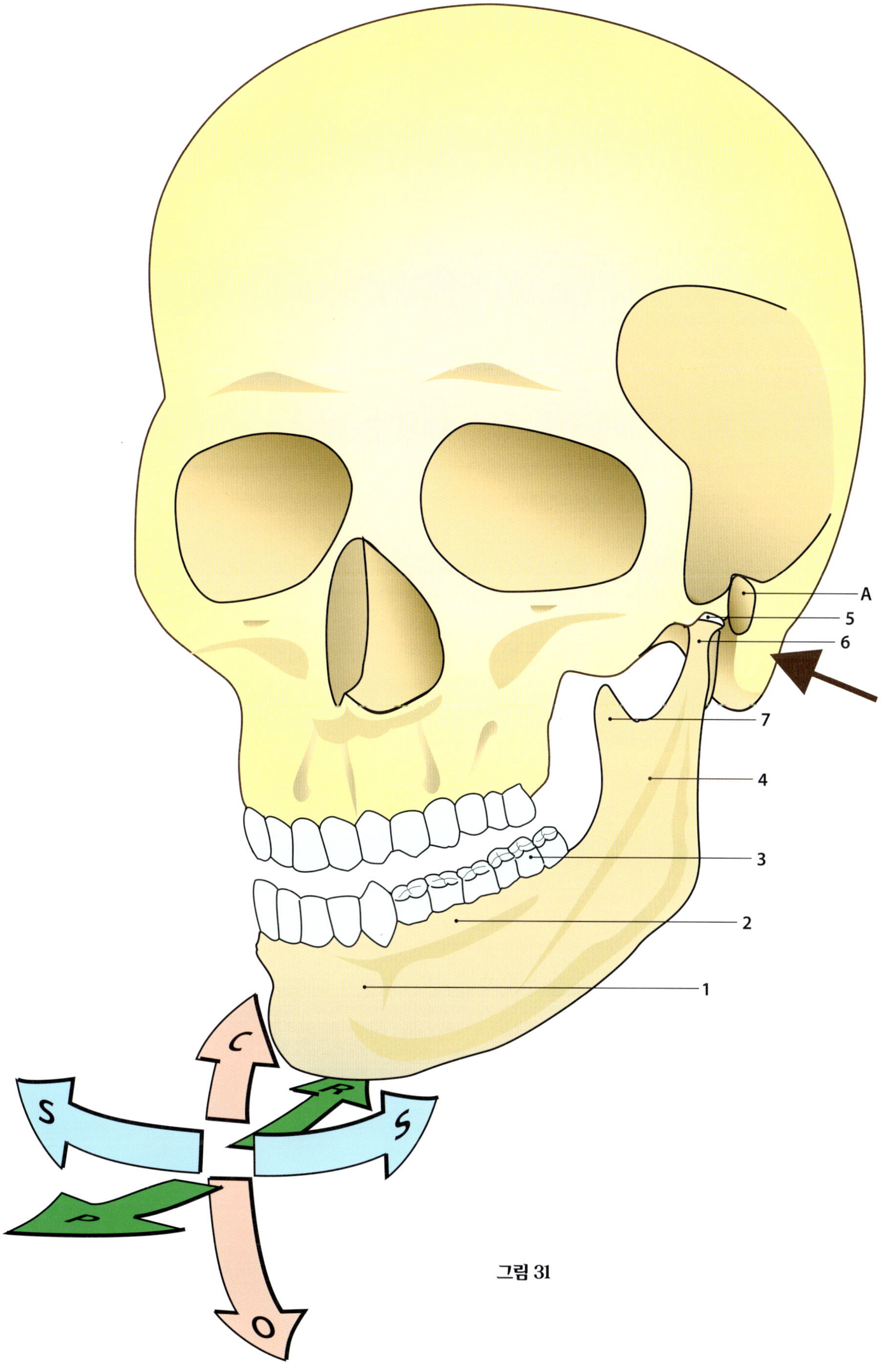

그림 31

턱관절의 구조

턱관절은 2개의 관절면, 위에 위치한 관자뼈 턱관절오목의 관절면과 아래에 위치한 아래턱뼈 관절돌기 턱뼈머리의 관절면에 의해 구성된다(그림 32).

- **위쪽의 관절면**은 두 방향, 특히 앞뒤로 오목한 턱관절오목 관절면이며, **바깥귀길**(A) 바깥귓구멍external acoustic opening의 앞 아래쪽에 위치한다. 바깥귀길의 아래 벽은 **관자뼈**(T) 고막틀부분tympanic part(1)으로 구성된다. 턱관절오목의 앞쪽은 **광대돌기**zygomatic process(3)의 뒷면을 향해 뻗어있다. 광대돌기는 뒤에서 앞으로 **관자부위의 볼록한 부분**을 형성한다. 턱관절오목의 바닥에는 Glaser **틈새**Glaserian fissure, 즉 **바위고막틀틈새**petrotympanic fissure(4)가 가로로 뻗어있고, 뒤쪽의 관자뼈 고막틀부분과 앞쪽의 광대돌기를 결합한다. 턱관절오목의 앞부분인 **관절결절**articular tubercle(2)은 연골로 덮여 있지만, 뒷부분은 아니다. 한편 관절결절의 연골은 앞으로 확장된다. 따라서 이 관절면은 긴축 방향으로 **뒷부분은 오목하고 앞부분은 볼록하다.**
- **아래쪽의 관절면**은 아래턱뼈 관절돌기 **턱뼈머리**로, 가로로 넓어진 타원형 면으로 연골로 덮여 있다. 그림에서 관절돌기는 두 가지 위치가 보여진다. 입을 다물 때(C) 턱뼈머리는 **턱관절오목**을 차지하고, 입을 벌릴 때(O) 관절결절의 가장 돌출된 부분에 위치한다.
- **관절원반**(6)은 두 관절면 사이에 있다. 이것은 **양면오목**biconcave **모양**의 섬유연골이다. 2개의 관절면에 대해서 움직일 수 있으며, 턱뼈머리의 움직임에 따라 턱관절오목을 미끄러진다. 여기서는 2개의 위치, 즉 입을 다물었을 때(5)와 입을 벌렸을 때(6)가 그려져 있다. 이것은 관자뼈 고막틀부분에서 뒤모서리까지 뻗어있는 **관절원반의 브레이크**(7)에 의해 유지된다. 입을 다문 자세에서 관절원반을 뒤쪽으로 당겨서 제자리로 돌리고 있는 것은 이 긴장(8)이다. 관절돌기 턱뼈목에 붙는 **가쪽날개근**lateral pterygoid(9)은 관절원반의 앞모서리에서 넓어져 있고(10), 입을 벌릴 때 관절돌기를 앞쪽으로 끌어당긴다.
- **관절주머니**의 앞부분(12)은 관절원반에 붙고(11), 뒷부분(12′)은 관자뼈 고막틀부분과 관절돌기 턱뼈목을 직접 연결한다.

턱관절 기능에 대한 간략한 개념에서는 돌출한 턱뼈머리가 관자뼈 턱관절오목 안을 턱관절오목의 중심에 있는 축 주위에서 돌림한다고 상상할 수 있다. 그러나 현실은 상당히 다르다. **입을 벌리면**(그림 33) 턱뼈머리는 **접시뒤결절**postglenoid tubercle**에 대해서 앞으로 이동하지만, 관절결절을 넘어서지는 않는다.** 이것이 그림에서 검은색 화살표로 그려져 있다.

입 벌림 운동을 가쪽에서 보면(그림 34) 그 자체로 변화하는 축 O는 턱뼈가지의 속면에서 볼 수 있는 **턱뼈혀돌기**lingula of mandible 수준에서 턱관절 약간 아래의 어딘가에 있다.

턱관절의 매우 특이한 기능해부학은 턱관절 탈구의 정복이 어렵다는 것을 설명한다. 이 상황에서는 **턱뼈머리가 관절결절을 넘어서 있기** 때문이다. 턱관절 탈구는 환자의 입에 양 엄지손가락을 넣고 가장 뒤쪽의 아래 큰어금니를 아래로 눌러(파란색 화살표) **아래턱뼈의 뒷부분을 강하게 내려야만** 정복할 수 없다.

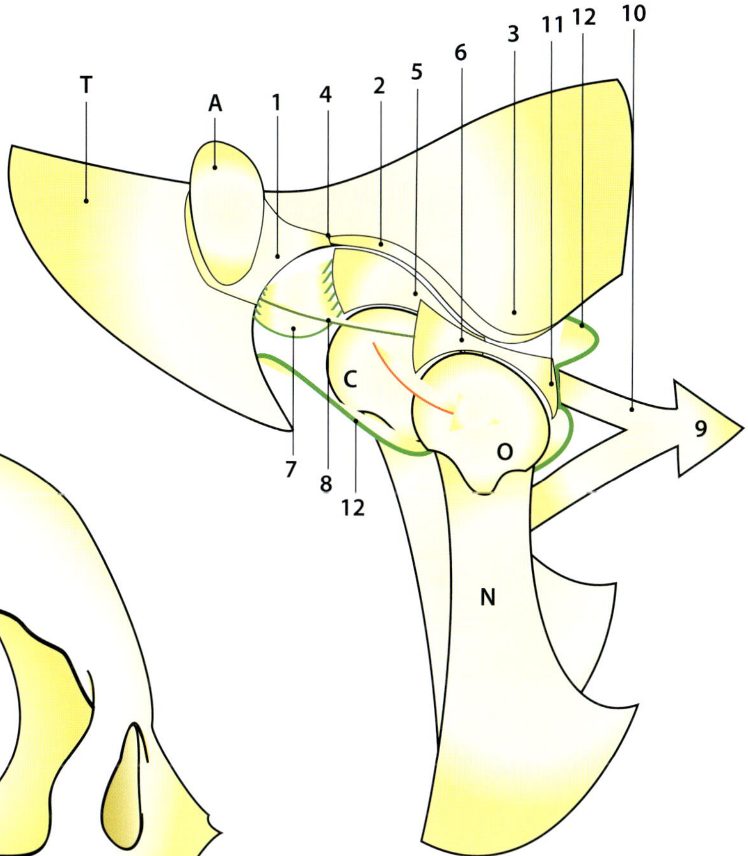

그림 32

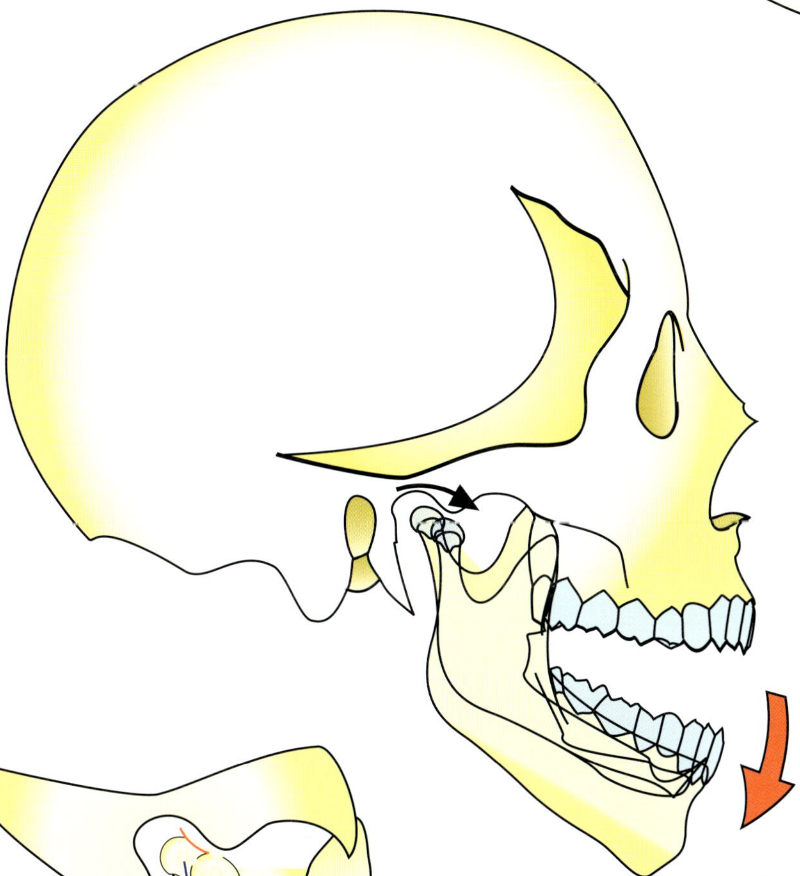

그림 33

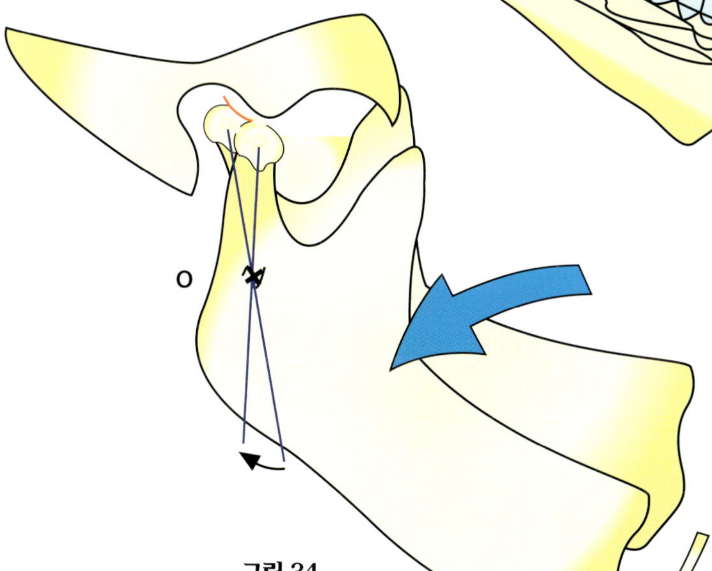

그림 34

턱관절의 운동

이러한 복잡한 운동을 가진 턱관절에서 축은 기본 운동을 분석해야만 정의할 수 있다. 다음과 같이 서로 다른 축을 중심으로 하는 5가지 유형의 운동을 기술할 수 있다(그림 35).

- xx′과 yy′ 사이에서 일어나는 입을 벌리는 운동과 입을 다무는 운동에 대한 수평축 xx′(그림 36). 그러나 앞쪽으로 미끄러지는 것은 턱뼈머리만이 아니라 아래턱뼈 전체이다.
- 아래턱뼈의 내밈과 들임 운동을 위한 미끄럼면gliding plane(그림 37). (그러나 실제로는 이 축이 더 아래쪽의 턱뼈혀돌기 수준에 위치하며 또한 변화하는 축이라는 것은 앞에서 언급하였다.)
- 축 xx′을 따라 가쪽 전위의 미끄럼면(그림 38). 그러나 여기서도 가쪽 전위를 하는 것은 턱뼈머리만이 아니라 아래턱뼈 전체이다.
- 한쪽 턱관절의 가쪽 편위lateral deviation 중 반대쪽 턱관절에서 발생하는 수직 돌림축(v). 한쪽 턱뼈머리는 턱관절오목에 고정된 상태로 유지되어 돌림축 역할을 하는 반면, 반대쪽 턱뼈머리는 턱관절오목 앞쪽으로 미끄러진다(그림 39).
- 편심 턱 벌림, 즉 가쪽 이동과 결합된 턱 벌림을 위해 턱관절 중 하나에 위치한 경사 축(u)(그림 40). 입 벌림과 돌림이 결합하기 때문에 가장 어려운 운동이다. 예를 들어, 하품할 때와 같이 입을 과도하게 벌리면 양쪽 턱뼈머리가 관절결절을 타고 넘을 수 있다. 턱뼈머리는 거기서 고정되어 탈구는 저절로 회복되지 않고, 도수정복manual reduction이 필요하게 된다.

이러한 모든 운동은 매우 질긴 음식을 씹어서 부수는 데 필요한 접선 방향의 으깨는 작업과 결합될 수 있다.

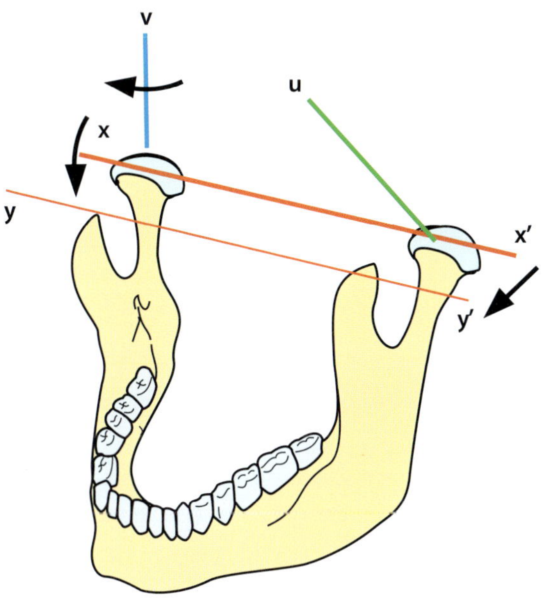

그림 35

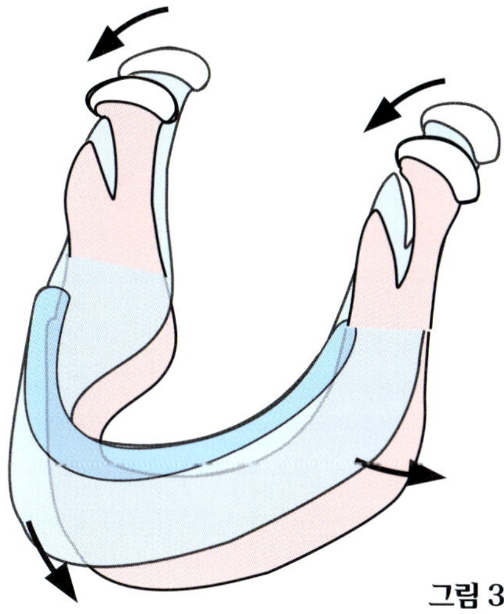

그림 36

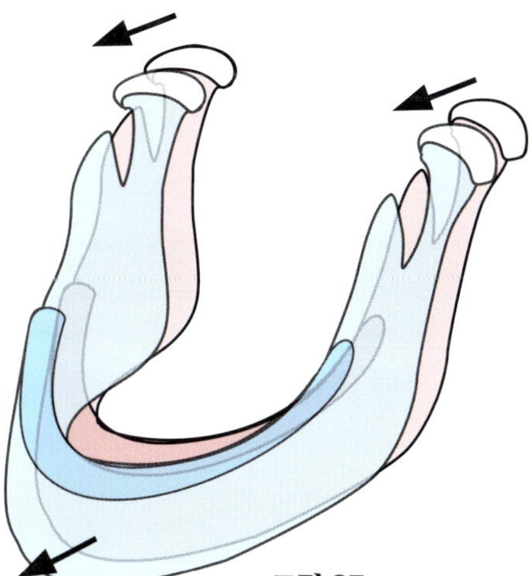

그림 37

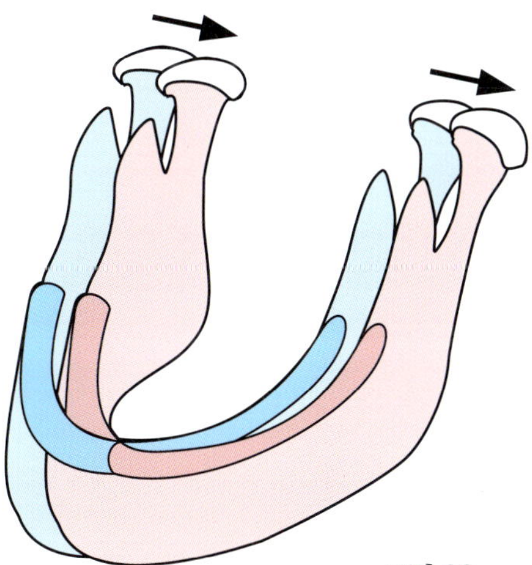

그림 38

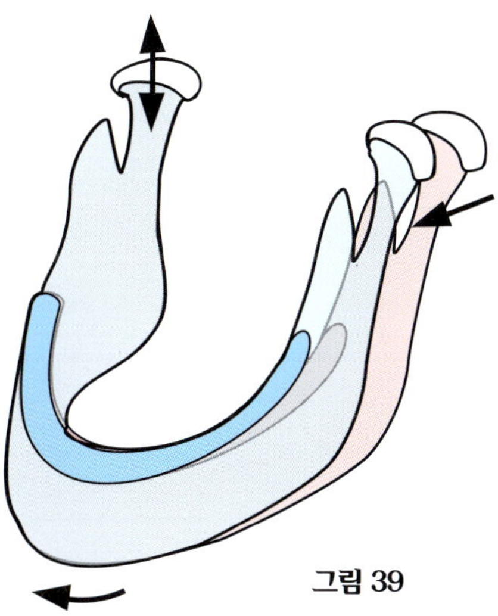

그림 39

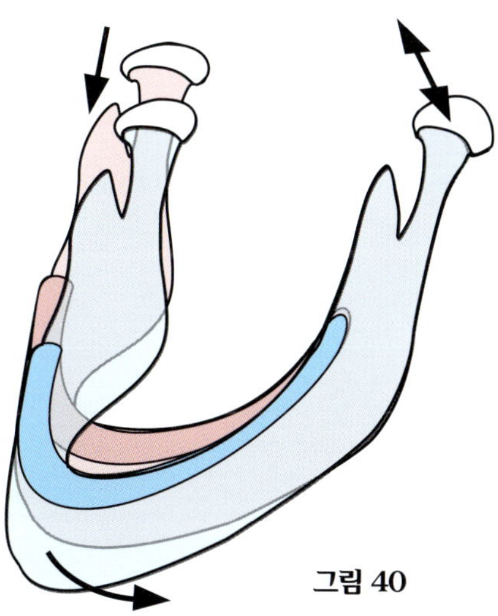

그림 40

아래턱뼈 닫힘 근육

아래턱뼈 닫힘 근육muscles of mandibular closure은 3개가 있으며 그중 2개는 **머리뼈 가쪽 그림**에서 볼 수 있다(그림 41).

- **관자근**(1)은 폭이 넓고 강력하고 편평한 근육으로, 광대돌기의 위에서 관자우묵의 모든 표면에서 넓게 부채꼴로 일고, 광대활zygomatic arch 아래에서 교차하여 턱뼈머리의 근육돌기에 힘줄이 닿는다.
- **깨물근**(2)은 턱뼈각angle of mandible의 가쪽면에서 일고, 광대활 아래의 아래모서리에 닿는다.
- **안쪽날개근**medial pterygoid(3)은 턱뼈각의 안쪽면에서 일고, 위쪽, 안쪽, 앞쪽으로 비스듬히 뻗고, **날개돌기**(5)의 오목한 안쪽면에 닿는다. 이것은 아래턱뼈의 뒤모서리의 뒤쪽에 위치한다. 이 세 번째의 근육은 아래턱뼈의 절반을 제거하지 않으면 볼 수 없다. 따라서 이 **머리뼈 가쪽 그림**(그림 42)에서는 오른쪽 아래턱뼈의 안쪽면이 보인다.

두 그림에서 알 수 있는 것처럼 이 세 근육은 턱뼈각을 강력하게 위쪽으로 당겨 올린다. 그 세기는 서커스의 곡예사들이 턱 힘으로 물건을 매달아 올릴 수 있다는 사실로부터 추측할 수 있다.

오른쪽을 향해 약간 비대칭인 아래턱뼈의 뒤쪽 그림은 이 세 근육을 보여준다(그림 43). 이 그림에서는 아래턱뼈는 뒷면이 보이고, 머리뼈의 나머지 부분은 날개돌기(5)와 광대활(6)의 단면만 보존되어 있다.

- **관자근**(1)은 근육돌기에 붙어 관자우묵을 향해 위로 올라간다.
- **깨물근**(2)은 가쪽에 있으며, 위쪽에서 광대활(6)에 붙는다.
- **안쪽날개근**(3)은 안쪽에 있으며, 턱뼈각을 들어 올리는 근육 '해먹hammock'을 형성하고, 위쪽에서는 날개돌기(5)에 붙는다.

이 그림에서는 **날개돌기**(5)의 가쪽면과 턱뼈목의 사이를 가로로 뻗는 가쪽날개근(4)도 구별할 수 있다. 가쪽날개근은 아래턱뼈의 올림이 아니라, 오히려 벌림(내림)에 관여한다(302쪽 참조).

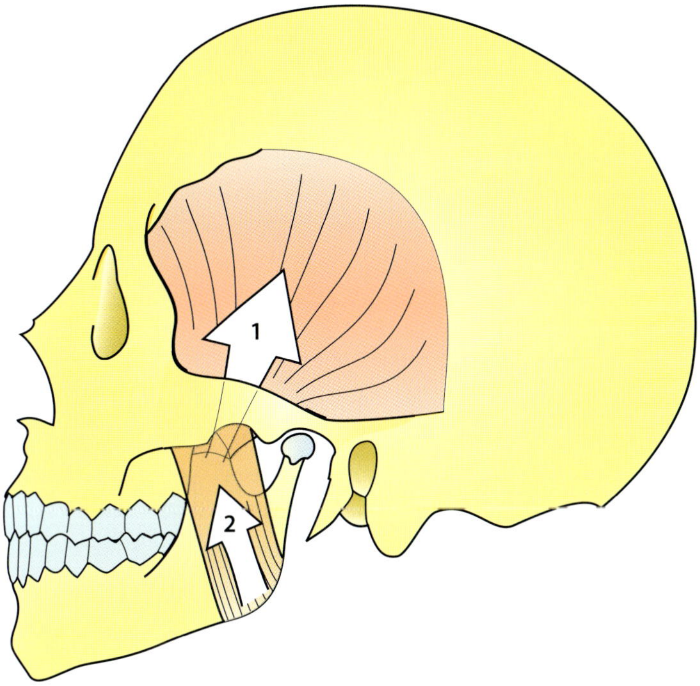

그림 41

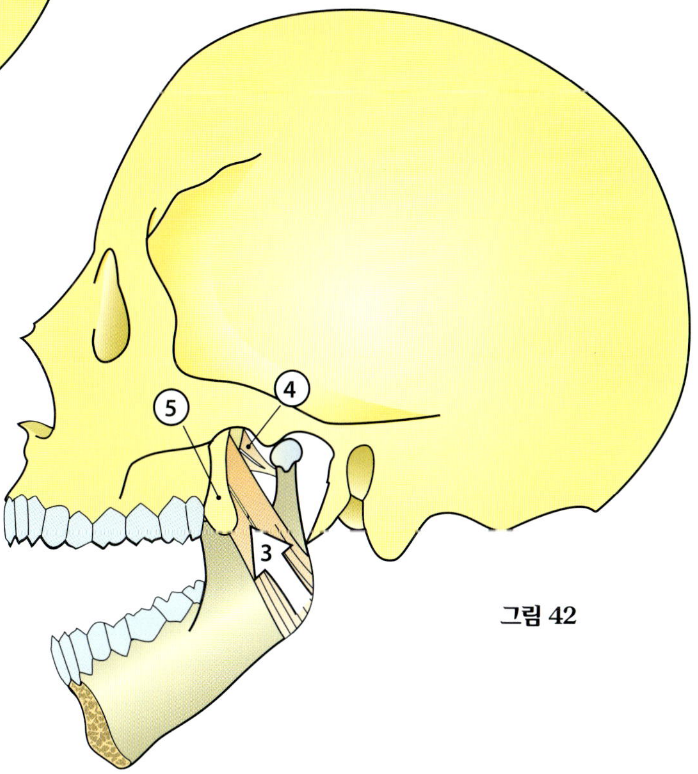

그림 42

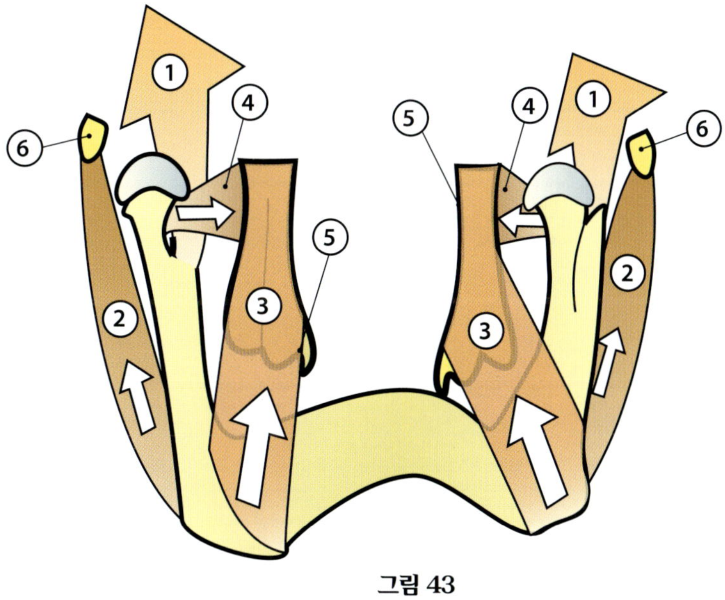

그림 43

아래턱뼈 벌림 근육

아래턱뼈를 벌리는, 즉 입을 벌리는 근육은 아래턱뼈를 닫는(올리는) 근육보다 많지만, 힘은 약하다. 우선 입을 벌리는 방향으로 중력이 작용하는 점에 주목해야 한다. 수면 중이나 의식이 소실되었을 때 입의 벌림은 자동으로 일어난다.

입을 벌리는 근육들은 하나를 제외하고 모두 아래턱뼈 아래에 위치한다. **목뿔뼈**와 **방패연골**은 양쪽의 첫째갈비뼈와 중앙의 복장뼈자루로 형성되어 있는 위가슴문thoracic inlet과 아래턱뼈 사이를 중개하는 역할을 한다.

따라서 근육은 목뿔위근육과 목뿔아래근육의 **두 그룹**으로 나뉜다(그림 44).

목뿔아래근육은 **방패목뿔 복합체**thyrohyoid complex를 팔이음뼈와 복장뼈에 연결한다. 목뿔뼈(h)의 아래모서리의 안쪽에서 가쪽으로 다음 근육들이 보인다.

- **방패목뿔근**(1)은 수직으로 내려가서 방패연골(t) 빗선의 위방패결절superior thyroid tubercle에 붙는다. 이것은 다음 세 근육에 의해 아래쪽으로 뻗는다.
- **복장방패근**(2)은 띠 모양의 근육으로, 같은 빗선의 아래방패결절inferior thyroid tubercle에서 일고, 복장뼈자루에 붙는다.
- **복장목뿔근**(3)은 복장뼈에서 목뿔뼈까지 뻗어 있으며, 복장방패근의 가쪽에서 복장뼈자루에 붙어, 빗장뼈의 안쪽 끝 위로 확장된다. 방패목뿔근의 가쪽에서 목뿔뼈에 붙는다.
- **어깨목뿔근**은 얇은 두힘살근육으로 어깨뼈의 위모서리에서 인다. 그 아래힘살inferior belly(4)은 위쪽, 안쪽, 약간 앞쪽으로 빗장위오목까지 뻗고, 거기서 중간힘줄intermediate tendon이 된다. 여기에서 그 위힘살superior belly(5)은 방향을 바꾸어 거의 수직으로 위로 올라가고, 복장목뿔근의 가쪽에서 목뿔뼈의 아래모서리에 붙는다.

이 모든 근육은 **목뿔뼈**와 **방패연골**을 **끌어내려** 목뿔위근육에 대항한다.

목뿔위근육은 아래턱뼈를 벌리는 근육들의 윗부분을 형성한다. 목뿔뼈는 뒤쪽에서 머리뼈바닥에 다음 근육에 의해 연결된다.

- **붓목뿔근**stylohyoid(6)은 관자뼈 붓돌기styloid process(5)에서 목뿔뼈로 뻗는다.
- 턱두힘살근의 뒤힘살posterior belly(7)은 꼭지돌기(m)에 붙는다. 이것은 아래 앞쪽으로 향하고, 그중 중간힘줄은 목뿔뼈의 작은뿔lesser horn 수준에서 연결된 **섬유고랑**(8)을 통과한다. 턱두힘살근의 **앞힘살**(9)은 방향을 바꾸어 위 앞쪽으로 향하고, 아래턱뼈의 턱두힘살근오목digastric fossa의 안쪽면에 붙는다. 이 그림에서는 왼쪽 턱두힘살근의 앞힘살(9′)도 그려져 있다.

목뿔뼈는 다른 두 근육에 의해서도 아래턱뼈에 연결된다.

- **턱끝목뿔근**geniohyoid(10)은 목뿔뼈에서 아래턱뼈의 안쪽면으로 뻗는다.
- **턱목뿔근**(11)은 넓은 근육층을 가지며, 목뿔뼈와 아래턱뼈의 안쪽면 사이에 반원뿔 모양으로 뻗는다. **입바닥**floor of mouth을 형성하는 것은 턱목뿔근이다.

이 모든 근육은 **목뿔뼈에 의해 지지**되면서 **아래턱뼈를 끌어내린다.** 목뿔뼈 자체는 목뿔아래근육에 의해 고정되어 있다. 이 근육은 씹기근육과 공동으로 작용하면 **목척주에서 떨어져 있는 굽힘근육**이 된다는 것은 앞에서 보았다.

입을 벌리는 데에 작용하는 마지막 근육은 **가쪽날개근**이며, **아래턱뼈의 안쪽면 그림에서 머리뼈바닥의 아래쪽**에 볼 수 있다(그림 45). 그 힘살(12)은 날개돌기의 가쪽면(a)에서 관절돌기(c) 턱뼈목의 앞면으로 뻗는다. 이것은 턱뼈목을 앞쪽으로 끌어당김과 동시에 그 돌림 중심(O)의 주위에서 아래턱뼈를 돌림시킨다. 이것이 입을 벌리게 한다. 이 작용이 없으면 턱뼈머리는 턱관절오목에서 저지되어 멈춘다. **관절원반을 앞쪽으로 끌어당기는** 것도 이 근육이다(297쪽 그림 32 참조). 따라서 가쪽날개근은 입을 벌리는 데 필수적인 역할을 한다.

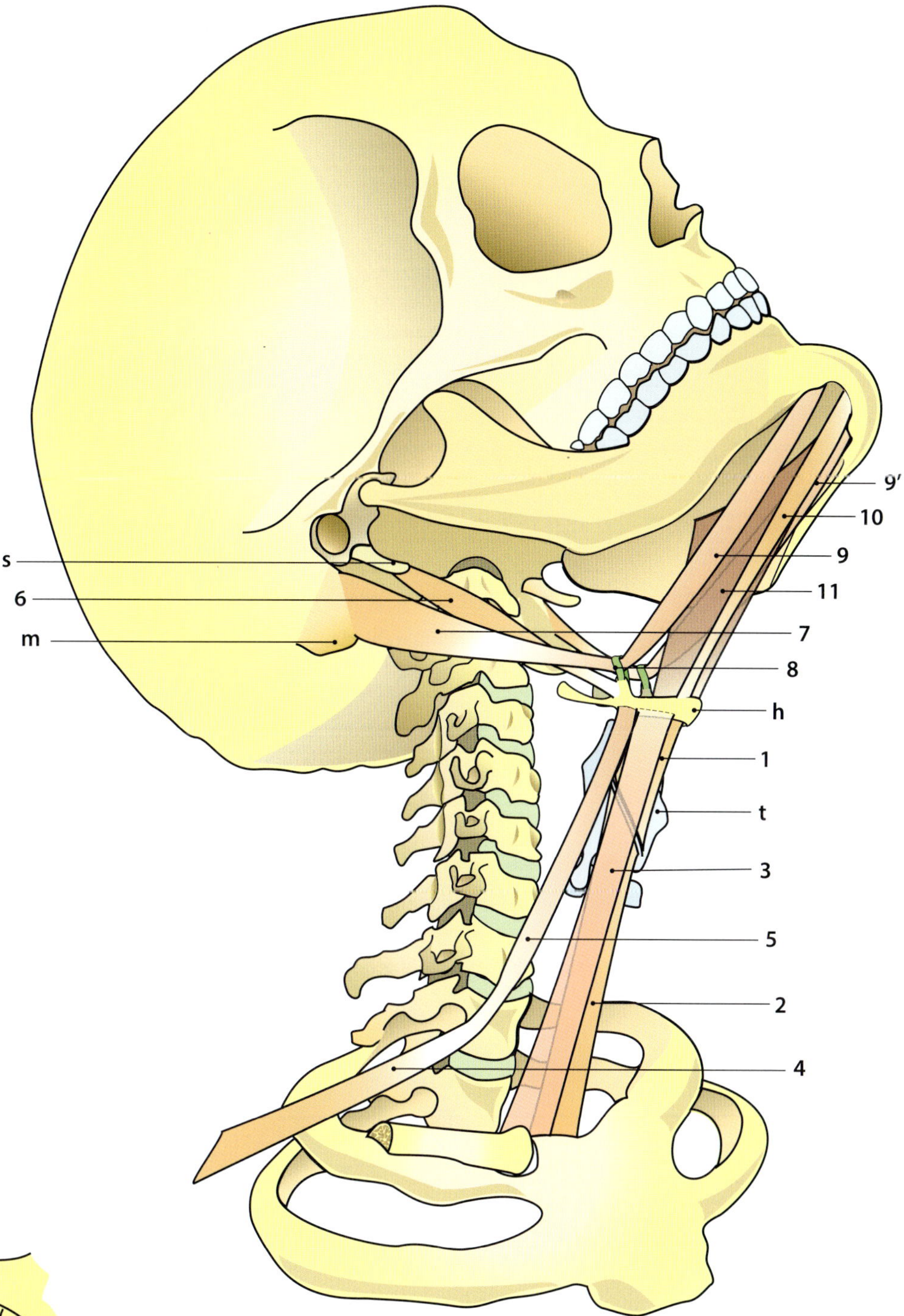

그림 44

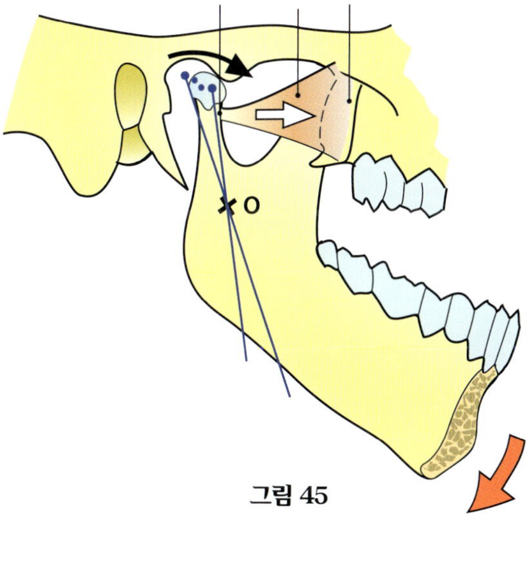

그림 45

턱운동에서 근육의 역할

여기서 근육의 작용에 따라 턱운동을 해석할 수 있게 되었다.

- **내밈 운동**, 즉 아래턱뼈의 내밈은 **가쪽날개근**의 양쪽 동시 작용에 의한다(그림 46).
- **가쪽 편위 운동**은 편위 방향과 반대쪽의 **가쪽날개근**과 편위 쪽의 **깨물근**(그림에는 표시되지 않음)의 수축에 의해 일어난다(그림 47).
- **편위 없는 가쪽 전위**lateral displacement without deviation는 전위 방향의 **깨물근**과 반대쪽 **안쪽날개근의** 수축에 의해 일어난다(그림 48).
- 한쪽 턱관절 **경사 축 주위의 가쪽 편위 운동**은 편위 쪽의 **깨물근**과 반대쪽의 **가쪽날개근**의 동시수축에 의해 이루어진다(그림 49).
- 아래턱뼈의 끌어내림과 **입의 벌림**은 **목뿔위근육**과 **목뿔아래근육**, **가쪽날개근**의 동시수축에 의한다(그림 50).
- 마지막으로, 모든 씹기근육, 즉 양쪽 관자근, 깨물근, 안쪽날개근이 동시에 수축하면 턱의 닫힘closure과 위아래 치아의 맞물림이 일어난다.

실제의 씹기운동masticatory movement에서는 이러한 기본 운동은 다양한 비율과 정도로 결합되어 씹기운동 중에도 변한다.

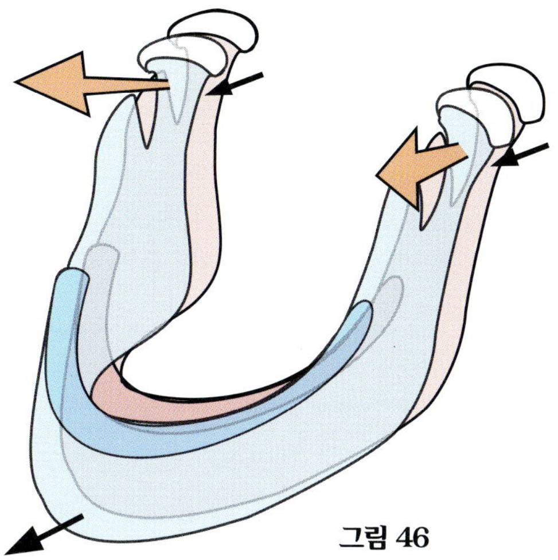

그림 46

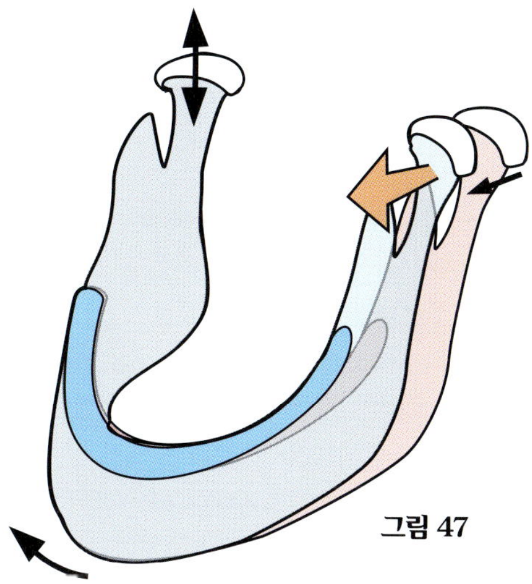

그림 47

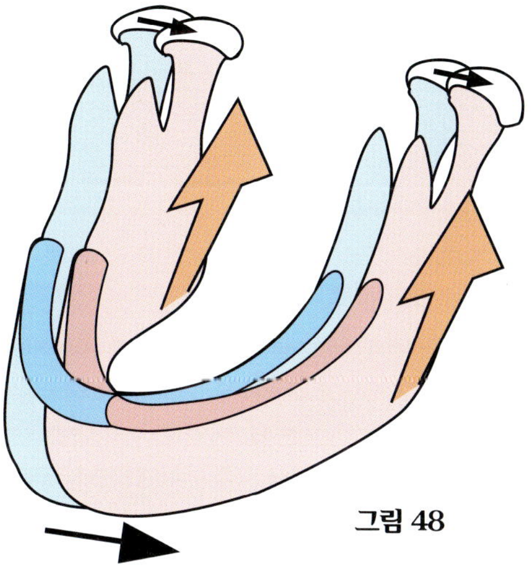

그림 48

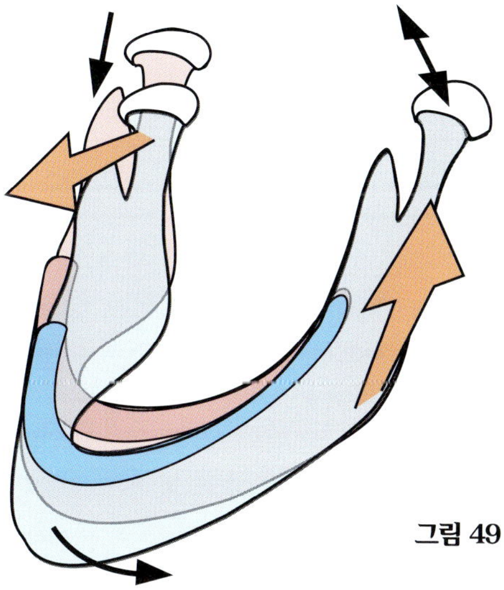

그림 49

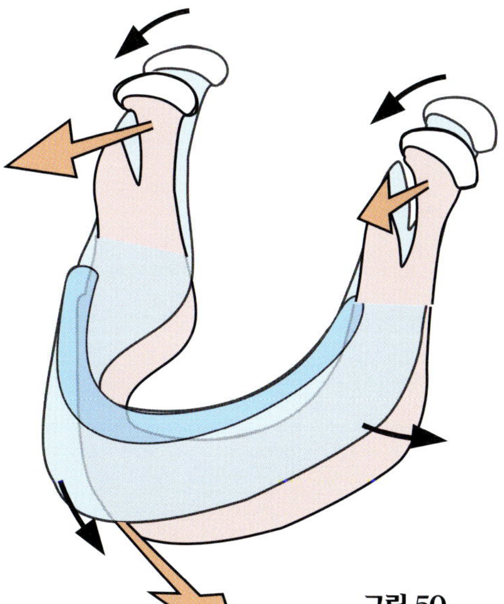

그림 50

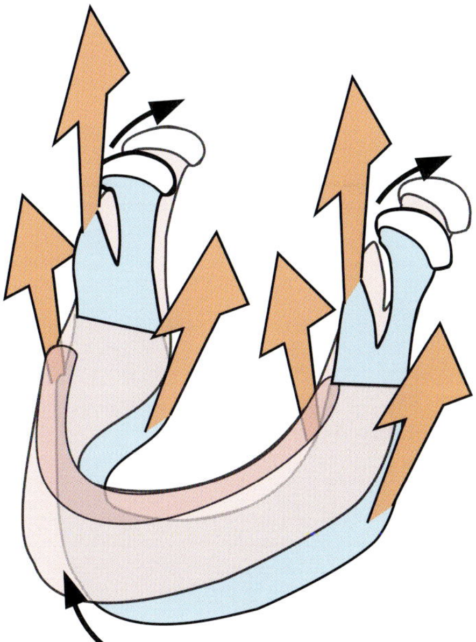

그림 51

안구: 완벽한 절구관절

정형외과의사와 물리치료사는 **안구**가 엉덩관절이나 어깨관절과 같은 **절구관절**이라는 사실을 염두에 두고 있지 않다. 이것은 심지어 **완벽한 절구관절**이기도 하다(그림 52: 눈확의 단면). 안구는 유연하면서도 저항력이 있는 공막sclera(1)으로 이루어진 구체로 안구집fascial sheath of eyeball, Tenon's capsule(2) 안에 들어있는데, 안구집 자체도 구형의 유연한 미끄럼면을 형성하고 있기 때문에 영구적으로 적응한다. 안구는 공막바깥공간episcleral space(3)에 의해 분리된다. 실제로 안구집(2)은 안구의 적도equator 주위에서 두껍고, 극으로 갈수록 서서히 가늘고 유연해지고(4), 특히 시각신경optic nerve(6)이 관통하는 뒤극posterior pole(5)에서는 소실된다.

반액체인 눈확지방orbital fat 환경(7)으로 둘러싸인 이 구형 시스템은 안구근육ocular muscle의 집sheath(9)에서 발생한 제한인대check ligament(8)에 의해 눈확의 내면에 매달려 있다. 안구의 근육으로서 **위곧은근**superior rectus(10), **아래곧은근**inferior rectus(11), **아래빗근**inferior oblique(단면)(12), **눈꺼풀올림근**(13) 등이 관찰된다(그 밖의 근육은 이 단면도에서는 보이지 않음). 이는 인체 안에서 가장 우수한 탄성 서스펜션 시스템이다. 이 시스템은 **눈확의 골성 벽**(14) 안에서, 앞쪽은 **눈꺼풀**(15)에 의해 완전히 보호된다. 덮음의 연속성은 결막conjunctiva에 의해 확보되고, 결막은 안구 위의 **결막구석**conjunctival fornix(16)으로 접혀있다.

이 절구관절은 다른 절구관절의 보기가 될 수 있을 만큼 완벽하다. 실제로 이것은 각 자유도에 대해 하나씩 **세 쌍의 근육**을 가지고 있다.

- 2개의 **곧은근**rectus(그림 53)은 **수평 눈 운동**horizontal eye movement**과 수직 눈 운동**vertical eye movement을 제어한다.
  - 위쪽 시선: **위곧은근**(sr) 수축
  - 아래쪽 시선: **아래곧은근**(ir) 수축
  - 가쪽 시선: 시선 쪽 **가쪽곧은근**lateral rectus(lr)과 반대쪽 **안쪽곧은근**medial rectus(mr) 수축

수평 시선 또는 수직 시선의 경우, 안구의 절구관절은 2개의 축(수직축과 수평축)과 2개의 자유도를 가진 **카르단 조인트**처럼 작용한다. 모든 것이 간단하다.

- 위나 아래로 **비스듬한 시선**oblique gaze의 경우 상황이 복잡해진다(그림 54). 눈의 세 번째 근육 쌍, 즉 수직축(v)과 수평축(h)에 직교하는 **극축**polar axis(p)을 중심으로 하는 **돌림근육**이 작용한다. 이 작용은 대칭적이며 반대 방식으로 작용한다.
  - **아래빗근**(io)은 가장 간단하다. 이것은 안구의 가쪽에서 일고, 적도 수준에서 그 아래를 우회하고, 안쪽으로 향하여 아래 안쪽 각 수준의 눈확 벽에 붙는다. **왼쪽 아래빗근**은 안구를 **시계방향**으로 돌림시킨다. **오른쪽 아래빗근**은 안구에 **반시계방향**의 돌림을 일으킨다. 따라서 이 두 근육은 완전한 대항근이고, 결코 동시에 수축하지 않는다.
  - **위빗근**superior oblique은 더 복잡하다. 위빗근은 두힘살근육이며 그 중간힘줄은 눈확의 위 안쪽 구석에 있는 섬유성 도르래trochlea 안에서 반전한다. 그 첫째 힘살은 아래빗근과 같은 경로를 따르지만, 반대 방향이다. 이것은 안구의 가쪽에서 일고, 적도 위를 우회하여 안쪽으로 향하고 도르래를 통과한다. 여기에서 위빗근은 방향을 바꾸어 눈확 안쪽에서 곧은근과 합류한다. **왼쪽 위빗근**은 안구를 반시계방향으로 돌림시킨다. **오른쪽 위빗근**은 안구를 시계방향으로 돌림시킨다. 따라서 이 근육들은 완전한 대항근이고, 결코 동시에 수축하지 않는다. 한편 이 근육들은 아래빗근과 **교차 협동작용**을 갖는다. 즉, 오른쪽 위빗근은 왼쪽 아래빗근과 협동작용을 하고, 반대로 왼쪽 위빗근은 오른쪽 아래빗근과 협동작용을 한다. 마찬가지로 **같은 쪽은 대항근**이다. 즉, 오른쪽 위빗근과 오른쪽 아래빗근은 서로 대항근이고, 왼쪽 위빗근과 왼쪽 아래빗근도 서로 대항근이다.

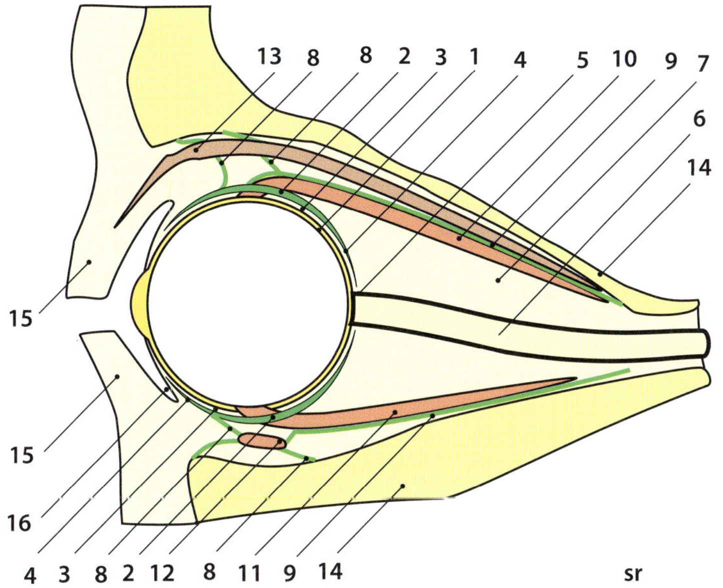

그림 52

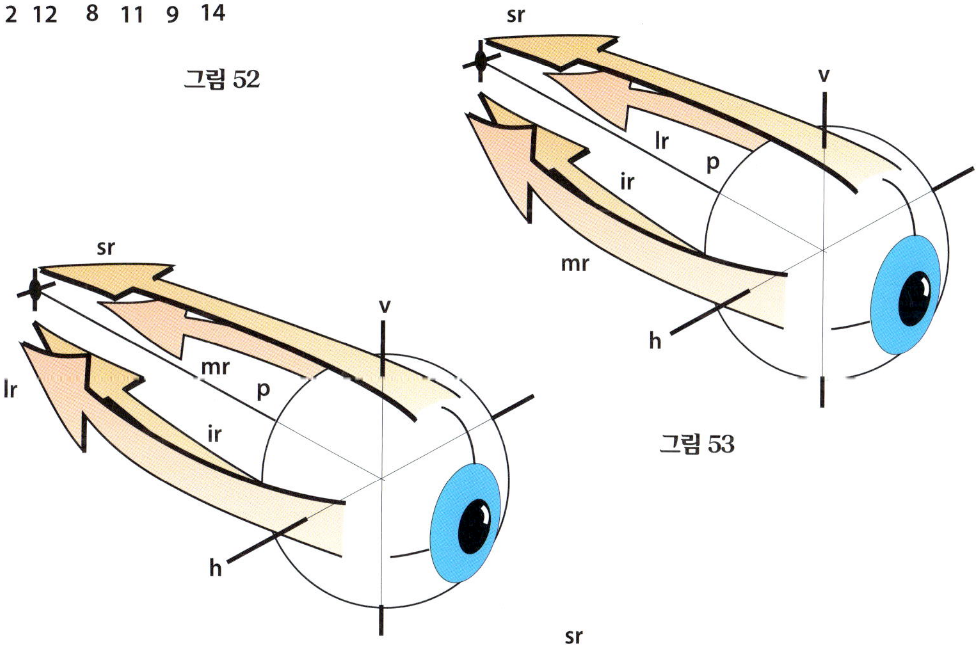

그림 53

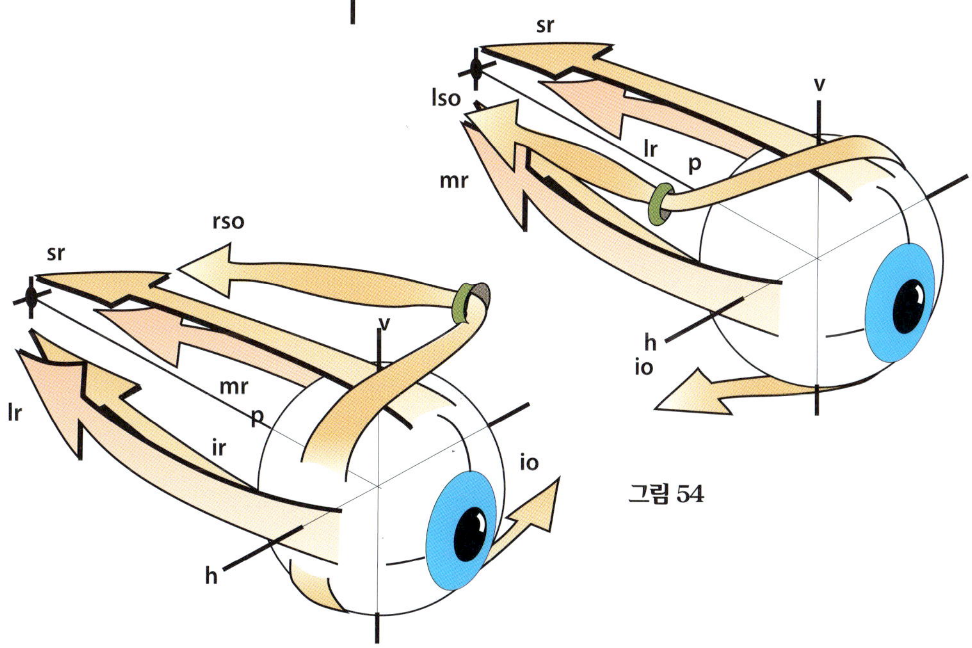

그림 54

수평 · 수직 눈 운동에서의 안구근육

안구의 수평 시선과 수직 시선은 곧은근만의 작용으로 쉽게 설명할 수 있다.

가쪽 시선에서는 안쪽곧은근(mr)과 가쪽곧은근(lr)이 수축한다(그림 55).

- **오른쪽을 보면** 오른쪽 가쪽곧은근과 왼쪽 안쪽곧은근이 동시에 작용하여 안구를 수직축(v)의 주위로 돌림시킨다.
- **왼쪽을 보면** 반대로 왼쪽 가쪽곧은근과 오른쪽 안쪽곧은근이 수축한다.

수직 시선에서는 위곧은근(sr)과 아래곧은근(ir)이 수축한다(그림 56).

- **위를 보면** 양쪽 위곧은근이 안구를 수평축(h)의 주위로 돌림시킨다.
- **아래를 보면** 반대로 양쪽 아래곧은근이 수축한다.

이들 두 가지 유형의 운동에서 안구의 절구관절은 **카르단 조인트와 같이 역학적으로 작동한다.** 즉, 2개의 축과 2개의 자유도를 가진 관절이다. 세 번째의 자유도, 즉 극축(p)을 중심으로 한 안구의 돌림운동은 일어나지 않는다.

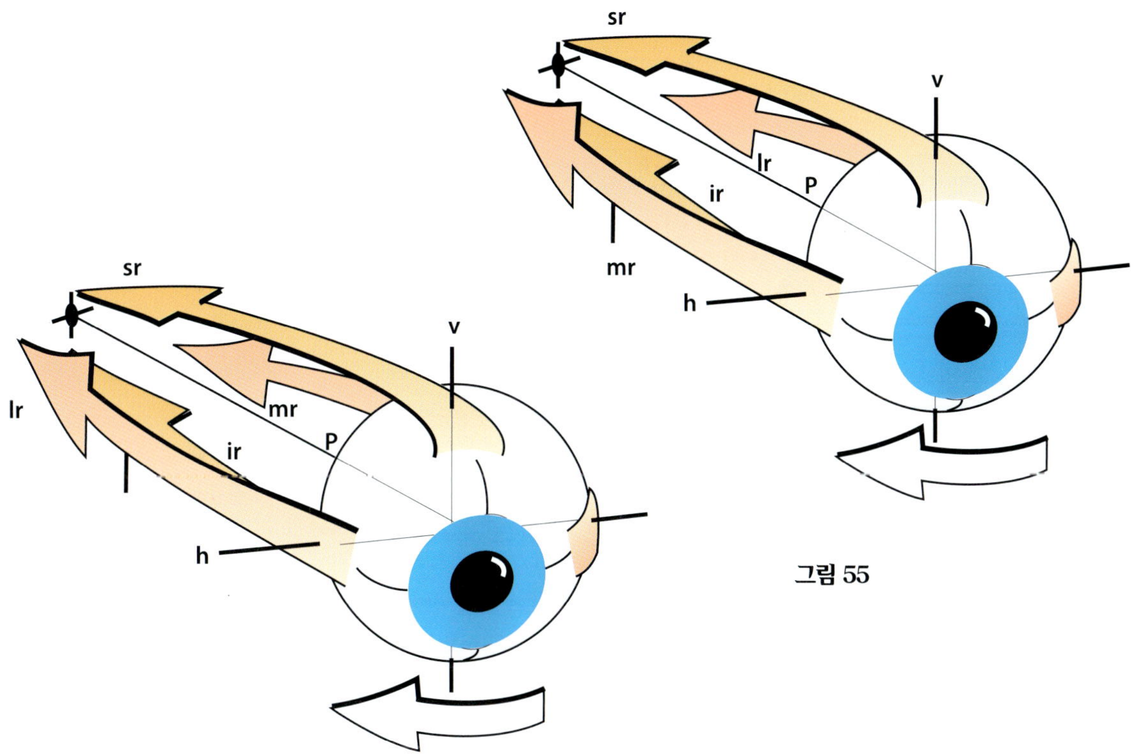

그림 55

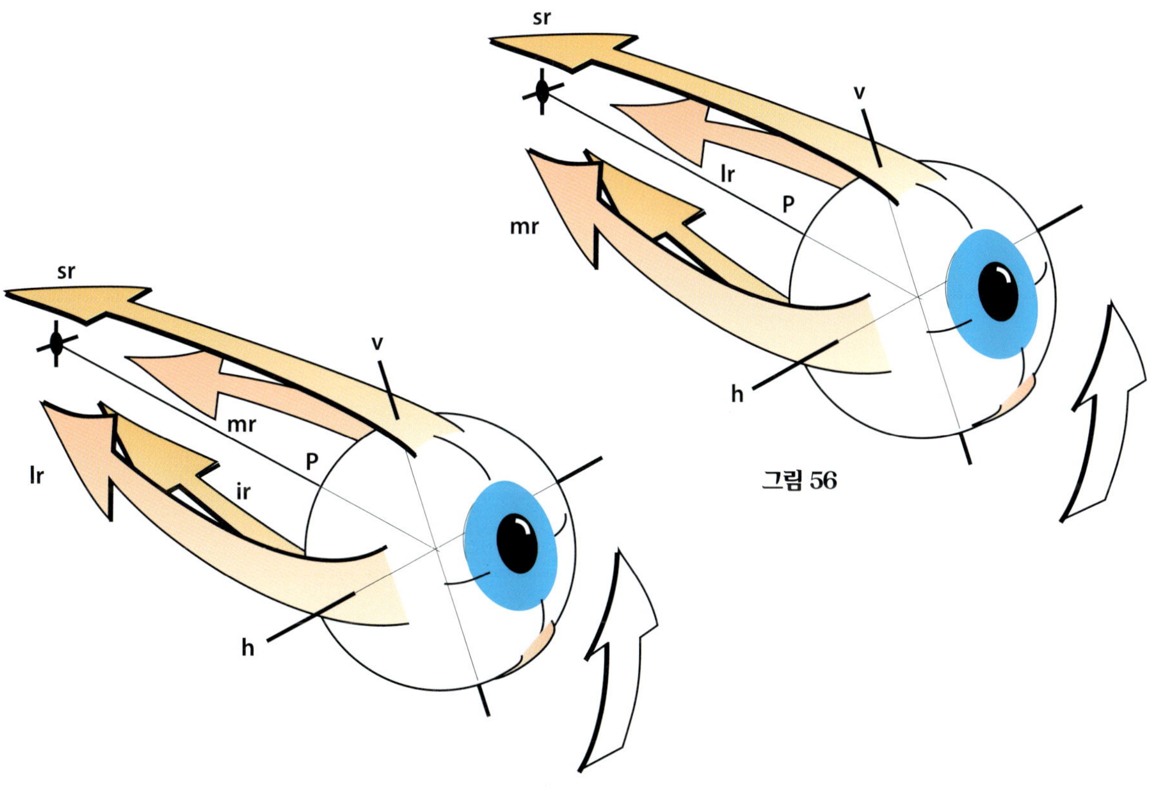

그림 56

눈모음에서의 안구근육

입체시(그림 57)는 각각의 눈에 대해 대칭적인 영상과 가능한 한 비슷한 영상을 얻기 위해 각 눈의 **눈모음**convergence**이** 필요하다.

수평선 위나 공중과 같이 **대상이 매우 멀리 있을** 때 결국 두 눈의 눈모음 한계를 나타내는 **원점**punctum remotum(PR)을 넘어선다. 이때 **시차**parallax는 소실하고 두 영상 사이에 전혀 차이가 없다. 입체감은 사라지고 더는 거리를 정확하게 평가할 수 없다. 따라서 거리를 직관적으로 측정하는 **원격측정**은 두 눈의 시선축visual axis의 눈모음 정도에 의존한다.

원점의 경우, 시선은 **실질적으로 평행**하며 시차는 없다고 정의된다. 그러나 밑변(B)을 2배로 하면, 즉 **동공 사이를 확대**하면 원점은 정상 밑변에서의 거리의 2배로 멀어진다. 이것이 표적의 거리를 측정하기 위해, 특히 해군에서 포병들이 이용하는 **원격측정의 원리**이다. 원거리 측정기의 밑변은 포병의 포탑의 폭이었다. 이 모두는 **레이더의 사용**으로 시대에 뒤떨어지게 되었으나 원리는 여전히 유효하다.

마찬가지로 입체시는 **두 눈이 앞을 향하고 있을** 때만 가능하다. 이것은 사냥감을 정확하게 찾을 수 있는 독수리와 같은 **맹금류**를 제외하고는 대부분의 새는 그렇지 않다. 이것으로 포식자는 필연적으로 눈이 앞을 향하고 있어야 한다는 것을 유추할 수 있다!

원점 범위 이내에서는 무슨 일이 일어나고 있는 것일까? 눈모음 각도(p)의 거리는 **좌우 안쪽곧은근(mr) 사이의 긴장 차이**에 의해 감지된다. 이것은 **근점(近點)**(PPpunctum proximum)까지이며, 여기서부터는 눈모음이 보장되지 않는다. 원점 범위 이내에서는 대상이 가까워짐에 따라 점점 커지는 좌우의 영상의 차이가 대뇌겉질cerebral cortex의 분석으로 대상의 **입체감**을 만들어내게 된다.

움직이는 따라서 **위협적인 물체의 순간 거리**에 대한 매우 빠른 계산은 **대뇌** 수준에서 이루어진다. 빠른 속도로 날아오는 공을 보고 공의 속도를 평가하고 공의 궤적을 예측해야 하는 테니스 선수의 뇌의 활동을 상상해 보라. 이것은 **우리 컴퓨터의 경이로움**이다! 그러나 이것은 또한 이 스포츠에서 챔피언의 조기 은퇴를 설명한다. 왜냐하면 궤적을 모델링해야 할 뿐만 아니라 라켓을 잡고 있는 팔의 동작과 전신의 태세를 **순간적으로 생각하여** 이 발사체와 같은 공을 잡아내고 상대방이 예기치 않은 방향으로 되받아쳐야 하기 때문이다. 다시 한번, 이 얼마나 멋진가!

정상인의 경우 각 눈의 축의 눈모음은 신경계통과 근육, 특히 안쪽곧은근과 가쪽곧은근의 수축에 의해 완벽하고 동시에 자동으로 조절된다. 이 눈모음의 조정 장애는 **사시**strabismus라고 한다. 축이 과도하게 눈모음을 하면 내사시esotropia가 되고, 축이 발산하면 외사시exotropia가 될 수 있다. 이 장애는 신경학적 원인 또는 곧은근의 하나가 지나치게 짧거나 지나치게 긴 것과 같은 근육성 원인으로 일어날 수 있다. 흔히 선천성 사시는 가쪽곧은근 수술로 교정할 수 있다.

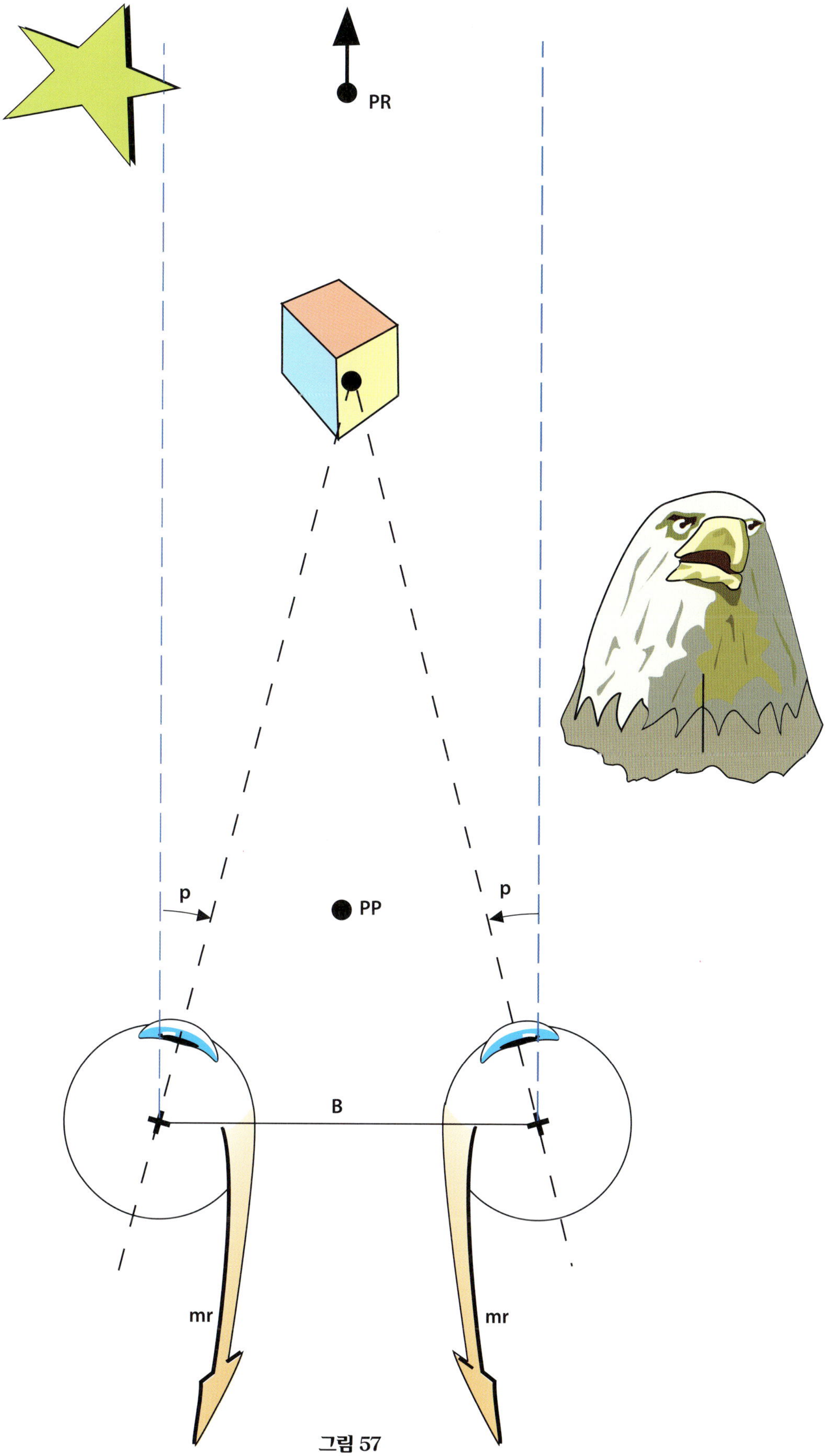

그림 57

비스듬한 시선의 역학적 문제

수직 시선과 수평 시선에서 눈 운동의 단순성에 이어 이제 **비스듬한 시선**에서의 눈 운동의 문제를 이해하여야 한다. 이를 위해서는 제1권에서 이미 언급한 어깨(제1권 18쪽 Codman의 역설Codman's paradox)나 큰마름손허리관절trapezometacarpal joint(제1권 266쪽)에 관한 **카르단 조인트**의 개념으로 돌아가야 한다.

휴식 위치에서는 수평선을 향해 똑바로 바라보면 안구의 수평의 경선meridian m이 수평선과 평행하다(그림 58). 이는 카르단 조인트 모형에서 선 k로 구체화된다(그림 59).

시선이 낮아지면(그림 60) 경선 m은 모형의 수평선 k와 평행을 유지하며 동일한 움직임을 수행한다(그림 61).

아래를 내려다본 후 **오른쪽을** 보면(그림 62) 경선 m은 수평성을 상실하고 아래쪽, 왼쪽으로 기운다. 이것은 카르단 조인트 모형으로 완벽하게 설명된다(그림 63). 2개의 축에 대한 돌림으로 인해 가동 부분은 긴축의 주위에서 **자동돌림**을 받는다. 이것은 축이 카르단 조인트의 역학적 조작을 필요로 하는 것처럼 보이며, 또한 MacConaill의 **결합돌림**conjunct rotation의 이름으로 설명된다. 결과는 수평선이 더 이상 수평이 아니다.

따라서 **3개의 자유도**를 가진 관절인 절구관절에서 가능한 교정이 개입한다(그림 64). 이른바 **반사돌림**reflex rotation은 안구의 아래를 둘러싼 근육의 수축이 존재할 때 실현된다. 이 경우 **아래빗근**(io)이 경선 m을 수평으로 되돌린다. 이 눈에 의해 이루어진 영상에서는 수평선은 수평이다.

모형에서 세 번째의 돌림은 선 k를 위치 k′으로 이동시켜 이 교정을 수행하고 이것이 수평성을 만든다(그림 65). 위빗근(so)과 아래빗근(io)의 작용에 의한 자동돌림 요소의 교정은 매우 정확한 기전에 의한 중추성의 완전한 반사이다. 명령은 아래빗근(io)에 대해서는 눈돌림신경oculomotor nerve(CN III)에 의해 전달되고, 위빗근(so)에 대해서는 도르래신경trochlear nerve(CN IV)에 의해 전달된다.

이것은 **어깨** 수준에서 **Codman의 거짓역설**(제1권 18쪽 참조)을 교정하는 것과 동일한 기전이다. 마찬가지로 이것은 **엄지손가락 맞섬 시 엄지 기둥을 엎침 위치에서 돌림**시키는 큰마름손허리관절의 카르단 조인트의 **결합돌림**이기도 하다(제1권 302쪽 참조).

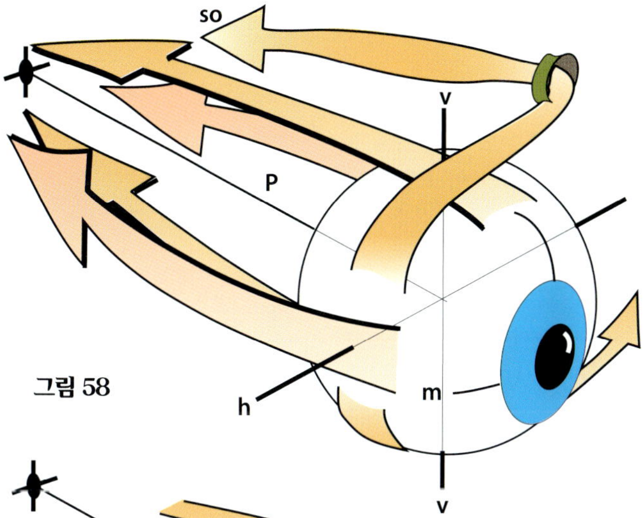

그림 58

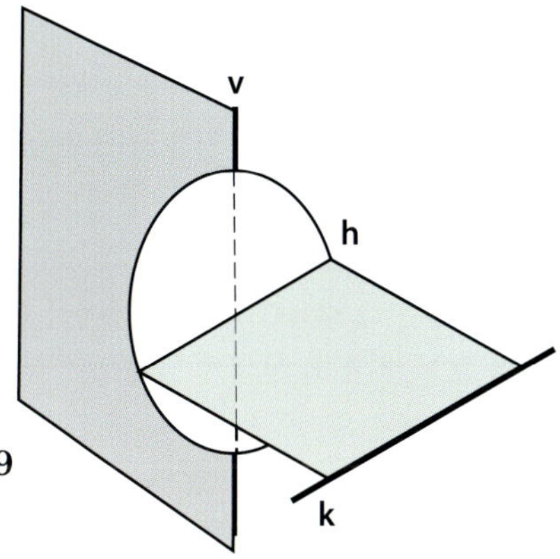

그림 59

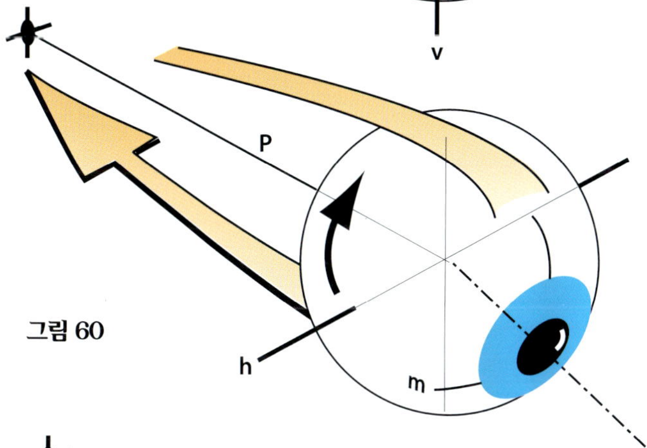

그림 60

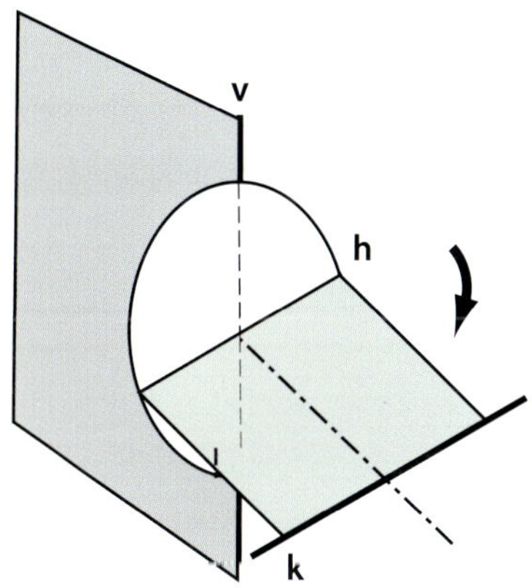

그림 61

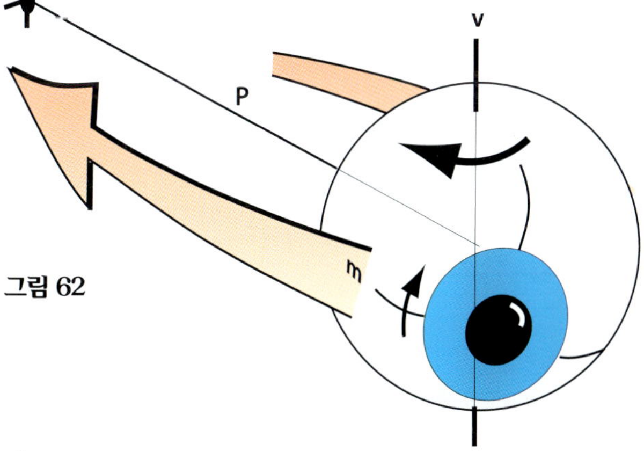

그림 62

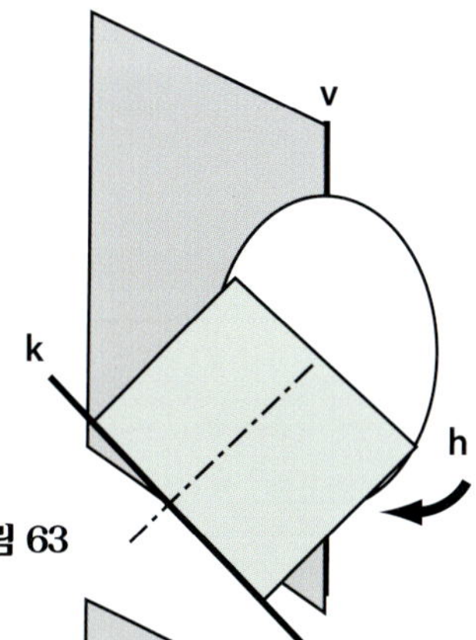

그림 63

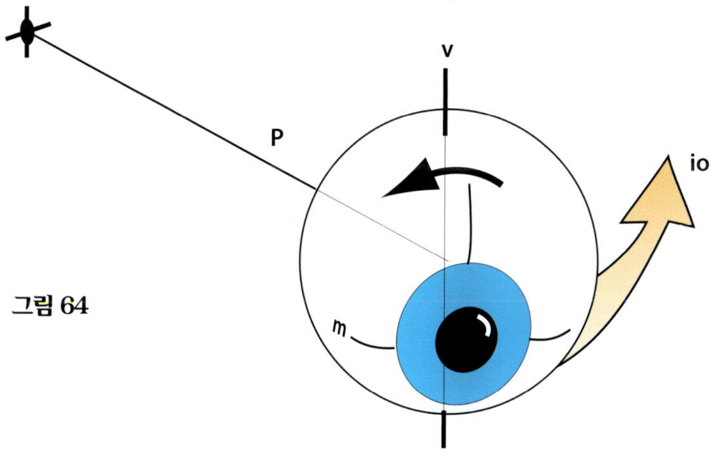

그림 64

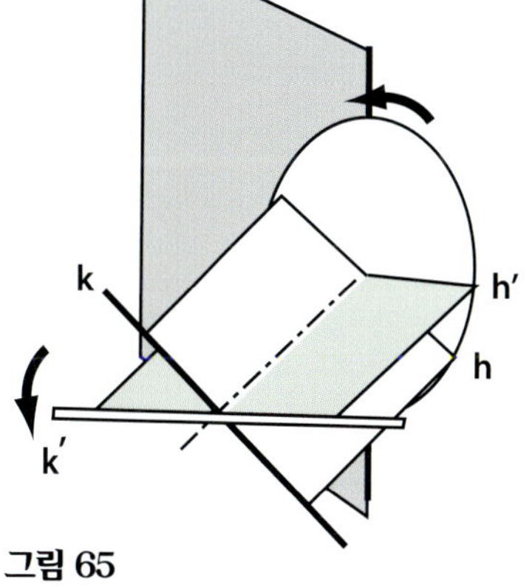

그림 65

비스듬한 시선: 빗근과 도르래신경의 역할

눈 운동을 제어하는 세 번째 자유도의 중요성을 이해했으므로, 이제 비스듬한 시선에서의 눈 운동을 설명할 수 있다.

오른쪽 위를 바라보고 있는 '눈물 흘리는 여동생'(『탕아』: J.-B. Greuze의 그림. 루브르박물관 소장)의 예에서 볼 수 있듯이 **공포**나 **경악**, **절망** 등을 나타내는, 시선이 **위쪽으로 향해서 비스듬할** 때(그림 66) 수평선은 위쪽, 오른쪽으로 기울어진다(그림 67). 이 요소는 **오른쪽 눈의 위빗근**(so)과 **왼쪽 눈의 아래빗근**(io)의 작용으로 교정된다. 이 두 근육의 협동된 동시 작용은 경선 r를 수평면으로 되돌린다. 두 눈 모두 영상의 수평선이 일치한다.

왼쪽 아래의 구석을 응시하는 '집시 여인'(F. Hals의 그림. 루브르박물관 소장)의 예에서 볼 수 있듯이, 경멸, 아이러니 등을 나타내는, 시선이 **아래쪽으로 향해서 비스듬할** 때(그림 68) 수평선은 아래쪽, 왼쪽으로 기운다(그림 69). 왼쪽 눈의 위빗근(so)과 오른쪽 눈의 아래빗근(io)의 수축은 영상을 바로잡는다. 이 두 근육의 협동된 동시 작용은 경선 r를 수평면으로 되돌린다. 두 눈 모두 영상의 수평선이 일치한다.

이제 우리는 해부학을 배우기 시작했을 때는 그 역할을 제대로 이해할 수 없었던 이 2개의 작은 근육의 효용성을 비로소 이해할 수 있다. 이 두 근육은 비스듬한 시선에 의해 생긴 결합돌림을 자동으로 교정한다.

이 기전의 놀라운 점은 두 개의 다른 신경이 지배하는 두 개의 다른 근육이 동시에 완벽한 조화를 이루어 작용함으로써 여분의 요소는 정확하게 보정하고 **수평선과 수직선의 일치를 복원**한다. 이것 없이는 두 개의 이미지가 약간만 달라도 **입체시**로는 해석할 수 없게 될 것이다.

도르래신경은 애처로운 시선을 표현하는 역할 때문에 옛날에는 '애처로운 신경'으로 불리기도 했으며 운동신경뿐이다. 이것은 오직 한 근육, **위빗근**의 신경이다. 이 신경의 일과성 바이러스성 마비를 경험한 사람은 2개의 수평선을 일치시킬 수 없어 자동차 운전에 매우 장애가 된다는 것이 알려져 있다. **아래빗근**은 **눈돌림신경**에 의해 지배되고, 이것은 2개를 제외하고 눈의 모든 근육을 지배한다. 예외인 2개의 근육 중 **가쪽곧은근**도 역시 단 하나의 신경인 **갓돌림신경**$_{\text{abducens nerve}}$(CN VI)에 의해 지배된다.

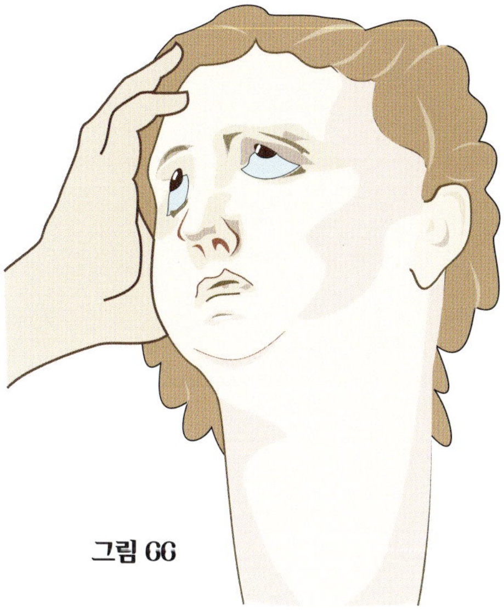

그림 66

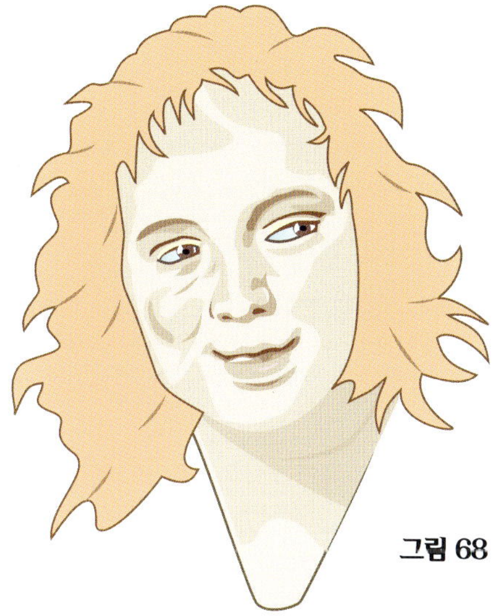

그림 68

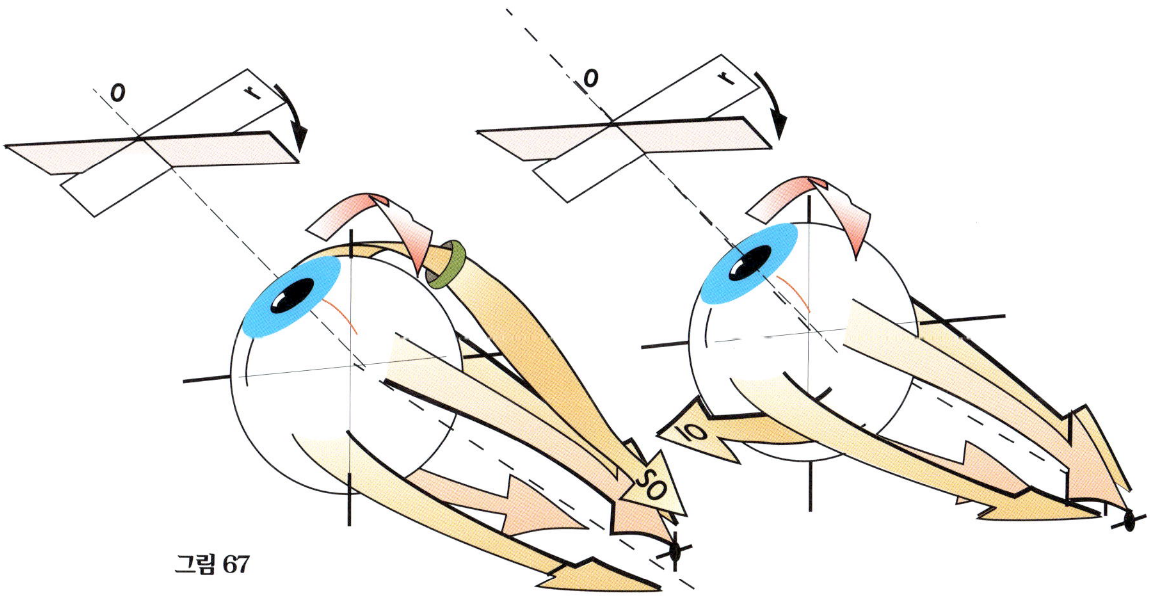

그림 67

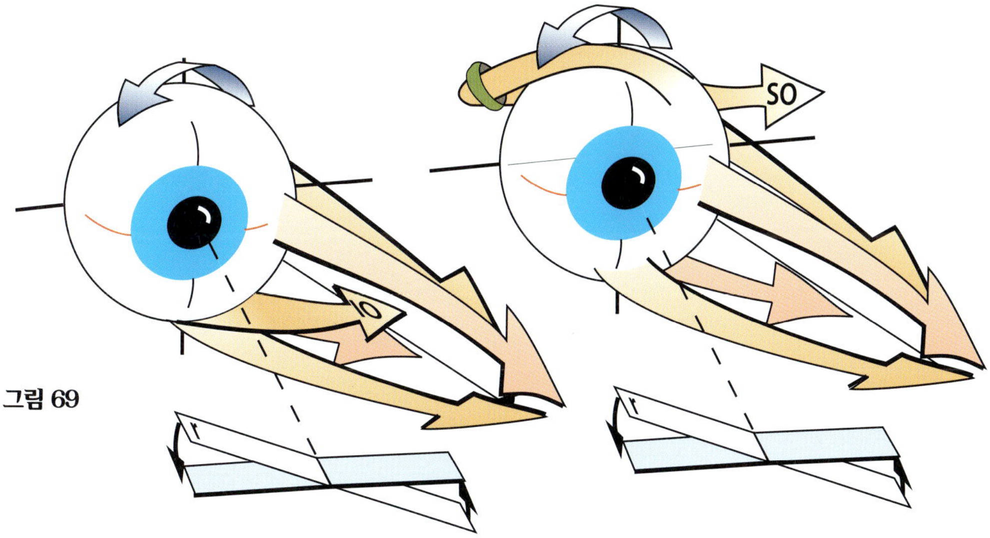

그림 69

부록

질량, 무게, 무게중심

다르지만 관련된 개념인 **무게**weight와 **질량**mass을 우리는 종종 혼동한다.

물체의 질량은 물체가 포함하는 물질의 양, 즉 모든 분자의 합에 해당한다. **질량**의 단위는 킬로그램(kg)이다. 질량은 물체가 우주 어디에 있든지 상관없이 동일하다. 예를 들어, 우주 비행사의 질량(그림 1)은 그가 M, E, J 중 어떤 행성에 있든 동일하다.

무게는 물체가 위치한 행성이 물체에 가하는 인력의 척도이다. 무게의 단위는 '만유인력의 법칙'을 발견한 과학자의 이름을 따서 뉴턴(N)이다. 사실, 이 힘은 물체가 놓여 있는 행성에 따라 다르다. 우주 비행사의 경우, 지구(E)나 목성(J)에서보다 달(M)에서 훨씬 가볍다(무게는 아래쪽을 가리키는 화살표로 표시함). 우주 비행사의 무게는 '**중력가속도(g)**'에 따라 다르다. 지구에서 g = 9.8N/kg이지만 달에서 g = 1.6N/kg이다. 따라서 달에서 우주 비행사의 체중은 지구에서의 무게의 1/6이다. 한편 태양계에서 가장 큰 행성인 목성에서 g = 24.8N/kg이며, 그는 힘들게 움직이게 될 것이다. 목성에서의 체중이 지구에서의 체중의 2.5배가 될 것이기 때문이다. 그러나 우주 정거장에서는 **무중력**이 되기 때문에 체중이 0이 된다. 대신 우주 비행사의 질량은 모두 유지된다. 움직이고 관성에 대항하려면 힘이 필요하기 때문이다.

일반 역학에서는 계산을 위해 모든 질량은 무게중심barycenter(예전에는 중력중심center of gravity이라고 불렀다)이라는 가상의 한 점에 집중되어 있다고 가정한다. **완전히 허구**이지만, 매우 실제적인 이 점을 어떻게 정할 수 있을까?

평면에서는 비교적 간단하다. 삼각형(그림 2)의 경우, 수직 이등분선이 교차하는 점이 무게중심이 된다. 원의 경우, 원의 중심이 무게중심이 된다.

공간에서는 무게중심이 항상 현수(懸垂) 지점의 수직선에 위치한다는 점에 유의하면 물체를 여러 번 매달아 무게중심의 위치를 '쉽게' 찾을 수 있다. 그림을 보면 알 수 있을 것이다. 판지의 삼각형은 수직 이등분선 교차점(그림 2), 구체(그림 4)는 중심, 사면체(그림 3)나 배(그림 5)는 현수 지점의 수직선의 교차점.

이제 양쪽의 질량이 같지 않은 덤벨(그림 6)의 무게중심을 찾는다고 가정해 보자. 논리적으로는 이 덤벨의 바에 위치하겠지만, 그곳은 어디일까? 답은 '**질량이 큰 쪽에 더 가깝다**'이다. 무게중심의 위치는 **두 질량의 비에 반비례하기** 때문이다. 이 위치는 쉽게 '그릴' 수 있다. 큰 질량 S_1의 중심 A에, 작은 질량 S_2의 무게 벡터 W_2를 **위쪽을 향해** 표시하여 w_2'을 얻는다. 한편, 질량 S_2의 중심 B에, 질량 S_1의 중량 벡터 W_1을 나타내는 벡터 w_1을 아래쪽에 표시하고, 그 끝점에서 w_2'을 향해 직선을 긋는다. 이 선은 점 O에서 덤벨의 바를 가로지른다. 점 O가 양쪽의 질량이 같지 않은 덤벨의 무게중심을 나타낸다. 또한 두 무게의 합 W_1+W_2가 걸리는 완전히 균형 잡힌 점이기도 하다. 예를 들어, 질량이 3개일 때(그림 7), 비슷한 방식으로 그릴 수 있다. 먼저 질량 A와 B의 무게중심 O′을, 다음으로 질량 A와 C의 무게중심 O″을, 마지막으로 공통의 무게중심 O‴을 구한다. 이 점 O‴에 무게의 합 $W_1+W_2+W_3$ = R이 걸린다.

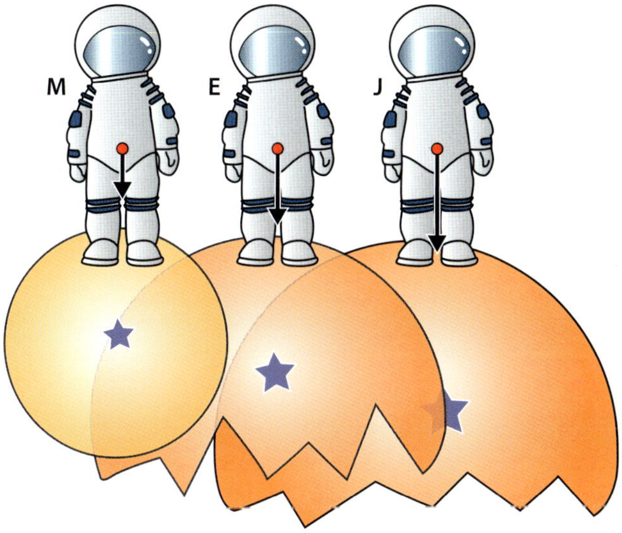

그림 1

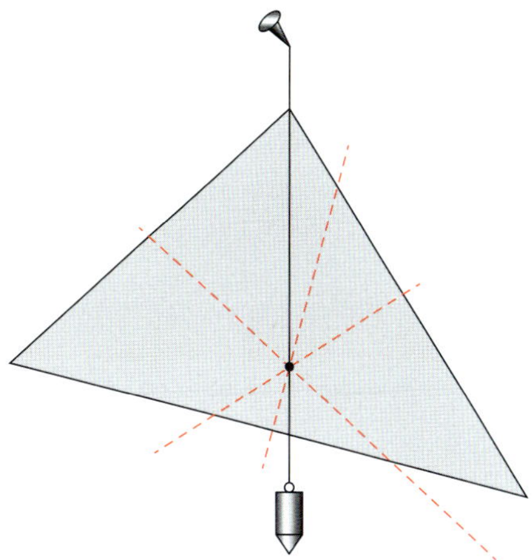

그림 2

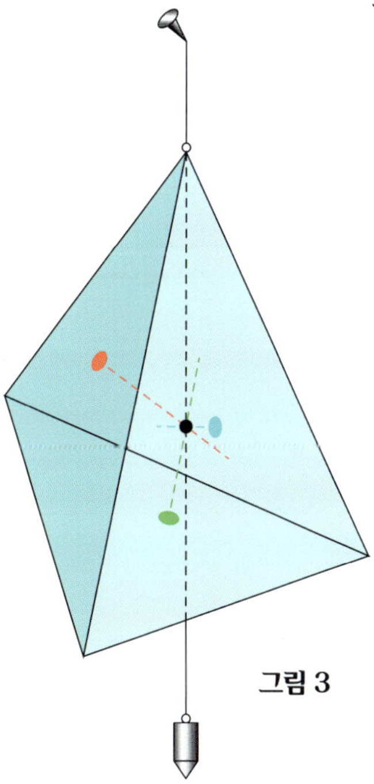

그림 3

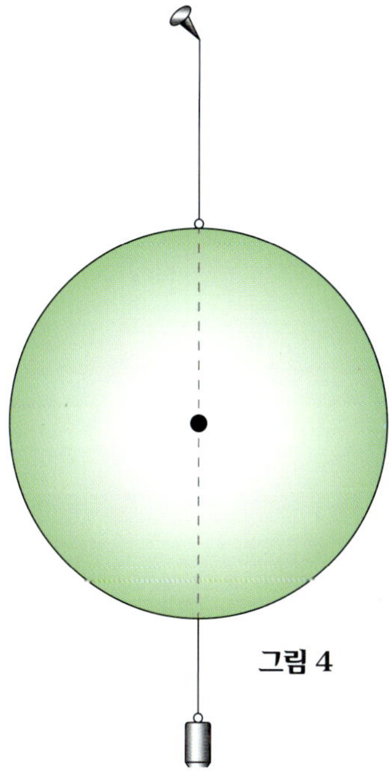

그림 4

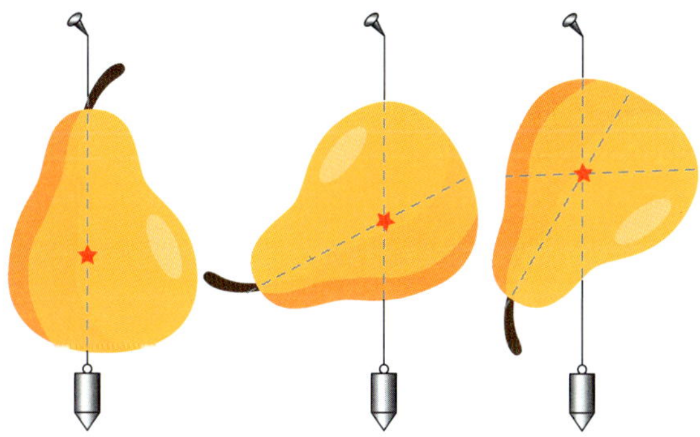

그림 5

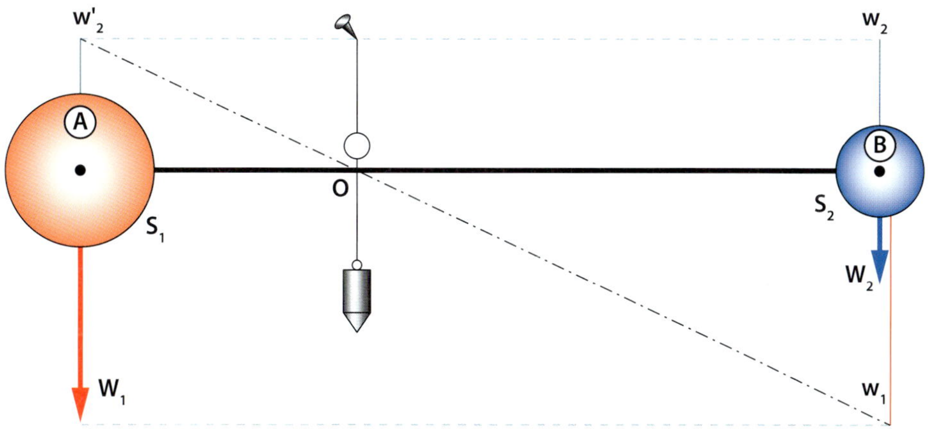

그림 6

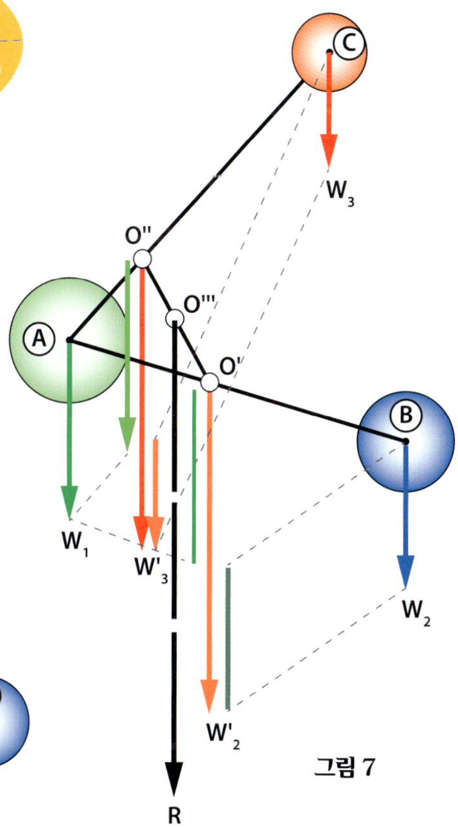

그림 7

무게중심 구성

몸의 무게중심은 그 몸체가 일정하고 변형되지 않을 때만 고정되고 일정하다. 우주 비행사(그림 8)의 무게중심 위치는 근삿값일 뿐이다. 선택한 행성과 관계없이 같은 자세를 유지한다고 생각되기 때문이다.

사실, 살아있는 몸은 끊임없이 모양을 바꾼다. **전체의 무게중심**은 팔다리의 무게중심과의 위치 관계에 따라 움직인다. 각 순간에 전체 무게중심은 각 부분의 무게중심 구성의 결과이다. **움직이지 않고 서 있는 사람**의 경우(그림 9), 부분 무게중심이 팔다리 각 부분에 위치된다. 팔에서는 아래팔 A와 위팔 B의 부분 무게중심이 보이고, 이는 결합하여 팔의 무게중심 S로 형성된다. 마찬가지로 다리의 부분 무게중심 C와 J는 결합하여 다리의 무게중심 I로 형성된다. 두 다리의 부분 무게중심은 결합하여 다리 전체의 무게중심 MI(별표)로 형성되고, 두 팔의 부분 무게중심은 결합하여 팔 전체의 무게중심 MS(별표)로 형성된다. 또한 머리와 목의 무게중심 TC와 가슴의 무게중심 Tr은 결합하여 부분 무게중심 TT(정사각형)를 형성한다. 팔과 다리의 무게중심을 합하여 팔다리의 무게중심 M을 얻는다. 마지막으로 무게중심 M과 TT를 결합하여 이 움직이지 않고 서 있는 사람의 **전체 무게중심** G를 얻는다. 이 몸 전체의 일반적인 무게중심은 엉치뼈곶과 두덩뼈의 중간인 S3 수준의 골반에 위치한다. 이는 같은 자세의 여성에서도 동일하다(그림 10).

이제 몇몇 움직이는 사람의 **전체 무게중심**을 결정해 보겠다.

책상다리로 앉아있는 여성(그림 11)의 경우 다리를 구부리고 있으므로 무게중심(빨간색 별표)은 배꼽 위의 배에 놓이게 된다.

경기에서 **도약하는 사람**(그림 12)의 경우 양팔을 앞으로 하고 있으므로 무게중심은 앞으로 움직인다.

빨리 걷는 사람(그림 13)의 경우 양팔을 강력히 흔들기 때문에 무게중심이 앞뒤로 진동한다.

이 세 가지 예에서 전체의 무게중심은 '몸 안에' 있다. 그러나 몸을 굽히면 무게중심이 '몸 밖에' 있을 수 있다. **사지로 비탈을 기어오르는 사람**(그림 14)의 경우 무게중심은 분명히 몸통 앞으로 '나와 있다.' 한편, **도약 시 몸통이 젖혀지면**(그림 15) 무게중심은 몸통 뒤로 '나오는' 경향이 있다.

전체의 무게중심의 위치 결정 방법은 작업이나 스포츠와 같은 모든 일상 활동에 적용할 수 있다. **피겨 스케이팅**(그림 16)에서도 그러하다. '스케이트 날'을 따라 R에서 시작하는 힘 벡터를 유지하려면 스케이트 선수의 뇌에는 빙판이나 시상대에서 넘어지는 것을 피하기 위한 균형 반응을 결정하는 '루틴'이 반드시 있어야 한다. 원심력 C가 원형 궤적 t를 갖고 체중 P와 결합하기 때문에 합력 R이 계속 변하기 때문이다. 따라서 매일 연습해야 한다.

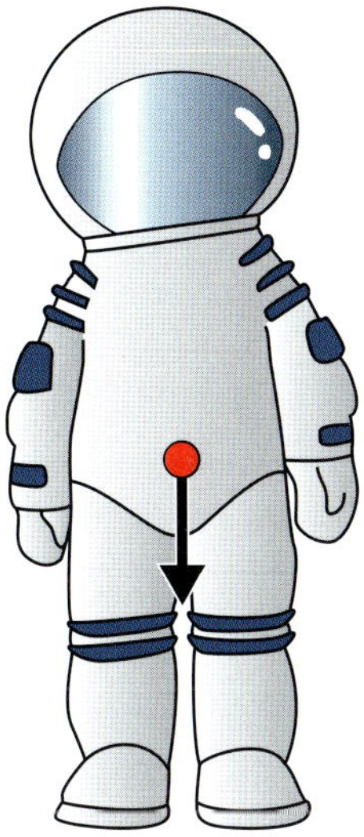

그림 8

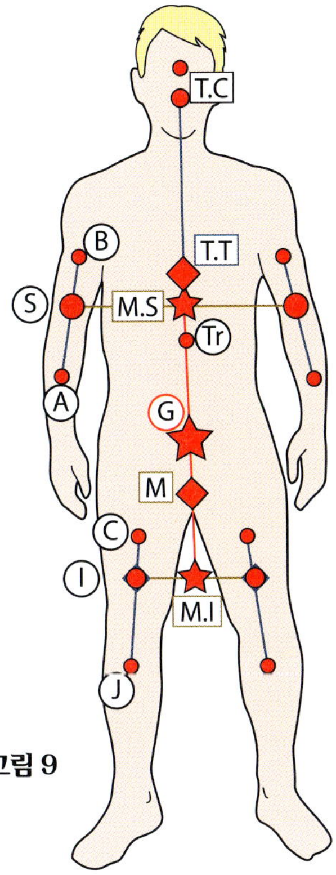

그림 9

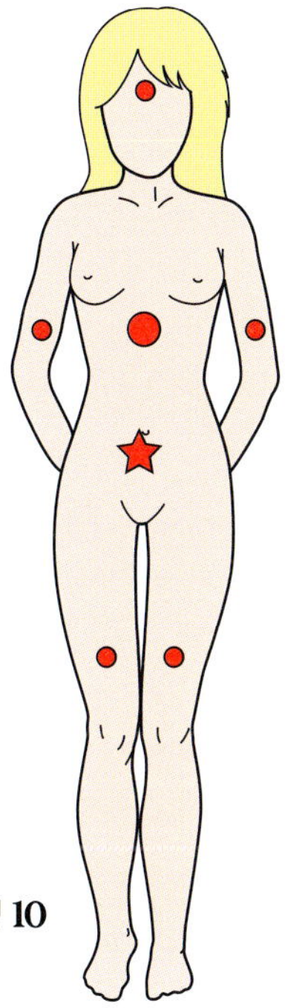

그림 10

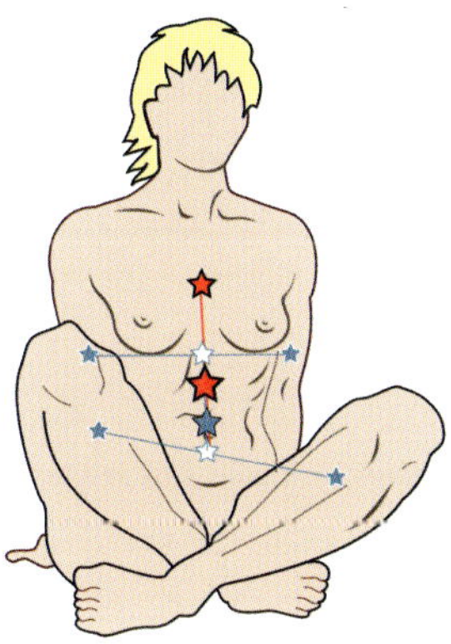

그림 11

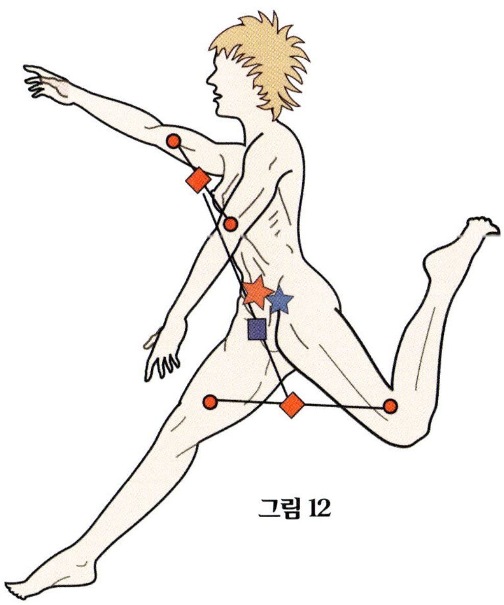

그림 12

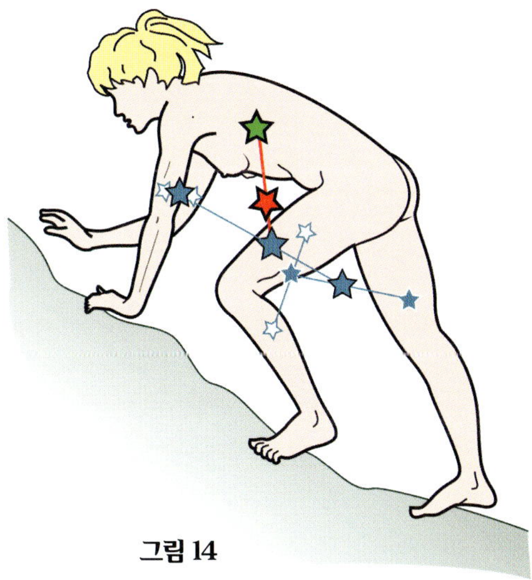

그림 14

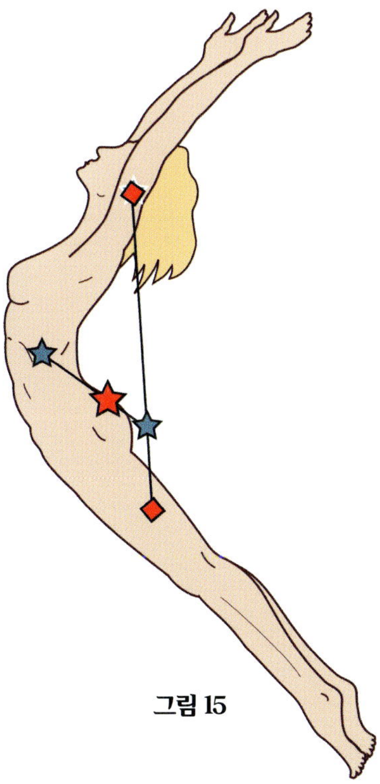

그림 15

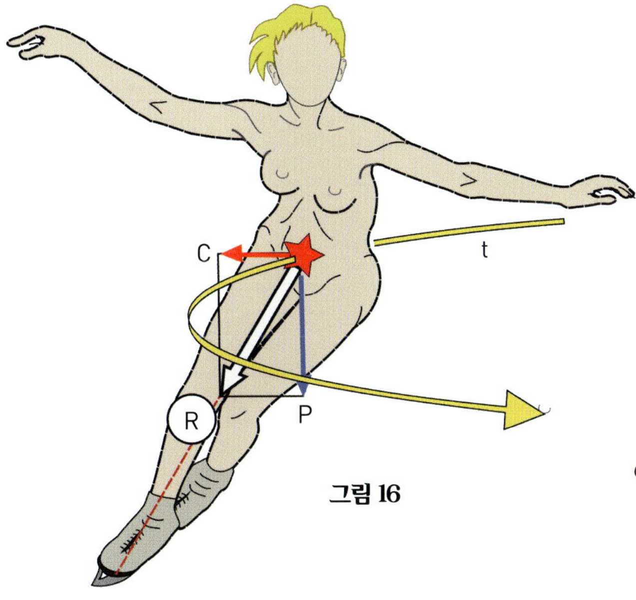

그림 16

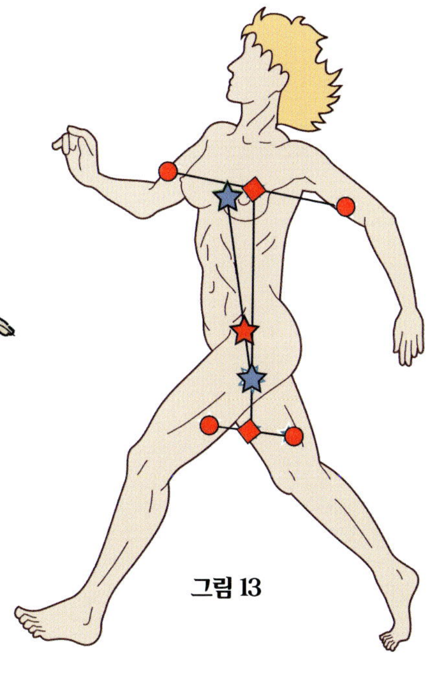

그림 13

관절의 과도이완

우리가 박람회나 서커스, 텔레비전에서 볼 수 있는 일부 사람들(특히 아시아인들)은 놀라운 관절 운동범위를 보여준다. 그것은 더 유연한 어린 시절에서 길러진 인대의 과도한 이완성에 달려 있습니다. 이는 어릴 때부터 길러진 관절의 과도이완hyperlaxity 때문이며, 또한 신체적 '고문'에 가까운 매일의 훈련과 운동을 수년간 치른 결과이다. 특히 폄/젖힘에서 '훈련하는' 것은 척주이다. 굽힘은 배abdomen의 존재로 인해 즉시 제한되기 때문이다.

'기본' 운동은 몸을 젖혀 양손이 땅이나 발꿈치에 닿는 '브리지bridge'(그림 17)이다. 첫째엉치척추뼈의 윗면, 즉 '엉치뼈바닥'과 전술한 '맞물림면' 간의 폄을 측정하면 205°의 운동범위를 나타내므로, '정상적인' 척주의 폄 140°(38쪽 참조)를 크게 초과한다.

어떤 사람은 이른바 '브리지' 자세에서 더 나아가 머리를 볼기와 닿게 할 수 있다(그림 18). 이는 240° 폄에 해당한다. 이러한 젖힘은 허리척주와 특히 목척주에 국한되어 있다는 점에 유의해야 한다. 사실, 등척주는 가슴우리의 존재로 인해 굽힘-폄의 유연성이 훨씬 부족하다.

보다 '재능있는' 사람은 이러한 폄/젖힘을 더욱 넘어서 목덜미nucha를 볼기 앞으로 가져올 수도 있다(그림 19). 이러한 과도이완은 일반적으로 여성에게 나타난다. 여성이 남성보다 더 유연하기 때문이다. 과도이완은 또한 결합조직connective tissue의 선천적 이상인 엘러스-단로스증후군Ehlers-Danlos syndrome과 관련이 있을 수 있다. 관절과 관련하여 여성이 '엄지손가락을 뒤집는' 것을 흔히 볼 수 있다. 어쨌든 스플릿은 '클래식' 댄서가 더 쉽게 하고 '스타' 댄서는 오른발끝으로 서서 왼 다리를 수직으로 들어 올릴 수 있다.

이러한 모든 신체 운동은 인간에게 고유하며, 인간은 항상 '성취를 더 잘하려는' 것에 관심이 있다. 어떤 동물학자도 오랑우탄이 '브리지'를 하는 것을 본 적이 있다고 언급한 적이 없다. 오랑우탄이 '브리지'가 가능하다면, 동물학자인 퀴비에Cuvier에게 알려졌을 것이다! 그러나 '웃음은 인간 특유의 것'이라는 라블레Rabelais의 주장과 반하지만, 침팬지와 같은 일부 고등 유인원은 웃을 수 있다.

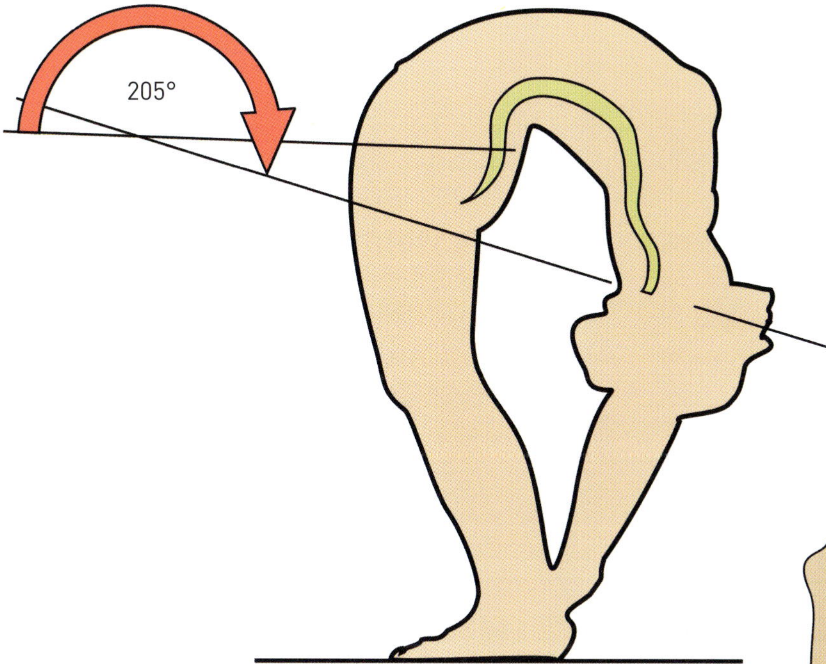

그림 17

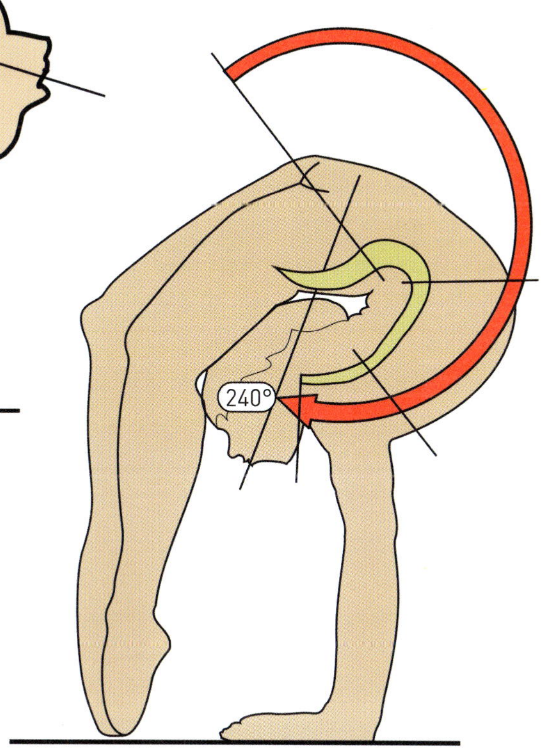

그림 18

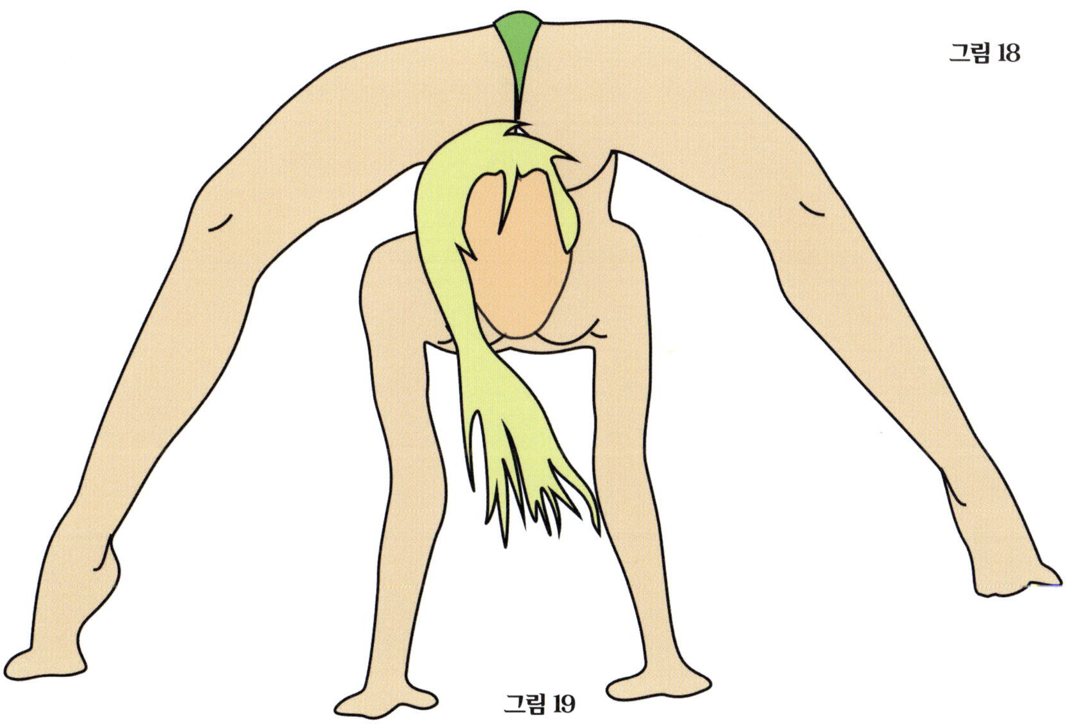

그림 19

보편적 경제 법칙

자연은 두 가지 큰 법칙, 즉 **보편적 경제 법칙**과 **보편적 과잉 법칙**의 두 극단 사이에서 진동한다.

첫 번째 법칙인 보편적 경제 법칙은 보편적 검약이라고도 하며 영국의 수도사이자 철학자로 파문당한 이후 사망한 Guillaume d'Occam(1290~1349)에 의해 고안되었다. 이 법칙은 "불필요한 것은 모두 제거해야 한다"라고 규정한다. 여기에서 '오컴의 면도날'이라는 이름이 붙었다. 이 법칙은 논리적 추론을 기반으로 하며 자연에서, 특히 근육뼈대계통에서 많은 응용을 볼 수 있다.

자연에서 이것은 최소 표면적에 대해 최대 용적을 갖는 구(그림 20)에 의해 완벽하게 설명된다. 달걀(그림 21)은 그 한 예이다. 달걀은 최소한의 껍질이 배아의 최대 용적을 보호한다. 구형 또는 난형의 역학적 저항은 다른 구조의 역학적 저항과 비교할 때 최대이다. 예를 들어 난형 머리뼈(그림 22)는 최소 표면적과 최대 저항을 갖는 용기(머리뼈)에 최대량의 뇌를 포함할 수 있다. 뇌이랑$_{gyrus}$은 또한 보편적 경제 법칙의 적용으로 간주될 수 있는 프랙털$_{fractal}$ 이론의 실례이다. 즉, 최소 용적에 최대 대뇌 겉질 표면적을 수용한다.

보편적 과잉 법칙이라고 하는 두 번째 법칙은 일반적으로 **생식**이나 **자연선택** 등 많은 모형에 적용된다.

예를 들면 다음과 같다. 해변에서 부화한 수천 마리의 작은 거북이가 포식자의 먹이가 되기 전에 필사적으로 노력해서 바다에 닿으려고 하는 것처럼 수백만의 정자가 난자에 접근하려고 한다(그림 23). 그중 하나만 승자가 된다. 또한 포식자 물고기에게 잡아먹히기 전에 도망치고 흩어지는 물고기 떼(그림 24)와 암술에 닿기 위해 바람에 흩날리는 수십억 개의 꽃가루가 그 예이다.

왜 이런 낭비를 볼 수 있을까? **자연선택**의 경우 많은 수의 복권이 가장 운이 좋은 사람이나 가장 적합한 사람을 선택하는 방식으로 작동해야 하기 때문이다.

자연은 그 **냉혹한 논리**에서 잔인해 보인다.

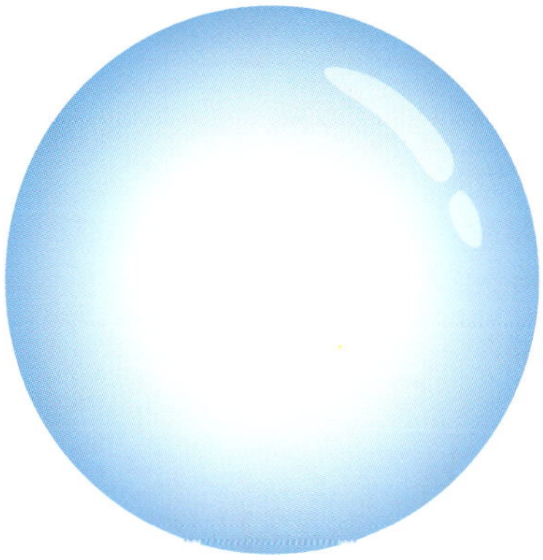

그림 20

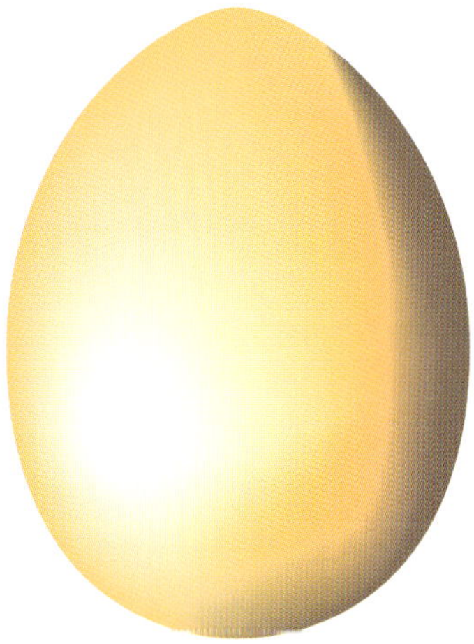

그림 21

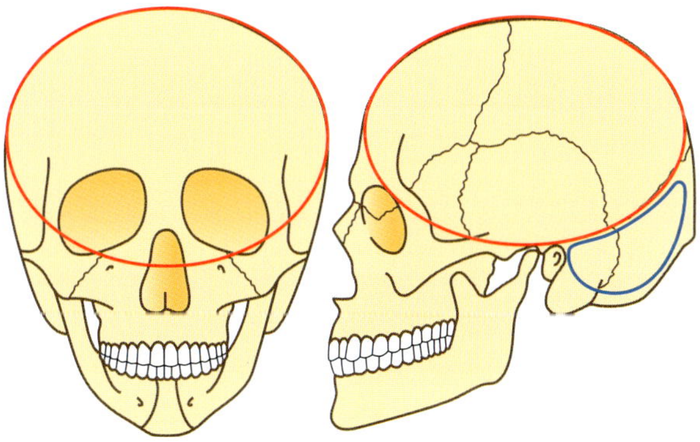

그림 22

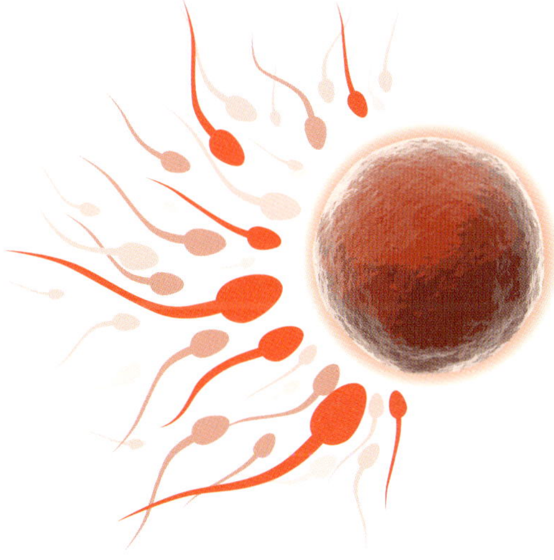

그림 23

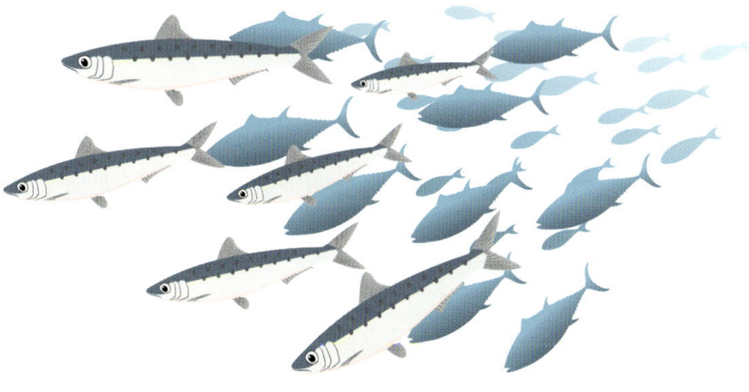

그림 24

목척주의 역학적 모형

이 모형은 224~231쪽에 설명된 **역학적 모형과 정확히 기능적으로 동일**하다. 도판 I에 나타된 요소를 사용해서 순서에 따르면 약간의 인내로 만들 수 있다. 책을 손상시키지 않으려면 면 전체를 복사하는 것이 좋다. 50% 확대 복사를 할 수 있다면 더 쉬워진다. 그런 다음 타자기가 사라진 이후로 보기 드문 카본지를 사용하여 이 그림을 조심스럽게 판지에 옮겨야 한다. 지나치게 얇은 브리스틀지 대신 0.3~0.5mm의 판지가 좋다. 이 판지는 모형을 조립하고 사용할 수 있을 만큼 충분히 단단해야 한다. 카본지가 없으면 부드러운 3B 연필로 복사된 용지 앞면의 그림에 해당하는 곳의 뒷면을 검게 칠하면 동일한 결과를 얻을 수 있다. 이 방법으로 카본지를 만들 수 있다. 앞면의 선을 덧그리는 것에 의해 아래의 판지에 전사할 수 있기 때문이다.

모형은 **6개의 조각 부품**이 있으며, 처음에 다음을 잘라내는 것으로 시작한다.

- **머리** A에는 2개의 경첩 **y, z**가 있다. 접는 방향이 반대라는 점에 유의하라(아래 참조).
- **중간 부품** B는 머리와 척주를 연결하는 부품이다. 앞면에 회색 접착 면이 있으며 대칭 위치인 뒷면에 동일한 접착 면이 있다.
- 이른바 **목척주** C에도 중간 부품과의 접착 면이 있다.
- **모형의 받침대** D에는 3개의 접착 면이 있다.
- **터널 플랜지** E는 뒷면에 2개의 접착 면과 2개의 반대로 접는 금이 있다.
- **지지 플랜지** F는 한쪽은 접착 면, 다른 쪽은 탭$_{\text{tab}}$으로 되어 있다.

오리기

오려 낸(실선) 이러한 부품에서는 **접는 금**을 준비하는 것이 필요하며, 이것들은 점선으로 표시되어 있다. 접는 금을 준비하려면 커터나 면도칼로 **판지**의 1/3 두께까지 **부분적으로 칼자국**을 내야 한다. 칼자국은 **파선에서는 앞면에, 일점쇄선에서는 뒷면**에 내며, 전자는 뒤쪽으로 접고 후자는 앞쪽으로 접는다. 안쪽의 칼자국을 전사하려면 **컴퍼스의 끝**으로 칼자국의 양 끝에 작은 구멍을 뚫으면 좋다. 목척주를 나타내는 부품 C에서는 판지를 양방향으로 접을 수 있도록 비스듬한 칼자국을 **양쪽**에 낸다. 판지가 지나치게 취약해지지 않도록 뒷면의 칼자국은 **앞면의 칼자국의 위에서 조금 얕게**(0.1mm) 낸다.

조립하기 전에 **반드시 구멍을 뚫어두어야** 한다. 나중에 뚫으면 모형을 손상시킬 위험이 있기 때문이다. 펀치를 사용하지 않더라도 **가장자리가 깨끗하게 구멍**을 뚫어야 한다. 이렇게 해야 나중에 고무줄이 쉽게 들어간다. 대응하는 두 부품의 구멍을 **정확히 일치**시켜야 한다.

조립

1. 받침대 조립

- 처음에 준비하는 부품은 **터널 플랜지** E이다. 도판 II에서는 앞면과 뒷면에 칼자국을 낸 후 부품 E가 접힌 모양을 보여준다(도판 II 그림 I).
- 접착제가 마를 때까지 유지하려면 종이 클립이나 전기기사가 사용하는 악어클립을 사용할 수도 있다.
- 2개의 '다리'는 2개의 작은 **회색 면**에 붙이고, 부품 F의 탭이 들어가는 작은 평평한 터널을 만들도록 한다.
- 부품 F의 **긴 틈새를 커터로 도려낸다.**
- 가운데 접는 금에는 앞면에 칼자국을 내고, 가쪽의 2개에는 뒷면에 칼자국을 내어 부품을 아코디언처럼 접는다(도판 II의 그림 II).
- 부품 F의 **다리 중 한쪽**은 받침대와 같은 면의 큰 회색 부분에 붙인다(도판 II의 그림 III).
- 접착제가 마르면 부품 **F의 나머지 다리를 터널 플랜지** E에 삽입한다. 이것으로 받침대 구성이 완료된다(도판 II의 IV).

2. 목척주 조립

- 부품 A는 **직각**을 이루는 2개의 반대 방향 접기를 한다.
- 축 y의 아래에 위치하는 탭을 부품 B의 윗면에 붙인다.
- **주의**: 도판 II의 그림 IV와 같이 접힘이 올바른 방향이 되도록 주의하고 구멍을 일치시킨다.
- 이 첫 번째 접착제가 마르면 직각으로 올바른 방향으로 접어 구부린 부품 C의 탭에 부품 B의 아랫면을 붙인다. 여기서도 역시 구멍을 일치시킨다.

3. 모형 조립

- 부품 C의 밑부분에 있는 홈을 확인한다. 부품 C가 부품 F의 틈새에 삽입되면 이것에 의해 받침대에 고정된다(도판 I의 그림 V).
- 조립을 더 견고하게 하기 위해 성냥개비나 이쑤시개를 구멍 k에 꽂을 수도 있고, 이것은 받침대 부품 F의 아래를 통과한다.
- 이 단계에서 모형은 자연히 서게 된다. 부품 C의 비스듬한 접는 금이 잘 굽도록 하면 한쪽으로 기울어지는 경향이 있다. 모형에서의 이 불안정성은 **목척주에서의 자연적인 불안정성**을 잘 보여주며, 이는 **근육 버팀줄**에 의해 제어된다.

모형의 균형

모형을 똑바른 위치로 유지하기 위해서는 **고무줄로 균형을 잡을 필요**가 있다. 이것은 잡화점에서 일괄해서 살 수 있는 '양말용 고무줄'을 사용할 수 있다.

고무줄로 균형을 잡는 것은 꼼꼼함과 인내가 필요하다. 고무줄의 한쪽은 이미 만들어져 있는 구멍에 매듭으로 고정하고, 다른 한쪽은 판지의 가장자리에 **가위로 만든 틈**으로 넣어서 고정한다. 마찬가지로 **고무줄을 단단히 고정하여 장력을 조정**할 수 있다. 이 고무줄 조임 장치는 **두 가지 범주**로 분류된다(도판 III 그림 VI, VII).

- 첫째 범주는 **윗부분**, 즉 뒤통수밑 목척주를 제어하는 것이다. 3개의 경첩으로 구현된 3개의 **축**, 즉 머리 돌림을 위한 **수직축**, 굽힘-폄을 위한 **가로축**, 가쪽굽힘을 위한 **시상축**을 포함한다.
  - 고무줄 ①은 구멍 a에 연결하고 구멍 a′을 통과시켜 적당히 조정하여 틈새 s4에 고정한다(도판 III, 그림 VI). 이것으로 머리의 **굽힘-폄**을 주정한다.
  - 고무줄 ②는 구멍 b′을 통과시키고 적당히 조정하여 구멍 c′과 b에 고정한다. 이것은 머리의 **돌림**을 제어한다.
  - 고무줄 ③은 틈새 s5를 통과시킨 후 구멍 c와 c′에 고정한다. 이 틈새에 고정함으로써 **머리의 가쪽굽힘**을 조정할 수 있다.
  - 고무줄 ④는 고무줄 ③과 마찬가지로 위로 올라가지만, 틈새 s6을 지나기 때문에 약간 길다. 이것은 머리의 가쪽굽힘과 **목척주 윗부분의 안정성**을 모두 제어한다.
- 둘째 범주는 **아래 목척주**를 제어하고, 처음 2개는 **목갈비근**에 해당한다.
  - 고무줄 ⑤는 구멍 e에 연결하고 적당히 조정하여 받침대 양쪽의 틈새 s1에 고정한다.
  - 고무줄 ⑥은 구멍 d에 연결하고 적당히 조정하여 받침대 양쪽의 틈새 s2에 고정한다.

이 2개의 고무줄은 목척주를 중쇠뼈에 유지한다.

  - 마지막으로 고무줄 ⑦은 양쪽의 구멍 c와 c′에 연결하고 받침대 양쪽의 틈새 s3에 고정한다. 이것이 전체의 가쪽 균형을 제어한다.

이러한 다양한 고무줄을 조정함으로써 목척주가 **불안정한 구조물**이며, 그 균형은 근육 버팀줄에 의해 제어된다는 것을 이해할 수 있다.

또한 버팀줄 중의 하나의 변화가 전체의 균형에 영향을 미치고 목척주가 **기능적 전체**를 형성한다는 것을 이해할 수 있다. **하나의 해부학적 요소**anatomical component**의 파열은 전체에 영향**을 미친다.

고무줄이 조정되면 목척주의 다양한 운동을 실험할 수 있다.

우선, **아래 목척주를 단순히** 비스듬한 경첩에 대해 움직이게 함으로써 **가쪽굽힘-돌림의 일련의 운동**을 명확하게 나태낼 수 있다.

이 위체에서 3개의 자유도를 가진 절구관절에 해당하는 뒤통수밑 시스템 덕분에 머리에 **교정 성분**의 운동을 일으킬 수 있다:

- **운동 방향으로 돌림**하면 머리의 가쪽굽힘이 완성된다.
- 운동과 반대 방향의 가쪽굽힘과 운동 방향으로의 돌림은 머리의 순수한 돌림을 실현한다.
- 또한 받침대와 부품 A를 단단히 유지하면서 대칭축의 양쪽으로 전위시킴으로써 **발리섬 무용수의 움직임**을 실현할 수 있다. 이 완전히 **부자연스러운** 운동은 역-보상counter-compensation 작용이 있어야 한다. 이것은 독자 스스로 분석할 수 있을 것이다.

이 모형을 만드는 당신의 노력은 목척주에서의 가능한 모든 종류의 운동과 보상 작용을 자기 손으로 발견함으로써 보상받을 것이다.

힘을 내라!

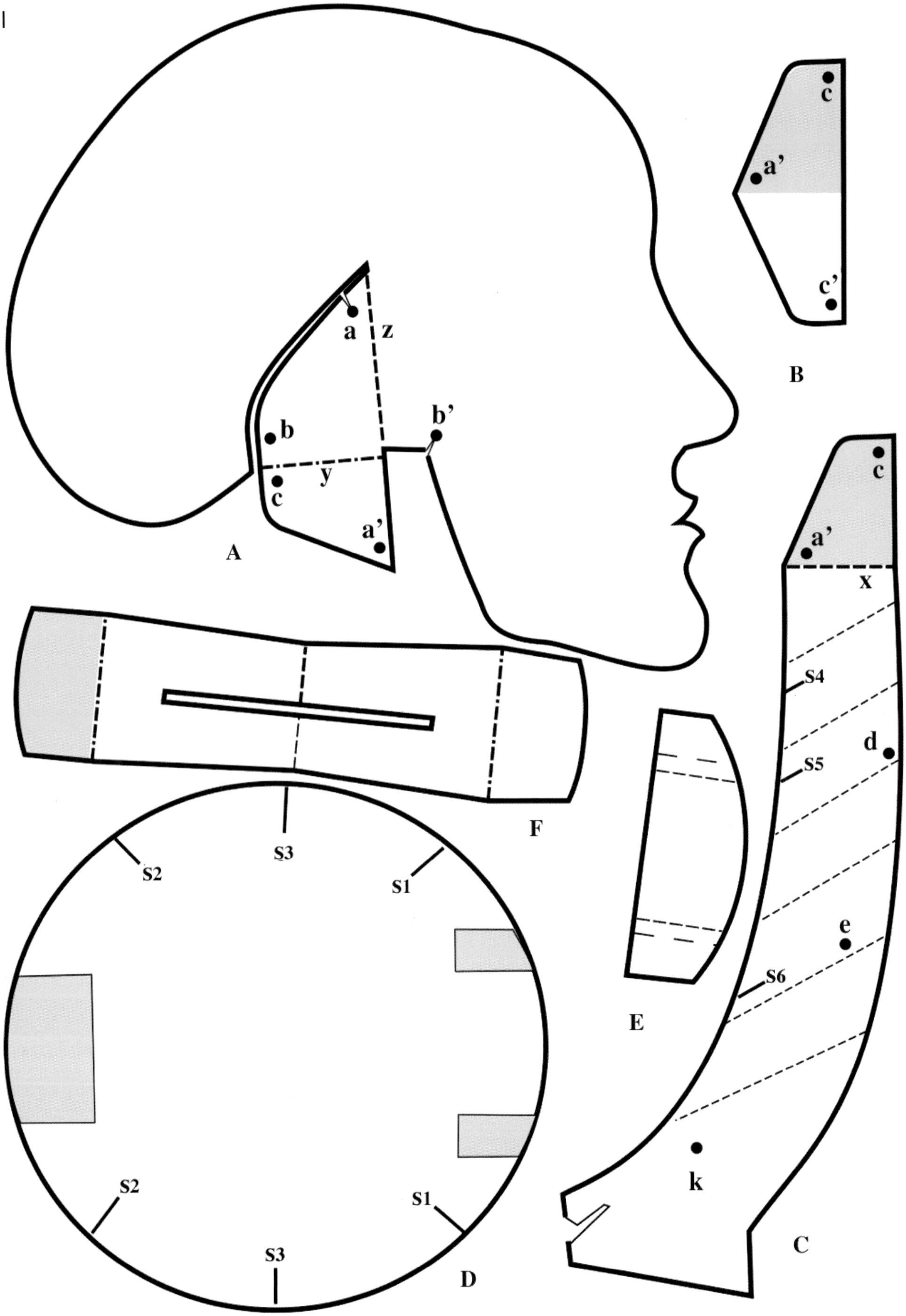
a
z
b
b'
y
c
a'
A
c
a'
c'
B
c
a'
x
S4
d
S5
e
S6
k
C
F
E
S3
S2
S1
S2
S1
S3
D

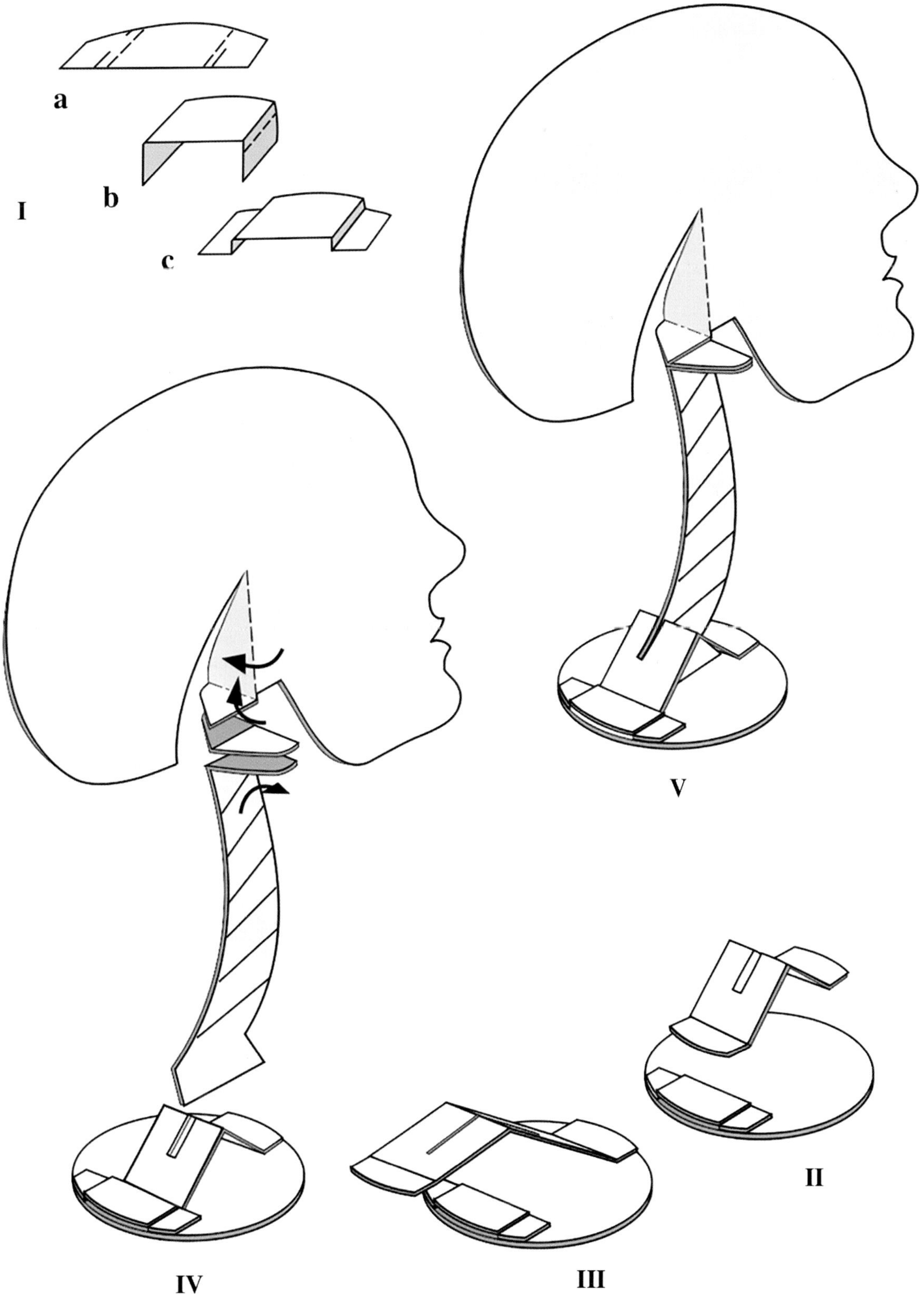
a
b
I
c
V
IV
III
II

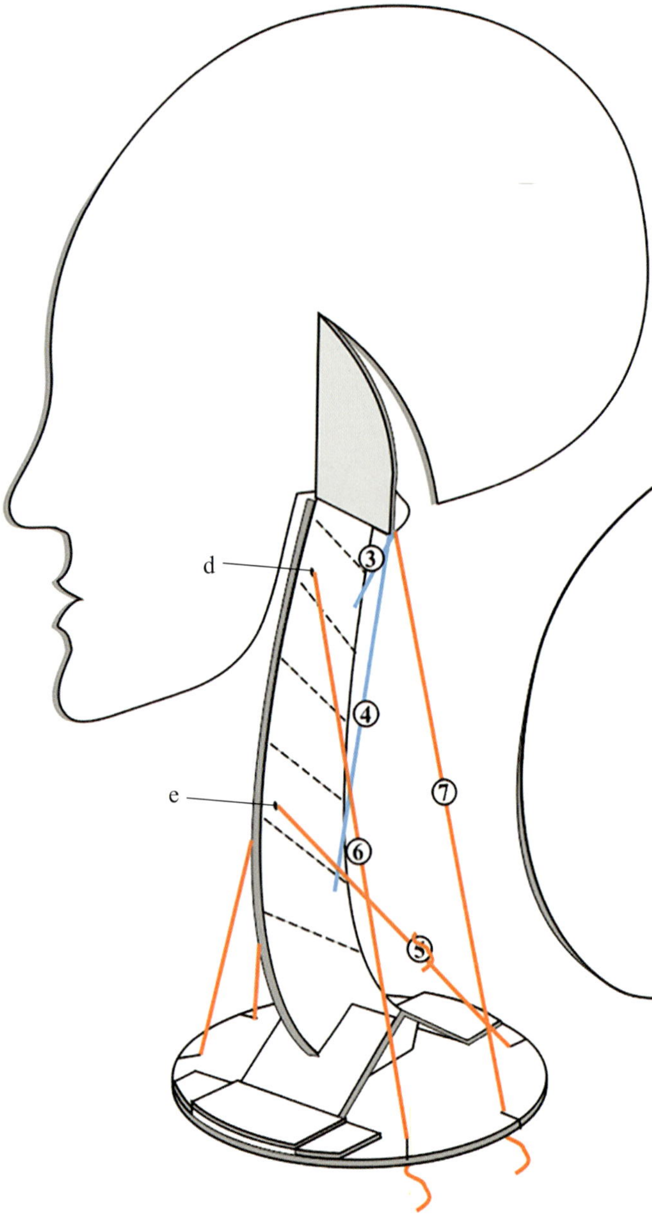

VII

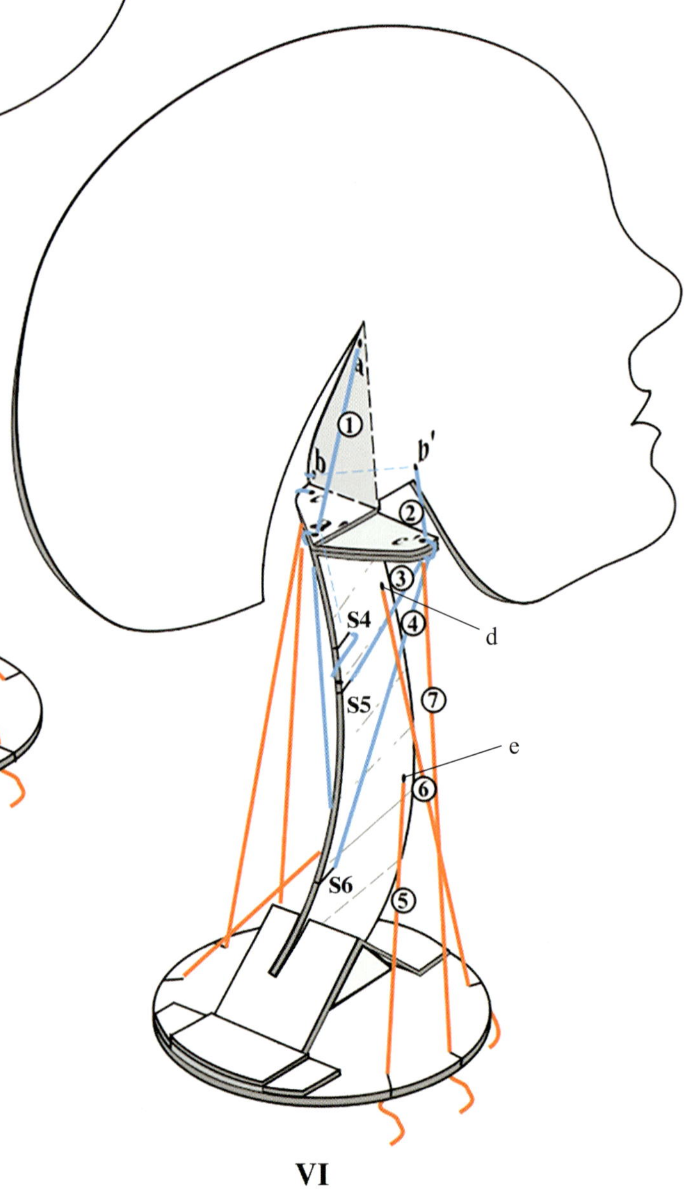

VI

참고문헌

Azerad J. *Physiologie de la manducation*. Masson, Paris, 1992.

Barnett C.H., Davies D.V., MacConaill M.A. *Synovial joints. Their structure and mechanics*. C.C. Thomas, Springfield, 1961.

Barnier L. *L'analyse des mouvements*. PUF, Paris, 1950.

Basmajian J.V. *Muscles alive. Their function revealed by electromyography*. Williams-Wilkins, Baltimore, 1962.

Bouisset S. *Biomécanique et physiologie du mouvement*. Masson, Paris, 2002.

Bridgeman G.B. *The human machine. The anatomical structure and mechanism of the human body*, Vol. 1. Dover Publications Inc., New York, 1939

Brinckmann P., Frobin W., Leivseth G. *Mucoloskeletal biomechanics*. Thieme, New York, 2002.

Dunnnell S. *Surgery of the hand*. Lippincott, Philadelphie, 1944 (1re éd.), 1970 (5e éd. révisée par Boyes.

Calais-Germain B. *Anatomie du mouvement*, Tome 1. Désiris Revel, 1984.

Calais-Germain B. *Anatomie du mouvement. Bases d'exercices*. Désiris Revel, 2005.

Cardano Gerolamo : mathématicien italien (1501-1576). À propos du cardan : voir sur Internet.

Duchenne (de Boulogne) G.B.A. *Physiologie des mouvements 1*. J-B. Ballière et Fils, Paris, 1867 (épuisé). Fac simile hors commerce édité par les Annales de Médecine Physique, 1967.

Duchenne (de Boulogne) G.B.A *Physiology of motion*. Trad. de E.B. Kaplan. W.B. Saunders Co, Philadelphie et Londres, 1949.

Esnault M. *Rachis et stretching*. Masson, Paris, 2005.

Feher G, Szunyoghy A. Grand cours d'anatomie artistique. Könemann.

Fick R. *Handbuchder Anatomie und Mechanik der Gelenke*. Iena Gustav Fischer, 1911.

Fischer O. *Kinematik orhanischer Gelenke*. F. Vierweg und Sohn, Braunsschweig, 1907.

Gasquet (de) B. *Bien-être et maternité*. Implexe éditions, Paris, 1997.

Gauss Karl Friedrich : mathématicien allemand (1777-1855). La géométrie non euclidienne (à propos du paradoxe de Codmann) : voir sur Internet.

Ghyka Matila C. *Le Nombre d'or*. Gallimard, Paris, 1978.

Goudot R., Hérisson C. *Pathologie de l'articulation temporo-mandibulaire*. Masson, Paris, 2003.

Hamonet C., Brissot R., Anne Gompel A. et al. (Faculté de Médecine de Créteil). « Ehlers-Danlos Syndrome (EDS) – Contribution to Clinical Diagnosis – A Prospective Study of 853 Patients ». *EC Neurology*, 10.6 (2018) : 428-439.

Heimlich. La manœuvre d'Heimlich : tous les détails sur www.heimlicinstitute.org/howtodo.html.

Henke J. *Die Bewegungen der Hanwurzel. Zeitschrift für rationelle Medizine*. Zürich, 1859.

Henke W. Handbuch der Anatomie und Mechanik der Gelenke. C.F. Wintersche Verlashandlung, Heidelberg, 1863.

Kapandji A.I. « La Biomécanique patate ». *Ann. Chir. Main* 1987 ; 5 : 260-3.

Kapandji A.I. « Vous avez dit Biomécanique ? La Mécanique "floue" ou "patate" ». *Maîtrise orthopédique* 1997 ; 64 : 1-11.

Kapandji A.I. *Qu'est-ce que la biomécanique ?* Éditions Sauramps Médical, Montpellier, 2011.

Lievre J.A, Bloch-Michel H, Attali P. « Trans-sacral injection : clinical and radiological study ». *Bull. Mem. Soc. Med. Hop. Paris* 1957 ; 73 (33-34) : 1110-8.

MacConaill M.A., Barnett C.H., Davies D.V. *Synovial joints*. Longhans Ed., Londres, 1962.

MacConaill M.A. « Movements of bone and joints. Significance of shape ». *J. Bone and Joint Surg.* 1953 ; 35.B : 290.

MacConaill M.A. « Studies in the mechanics of the synovial joints : displacement on articular surfaces and significance of saddle joints ». *Irish J. M. Sc.* 1946 : 223-35.

MacConaill M.A. *Studies on the anatomy and function of bone ans joints*. F. Gaynor Evans Ed., New York, 1966.

MacConaill M.A. « Studies in mechanics of synovial joints ; hinge joints and nature of intra-articular displacements ». *Irish J. M. Sc.* 1946, Sept : 620.

MacConaill M.A. « The geometry and algebra of articular kinematics ». *Bio. Med. Eng.* 1966 ; 1 : 205-12.

MacConaill M.A., Basmajian J.V. *Muscle and movements : a basis for human kinesiology*. Williams-Wilkins, Baltimore, 1969.

Marey J. *La Machine animale*. Alcan, Paris, 1891.

Moreaux A. *Anatomie artistique de l'homme*. Maloine, Paris, 1959.

Netter F.H. *Atlas d'anatomie humaine*. Masson, Paris, 2004.

Okham (d') Guillaume : moine franciscain anglais, philosophe scolastique(1280-1349). Le Principe d'Économie Universelle : voir sur Internet.

Özkaya N., Nordin M. *Fundamentals of biomechanics*, 2e éd. Springer, 1999.

Poirier P., Charpy A. *Traité d'anatomie humaine*. Masson, Paris, 1926.

Poitout D.G. *Biomechanics and biometerials in orthopedics*. Springer, Londres, 2004.

Rasch P.J., Burke R.K. *Kinesiology and applied anatomy. The science of human movement*. Lea & Febiger, Philadelphie, 1971.

Riemann Georg Friedrich Bernhard : mathématicien allemand (1826-1866). La géométrie non euclidienne (à propos du paradoxe de Codmann) : voir sur Internet.

Roy-Camille R., Roy-Camille M., Demeulenaere C. « Ostéosynthèse du rachis dorsal, lombaire et lombo-sacré par plaques métalliques vissées dans les pédicules vertébraux et les apophyses articulaires ». *Presse Méd.* 1970 ; 78 : 1447.

Roy-Camille R., Saillant G., Mazel Ch. « Internal fixation of the lumbar spine with pedicle screw plating ». *Clin. Orthop.* 1986 ; 203 : 7-17.

Roud A. *Mécanique des articulations et des muscles de l'homme*. F. Rouge et Cie, Librairie de l'Université, Lausanne, 1913.

Rouvière H. *Anatomie humaine descriptive et topographique*. Masson, Paris, 2003.

Saillant G. « Étude anatomique des pédicules vertébraux. Applications chirurgicales ». *Rev. Chir. Orthop.* 1979 ; 62, 2 : 151.

Sobotta J. *Atlas d'anatomie humaine : nomenclature anatomique internationale*. Maloine, Paris, 1977.

Steindler A. *Kinesiology of the human body*. C.C. Thomas, Springfield, 1964.

Strasser H. *Lehrbuch der Muskel und Gelenkemechanik*. Springer, Berlin, 1917.

Testut L. *Traité d'anatomie humaine*. Doin, Paris, 1893.

Thill E., Thomas R. *L'Éducateur sportif*. Vigot, Paris, 2000.

Von Recklinghausen H. *Gliedermechanik und Lähmungsprostesen*. Springer, Berlin, 1920.

옮긴이

김남석 _한의사. 은산한방병원 병원장. eunsanhospital.modoo.at
주동우 _한의사. 더원한방병원 병원장. theonemedi.com
류상욱 _한의사. 빛아름한의원 원장. lightful.modoo.at
최우석 _한의사. drgenius.co.kr

제7판
카판지 기능해부학
Anatomie fonctionnelle

Volume 3: 머리와 척주

1판 1쇄 펴냄: 2023년 3월 8일

지은이: 아달베르 카판지
옮긴이: 김남석, 주동우, 류상욱, 최우석
펴낸이: 권오현
펴낸곳: 대성의학사

출판등록 2009년 6월 22일(제301-2013-095호)
서울특별시 중구 을지로 126-1 (을지로3가, 3층)
전화 02)2279-3444 / 팩스 02)2285-0108
Homepage www.medibook.co.kr

© 대성의학사, 2023

값 55,000원

ISBN 979-11-90868-30-3(13690)

본 서적의 무단 복제 및 복사를 금하며, 이를 위반할 시에는
복사 의뢰자와 복사업자 및 복사본 소지자 모두 형사 처벌을 받게 됩니다.